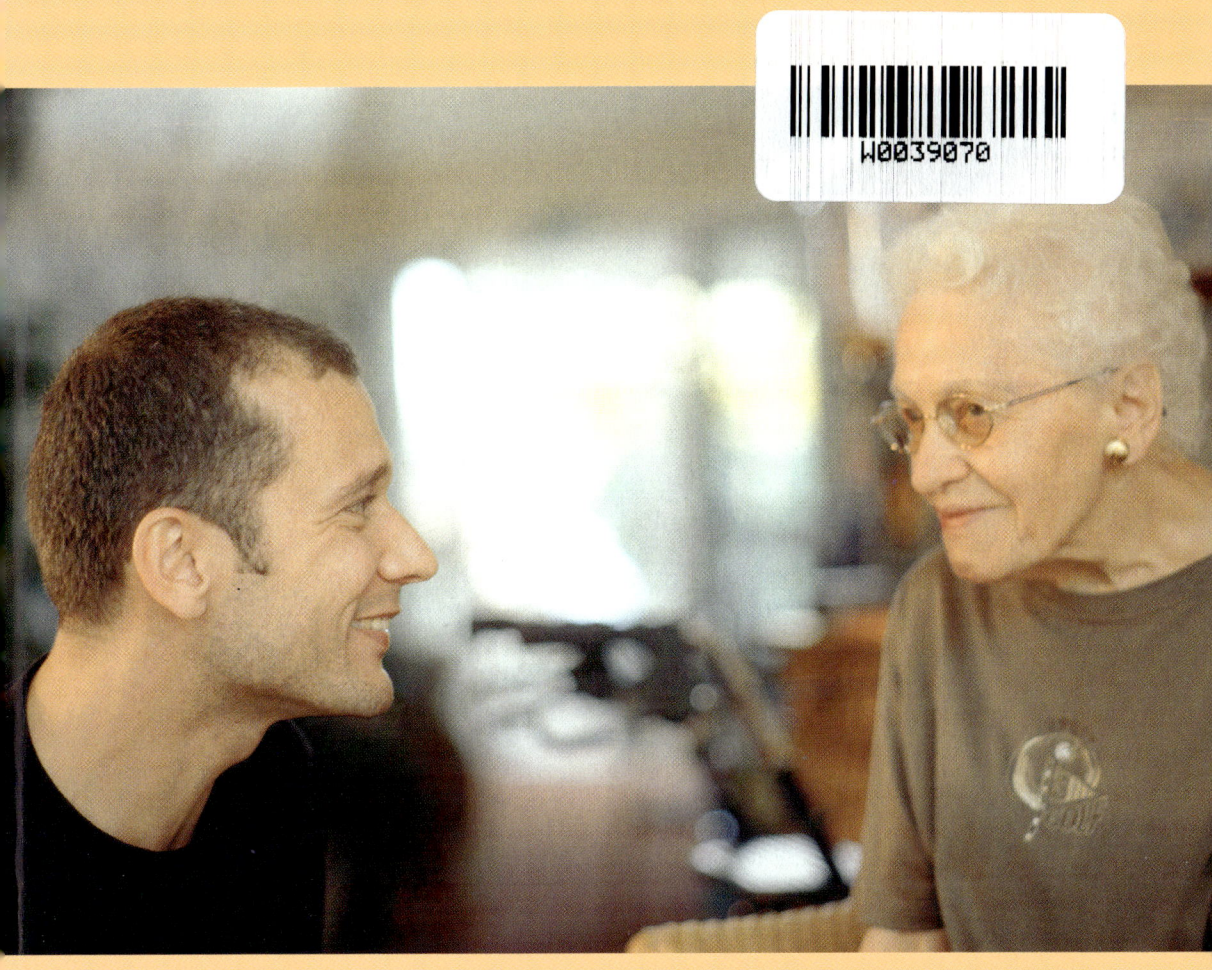

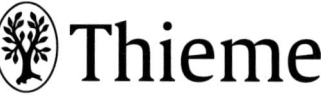

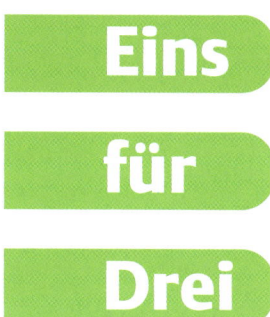

Eins

für

Drei

Psychologie für Pflegeberufe

Bärbel Ekert
Christiane Ekert

276 Abbildungen
12 Tabellen

Georg Thieme Verlag
Stuttgart · New York

Dr. phil. Bärbel Ekert
Dipl.-Psychologin, Theologin
Mörikestr. 13
72532 Gomadingen

Christiane Ekert
Dipl.-Psychologin
Robert-Leicht-Str. 141 b
70563 Stuttgart

Fotografen
bildfolio Bert Bostelmann, Frankfurt a. M.
Thomas Stefan, Munderkingen

Gestaltung und Layout
Arne Holzwarth, Büro für Gestaltung, Stuttgart

Illustrationen
Christine Lackner, Ittlingen

Comics
Regina Bracht, Witten

Bibliografische Information Der Deutschen Bibliothek

Die Deutsche Bibliothek verzeichnet diese Publikation in der Deutschen Nationalbibliografie; detaillierte bibliografische Daten sind im Internet über http://dnb.ddb.de abrufbar.

© 2005 Georg Thieme Verlag KG
Rüdigerstraße 14
D-70469 Stuttgart
Unsere Homepage: http://www.thieme.de

Printed in Germany

Umschlaggestaltung: Thieme Verlagsgruppe
Satz und Druck: Druckhaus Götz GmbH,
    Ludwigsburg, gesetzt auf CCS Textline

ISBN 3-13-138961-3   1 2 3 4 5 6

Wichtiger Hinweis: Wie jede Wissenschaft ist die Medizin ständigen Entwicklungen unterworfen. Forschung und klinische Erfahrung erweitern unsere Erkenntnisse, insbesondere was Behandlung und medikamentöse Therapie anbelangt. Soweit in diesem Werk eine Dosierung oder eine Applikation erwähnt wird, darf der Leser zwar darauf vertrauen, dass Autoren, Herausgeber und Verlag große Sorgfalt darauf verwandt haben, dass diese Angabe **dem Wissensstand bei Fertigstellung des Werkes** entspricht.

Für Angaben über Dosierungsanweisungen und Applikationsformen kann vom Verlag jedoch keine Gewähr übernommen werden. **Jeder Benutzer ist angehalten,** durch sorgfältige Prüfung der Beipackzettel der verwendeten Präparate und gegebenenfalls nach Konsultation eines Spezialisten festzustellen, ob die dort gegebene Empfehlung für Dosierungen oder die Beachtung von Kontraindikationen gegenüber der Angabe in diesem Buch abweicht. Eine solche Prüfung ist besonders wichtig bei selten verwendeten Präparaten oder solchen, die neu auf den Markt gebracht worden sind. **Jede Dosierung oder Applikation erfolgt auf eigene Gefahr des Benutzers.** Autoren und Verlag appellieren an jeden Benutzer, ihm etwa auffallende Ungenauigkeiten dem Verlag mitzuteilen.

Vorwort

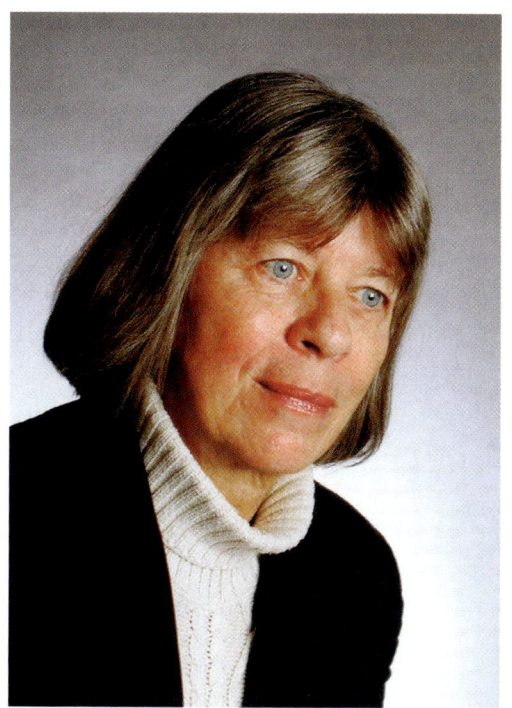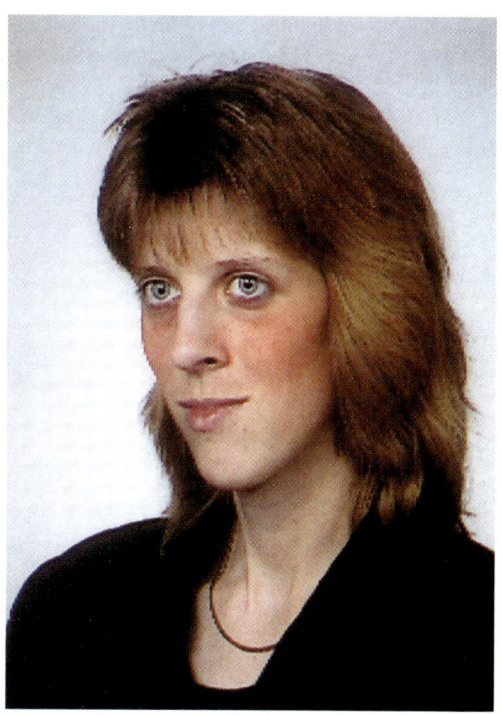

Liebe Leserinnen, liebe Leser,

mit dem vorliegenden Buch soll ein auf wissenschaftlichen Erkenntnissen beruhendes psychologisches Grundwissen praxisnah vermittelt werden. Psychologisches Wissen ist für Pflegeberufe sowie auch für privat pflegerisch tätige Menschen eine Möglichkeit, den hohen Anforderungen dieser Aufgaben gerecht zu werden und Situationen anders zu betrachten und einmal ganz anders zu erleben. So kann vieles leichter werden.

Praxisnähe bietet das Buch durch eine Vielzahl von Fallbeispielen. Der Transfer theoretischen Wissens wird durch Aufgaben und Übungen erleichtert. Es handelt sich bei diesem Buch also gleichzeitig um ein Lehr-, Lern- und um ein Arbeitsbuch.

Neu ist der integrative Ansatz des Buches. Nicht nur neue Ausbildungskonzeptionen, auch der Wechsel mancher Pflegekräfte in andere Bereiche fordern eine solche integrative Konzeption. So gibt es immer mehr Krankenschwestern und Krankenpfleger, die in ambulanten oder stationären Einrichtungen der Altenpflege arbeiten, ebenso wie Altenpflegerinnen und Altenpfleger, die in geriatrischen, rehabilitativen oder anderen Abteilungen eines Krankenhauses arbeiten. Ähnlich finden in den Bereichen Krankenpflege und Kinderkrankenpflege Wechsel und Austausch statt. So stellt das Buch für Pflegekräfte eine geeignete Möglichkeit dar, ihr Wissen für einen neuen Wirkungsbereich zu erweitern.

Die derzeitige und die zu erwartende Bevölkerungsentwicklung wird in Zukunft dazu führen, dass sowohl die Zahl der Pflegebedürftigen als auch der Anteil älterer Menschen im Krankenhaus erheblich zunehmen werden. Um dem gerecht zu werden, stellt dieses Buch ein breites und spezialisiertes gerontologisches Fachwissen zur Verfügung.

Namen vorkommender Personen sind frei erfunden, etwaige Ähnlichkeiten sind nur zufällig. Zugunsten eines besseren Leseflusses wird im Text darauf verzichtet, jedes Mal die weibliche und männliche Anrede zu verwenden.

Wir wünschen Ihnen, dass Sie beim Lesen und Bearbeiten des Buches viele Ideen und Anregungen bekommen, Patienten, Bewohner, Kollegen aber auch die eigenen Verhaltensweisen zu verstehen und ihre Arbeit fachlich korrekt, menschlich und mit viel Freude zu gestalten.

Gomadingen/Stuttgart   Dr. Bärbel Ekert

Januar 2005   Christiane Ekert

Inhaltsverzeichnis

I
Psychologie – eine junge Wissenschaft 3

1 Ein Fach stellt sich vor 4

1.1 Aus meiner Vergangenheit 5
1.2 Meine Träume für die Zukunft 7

2 Methoden der Psychologie – Wie die Psychologie Erkenntnisse gewinnt 9

2.1 Voraussetzungen wissenschaftlicher Forschungsmethoden 10
2.1.1 Gütekriterien 10
2.1.2 Untersuchungsdesigns 11
2.2 Methoden wissenschaftlicher Forschung 12

2.2.1 Beobachtung 12
2.2.2 Experiment 15
2.2.3 Befragung 16
2.2.4 Psychologische Testverfahren 17

II
Grundlagen der Entwicklungspsychologie 21

3 Einführung in die Entwicklungspsychologie 22

3.1 Entwicklung des Menschen – ein lebenslanger Prozess 23
3.2 Entwicklungsverläufe 24
3.2.1 Entwicklungsfaktoren 25
3.2.2 Kognitive Entwicklung nach Piaget 29

3.2.3 Psychosoziale Entwicklung nach Erikson 32
3.2.4 Entwicklungsaufgaben 35

4 Entwicklung in der Kindheit 38

4.1 Entwicklungsvorgänge in der pränatalen Zeit 39
4.1.1 Erstes Verhalten und Erleben 39
4.1.2 Mutter-Kind-Beziehung 39
4.1.3 Schädigende Einflüsse auf das Ungeborene 40
4.1.4 Kind und Umwelt 40
4.2 Entwicklungsvorgänge in der frühen Kindheit (0 – 4 Jahre) 40

4.2.1 Das erste Lebensjahr 40
4.2.2 Entwicklungsverläufe der frühen Kindheit 46
4.3 Das Kind im Alter von 4 bis 12 Jahren 52
4.3.1 Persönlichkeitsentwicklung – Selbstkonzept 52
4.3.2 Einschulung und Schulzeit 54

5 Entwicklung im Jugendalter 59

Einführung 60
5.1 Kognitive und körperliche Veränderungen 60
5.1.1 Kognitive Entwicklung 60
5.1.2 Körperliche Entwicklung 61
5.1.3 Psychosexuelle Entwicklung 62

5.2 Entwicklungsaufgaben in der Adoleszenz 63
5.2.1 Identität als eine Entwicklungsaufgabe der Adoleszenz 63
5.2.2 Peer-Gruppen 64

6 Entwicklung im Erwachsenenalter 65

Einführung 66
6.1 Frühes Erwachsenenalter (ca. 18 – 29 Jahre) 66
6.1.1 Entwicklungsaufgaben im frühen Erwachsenenalter..................... 66
6.1.2 Lösung vom Elternhaus 66
6.1.3 Berufswahl 67
6.1.4 Freizeitverhalten.................... 67
6.1.5 Rollenprofil 67

6.1.6 Partnerwahl 67
6.1.7 Partnerschaft 68
6.1.8 Familienentwicklung 71
6.2 Das mittlere Erwachsenenalter (ca. 30 – 59 Jahre) 74
6.2.1 Entwicklungsaufgaben 75
6.2.2 Entwicklung des Selbst – Selbstkonzept 76
6.2.3 Eigenschaften der Persönlichkeit 77

7 Entwicklung im Alter 79

Einführung 80
7.1 Soziologische Alterstheorien 80
7.1.1 Defizitmodell 81
7.1.2 Disengagement-Theorie (Rückzugstheorie) 82
7.1.3 Aktivitätstheorie 83
7.1.4 Kontinuitätstheorie 84
7.1.5 Kognitive Persönlichkeitstheorie 85

7.1.6 Kompetenzmodell 86
7.2 Biologische Alterstheorien 87
7.2.1 Allgemeine Erblichkeitstheorien 87
7.2.2 Mutationshypothese 88
7.2.3 Abnutzungstheorie 88
7.3 Frühes Alter (60 – 69 Jahre) 89
7.3.1 Entwicklungsaufgaben 89
7.3.2 Ende der Berufstätigkeit 90

7.3.3 Produktivität im Alter 92
7.4 Mittleres und hohes Alter
       (ab 70. bzw. 80. Lebensjahr) 93
7.4.1 Entwicklungsaufgaben 93
7.4.2 Biopsychosoziale Veränderungen 94

7.5 Heimeintritt 97
7.5.1 Die ersten Wochen und Monate im
       Pflegeheim 98
7.5.2 Das Heim als neues Zuhause 98
7.6 Psychohygiene des Alterns 99

III
Psychologische Grundfunktionen – Grundwissen für Pflegeberufe 101

8   Wahrnehmung und Beobachtung 102

8.1 Grundlagen der Wahrnehmungspsy-
       chologie 103
8.1.1 Die Bedeutung der Wahrnehmung für
       die Pflege 103
8.1.2 Reizaufnahme und Reizleitung 103
8.1.3 Gestaltgesetze und Prozesse der Wahr-
       nehmung 103
8.1.4 Subjektivität der Wahrnehmung 105
8.2 Pflegerische Beobachtung 107
8.3 Wahrnehmung von Personen 109
8.3.1 Der erste Eindruck 109
8.3.2. Beurteilungsfehler bei der Wahrneh-
       mung anderer Personen 109
8.3.3 Sich selbst erfüllende Prophezeiung . . 110
8.3.4 Einstellungen und Wahrnehmung 111

8.4 Selbstreflexion – Wahrnehmung der
       eigenen Person 112
8.5 Beeinträchtigungen der Wahr-
       nehmung 114
8.5.1 Erkennen von Einschränkungen des
       Hörens und des Sehens bei Kindern . . . 114
8.5.2 Pflegeschwerpunkt Umgang mit Pa-
       tienten mit starken Einschränkungen
       des Sehvermögens 114
8.5.3 Pflegeschwerpunkt Umgang mit
       schwerhörigen Patienten 115
8.5.4 Pflegeschwerpunkt Umgang mit Pa-
       tienten mit starken Einschränkungen
       weiterer Sinne 117
8.6 Pflegeschwerpunkt Hospitalismus 118
8.6.1 Physischer Hospitalismus 118
8.6.2 Psychischer Hospitalismus 118

9   Lernen und Intelligenz 119

9.1 Lernen – ein lebenslanger Prozess 120
9.1.1 Modelllernen 121
9.1.2 Instrumentelles Lernen 123
9.1.3 Signallernen 127
9.1.4 Kognitives Lernen 130

9.2 Intelligenz 131
9.2.1 Was ist Intelligenz? 131
9.2.2 Intelligenzmodelle 132
9.2.3 Intelligenzmessung 132
9.2.4 Intelligenzentwicklung im höheren
       Lebensalter 135

10   Gedächtnis und Erinnerung 137

10.1 Vorstellungen vom Gedächtnis 138
10.1.1 Mehr-Speicher-Modell 138
10.1.2 Vier Gedächtnissysteme 140

10.1.3 Physiologie des Gedächtnisses 141
10.2 Gedächtnisentwicklung 143
10.2.1 Gedächtnisentwicklung bei Kindern
       und Jugendlichen 143

10.2.2 Gedächtnisentwicklung im höheren
       Lebensalter 143
10.3   Steigerung der Gedächtnisleistung 144
10.3.1 Verbesserung der Informationsaufnah-
       me 144
10.3.2 Verbesserung der Informationsspeiche-
       rung 145
10.3.3 Verbesserung der Informationsabru-
       fung 145

10.3.4 Gedächtnistraining 146
10.3.5 Verbesserung der Gedächtnisleistun-
       gen bei Kindern 146
10.4   Gedächtnisstörungen 146
10.5   Pflegeschwerpunkt Biografiearbeit ... 148
10.5.1 Einführung 148
10.5.2 Methoden der Biografiearbeit 150
10.5.3 Funktionen von Biografiearbeit 151

11 Bedürfnisse und Motivation 153

11.1   Einführung und Grundlagen 154
11.1.1 Bedürfnispyramide nach A. Maslow ... 154
11.1.2 Verhaltensanalyse in der Praxis 155
11.2   Leistungsmotivation 156
11.2.1 Leistungsmotivation bestimmende
       Faktoren 156
11.2.2 Leistungsmotivation von Patienten und
       Heimbewohnern 158

11.2.3 Leistungsmotivation der Pflegenden ... 159
11.3   Unbewusste Motive und Abwehr-
       mechanismen 160
11.3.1 Topografisches Modell von S. Freud ... 160
11.3.2 Instanzenmodell von S. Freud 161
11.3.3 Abwehrmechanismen 162

12 Emotionen 165

12.1   Grundlagen 166
12.1.1 Entstehung und Äußerung von Gefüh-
       len 166
12.2   Aggression und Gewalt 169
12.2.1 Grundlagen 169
12.2.2 Aggressionstheorien 170
12.2.3 Aggressionen im Pflegealltag 171
12.3   Angst 172
12.3.1 Grundlagen 172
12.3.2 Umgang mit Angst 173
12.4   Ekel 174
12.4.1 Grundlagen 174
12.4.2 Ekel auslösende Faktoren 174
12.4.3 Umgang mit Ekel 174
12.5   Scham 175

12.5.1 Grundlagen 175
12.5.2 Scham auslösende Faktoren 176
12.5.3 Umgang mit Scham 178
12.6   Schmerz 178
12.6.1 Grundlagen 178
12.6.2 Subjektivität der Schmerzwahrneh-
       mung 181
12.6.3 Psychologische Aspekte bei der Pflege
       von Schmerzpatienten 181
12.7   Pflegeschwerpunkt Sexualität im
       Alter 182
12.7.1 Tabuisierung der Alterssexualität 182
12.7.2 Physiologisch bedingte Veränderungen
       der Sexualität im Alter 183
12.7.3 Erkrankungen und Sexualität 184

IV Grundlagen der Sozialpsychologie 187

13 Miteinander leben und arbeiten – soziologische und sozialpsychologische Grundlagen 188

Einführung 189	13.2.1	Soziologische Rollen 191
13.1 Normen und Werte 189	13.2.2	Rollenkonflikte 192
13.1.1 Normen 189	13.2.3	Umgang mit Rollenkonflikten 195
13.1.2 Werte 190	13.3	Soziale Gruppe 197
13.2 Soziologische Rollen und Rollen-	13.3.1	Gruppenphänomene 197
konflikte 191	13.3.2	Führungsstile 198

14 Kommunikation 201

14.1 Einführung und Grundregeln 202	14.2.3	Alltagsgespräche („small talk") 212
14.1.1 Die Grundregeln der Kommunikation	14.2.4	Gespräche am Telefon 212
(nach Watzlawick) 202	14.3	Pflegeschwerpunkt Mit Kindern
14.1.2 Prinzipien der Gesprächsführung 203		reden 213
14.1.3 Rückmeldung und Feedback 206	14.3.1	Grundlagen 213
14.2 Gesprächsformen 207	14.3.2	Informationsgespräche mit Kindern ... 214
14.2.1 Persönliche Gespräche 207	14.3.3	Zuhören 215
14.2.2 Informationsgespräche 211		

V Spezielle Psychologie 217

15 Wenn ein Mensch krank wird – Krankheitserleben, Patientenverhalten und Salutogenese 218

15.1 Krankheit erleben – eine besondere	15.2.1	Verleugnendes Verhalten 226
Situation 219	15.2.2	Ichbezogenes Verhalten 227
15.1.1 Krankheit und Gesundheit 219	15.2.3	Regressives Verhalten 227
15.1.2 Krankheitserleben 220	15.2.4	Aggressives Verhalten 228
15.1.3 Krankheitsverlauf 223	15.2.5	Ängstliches Verhalten 228
15.2 Verhaltensweisen der Patienten 225	15.3	Salutogenese 229

16   Menschen im Krankenhaus 232

16.1	Frühgeborene auf der neonatologischen Intensivstation	233
16.1.1	Anforderungen an die Pflegenden	233
16.1.2	Konzepte zur Verbesserung der pflegerischen Versorgung in der Neonatologie	233
16.1.3.	Stressreduzierung	235
16.1.4	Einbeziehung und Schulung der Eltern	238
16.2	Kinder im Krankenhaus	240
16.2.1	Einführung	240
16.2.2	Einflussfaktoren auf das Erleben und die psychischen Folgen eines Krankenhausaufenthaltes	242
16.3	Der erwachsene, psychisch kranke Patient	246

16.3.1	Psychische Störungen	247
16.3.2	Allgemeine Richtlinien für den Umgang mit psychisch kranken Menschen	247
16.3.3	Depressive Patienten	249
16.3.4	Suchtkranke Patienten – Alkohol- und Medikamentenabhängigkeit	251
16.3.5	Patienten mit Wahnerkrankungen	254
16.4	Ältere Menschen im Krankenhaus	257
16.4.1	Alter und Krankheit	257
16.4.2	Besonderheiten bei der Pflege alter Menschen	258
16.5	Pflegeschwerpunkt Der demente Patient	259
16.5.1	Pflegerische Aufgaben	260

17   Wenn das Leben eng wird – Krisen, Suizid und Sterbebegleitung 261

17.1	Krisen	262
17.1.1	Auf dem Weg zum Thema	262
17.1.2	Merkmale einer Krise	263
17.1.3	Von der ersten Reaktion bis zur Krisenbewältigung	264
17.1.4	Krisen im Krankenhaus und im Pflegeheim	266
17.2	Suizid	266
17.2.1	Auf dem Weg zum Thema	266
17.2.2	Suizidformen und suizidale Entwicklung	268
17.2.3	Suizidalität und Prävention	270
17.2.4	Suizidversuche in der Einrichtung - Krisenintervention und Nachsorge	270

17.3	Sterbebegleitung	274
17.3.1	Auf dem Weg zum Thema	274
17.3.2	Prozess des Sterbens	275
17.3.3	Grundbedürfnisse des sterbenden Menschen	277
17.3.4	Gespräche mit Sterbenden	278
17.3.5	Trauer	279
17.3.6	Hospiz	285
17.4	Pflegeschwerpunkt Kind und Tod	287
17.4.1	Wie Kinder den Tod verstehen	287
17.4.2	Begleiten von sterbenden Kindern im Krankenhaus	287

18   Wenn Pflege zur Belastung wird – Mobbing und Burnout 291

18.1	Mobbing	292
18.1.1	Einführung	292
18.1.2	Wie wird gemobbt? Mobbingverhalten	293
18.1.3	Vorkommen und Verlauf von Mobbing	295
18.1.4	Ursachen für Mobbing	296

18.1.5	Was tun bei Mobbing?	298
18.2	Burnout	299
18.2.1	Auf dem Weg zum Thema: Helfende Berufe	299
18.2.2	Ursachen des Burnout-Syndroms	300
18.2.3	Symptome und Verlauf des Burnouts ..	306
18.2.4	Bewältigungsstrategien und Prophylaxe	308

19 Möglichkeiten der psychologischen Hilfestellung – Notfallpsychologie und Psychotherapie 312

19.1	Notfallpsychologie	313
19.1.1	Aufgaben der Notfallpsychologie	313
19.1.2	Diagnostik bei traumatischen Erlebnissen	314
19.1.3	Psychologische Soforthilfe nach belastenden Ereignissen	315
19.1.4	Krisenintervention	316

19.2	Psychotherapie	317
19.2.1	Verhaltenstherapie	318
19.2.2	Klientenzentrierte Gesprächstherapie	320
19.2.3	Psychoanalytische Therapien	320
19.2.4	Systemische Therapien	321
19.2.5	Spieltherapie	323

Anhang 327

Anhang 328

Filme	328
Wenn das Planen aufhört	328
Aranka	328
Die unwürdige Greisin	329
Noch 16 Tage	329
Harold und Maude	329
Gespräche mit Sterbenden	330
Texte	330
Die Bremer Stadtmusikanten	330
Der Hase und der Igel	332

„Cicely Saunders und das St. Christopher's" (nach Du Boulay, 1987)	333
Die Grundrechte	334
Entspannungs- und Meditionsübungen (nach Simonton u. a., 1984)	335
Entspannungsübung I	335
Entspannungsübung II	335
Kontakt- und Internetadressen	335
Literaturverzeichnis	336
Sachverzeichnis	338

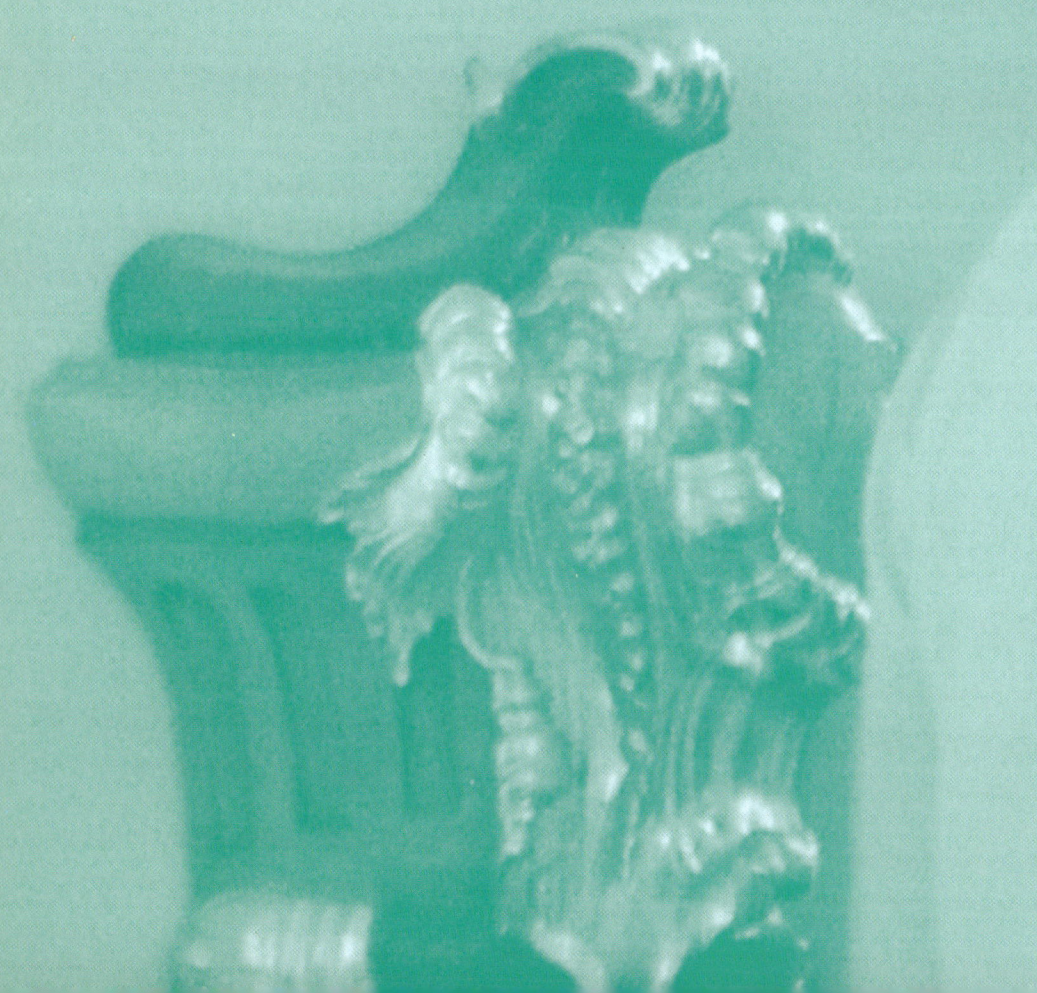
Zum Bibliothekssaal →

I   Psychologie – eine junge Wissenschaft

1   Ein Fach stellt sich vor · 4
2   Methoden der Psychologie –
    Wie die Psychologie Erkenntnisse
    gewinnt · 9

1 Ein Fach stellt sich vor

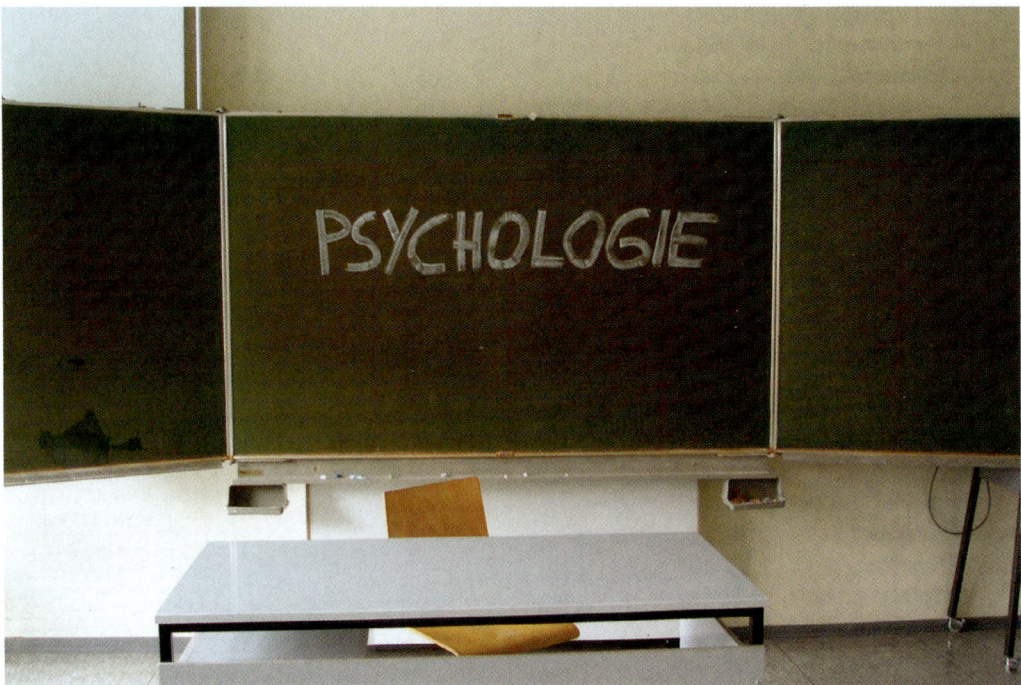

Liebe Leserinnen und liebe Leser!

Ich stelle mich als Ihr neues Unterrichtsfach „Psychologie" vor: Ich bin jung, lebendig, menschlich.

Jung. Jung bin ich als Wissenschaft. Medizin, Chemie, Biologie, Physik, Astronomie haben eine viel längere Geschichte. Ja, mir hat man vor kurzem in Berlin zum 100. Geburtstag gratuliert. Nun, Dankeschön! Wenn ich aus meinem Leben erzähle, wird es kurz, aber interessant!

Vor etwas über 100 Jahren wurde am 20. Dezember 1900 in Berlin an der Friedrich-Wilhelm-Universität das Psychologische Institut gegründet. Vorher bestand schon ein Institut in Leipzig seit 1879 und eines in Breslau seit 1894. Selbstverständlich hatten viele Menschen schon viel früher über psychologische Zusammenhänge nachgedacht. Also, die letzten Jahre des 20. Jahrhunderts sind meine Geburtsjahre. Fast gleichzeitig wurde ich dann an verschiedenen Orten geboren. Meine weitere Entwicklung verlief rasant. Darauf einzugehen würde diesen Rahmen sprengen.

Lebendig. Lebendig bin ich im wahren Sinn des Wortes: Ich habe mit dem Leben zu tun. Leben ist immer spannend, ist in Bewegung und kennt trotzdem Ruhezeiten. Da ist Spannung drin zwischen Fortschreiten und Stillstand, zwischen Veränderung und Beständigkeit. Zu entdecken, was lebendige Entwicklung fördert oder behindert, bleibt eine interessante Aufgabe.

Ich bin selbst als Fach noch nicht fertig. Ich bin noch in der Entwicklung. Einerseits spielen Forschung und Praxis, andererseits Lehre und Weitergabe des schon gesammelten Wissens eine Rolle.

Menschlich. Menschlich darf ich mich wahrhaftig nennen. Mein Thema ist der Mensch. Es ist immer wieder spannend zu fragen, warum verhält sich ein Mensch so und nicht anders? Warum tut er, was er tut? Menschliches Verhalten wird von derart vielen Faktoren gelenkt, dass man leicht den Überblick verlieren kann: Von Gefühlen, von Wünschen und Bedürfnissen, von Überlegungen und von Beweggründen, die einem oft nicht einmal bewusst sind.

Wenn ich bedenke, was alles entsteht, weil Menschen miteinander zu tun haben, ergibt sich eine solche Fülle an Stoff! Es haben sich dafür schon eigene Unterfächer gebildet. Die Sozialpsychologie z. B. Sie handelt davon, wie spannend – in jeder Hinsicht – menschliche Beziehungen sein können; ich kann ankündigen: Langeweile kommt nicht auf!

Wie sich das Verhalten des Menschen im Laufe des Lebens von der Geburt bis zum hohen Alter weiterentwickelt, wie z. B. aus dem ersten Verstehen von Worten die Fähigkeit zum Umgang mit Sprache im Reden, Schreiben und Verstehen wird, das wurde in der Entwicklungspsychologie erforscht. Sie ist vollauf damit beschäftigt, herauszufinden wie sich das Verhalten und auch die Art, die Welt zu erleben, im Laufe eines Lebens verändern.

Auch für schwierige Lebenssituationen, in Krisen und Krankheit bieten meine Erkenntnisse Hilfen an.

Mein Wissen will dazu beitragen, dass Pflege menschlich bleibt. Ich kann dazu beitragen, dass Pflegende in ihrem Beruf bleiben, ihn nach Kräften ausüben können und sich an ihrem Arbeitsplatz wohl fühlen.

Ich fasse also zusammen: Ich bin jung, lebendig, menschlich und interessant! Und wenn Sie von mir reden wollen, dann bitte so:

- Psychologie ist die Wissenschaft vom Verhalten
- und Erleben des Menschen.

Obwohl ich unter allen Wissenschaften eine vergleichsweise kurze Geschichte bieten kann, durchdringe ich doch das Allgemeinwissen und die Sprache der Menschen von heute beträchtlich.

In alltäglichen Gesprächen nehmen Themen wie „Angst" und die Erfahrungen mit ihr umzugehen, „Träume" und ihre möglichen Bedeutungen, „Belohnen und Strafen" und das ganze Feld der Erziehung und vieles mehr einen breiten Raum ein. Geläufig sind heute im Sprachgebrauch auch Begriffe wie „Freud'scher Versprecher" oder „Burnout". Ich bin also, wenn ich jetzt als Unterrichtsfach auftrete, keine „Neue" mehr, sondern vielfach vertraut, ich kann an selbst Erlebtem und Erfahrenem anknüpfen und wahrscheinlich interessante Perspektiven und neue Gedanken hinzufügen.

Aufgabe 1 Gehen Sie bei Ihrem nächsten Besuch in einer Buchhandlung in die Abteilung „Psychologie". Notieren Sie sich Titel, die dort angeboten werden (**Abb. 1.1**).

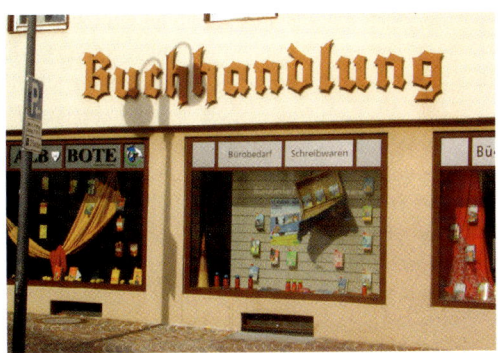

Abb. 1.1 Buchhandlungen bieten psychologische Literatur an.

Wer nun doch noch einen Blick in meine Vergangenheit werfen will, dem empfehle ich die Lektüre des folgenden Kapitels. Weiterblättern mag derjenige, der im Augenblick kein Interesse daran hat, bis zu dem Teil, der meine Wünsche und Träume für die Zukunft beschreibt.

1.1 Aus meiner Vergangenheit

Ich werde nicht systematisch zeitlich geordnet von Anfang an erzählen, auch nicht vollständig, eher willkürlich berichten, woran ich mich gerne erinnere und was mir interessant erscheint, einige „Highlights" und auch weniger Ruhmreiches.

Am Anfang sind es Menschen, die im alltäglichen Leben etwas erleben, was sie stutzig macht, was sie dann zum Nachdenken anregt, die neugierig geworden psychologisch zu forschen beginnen.

So erging es Carl Stumpf, Professor der Philosophie, als er 1904 den „Klugen Hans" kennen lernte. Den Klugen Hans, ein Pferd, das nach Aussagen seines Besitzers denken, lesen und rechnen konnte, ließ Professor Stumpf durch einen Mitarbeiter prüfen. Obwohl das Ergebnis sozusagen negativ ausfiel, weil das Pferd angeblich auf minimale, sichtbare Zeichen seines Herrn (z. B. fast unmerkliches Nicken des Kopfes) reagierte, ihm aber weiter reichende geistige Fähigkeiten abgesprochen wurden, brachte der Kluge Hans doch die Forschung tüchtig in Gang. Die meisten psychologisch interessierten Wissenschaftler waren mit dem Ergebnis zufrieden. Die Fähigkeit, auf Signale zu reagieren, konnte man von einem Tier erwarten; inakzeptabel war es jedoch, ihm die Fähigkeit zu denken, lesen und rechnen zu bescheinigen. Nun, das Interesse war geweckt und andere

Forscher gingen daran, mit Tieren experimentell zu arbeiten. An verschiedenen Orten wurden Tiere, Hunde, Pferde, Esel, Delphine und Affen unterrichtet, zum Teil mit deutlichem Erfolg. Hinzu kam, dass in der Praxis immer öfter mit ausgebildeten Polizei-, Militär- und Blindenhunden gearbeitet wurde. Ein neues Fach, die Tierpsychologie, bildete sich. Namhafte Wissenschaftler traten der neu gegründeten Gesellschaft für Tierpsychologie bei, die von 1912 bis 1933 bestand.

Leider konnte sich die Tierpsychologie im Kreise der anderen Wissenschaften nicht etablieren. Sie wurde mehr oder weniger belächelt und viele gute wissenschaftliche Arbeiten blieben unbeachtet, die letztlich einen psychologisch begründeten Tierschutz zur Folge hätten.

Wie aktuell heute z.B. die Frage „Können Tiere Sprache erlernen?" ist, beweist das Auftreten eines Hundes in der ZDF-Sendung „Wetten, dass…" im Januar 1999. Mit verblüffender Sicherheit apportierte der Border Collie Rico nach Aufforderung seiner Besitzerin aus 75 Gegenständen die richtigen. Er wird seitdem sprachwissenschaftlich untersucht; immerhin hat er einen „Wortschatz" von 250 Begriffen, die er wiedererkennt. Hier wird nun mit neuem Schwung einem Phänomen nachgegangen, was jeder Mensch im Zusammenleben mit Tieren kennt, der Lernfähigkeit des Tieres und der Verständigung von Mensch und Tier.

Wissbegier und große Lust am Forschen und Experimentieren standen immer wieder am Anfang wissenschaftlicher Arbeiten. Viele Forscher bezogen sich selbst, Familienmitglieder und Freunde in die Untersuchungen ein. So auch Hermann Ebbinghaus (1850–1909). Er beschäftigte sich mit der Frage: „Wie lernt der Mensch?" Genauer gesagt, ihn interessierte, wie das Gedächtnis arbeitet. Ein Jahr lang (1879/80) führte er Selbstversuche durch, indem er unter wechselnden Bedingungen sinnlose Silben auswendig lernte und die Gedächtnisleistungen protokollierte. Am Ende stand eine wissenschaftliche Arbeit „Über das Gedächtnis" (1885) (**Abb. 1.2**).

Es gäbe mich, das Fach Psychologie nicht, wenn es nicht immer wieder neugierige und auch fleißige Menschen gegeben hätte, die ihre Arbeit mit Ausdauer, Sorgfalt und großem Einsatz einer psychologisch interessanten Fragestellung gewidmet hätten. Was mich immer wieder beeindruckte, war das große Engagement von Forschern wie es das Ehepaar William und Clara Stern war. Sie schlugen in der psychologi-

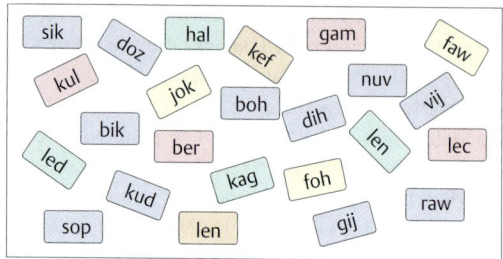

Abb. 1.2   Sinnloses Silbenmaterial für Gedächtnisexperimente.

schen Forschung eine neue Richtung ein: von der Erforschung der allgemein psychologischen Phänomene wie Denken, Wahrnehmung, Intelligenz, befassten sie sich mit den individuellen Unterschieden, also mit der Einzelperson.

William und Clara Stern dokumentierten über viele Jahre die Entwicklung ihrer drei Kinder in Form von Tagebüchern. Sie veröffentlichten 1914 das Ergebnis: „Psychologie der frühen Kindheit bis zum 6. Lebensjahr". Damit war ein grundlegendes Werk der Entwicklungspsychologie geschaffen. Es erschien noch 1967 in neunter Auflage. Professor William Stern (1871–1938) legte Wert auf die Anwendung psychologischer Erkenntnisse, speziell im schulischen Bereich. Er führte erste Berechnungen der Intelligenz durch und prägte den Begriff „Intelligenzquotient" (IQ).

Viele Psychologen hinterließen Spuren ihrer Arbeit nicht nur in Form von Veröffentlichungen, sondern auch durch neue Begriffe, die die Fachsprache bereicherten.

Die Wörter „Gruppendynamik", „Anspruchsniveau", oder „Feldtheorie" gehen z.B. alle auf den unbedingt erwähnenswerten Kurt Lewin (1890–1947) zurück. Dieser bedeutende Psychologe entschied sich als Jude, Deutschland 1933 wegen des Nationalsozialismus zu verlassen. Er setzte, 43-jährig, seine Tätigkeit in den USA fort. Mit Methoden der experimentellen Psychologie forschte er auf dem Gebiet der zwischenmenschlichen Beziehungen. Ihn interessierten alle Faktoren, die das Verhalten und Erleben von Menschen in Gruppen beeinflussen. Seine Erkenntnisse über die Bedeutung des Führungsstils für das Verhalten der Gruppenmitglieder haben bis heute Geltung.

Sigmund Freud war es, der sich sozusagen in die Tiefe der menschlichen Seele hineindachte. In seiner Praxis gab ihm das Krankheitsbild der Hysterie so manches Rätsel auf. Seine Überlegungen brachten ihn schließlich zur Entdeckung des Unbewussten. Sie hat mich, die Psychologie, entscheidend beeinflusst. Darüber hinaus unterstrich Freud die Bedeutung der Sexualität für das Seelenleben des Menschen vom Säuglingsalter an. Je mehr Freud sich in seine Studien vertiefte und mit ebenfalls psychoanalytisch (so nannte sich die neue Fachrichtung) orientierten Kollegen austauschte, umso mehr Gedanken über das Seelenleben füllten seine Arbeit, neue Begriffe kamen auf: Lusttrieb, Todestrieb, das Es, das Ich, das Überich, Ödipuskomplex und viele andere.

Nicht alle Kollegen seiner Zeit – und auch nachfolgender Psychologengenerationen – teilten seine Ansichten.

1946 gibt es so viele Menschen, die sich beruflich mit mir befassen, dass ein Berufsverband gegründet wird. Rund 20 000 Mitglieder zählt er an der Jahrtausendwende. Selbstverständlich treten nicht alle dem Verband bei; immerhin wird die Gesamtzahl der praktisch tätigen Psychologen zu der Zeit grob auf 30 000 Personen geschätzt. Wie vielgestaltig ich mich heutzutage präsentieren kann, sieht man an Teilfächern, die zu einem Studium der Psychologie gehören: Allgemeine Psychologie (Gegenstand sind hier die psychischen Funktionen z. B. Denken, Wahrnehmen, Fühlen, Lernen, Gedächtnis, Intelligenz), Persönlichkeitspsychologie, Sozialpsychologie, Entwicklungspsychologie, Psychologische Diagnostik und Intervention, Pädagogische Psychologie, Arbeits- und Organisationspsychologie und die Klinische Psychologie. (Schönpflug, W., Geschichte und Systematik der Psychologie, Weinheim 2000, S. 32)

Diejenigen Fächer, die für die Arbeit in der Krankenpflege Bedeutung haben, werden in diesem Buch ausführlich behandelt. Nur die Themen, die wirklich einen Beitrag zum Umgang mit kranken Kindern, Erwachsenen, alten Menschen und zum Umgang mit einem selbst als pflegender Person leisten, werden aufgegriffen.

Übrigens, die gesetzlich geschützte Berufsbezeichnung lautet Diplom-Psychologin, Diplom-Psychologe. Nur „Psychologe" ist eine selbst ernannte Bezeichnung.

Die meisten Psychologen arbeiten heute im Bereich der klinischen Psychologie, d. h. in einer Praxis, Psychologischen Beratungsstellen, in Krankenhäusern, Psychiatrien, Sucht- und Rehabilitationskliniken, gefolgt von der Arbeits- und Organisationspsychologie in Industrie und Wirtschaft und der Pädagogischen Psychologie (Schulpsychologische Dienste).

Es gäbe noch so vieles aus meiner so interessanten Vergangenheit zu berichten. Ich lasse es bei diesem willkürlichen Streifzug bewenden und beende den Blick zurück mit einer Aufgabe.

> Stellen Sie fest, ob es eine Psychologin, einen Psychologen an Ihrer Einrichtung gibt. Laden Sie sie ein und erfragen Sie alles Wissenswerte über den Alltag der psychologischen Arbeit im Bereich der Pflege.

1.2 Meine Träume für die Zukunft

Wenn ich an meine Zukunft denke, habe ich Wünsche: Ich wünsche mir, dass wirklich nützliches psychologisches Wissen immer mehr zur Allgemeinbildung gehört, so dass Menschen menschlich miteinander umgehen.

Im Einzelnen: Ich wünsche mir, dass Erkenntnisse über den Prozess der Kommunikation, deren Wert als unser Lebenselement gar nicht hoch genug eingeschätzt werden kann, möglichst im alltäglichen, nicht nur im professionellen Zusammenleben angewendet werden. Es wird dann weniger Missverständnisse und weniger Konflikte geben. Wenn mehr Menschen von der Kinderzeit an bis ins hohe Alter über die Entstehung und Bewältigung von Konflikten Bescheid wissen, wird es viel mehr Frieden in Familien, Schulen, am Arbeitsplatz, auf der ganzen Welt geben.

Die Systemtheorie weist in der Psychologie darauf hin, dass vieles mit vielem zusammenhängt, dass kleine Veränderungen, an der richtigen Stelle gesetzt, gute, große Wirkungen zeigen. Darüber noch mehr zu erfahren und anzuwenden, wünsche ich mir.

Zu meinen schönsten Träumen gehören:
- erstens, dass Kinder in jedem Alter das bekommen, was sie zum Leben und zur besten Entfaltung brauchen (die Anwendung entwicklungspsychologischer Kenntnisse) und dass Erwachsene da sind, die sensibel genug für die wirklichen Bedürfnisse von Kindern sind und die sicher genug sind, mit Kindern Konflikte und Krisen durchzustehen, so dass beide am Lebensende auf glückliche Beziehungen zurückschauen können; (Sie

können den gleichen Gedanken selbstverständlich auf alte und kranke Menschen, ja auf jeden einzelnen Menschen übertragen!)

- zweitens, dass das Wissen über Verhalten und Erleben der Tiere weit verbreitet ist, so dass Tiere nach ihrer Art leben können, dass sie in ihrem Wesen als Mitgeschöpfe des Menschen geachtet werden und so den Alltag der Menschen bereichern, Kranken sogar Entspannung, Freude und Heilung bringen.

Wenn ich Ihr Interesse an mir wecken konnte, ist es Zeit, dass ich mich verabschiede.

So verbleibe ich mit guten Wünschen für Gewinn und Freude bei der Lektüre des Buches,

Ihr Unterrichtsfach Psychologie

2 Methoden der Psychologie – Wie die Psychologie Erkenntnisse gewinnt

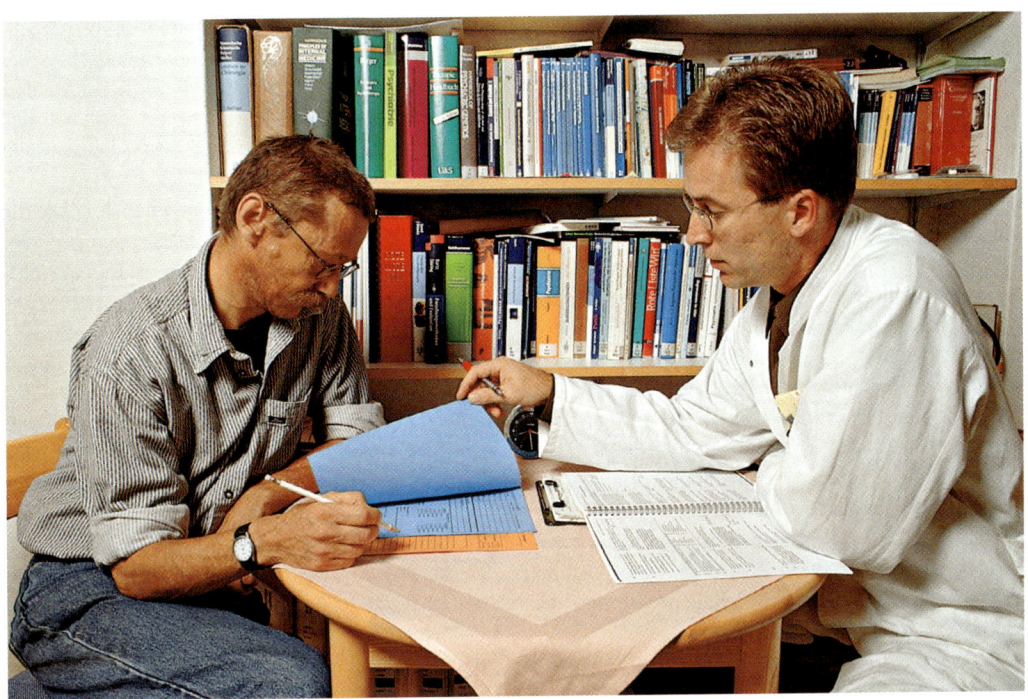

2.1 **Voraussetzungen wissenschaftlicher Forschungsmethoden** · 10

2.1.1 **Gütekriterien** · 10

2.1.2 **Untersuchungsdesigns** · 11

2.2 **Methoden wissenschaftlicher Forschung** · 12

2.2.1 **Beobachtung** · 12

2.2.2 **Experiment** · 15

2.2.3 **Befragung** · 16

2.2.4 **Psychologische Testverfahren** · 17

Examensschwerpunkte
Voraussetzungen wissenschaftlicher Forschungsmethoden (S. 10), wissenschaftliche Forschungsmethoden (S. 12)

> *„Der Beginn aller Wissenschaften ist das Erstaunen, dass die Dinge so sind, wie sie sind."*
>
> Aristoteles
> (384–322 v. Chr.), griechischer Philosoph, Schüler Platos, Lehrer Alexander des Großen von Mazedonien

2.1 Voraussetzungen wissenschaftlicher Forschungsmethoden

Um von Alltagserfahrungen zu fundierten und verallgemeinerbaren Erkenntnissen zu gelangen, bedarf es wissenschaftlicher Forschungsmethoden. Diese Methoden sollen Ergebnisse bringen, die über persönliche Meinungen und Erfahrungen hinaus korrekte Schlussfolgerungen und neue Erkenntnisse schaffen. So ist es gerade in medizinischen und pflegerischen Berufen, die viel psychologisches Wissen benötigen wichtig, nicht nur mit auf eigenen Erfahrungen basierendem Wissen zu arbeiten, sondern über nachweisbar gültige Kenntnisse zu verfügen.

Mit wissenschaftlichen Methoden forschen Psychologen, um Wissen über das Verhalten und Erleben des Menschen zu sammeln. Nicht jede Methode eignet sich für jede Fragestellung. Im Folgenden werden einige Forschungsmethoden vorgestellt: Welche Voraussetzungen sie erfüllen müssen, mit welchen Zielen sie eingesetzt werden können, welche Fehler auftreten können und nach welchen Kriterien die Methoden zu bewerten sind.

2.1.1 Gütekriterien

Wissenschaftliche psychologische Studien stellen den Anspruch, gültige Ergebnisse zu erzielen. Um zu gültigen Ergebnissen zu kommen, müssen bestimmte Voraussetzungen erfüllt werden. Die Gestaltung eines Experimentes, einer Testsituation, einer Beobachtung oder einer Befragung spielt für das Ergebnis eine wichtige Rolle. Wissenschaftliche Verfahren sollten deshalb genau geplant und exakt durchgeführt werden. Auch die Ergebnisse der Studien sind unbedingt nach bestimmten Gütekriterien zu bewerten.

○ Kriterien, die zur Bewertung wissenschaftlicher
○ Verfahren und Studien herangezogen werden, bezeichnet man als Gütekriterien.

Zu den Gütekriterien gehören:
- Objektivität,
- Reliabilität,
- Validität,
- Normierung.

◼ Objektivität

Die Ergebnisse einer wissenschaftlichen Studie sollen unabhängig vom Versuchs- oder Testleiter sein. Das Kriterium der Objektivität bezieht sich sowohl auf die Durchführung als auch auf die Auswertung einer Studie. So sollen verschiedene Beobachter bei der Beurteilung eines Patienten möglichst zu den gleichen Ergebnissen kommen, es darf bei der Durchführung psychologischer Tests keine Rolle spielen, wer den Test leitet oder bewertet.

Die meisten Schüler haben mit fehlender Objektivität bereits Erfahrungen gemacht: So kann eine vergleichbare mündliche Leistung zu sehr unterschiedlichen Bewertungen bei verschiedenen Lehrern führen. Ähnlich geht es Patienten, die von verschiedenen Ärzten recht unterschiedliche Einschätzungen hören.

Auch in Übergabegesprächen kommt es aufgrund fehlender Objektivität immer wieder zu Fehleinschätzungen oder Missverständnissen.

💡 Fallbeispiel Objektivität

Schwester Anita berichtet bei einer Übergabe: „Der 8-jährige Johannes war die ganze Nacht unruhig." Schwester Sabine sieht das ganz anders: „Unruhig? Er hat immerhin über 4 Stunden am Stück geschlafen. So ruhig war er die letzten drei Nächte nicht."

Hier kommt es aufgrund fehlender objektiver Beobachtungskriterien zu verschiedenen Einschätzungen, die Beobachtung ist nicht objektiv. Eine Verbesserung der Objektivität kann erreicht werden, indem messbare Kriterien aufgestellt werden, nach denen beobachtet wird. Im Fallbeispiel wäre das die Anzahl der Stunden, in denen das Kind geschlafen hat. Eine höhere Objektivität kann auch durch den Einsatz mehrerer Beobachter erreicht werden. Dies ist z.B. auch ein Grund, warum i.d.R. bei Prüfungen mehrere Prüfer anwesend sind.

▍ Versuchsleitereffekte (Rosenthaleffekt)

Im Laufe der Zeit hat sich bei Tests und wissenschaftlichen Versuchen herausgestellt, dass Ergebnisse unterschiedlich ausfielen, obwohl verschiedene Versuchsleiter sich genau an die vorgegebenen Anweisungen gehalten hatten. Sie lasen z.B. in gleicher wörtlicher Formulierung die Testaufgaben vor, führten exakt die Zeitmessungen durch, die Untersuchungen fanden in vergleichbaren Räumen statt, und doch kam es zu unterschiedlichen Ergebnissen je nachdem, wer die Untersuchung geleitet hatte.

Unter Rosenthaleffekt versteht man das Phänomen, dass die Erwartungen des Versuchs- oder Testleiters das Versuchsergebnis beeinflussen. Sie prägen den Versuchsaufbau und den Versuchsablauf, filtern die Beobachtungen des Testleiters und führen zu subjektiv veränderten Interpretationen.

Sogar im Tierexperiment trat der Effekt auf: Wenn man Versuchsleitern vor einer Versuchsreihe zu verstehen gab, ihre Ratten seien besonders intelligente Tiere, berichteten sie nach den Tests von überdurchschnittlichen Intelligenzleistungen ihrer angeblich intelligenten, in Wirklichkeit ganz normalen Ratten (Rosenthal, 1966).

Doppelblindversuche. Eine Möglichkeit dem entgegenzutreten sind so genannte Doppelblindversuche, bei denen Versuchsperson und Versuchsleiter nicht wissen, um was es in der Studie eigentlich geht. Dadurch sinkt die Gefahr, bewusst oder unbewusst die Versuchsergebnisse zu beeinflussen.

Aufgabe 1 Beschreiben Sie Situationen, in denen ein Rosenthaleffekt in einem Krankenhaus oder einem Pflegeheim auftreten kann.

Reliabilität
Das Kriterium der Reliabilität beschreibt die Zuverlässigkeit und somit die Messgenauigkeit einer Studie. Wird eine Studie wiederholt, sollten bei einem zuverlässigen Verfahren (z.B. bei einem bestimmten Test) unter vergleichbaren Umständen weitgehend identische Ergebnisse erreicht werden. Außerdem soll eine Studie möglichst genaue Ergebnisse erzielen. So soll ein bei einem Schüler durchgeführter Intelligenztest nicht nur zu dem Ergebnis kommen: „Der Schüler ist ziemlich intelligent", sondern er soll einen exakten Messwert angeben, z.B. „der Intelligenzquotient des Jungen beträgt 115". Das ist ein genauerer Messwert. Auch sollte eine Wiederholung der Messung (Retest) mit einer Parallelform des Tests zu ähnlichen Ergebnissen kommen.

Validität
Das Kriterium der Validität beschreibt die Gültigkeit eines Verfahrens. Ein gültiges Verfahren misst tatsächlich das, was es vorgibt zu messen. So soll eine Studie, die Intelligenzleistung von Menschen messen will, auch tatsächlich die Intelligenz messen und nicht andere Faktoren wie z.B. fehlende Motivation oder Testangst:

Fallbeispiel Validität
Bei einer Gruppe von drei Kindern soll ein Intelligenztest durchgeführt werden. Jan gibt sich Mühe und arbeitet konzentriert an den Testaufgaben. Sein Ergebnis wird eine recht hohe Gültigkeit haben.

Timo hat keine Lust. Er malt kleine Pistolen auf den Test und wartet bis die Zeit vergeht. Er erreicht null Testpunkte. Die Messung ist jedoch nicht valide, da nicht die Intelligenz, sondern die Motivation erfasst wurde.

Lena ist ganz aufgeregt. Die Angst, sie könne die Aufgaben nicht lösen, ist so groß, dass sie nur sehr wenige Testpunkte erreicht. Auch diese Messung ist nicht valide. Denn der Test hat bei Lena schließlich nicht die Intelligenz, sondern die Testangst erfasst.

Wenig valide sind auch manche Einstufungen des medizinischen Dienstes. So kann es sein, dass Patienten und Heimbewohner in Anwesenheit von Mitarbeitern des medizinischen Dienstes durch erhöhte Konzentration und Motivation Fähigkeiten entwickeln, die sie im normalen Alltag nicht zeigen können.

Normierung
Ein Testverfahren muss genormt werden. Das geschieht im Vergleich mit Ergebnissen von möglichst vielen Personen. Je mehr Personen in der Vergleichsgruppe untersucht werden, um so sicherer kann eine Aussage sein. Die meisten Tests verfügen über Tabellen, in denen an einigen tausend Menschen erfasst wurde, welche Ergebnisse für bestimmte Personengruppen (meist Altersgruppen) „normal" sind. Es wird eine statistische Norm berechnet. Erst dadurch können Abweichungen als „nicht der Norm entsprechend" eingestuft werden. Um z.B. die Entwicklung eines Kindes erfassen und überprüfen zu können, wird in Entwicklungstabellen nachgeschaut, was ein Kind in einem bestimmten Alter können sollte. So entspricht es z.B. der statistischen Norm, wenn Kinder zwischen 12 und 18 Monaten laufen lernen. Läuft ein Kind mit zwei Jahren noch nicht, entspricht das nicht der Altersnorm.

Aufgabe 2 Woran kann man ein wissenschaftliches Verfahren erkennen? Erklären Sie die Gütekriterien mit eigenen Worten.

2.1.2 Untersuchungsdesigns
Bei der Planung einer Studie wird die Vorgehensweise festgelegt, z.B. welche Personengruppen teilneh-

men und wie viele Messzeitpunkte es geben soll. Unter diesen Aspekten unterscheidet man vor allem zwei Untersuchungsdesigns:

- Längsschnittuntersuchungen,
- Querschnittuntersuchungen.

Längsschnittuntersuchungen

Längsschnittuntersuchungen sind Beobachtungen, die über eine längere Zeit zu *verschiedenen* Untersuchungszeitpunkten an *einer* Person oder *einer* Gruppe durchgeführt werden. Mit dieser Methode werden Entwicklungsprozesse gemessen.

Wird z. B. eine Gruppe von Personen zwischen dem 15. und 30. Lebensjahr immer wieder zu einer bestimmten Thematik befragt bzw. ihre Entwicklung wird immer wieder zu verschiedenen Messzeitpunkten erfasst, so handelt es sich um eine Längsschnittstudie.

Anhand von Längsschnittstudien werden neue Medikamente vor ihrer Einführung im Tierversuch oder von Probanden über einen längeren Zeitraum getestet. Dabei werden zu verschiedenen Untersuchungszeitpunkten – meist über lange Zeitabschnitte – die Wirksamkeit und die Nebenwirkungen z. B. anhand verschiedener Laborwerte geprüft.

Auch Therapieverlaufskontrollen sind häufig Längsschnittuntersuchungen: Studien zur Erfassung der Wirksamkeit bestimmter Therapien, z. B. bei alkoholabhängigen Personen, testen über Jahre den Erfolg der Therapie, indem die Patienten auch nach Abschluss der Therapie im Abstand von bestimmten Zeitabschnitten nachuntersucht werden.

Nachteile. Problematisch ist, dass Längsschnittstudien meist zeitaufwendig, personal- und kostenintensiv sind. Im Laufe der Untersuchungszeit schrumpft die ausgewählte Stichprobe, indem Personen z. B. durch Umzug, fehlende Bereitschaft an der Teilnahme oder auch durch Krankheit oder Tod ausscheiden. So kann das Ergebnis verfälscht oder aufgrund zu geringer Teilnehmerzahlen nicht mehr aussagefähig sein.

Querschnittuntersuchungen

Querschnittuntersuchungen stellen Unterschiede zwischen einzelnen Menschen oder zwischen Altersgruppen fest. Es werden *verschiedene* Gruppen zu *einem* Zeitpunkt bzw. in einem kurzen Zeitraum untersucht.

Wird ein Intelligenztest an einem Tag an verschiedenen Altersgruppen durchgeführt, z. B. an den Gruppen der 11–20-jährigen, der 21–30-jährigen, den 31–40-jährigen, der 41–50-jährigen, der 51–60-jährigen und der 61–70-jährigen, und werden die Ergebnisse verglichen, handelt es sich um eine Querschnittstudie. Zu beachten ist hier, dass die Effekte nicht unbedingt alterstypisch sind. Geringere Testwerte bei den älteren Menschen müssen nicht aufgrund des Alters entstehen. Vielmehr kann es sich hier auch um so genannte Generationeneffekte handeln. So haben die älteren Generationen oft weit weniger oder andersartige Schul- und Ausbildungsjahre erlebt, was zu unterschiedlichen Testwerten führen kann.

2.2 Methoden wissenschaftlicher Forschung

Zu den Methoden wissenschaftlicher Forschung gehören (**Abb. 2.1**):

- Beobachtung,
- Experiment,
- Befragung,
- psychologische Testverfahren.

2.2.1 Beobachtung

Schon kleine Kinder gewinnen aus ihren Beobachtungen Erkenntnisse. Jeder Laie bedient sich im Alltag der Methode der Beobachtung. Um über persönliche Erfahrungen hinaus zu gesicherten Erkenntnissen zu gelangen, beobachtet die Wissenschaft unter strengen Regeln und Bedingungen.

Verfahren. Man unterscheidet zwei Beobachtungsverfahren (**Abb. 2.2**):

- Selbstbeobachtung,
- Fremdbeobachtung.

Die Selbstbeobachtung vollzieht die Person selbst, während die Fremdbeobachtung durch außenstehende Beobachter geschieht.

Selbstbeobachtung

Aufgabe 3 Beobachten Sie sich eine Woche lang in Bezug auf Ihr Freizeitverhalten. Notieren Sie jeden Abend, wie viel arbeitsfreie Zeit Ihnen an diesem Tag zur Verfügung stand, mit welchen Aktivitäten diese Stunden ausgefüllt wurden und mit wem Sie die Freizeit verbracht haben.

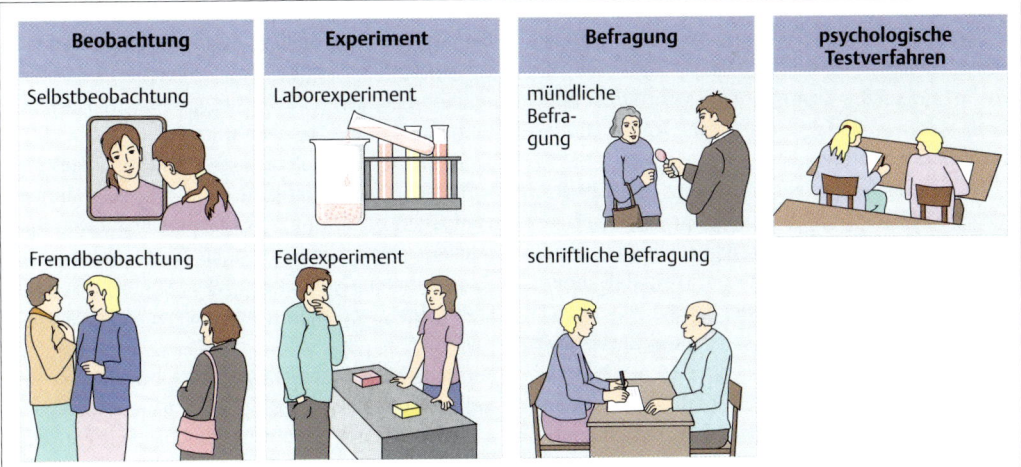

Abb. 2.1   Methoden wissenschaftlicher Forschung (nach Stanjek, 1998).

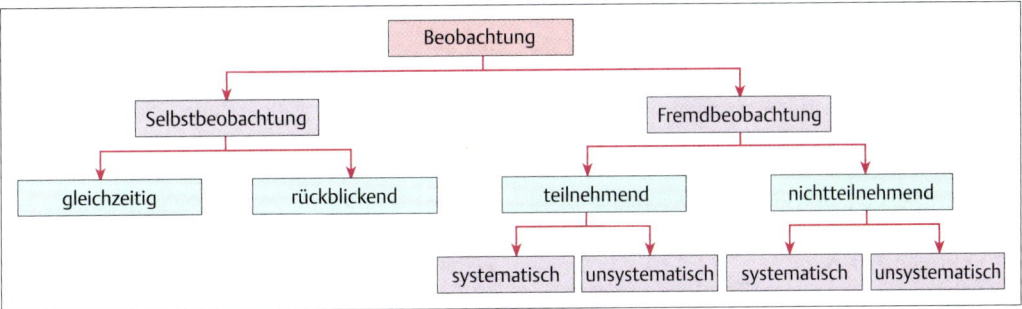

Abb. 2.2   Formen der Beobachtung (nach Stanjek, 1998).

Formen. Die Selbstbeobachtung ist eine Methode zur gezielten Beobachtung des eigenen Verhaltens und Erlebens. Es werden dabei zwei Formen der Selbstbeobachtung unterschieden:

- gleichzeitige Selbstbeobachtung,
- rückschauende Selbstbeobachtung.

Haben Sie wie in Aufgabe 3 beschrieben Ihr Freizeitverhalten dokumentiert, so haben Sie eine rückschauende Selbstbeobachtung durchgeführt. Möchten Sie Ihre Reaktionen auf Stress kennen lernen, um später bessere Stressbewältigungsmethoden zu erlernen, dann beobachten Sie Ihr Verhalten jedes Mal, wenn Sie in Stress geraten. Sie bedienen sich dabei der gleichzeitigen Selbstbeobachtung.

▎ Ziele der Selbstbeobachtung

Wer sein Verhalten beobachtet, kann es analysieren und gegebenenfalls verändern. Zu Beginn verschiedener Therapien erhalten die Klienten die Aufgabe ihr eigenes Verhalten zu beobachten und dabei Zeit, Situation und Einflussfaktoren zu dokumentieren. Ziele der Selbstbeobachtung sind:

- eigenes Verhalten und Erleben erkennen und bewerten,
- aus dem eigenen Verhalten und Erleben Rückschlüsse auf das Verhalten und Erleben anderer Personen ziehen,
- eigenes Verhalten bewusst zu ändern.

Fallbeispiel Selbstbeobachtung

Thomas Sturm möchte in einem Kurs das Rauchen aufgeben. Die erste Aufgabe besteht darin, eine Woche lang seinen Zigarettenkonsum zu dokumentieren, indem er jede gerauchte Zigarette mit Uhrzeit und Situation protokolliert.

Bei der Analyse seines Verhaltens stellt er fest, dass er täglich zwischen 27 und 34 Zigaretten geraucht hat und zwar vorwiegend nach dem Essen, in Stresssituationen und wenn er mit Freunden abends ausgeht. Er ist erstaunt, dass es tatsächlich so viele Zigaretten pro Tag sind und ist fest entschlossen mit dem Rauchen aufzuhören. Er eignet sich nun in der Therapie (unter anderem) alternative Verhaltensweisen für diese drei kritischen Situationen an, die er, anstatt zu rauchen, einsetzen kann: Er lernt Bewältigungsmechanismen für Stresssituationen, am Abend geht er in ein Sportstudio statt in eine Kneipe und nach dem Essen kaut er Kaugummi.

Fehlerquellen und Bewertung

Die Ergebnisse einer Selbstbeobachtung können fehlerhaft sein, da die Wahrnehmung des eigenen Verhaltens immer subjektiv ist. Es kann zu einem verzerrten Bild kommen, weil jemand zu selbstkritisch oder sich selbst gegenüber zu wohlwollend ist. Außerdem ändert sich das Verhalten, wenn man weiß, dass man beobachtet wird oder sich selbst beobachtet.

Unbewusste Aspekte des Verhaltens können bei der Selbstbeobachtung oft nicht registriert werden: So ist manch einem Redner nicht bewusst, wie oft er sich während der Rede räuspert, sich die Haare aus dem Gesicht streicht oder was seine Hände so alles tun. Außenstehende nehmen solche unbewussten Handlungen eher wahr.

Die Selbstbeobachtung ist daher keine wissenschaftlich exakte Methode. Sie ist aber wichtig zur Bildung von Annahmen über psychische Vorgänge (Hypothesenbildung).

Fremdbeobachtung

Die Fremdbeobachtung ist eine Methode zur gezielten Wahrnehmung des Verhaltens und Erlebens anderer Personen.

Fallbeispiel Fremdbeobachtung

Auf Anraten der Erzieherin des Kindergartens geht Frau Schmied mit ihrem fünfjährigen Sohn Paul zu einer psychologischen Beratungsstelle. Paul fiel immer wieder dadurch auf, dass er den eigenen Kopf auf die Tischkante schlägt. Am Ende des ersten Beratungsgesprächs erhält Frau Schmied die Aufgabe, ihren Sohn genau zu beobachten, wenn er erneut mit dem Kopf auf die Tischkante schlägt.

Beim nächsten Beratungstermin berichtet Frau Schmied: „Die Situationen sind alle sehr ähnlich: Paul ärgert sich, wenn er etwas nicht bekommt. Dann guckt er, ob auch jemand in der Nähe ist und schlägt dann mit dem Kopf auf den Tisch. Erst wenn ich alles stehen lasse und zu ihm gehe, hört er damit auf".

Formen. Man unterscheidet verschiedene Formen der Fremdbeobachtung:
- teilnehmende oder nicht teilnehmende Fremdbeobachtung,
- systematische oder unsystematische Fremdbeobachtung.

Teilnehmende oder nicht teilnehmende Fremdbeobachtung

Bei der teilnehmenden Beobachtung ist der Beobachtende in die Situation integriert: So kann z.B. eine Krankenschwester während der Pflege beobachten, wie sich ein Patient verhält.

Um eine nicht teilnehmende Beobachtung handelt es sich, wenn eine außenstehende Person die Beobachtung durchführt: So kommen Mitarbeiter des medizinischen Dienstes und stufen Bewohner bezüglich ihrer Pflegestufe ein.

Systematische oder unsystematische Fremdbeobachtung

Systematisch ist eine Fremdbeobachtung nach festen Kriterien, z.B. anhand eines Beobachtungsbogens. Hier steht schon vorher genau fest, worauf geachtet werden soll, gegebenenfalls auch zu welchen Zeiten.

Fallbeispiel systematische Fremdbeobachtung

Schwester Ute erneuert zweimal täglich, morgens und abends, einen Wundverband. Sie beobachtet und beschreibt nach exakten Kriterien: Größe der Wunde (Durchmesser oder Umfang), Rötungsgrad, Hautzustand, Schwellung usw. Sie beobachtet systematisch.

Unsystematisch ist eine Beobachtung ohne bestimmtes Ziel und ohne vorher festgelegte Beobachtungskriterien.

Fallbeispiel unsystematische Fremdbeobachtung

Nachmittags geht Schwester Ute durch die Patientenzimmer, sie will sich vergewissern, ob alles in Ordnung ist. Dabei achtet sie nicht auf vorgegebene feste Kriterien.

 Aufgabe 4 Welche Formen der Beobachtung unterscheidet man?

Aufgabe 5 Beobachten Sie einen Patienten/Bewohner in Bezug auf sein Essverhalten. Halten Sie tabellarisch fest, wann und was er zu sich nimmt. Machen Sie auch Notizen über bestimmte Vorlieben und seine persönlichen Äußerungen in Bezug auf das Essen.

Aufgabe 6 Ordnen Sie den folgenden Beobachtungen die Begriffe „systematische Beobachtung" und „unsystematische Beobachtung" zu:

- Eine Gruppe von Heimbewohnern ist in den renovierten Trakt des Hauses umgezogen. Es soll beobachtet werden, ob das Verhalten der Bewohner in irgendeiner Weise verändert ist.
- Beobachtung der Motorik der Arme, der Beine und der Mimik einer Schlaganfallpatientin stündlich und jeweils fünf Minuten lang.

▌ Fehlerquellen und Bewertung

Verhaltensbeeinflussung. Die Ergebnisse einer Fremdbeobachtung können möglicherweise Fehler aufweisen, da sich auch hier das Verhalten der beobachteten Person durch das Wissen, beobachtet zu werden, verändern kann. Eine nicht teilnehmende Methode wirkt dem entgegen.

Die Subjektivität der Wahrnehmung eines Beobachters (z. B. „Frau Huber erscheint mir sehr aufgeregt zu sein") kann durch die Verwendung von standardisierten (geeichten) Messverfahren mit messbaren Beobachtungskriterien, die wenig persönlichen Interpretationsspielraum lassen, verbessert werden („Der Blutdruck beträgt 160/90 mmHg").

Die Objektivität einer Beobachtung kann außerdem durch den Einsatz mehrerer unabhängiger Beobachter verbessert werden.

2.2.2 Experiment

Ein Experiment dient der Überprüfung einer Annahme oder einer Theorie. Es wird unterschieden zwischen Laborexperimenten und Feldexperimenten. Experimente sind dadurch gekennzeichnet, dass nach einem bestimmten Plan eine Situation hergestellt oder verändert wird, um zu beobachten, wie sich dies auf bestimmte Variablen auswirkt.

Fallbeispiel Experiment

Tina Maier ist 26 Jahre alt. Vor kurzem ist sie zu Hause ausgezogen. Sie hatte schon lange ihre Zweifel, ob das Düngen der Blumen im elterlichen Garten sinnvoll sei oder doch eher eine unnötige Geldausgabe. Ihrer Annahme nach wachsen und blühen Blumen genauso, wenn sie gegossen und von Unkraut freigehalten werden und ausreichend Licht haben. Um ihre Theorie zu prüfen, richtet sie zwei Blumenkästen an ihrem Balkon ein: Drei Monate lang wird der eine ohne, der andere mit Blumendünger versorgt. Im Hochsommer ist das Ergebnis eindeutig: Sie muss ihre Theorie korrigieren.

▌ Laborexperiment

In der psychologischen Forschung versteht man unter einem Laborexperiment einen wissenschaftlichen Versuch, bei dem das Verhalten und Erleben der Versuchspersonen in einem Labor bzw. in einer nicht natürlichen Umgebung absichtlich und planmäßig herbeigeführt und die Wirkung verschiedener Variablen überprüft wird.

▌ Kennzeichen des Laborexperiments

Kennzeichen des Experiments sind die Teilnahme von so genannten Probanden und ein Versuchsplan mit festgelegten experimentellen Bedingungen, die exakt genug beschrieben sein müssen, so dass auch andere Versuchsleiter das Experiment durchführen können, ohne dass es deswegen zu anderen Ergebnissen kommt (Fremddurchführung). Das Laborexperiment muss auch später, an anderen Orten und auch von anderen Forschern wiederholbar sein. Die Ergebnisse werden dadurch nachprüfbar.

Fallbeispiel Laborexperiment

In einem medizinischen Experiment soll die Wirksamkeit eines Antibiotikums bei Kindern erfasst werden. Der Versuchsplan beschreibt exakt die Durchführung des Experimentes: Es werden je 5000

Kinder in den Altersgruppen 5 – 7 Jahre, 8 – 10 Jahre, 11 – 13 Jahre und 14 – 16 Jahre untersucht, die an genau beschriebenen Infektionen erkrankt sind. Zeitpunkte und Zeitraum der Verabreichung sowie die Dosierung (berechnet nach Körpergewicht oder Körperoberfläche) sind exakt festgelegt. Die Wirksamkeit wird anhand von Veränderungen der Laborwerte und der Körpertemperatur gemessen.

▌ Fehlerquellen und Bewertung

Vorteile des Laborexperiments sind vor allem die Wiederholbarkeit des Versuchs und die Nachprüfbarkeit der Ergebnisse. Gute Beobachtungsmöglichkeiten sind gegeben, da eine systematische und nicht teilnehmende Beobachtung relativ leicht möglich ist. Die Ergebnisse fallen genauer aus, da Störbedingungen oft gut kontrollierbar sind. Einzelne Variablen des Experimentes können verändert werden, um zu neuen Erkenntnissen zu kommen.

Fehler können entstehen, wenn die Versuchssituation zu künstlich gestaltet wird. Mit zunehmender Kontrolle der Situation wird sie auch realitätsfremder. Eine allzu große Vereinfachung der Situation wird der Komplexität des menschlichen Verhaltens nicht mehr gerecht. Zudem ist den Versuchsteilnehmern i.d.R. bewusst, dass sie an einem Experiment teilnehmen, was ihr natürliches Verhalten unter Umständen verändert (Verhaltensbeeinflussung).

▌ Feldexperiment

Das Feldexperiment ist ein wissenschaftlicher Versuch, bei dem die Versuchspersonen in ihrer natürlichen Umwelt den experimentellen Bedingungen ausgesetzt und beobachtet werden.

Fallbeispiel Feldexperiment

In einem Krankenhaus ergibt eine Umfrage bei den Mitarbeitern eine Arbeitsmotivation, die der durchschnittlichen Arbeitsmotivation von Mitarbeitern anderer Krankenhäuser entspricht. Danach wird die Hälfte der Stationen innenarchitektonisch besonders liebevoll gestaltet: Bilder, Pflanzen, Möbel, Vorhänge ergeben ein freundliches, harmonisches Bild. Nach sechs Monaten werden Mitarbeiter aller Stationen wieder befragt: Die Mitarbeiter der neu gestalteten Stationen geben höhere Werte für Wohlbefinden und Freude bei der Arbeit an als die Mitarbeiter der unveränderten Stationen.

Da diese Untersuchung in der natürlichen Umgebung durchgeführt wurde, handelt es sich um ein Feldexperiment.

▌ Bewertung und Fehlerquellen

Vorteile. Die Vorteile des Feldexperimentes gegenüber dem Laborexperiment sind folgende:
- Beobachtung findet in natürlicher Umgebung statt,
- komplexere Umweltbedingungen bringen mehr Realitätsnähe mit sich,
- Teilnehmer sind sich ihrer Teilnahme meist nicht bewusst.

Nachteile. Die Nachteile des Feldexperiments liegen darin, dass:
- eine Wiederholung unter identischen Bedingungen kaum möglich ist,
- sich die Versuchsbedingungen nur eingeschränkt verändern lassen,
- Verhalten nicht so exakt registrierbar ist,
- einige Einflüsse kaum kontrollierbar sind.

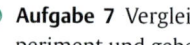 **Aufgabe 7** Vergleichen Sie Labor- und Feldexperiment und geben Sie Beispiele.

2.2.3 Befragung

Eine weitere Möglichkeit, Daten zu gewinnen ist die Befragung. Befragungen gibt es als:
- mündliche Befragung,
- schriftliche Befragung (Fragebogen).

▌ Mündliche Befragung

Mündliche Befragungen werden geführt als:
- offene Befragung,
- strukturiertes Interview,
- teilstrukturiertes Interview.

Offene Befragung. Die Befragung gestaltet sich hierbei aus der Situation heraus. Der Fragende hat keinen festen Plan, nach dem das Interview ablaufen soll. Das Gespräch kann bei jedem Befragten vollkommen anders verlaufen.

Strukturiertes, standardisiertes Interview. Dieses ist sehr detailliert vorgegeben. So stehen exakt formulierte Fragen fest, jeder Befragte erhält dieselben Fragen.

Teilstrukturiertes Interview. Einige wichtige Leitfragen sind vorgegeben, andere Fragen können sich aus dem Gespräch ergeben. Der Befragte kann ebenso wie der Befragende nachfragen oder neue Aspekte einbringen.

▌ Fehlerquellen und Bewertung

Die Schwächen mündlicher Befragung liegen schon in der Art und Weise des Fragens, im Tonfall, aber auch im Bereich der Auswertung, die bei einem großen Interpretationsspielraum Subjektivität zulässt.

▌ Schriftliche Befragung (Fragebogen)

Bei Fragebögen ist die Fähigkeit, Lesen und Schreiben zu können Voraussetzung. So haben ältere Menschen mit eingeschränkter Sehfähigkeit häufig Schwierigkeiten, die oft kleingedruckten Fragen zu lesen. Bei Demenzerkrankten ist die Fähigkeit zu lesen spätestens in fortgeschrittenen Stadien nicht mehr vorhanden. Die Fähigkeit zu Schreiben kann durch verschiedene Erkrankungen beeinträchtigt sein. (ABB Fragebogen??).

Die schriftliche Form der Befragung erlaubt eine sorgfältigere Auswahl und Konstruktion der Fragen. Für die Beantwortung besteht bei einigen Fragebögen eine Zeitvorgabe, andere lassen unbegrenzte Beantwortungszeiten zu. Manche Bögen enthalten vorgegebene Antworten, es handelt sich dann um so genannte Multiple-Choice-Fragen, andere lassen freie Formulierungen zu. Die Gefahr der Versuchsleitereffekte (S. 10) besteht bei Multiple-Choice-Fragen praktisch nicht. Es gibt, verglichen mit der mündlichen Befragung, oft wenig Antwortspielraum, die Möglichkeit nachzufragen und die Antwort zu ergänzen besteht meist nicht.

? Aufgabe 8 Welche Formen von Befragung werden im Krankenhaus bzw. im Pflegeheim angewendet? Diskutieren Sie die Vor- und Nachteile dieser Befragungsformen.

2.2.4 Psychologische Testverfahren

Psychologische Tests sind Messverfahren. Sie dienen dazu, psychologische Merkmale messbar zu machen, möglicherweise zahlenmäßig zu erfassen, also zu quantifizieren.

Ziel ist es, durch den Vergleich mit anderen Menschen oder Gruppen, den Ausprägungsgrad von Eigenschaften zu ermitteln und möglicherweise eine Vorhersage über zukünftiges Verhalten zu ermöglichen. Psychologische Tests messen z. B.:

- Intelligenz (S. 131),
- Sprachfähigkeit,
- Rechenfähigkeit,
- Entwicklungsstand,

- Motorik,
- Persönlichkeitsmerkmale,
- Aggressivität,
- Angst,
- Suizidalität,
- Interessen,
- Motive.

💡 Fallbeispiel psychologische Testverfahren

Max stört seit einigen Wochen den Mathematikunterricht. In anderen Unterrichtsfächern verhält er sich unauffällig und ist leistungsbereit. Auf Anraten der Lehrerin stellt seine Mutter ihn in einer schulpsychologischen Beratungsstelle vor. Dort wird auf der Basis psychologischer Testverfahren eine Rechenschwäche diagnostiziert.

Die testpsychologische Untersuchung hat sich für Max gelohnt: Er wird daraufhin zu einem gezielten Rechentraining angemeldet und verbessert seine Rechenfähigkeit so, dass er auch im Mathematikunterricht gut mitarbeiten kann.

▌ Fehlerquellen und Bewertung

Der Einsatz psychologischer Testverfahren birgt sowohl Chancen als auch Gefahren. Die Durchführung von Tests kann Nachteile für den Getesteten mit sich bringen: Tests mit einem negativen Ergebnis können das Selbstwertgefühl der getesteten Person beeinträchtigen.

Es muss daher stets abgewogen werden, ob die Durchführung des Tests und die Mitteilung der Ergebnisse für den Betreffenden insgesamt von Nutzen sind: Im Test gewonnene Daten können für die Beantragung einer Fördermaßnahme herangezogen werden, sie können als Grundlage für eine gezielte therapeutische Maßnahme genutzt werden oder das Wissen über die eigene Persönlichkeit erweitern.

Bei der Durchführung und Auswertung von Tests muss immer beachtet werden, dass:

- sich Testmotivation, Leistungsdruck und Prüfungsangst auf das Testergebnis auswirken können,
- Tests künstlich erzeugte Situationen sind. So sind Testergebnisse nicht immer übertragbar auf alltägliche Situationen (Validität, S. 11).

? Aufgabe 9 Eine Firma hat ein neuartiges Lagerungsmaterial entwickelt und behauptet, dass damit gelagerte Patienten weniger gefährdet sind einen Dekubitus zu entwickeln. Sie sollen nun abwägen, mit welcher Methode diese Behauptung am besten überprüft werden kann.

a Überlegen Sie sich eine konkrete Vorgehensweise (Personengruppe der Stichprobe, Zeitraum, Untersuchungsdesign usw.).

b Überlegen Sie die Vor- und Nachteile der folgenden Methoden zur Überprüfung dieser Hypothese und entscheiden Sie sich anschließend für eine Kombination von Methoden: Selbstbeobachtung, Fremdbeobachtung, Fragebogen, offene mündliche Befragung, standardisierte mündliche Befragung oder Laborexperiment.

Aufgabe 10 Was messen Tests? Welche Tests haben Sie schon kennen gelernt? Beschreiben Sie Ziele und Gefahren bei der Anwendung psychologischer Tests.

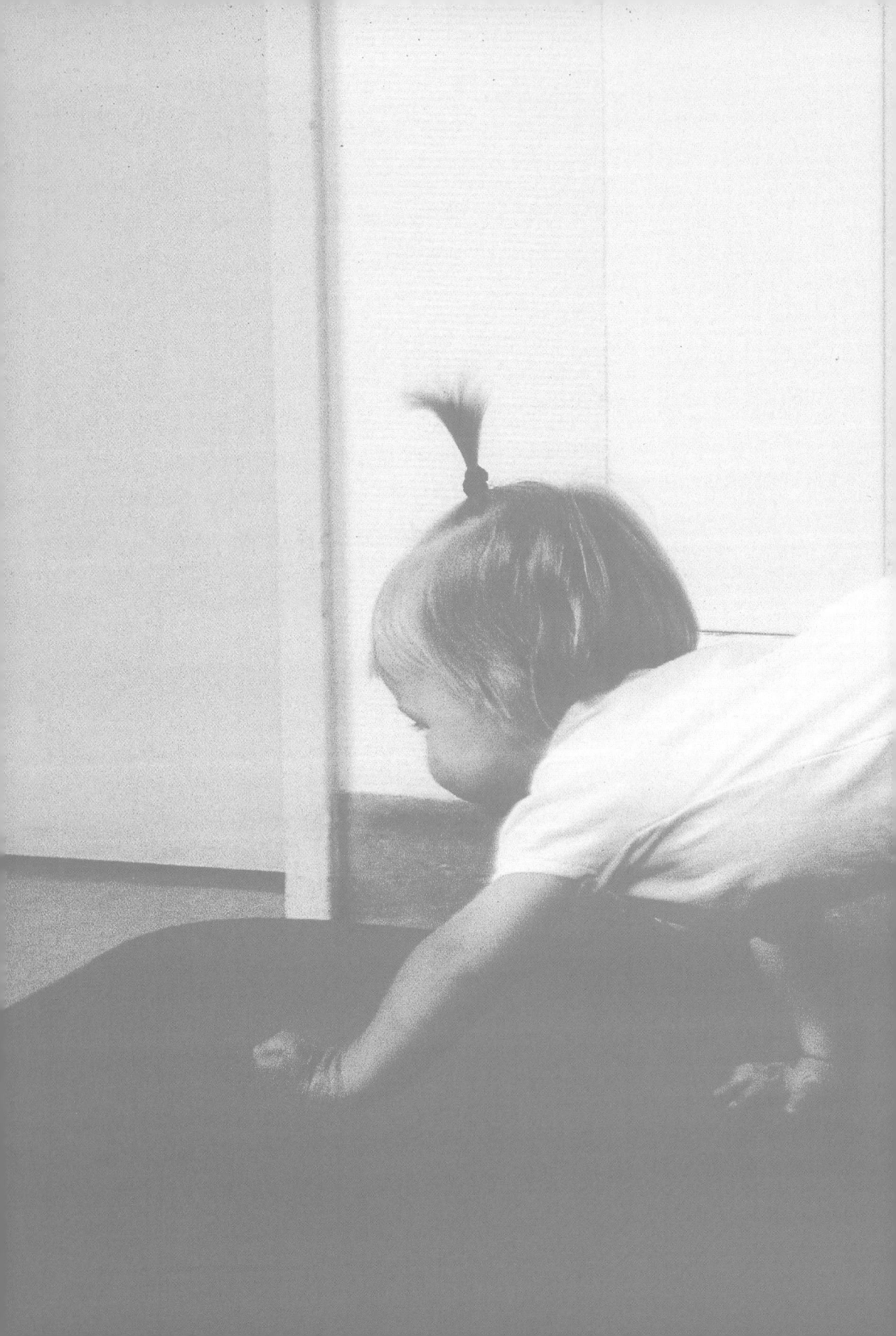

II Grundlagen der Entwicklungs-
psychologie

**3 Einführung in die
Entwicklungspsychologie** · 22
4 Entwicklung in der Kindheit · 38
5 Entwicklung im Jugendalter · 59
6 Entwicklung im Erwachsenenalter · 65
7 Entwicklung im Alter · 79

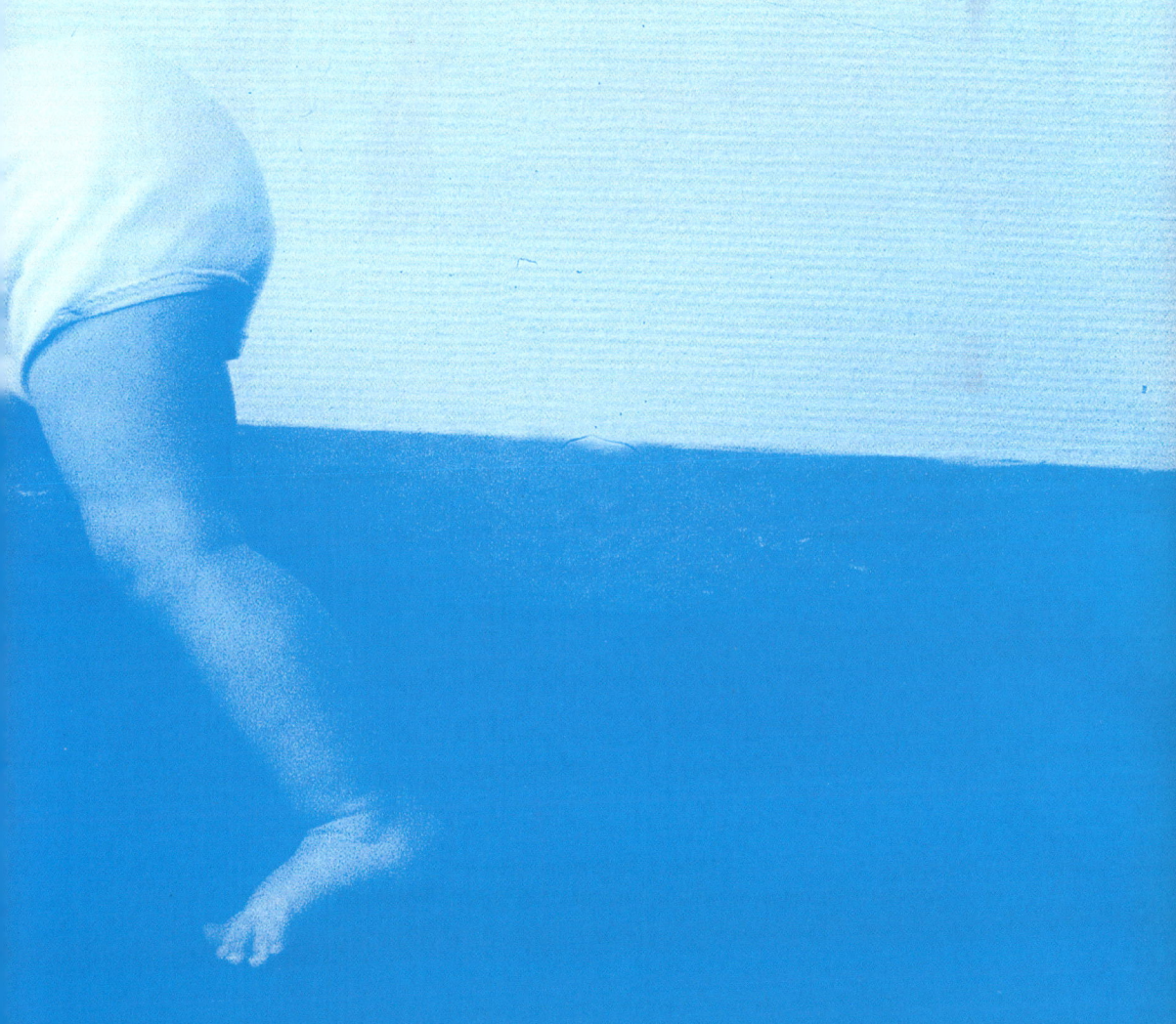

3 Einführung in die Entwicklungspsychologie

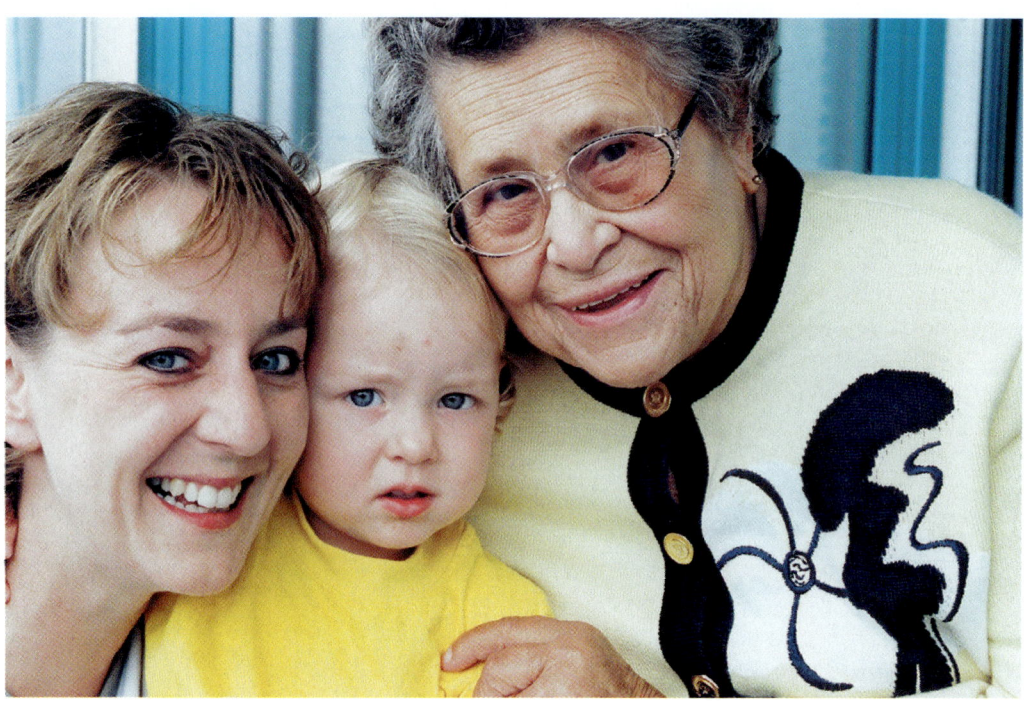

3.1 **Entwicklung des Menschen – ein lebenslanger Prozess** · 23

3.2 **Entwicklungsverläufe** · 24

3.2.1 **Entwicklungsfaktoren** · 25

3.2.2 **Kognitive Entwicklung nach Piaget** · 29

3.2.3 **Psychosoziale Entwicklung nach Erikson** · 32

3.2.4 **Entwicklungsaufgaben** · 35

Examensschwerpunkte

Entwicklungsbegriff, Aufgaben der Entwicklungspsychologie (S. 24), Entwicklungsverläufe (S. 24), Entwicklungsfaktoren und ihre Wechselwirkungen (S. 25), Entwicklungsaufgaben (S. 35)

> *„Denn das ist eben die große und gute Einrichtung der menschlichen Natur, dass in ihr alles im Keim da ist und nur auf eine Entwicklung wartet."*
>
> Johann Gottfried von Herder
> (1744–1803), deutscher Kulturphilosoph, Ästhetiker, Dichter und Übersetzer

3.1 Entwicklung des Menschen – ein lebenslanger Prozess

Leben bedeutet Veränderung von der Zeugung bis zum Tod. Die Entwicklung eines Menschen zu beobachten, ist eine spannende Angelegenheit. Der menschliche Lebenslauf mit all seinen Veränderungen ist in der Psychologie seit etwa 1850 beliebter Forschungsgegenstand. Entwicklungspsychologen konzentrierten sich anfangs auf die Lebenszeit zwischen Geburt und beginnendem Erwachsenenalter. Heute hat sich der Forschungsbereich ausgedehnt: Die ganze Entwicklung von der vorgeburtlichen (pränatalen) Zeit bis zum hohen Alter ist von Interesse.

⊙ Die Entwicklungspsychologie ist eine Teildisziplin der Psychologie und betrachtet das Verhalten und Erleben des Menschen, wie es sich von der vorgeburtlichen (pränatalen) Zeit bis zum Lebensende verändert. Sie versucht Gesetzmäßigkeiten herauszufinden, Entwicklungsphasen zu beschreiben und Vorhersagen für die weitere Entwicklung eines Menschen zu machen.

Aufgabe 1 Betrachten Sie ein Foto aus Ihrer Kinderzeit. Was hat sich von damals bis heute alles verändert? Sammeln Sie Veränderungen und Entwicklungen aus Ihrem Leben. Tragen Sie die Ergebnisse in der Gruppe zusammen und versuchen Sie, das Vielerlei etwas zu ordnen.

Alle menschlichen Lebensläufe ähneln sich in gewisser Weise und doch gibt es kaum etwas Verschiedeneres auf der Welt als zwei Menschenleben. Alle Menschen werden geboren und sterben und doch, wie verschieden gestalten sich Anfang und Ende und das Leben selbst! Obwohl jeder Mensch etwa zum gleichen Zeitpunkt das Stehen, Laufen, Sprechen beginnt, ist er schon in diesem Alter eine kleine Persönlichkeit geworden, die sich eindeutig von anderen unterscheidet (**Abb. 3.1**).

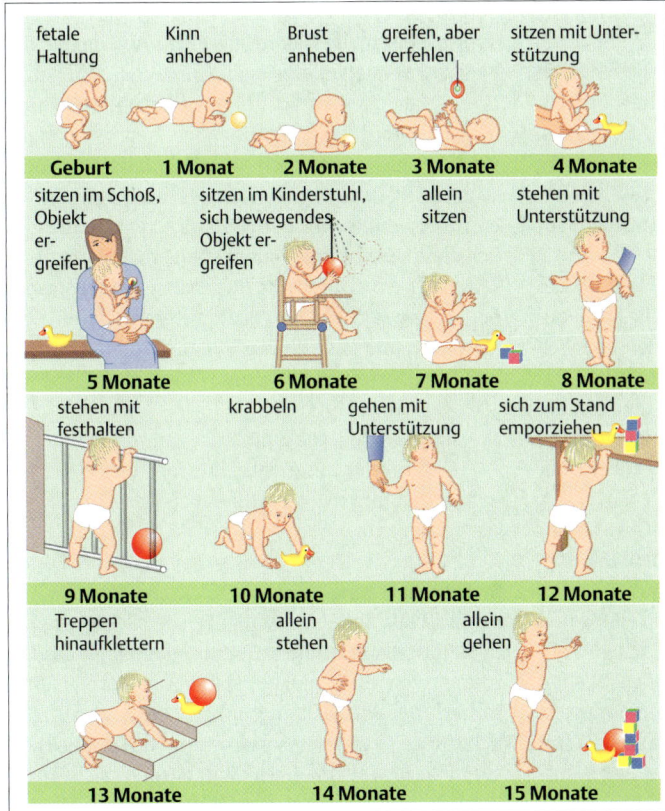

Abb. 3.1 Differenzierung der Motorik von der fetalen Haltung bis zum freien Gehen (nach Zimbardo).

fetale Haltung	Kinn anheben	Brust anheben	greifen, aber verfehlen	sitzen mit Unterstützung
Geburt	**1 Monat**	**2 Monate**	**3 Monate**	**4 Monate**
sitzen im Schoß, Objekt ergreifen	sitzen im Kinderstuhl, sich bewegendes Objekt ergreifen		allein sitzen	stehen mit Unterstützung
5 Monate	**6 Monate**		**7 Monate**	**8 Monate**
stehen mit festhalten	krabbeln	gehen mit Unterstützung	sich zum Stand emporziehen	
9 Monate	**10 Monate**	**11 Monate**	**12 Monate**	
Treppen hinaufklettern	allein stehen	allein gehen		
13 Monate	**14 Monate**	**15 Monate**		

In diesem Spannungsfeld zwischen der den Menschen gemeinsamen Entwicklung und deren Individualität steht die Entwicklungspsychologie. Sie erforscht und stellt Gesetzmäßigkeiten dar, die immer wieder beobachtet und bestimmten Altersstufen zugeordnet werden können. Sie kann diagnostizieren, ob ein Entwicklungsstand altersentsprechend, also „normal" ist, ob ein Entwicklungsrückstand vorliegt oder ein Entwicklungsvorsprung. Eine solche Diagnose hilft, eine passende und damit wirkungsvolle Entwicklungsförderung einzuleiten.

Die Entwicklungspsychologie untersucht Bedingungen, die menschliche Verhaltens- und Erlebensweisen fördern, schädigen oder verhindern. Sie setzt damit voraus, dass Entwicklung beeinflussbar ist.

3.2 Entwicklungsverläufe

Wir kennen das Wort „Entwicklung" in vielerlei Zusammenhängen. Man spricht von technischer Entwicklung, von Entwicklungsländern, von Unterentwicklung, Weiterentwicklung und Neuentwicklung. In diese Begriffe geht vielfach eine Bewertung mit ein. Unterentwickelt im Zusammenhang mit einem Land heißt: Dieses Land steht auf einer niedrigeren Stufe als ein anderes. Entwicklung auf dem Gebiet der Technik lässt uns von vornherein annehmen, dass es sich um etwas in seiner Art Besseres, Schöneres oder völlig Neuartiges handelt. In der Werbung wird Entwicklung meist in Verbindung mit den Begriffen „neu" oder „besser" verwendet.

In der Psychologie meint Entwicklung dagegen – zunächst ohne jede Bewertung – alle Veränderungen, die im zeitlichen Verlauf des menschlichen Lebens, von der Zeugung bis zum Tod, auftreten. Dabei kann es durchaus vorkommen, dass eine spätere Verhaltensweise eine Einschränkung einer früheren darstellt. Entwicklung findet schon auf der Ebene der Zellen statt.

In der Zellentwicklung bringt z. B. ein Gewebe unterschiedliche Organe hervor: Aus gleichem Urgewebe entwickeln sich Gehirn, Herz und Lunge.

Aus einer Eizelle entstehen erst durch Teilung und Vermehrung der Zellen einzelne spezifischere Zellformen, die nur noch ganz bestimmte Möglichkeiten der Weiterentwicklung, dagegen aber oft äußerst spezielle Funktionen haben. Eine Muskelzelle kann sich zusammenziehen, eine Sinneszelle Reize aufnehmen, eine Nervenzelle Reize weitergeben. Die so hoch differenzierten Zellen sind im Laufe der Entwicklung eines individuellen Lebewesens (Ontogenese) aus der einfachen Eizelle entstanden.

Weitere Beispiele für Bereiche, die eine Entwicklung durchlaufen, sind:

- Sprache,
- Wahrnehmung,
- Motorik,
- Gefühle.

Sprache

Die Sprachentwicklung (S. 46) zeigt, dass der Entwicklungsprozess vom Kind zum Erwachsenen von einfachen Verhaltensweisen zu einer zunehmenden Variabilität des Verhaltens führt.

In der „Sprache" eines neun Monate alten Babys finden sich sämtliche Lautkombinationen aller Sprachen der Welt, in der Sprache des sechsjährigen Kindes nur noch die seiner eigenen Sprache. Aus dem gemeinsamen „Sprachschatz" aller Babys gehen die einzelnen, jeweils verwendeten Sprachen hervor. Erst durch oft mühsames Erlernen können Lautkombinationen verschiedener Sprachen wieder erworben werden.

Die vielen neuen Worte, die ein Kind im ersten Lebensjahr verstehen und im zweiten Lebensjahr sprechen lernt, bleiben in der weiteren Entwicklung nicht ungeordnet nebeneinander stehen, sondern werden nach und nach in grammatischer Form strukturiert und in schriftlicher und mündlicher Form verwendet. Aus der Vielfalt an Verhaltensmöglichkeiten wird einiges ausgewählt, andere Möglichkeiten gehen verloren. Die Anpassungsfähigkeit ist in den ersten Entwicklungsstadien am größten und geht nach und nach zu Gunsten der Differenzierung und Spezialisierung verloren.

> Entwicklung geht zunächst mit zunehmender Differenzierung einher. Erleben und Verhalten entwickeln sich vom Undifferenzierten zum Differenzierten.

Wahrnehmung

Im optischen Bereich besteht nach der Geburt die Fähigkeit Hell und Dunkel zu sehen, dann folgt das Erkennen von Bewegungen, später von Formen und Farben. Der Entwicklungsprozess optischer Wahrnehmung ist abgeschlossen, wenn sich schließlich ein nahezu vollständiges Bild unserer sichtbaren Umwelt ergibt. Das im Auge entstandene Bild wird durch das Gedächtnis vervollständigt und erweitert.

▮ Motorik

Im Bereich von Grob- und Feinmotorik, beim Laufen und Greifen, bei der Mimik und Gestik finden wir den gleichen Ablauf der Entwicklung vom Ganzheitlichen, Einfachen zum Differenzierten und gesteuerten Einsatz. Das Neugeborene reagiert auf angenehme und unangenehme Reize mit dem ganzen Körper. Die ganze willkürliche Muskulatur nimmt an dieser primitiven Reizbeantwortung teil. Empfindet ein Säugling an einer Stelle seines Körpers Schmerz, reagiert er mit Schreien und Bewegung des ganzen Körpers. Später kann der Mensch eine schmerzende Stelle gezielt bewegen oder benennen. Aus den Ganzkörperbewegungen („Bewegungssturm") wird einmal ein zielsicheres Greifen, ein verneinendes Kopfschütteln oder ein Lächeln. Aus einer diffusen, ganzheitlichen Bewegung wird eine Vielzahl variabler, sehr differenzierter Bewegungen.

Vielfältig sind beim Erwachsenen die motorischen Möglichkeiten z. B. der Hand oder die mimischen Ausdrucksformen: Das verächtliche Herabziehen der Mundwinkel, das nachdenkliche Runzeln der Stirn, der fragende, gleichgültige, bohrende Blick, der durch kleinste Muskelveränderungen der Augenpartien entsteht.

▮ Gefühle

Die Gefühlsskala ist beim Säugling bipolar, sie umfasst zunächst Wohlbefinden und Unwohlsein (in älterer analytischer Sprache: Lust und Unlust). Im Verlauf der emotionalen Entwicklung differenzieren sie sich zu einer Vielzahl von Emotionen (**Abb. 3.2**). Ein erwachsener Mensch kennt Gefühle wie Freude, Liebe, Wut, Ehrgeiz, Begeisterung, Eifersucht, Trauer, Mitleid und viele andere.

Aufgabe 2 Zeigen Sie an einem weiteren Entwicklungsgeschehen, z.B. am Sozialverhalten, an der Musikalität, an den sportlichen Fähigkeiten oder an der Intelligenz, dass Entwicklung mit zunehmender Differenzierung einhergeht.

3.2.1 Entwicklungsfaktoren

Wodurch werden Entwicklungsprozesse ausgelöst? Was treibt Entwicklung weiter? Was lenkt sie in eine bestimmte Richtung?

Mit dem Begriff „Entwicklungsfaktoren" bezeichnet man die Faktoren, die Entwicklung in Gang setzen, aufrechterhalten und vorantreiben.

Die Frage nach den Faktoren, die Entwicklung beeinflussen, bewegt vor allem Eltern und Erzieher: Welche Rolle spielen genetische Anlagen und welche die Umgebung, in der ein Mensch aufwächst (Umwelt)? Heute werden drei Entwicklungsfaktoren unterschieden, die sich gegenseitig beeinflussen können:
1. genetische Anlagen,
2. Umweltfaktoren,
3. Eigenaktivität.

▮ Genetische Anlagen

Jeder kennt die stolze oder anklagende Bemerkung: „Das hat das Kind vom Vater, das hat das Kind von der Mutter geerbt."

Wie hoch ist der Anteil der genetischen Anlage und wie stark ist der Umwelteinfluss eines Verhaltensmerkmals? Diese Frage ist noch ungeklärt.

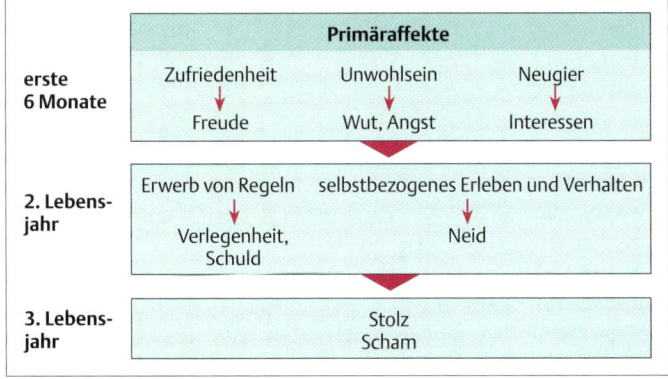

Abb. 3.2 Differenzierung verschiedener Gefühle in den ersten Lebensjahren.

Während der genetische Anteil bei einigen körperlichen Merkmalen, wie z. B. der Augenfarbe, eindeutig nachgewiesen ist, ist er besonders im Bereich der Persönlichkeitsmerkmale äußerst umstritten. Es gibt im Bereich des menschlichen Verhaltens keine Methode, um diese Fragestellung eindeutig zu beantworten.

Exkurs Tierzucht

In der Tierzucht können Forscher einzelne Bedingungen eher verändern, andere konstant halten. So können z. B. bei Pferden, durch gezielte Paarung erwünschte körperliche Merkmale und Charaktereigenschaften verstärkt, unerwünschte reduziert werden. Andererseits ist bekannt, dass selbst so genannte Rassemerkmale bei Hunden (Schäferhunde sind bissig, Chow-Chows gelten als „Ein-Mann-Hunde", das heißt sie binden sich nur an einen Menschen) von der Art der Haltung stark beeinflusst werden. Ein gut sozialisierter, artgerecht gehaltener Schäferhund ist durchaus freundlich; ein im „Rudel" von mehreren Kinder aufgezogener Chow-Chow kann ein umgänglicher Familienhund sein.

∎ Umweltfaktoren

Psychische Merkmale sind komplexer als biologische Merkmale wie Größe oder Haarfarbe. Es ist bekannt, dass Merkmale wie Geiz, Misstrauen, Nervosität und viele andere familiär gehäuft auftreten können. Dabei ist oft schwer erkennbar, ob dies auf genetische Anlagen oder auf Lernprozesse zurückzuführen ist.

Verhaltenstradition. „Großmutter war so nervös, Mutter ist nervös und jetzt zeigen sich schon Anzeichen von Nervosität bei dem kleinen Jungen". Schnell wird nun gefolgert: „Das liegt in der Familie!" In der Tat gibt es eine Verhaltenstradition in der Familie: Auf unruhiges mütterliches Verhalten reagiert eben auch ein Kind mit Unruhe und Nervosität (ohne dass eine genetische Anlage dafür verantwortlich sein muss) und ruft dadurch möglicherweise bei der Mutter wieder Ungeduld hervor.

Modelle. Außerdem lernen Kinder an den Modellen ihrer Umgebung. So werden Verhaltensweisen, die sich später zu eigenen Persönlichkeitsmerkmalen entwickeln können, z. B. von den Eltern, von Geschwistern, Lehrern, Freunden, Großeltern oder auch von Personen aus dem Bereich der Medien abgeschaut.

Chancen. Die Umgebung ist für die Entwicklung eines Menschen sehr wichtig. Hier werden Einstellungen geprägt und unterschiedliche Chancen zur Weiterentwicklung bereitgestellt: Welche Schulen gibt es, welche Vereine, gibt es die Möglichkeit ein Studium zu finanzieren? Welche Freunde, Kollegen usw. umgeben den Menschen? All diese Faktoren können die Entwicklung massiv beeinflussen. Jedoch ist auch die Bereitstellung der besten Möglichkeiten keine Garantie für einen reibungslosen Entwicklungsverlauf.

∎ Zusammenwirken von genetischen Anlagen und Umweltfaktoren

Die genetische Anlage stellt den Rahmen, innerhalb dessen die Umweltfaktoren die Entwicklung fördern können.

Ein Kind großgewachsener Eltern hat wahrscheinlich die genetische Voraussetzung auch groß zu werden. Hierzu ist jedoch eine Umgebung wichtig, die für ausreichende Ernährung sorgt. Die Anlage groß zu werden eröffnet die Möglichkeit Basketballprofi zu werden, jedoch ist hier auch eine Umgebung mit entsprechender Förderung und Trainingsangeboten nötig.

Exkurs Familien schizophrener Patienten

Ähnliches gilt auch für schizophrene Störungen, für die man früher in erster Linie Erblichkeit annahm. Inzwischen wird auch hier (neben vielen anderen Faktoren, die bei der multifaktoriellen Entstehung der Schizophrenie beteiligt sind) die Bedeutung der Umweltfaktoren bei vorgegebener genetischer Disposition gesehen: Auf den ersten Blick sind Eltern schizophrener Jugendlicher oft normale, gut angepasste Personen, die durchaus glücklich leben würden, gäbe es nicht diesen psychotischen Patienten in ihrer Familie.

Nach den Erkenntnissen der systemischen Familientherapie (S. 322) fällt oft eine bestimmte Art, wie die Familienmitglieder miteinander umgehen, auf, besonders wie die Eltern mit dem betroffenen Kind reden. Bei näherem Hinsehen kommen merkwürdige Ungereimtheiten in ihrer Kommunikation zum Vorschein. Es finden sich nämlich widersprüchliche, geradezu paradoxe Handlungsaufforderungen, die unerfüllbar sind: Sehr häufig die Aufforderung zu einem bestimmten Verhalten, das nur spontan sein kann, z. B. der Befehl: „Sei doch spontan!" oder „Du sollst mich lieb haben!" Niemand kann zugleich gehorsam und spontan sein. Die Aufforderung zur Spontaneität ist ein Widerspruch in sich. Verhält sich der Befehlsempfänger gehorsam, verstößt er gegen die Spontaneität; verhält er sich spontan, ist er nicht gehorsam; was er auch tut, es wird falsch sein. Er kann auch nicht einfach aus der Beziehung weglaufen, weil er das Kind seiner Eltern ist. Es bleibt nur übrig, in einer unsinnigen Situation unsinnig, verhaltensauffällig zu reagieren. Ein anderes Beispiel für Kommunikation, die eine unlösbare Situation schafft: Eine Mutter schenkt ihrem Sohn zwei Sporthemden. Wenn er zum ersten Mal eines der beiden trägt, sagt sie sehr traurig zu ihm: „Das andere gefällt dir wohl nicht." Auch hier gilt, wie auch gehandelt wird, es ist falsch. Es gibt keine Möglichkeit sich richtig zu verhalten. Zwei Hemden gleichzeitig anzuziehen, wäre wohl in dieser Situation noch logisch – aber „verrückt". Ein weiteres häufig vorkommendes Merkmal in der Kommunikation in den Familien schizophrener Patienten ist der Widerspruch zwischen verbalen und nonverbalen Botschaften einer Nachricht.

Fallbeispiel schizophrene Störung

Die Mutter des an einer schizophrenen Störung erkrankten 22-jährigen Thomas besucht ihn in der psychiatrischen Abteilung einer Klinik. Sie betritt das Patientenzimmer ihres Sohnes, betrachtet ihn mit vor dem Körper verschränkten Armen mit skeptischem Blick und fordert ihn auf: „Du könntest mich zur Begrüßung wenigstens umarmen!" Eine Aufforderung, die durch die Körperhaltung der Mutter unmöglich ist.

Eine Bereitschaft für ein Verhaltensmerkmal, die Disposition, kann vererbt werden; eine bestimmte Umweltkonstellation ist oft nötig, um diese Verhaltensmerkmale hervor treten zu lassen.

▌ Reifungsprozesse

Nachdem das Zusammenspiel von Genen und Umweltfaktoren exemplarisch beschrieben wurde, muss jedoch auch erwähnt werden, dass in vielen Bereichen genetisch vorprogrammierte Reifungsprozesse existieren, bei denen Umweltprozesse eher eine untergeordnete Rolle spielen. Es stellt sich die Frage, welche Rolle die körperliche Reifung beim Entwicklungsgeschehen spielt und wie weit die Umwelt hier fördernd oder hindernd wirken kann? Entwickeln sich manche Verhaltensweisen ohne mitmenschlichen Einfluss?

In manchen Kulturen ist es üblich, Säuglinge so fest in Tücher einzuwickeln, dass sie an der Bewegung ihrer Gliedmaßen weitgehend gehindert werden. Bei den Hopi-Indianern z. B. werden Kinder im ersten Lebensjahr auf ein Wiegenbrett gebunden. Sie werden täglich zum Wickeln einige Minuten und am Ende des ersten Jahres ganz losgebunden. Trotzdem lernen sie etwa zum gleichen Zeitpunkt das Laufen wie andere Kinder. Innerhalb von Stunden holen sie nach, was Kinder normalerweise innerhalb von Wochen erwerben.

Fehlt die Voraussetzung der körperlichen Reifung, dann wird sich eine neue Verhaltensweise, der nächste Entwicklungsschritt, auch bei intensiver Förderung nicht einstellen: So viel eine ehrgeizige Mutter ihr sechs Monate altes Baby auch auf die Beine stellt und zum Laufen ermuntert, es wird es nicht tun, weil die biologische Reifung noch nicht vorhanden ist.

So eindeutig die Beobachtungen an den Hopi-Kindern auf einen umwelt-unabhängigen, allein von Reifung abhängigen Entwicklungsvorgang hinzuweisen scheinen, ist in diesem Geschehen bei genauerem Hinsehen doch nicht ausschließlich Reifung beteiligt: Beim täglichen Wickeln sind mehrmals einige Minuten der Bewegung möglich, eine „Funktionsübung" findet, wenn auch in geringem Maße, statt, und damit läuft ein kleiner begleitender Lernprozess ab.

Voraussetzung für die motorische Entwicklung ist die Reifung des Nervensystems, der Muskulatur und der Sinnesorgane. Die einzelnen auf biologischer Reifung beruhenden Entwicklungsschritte treten bei allen Menschen etwa im gleichen Lebensalter auf. Beim Laufen lernen handelt es sich um einen Entwicklungsvorgang, der stark von der körperlichen Reifung abhängig ist.

Besonders im ersten Lebensjahr finden sich Entwicklungsprozesse, die biologische Reifung voraussetzen. Sie werden mit zunehmendem Alter immer seltener. Kennzeichnend für sie ist: Das neue Verhalten wird beim gesunden Menschen nicht mehr verlernt werden.

▌ Eigenaktivität

Heute wird Entwicklung nicht nur als ein Resultat von genetischer Anlage und Umweltangeboten betrachtet. Schließlich ist jeder Mensch auch selbst an seiner Entwicklung beteiligt. Er kann mit steuern, was aus ihm wird.

 Die Eigenaktivität beschreibt die Art und Weise, in der das Kind auf Entwicklungsreize antwortet: Wie er sie verarbeitet, Neues ausprobiert, in seine Verhaltensmöglichkeiten aufnimmt, Lust an der Wiederholung und Übung hat und sich schließlich am „Erfolg" freuen kann.

Zu den Entwicklungsfaktoren Anlage, Reifung und Umwelt kommt also ein dritter, den Vorgang der Entwicklung beeinflussender Aspekt hinzu: Die Eigenaktivität des Kindes, das Schritt für Schritt Erfahrung sammelnde Lernen, das durch die angeborene Neugier bei der Begegnung des Kindes mit seiner Umwelt spontan, ohne Hilfe von anderen Personen in Gang gehalten wird.

Auch ein Kind, das alleine in einem Zimmer ist, wird irgendwann losgehen, um seine Umgebung zu erforschen. Ohne mitmenschliche Unterstützung, allein durch Interaktion mit Gegenständen, die eckig oder rund sind, die hart oder weich sind, die schwer sind und herunterfallen oder die ein Geräusch von sich geben, wenn man sie bewegt, schreitet Entwicklung fort.

 Die eigene geistige Struktur wird immer wieder an die Umweltstruktur angeglichen, wenn eine neue Unstimmigkeit erlebt wird. Diesen Prozess nennt man Assimilation. Er hält Entwicklung in Gang.

Fast alle Kinder malen einen Menschen zunächst als Kopffüßler (**Abb. 3.3**). Diese undifferenzierte Gestalt repräsentiert den Menschen auf dieser Wahrnehmungs- und Gestaltungsstufe. Eines Tages erlebt das Kind (auch ohne Korrektur durch die Eltern!), dass das gezeichnete Bild dem Wahrgenommenen nicht mehr entspricht. Es löst spontan diesen Konflikt, indem es seine Zeichnung der objektiven Menschenfigur etwas mehr annähert (Arme und Beine werden gezeichnet).

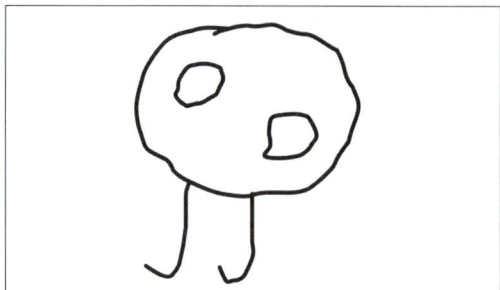

Abb. 3.3 Kinderzeichnung: der Mensch als Kopffüßler.

❚ Zusammenwirken von genetischer Anlage und Eigenaktivität

Ein Ineinanderwirken dieser Entwicklungsfaktoren soll an folgendem Beispiel verdeutlicht werden.

Fallbeispiel genetische Anlage und Eigenaktivität

Peter ist sieben Jahre alt und geht seit vier Monaten in die Schule. Er zeigt keine Motivation am Unterricht teilzunehmen. Bei einer Untersuchung stellt sich heraus, dass Peter eine angeborene Sehschwäche hat. Dies wirkt sich auf seine Motivation, Kontakt mit der Umwelt aufzunehmen aus: seine Eigenaktivität wird durch genetische Anlagen beeinflusst.

❚ Zusammenwirken von Umwelt und Eigenaktivität

Der eigene Wille etwas zu erkunden hängt auch davon ab, welche Anreize die Umgebung zur Verfügung stellt.

Fallbeispiel Umwelt und Eigenaktivität

Tanja bekam von ihrem Vater zum achten Geburtstag einen Chemie-Experimentierkasten. Dadurch wurde ihre Neugier für diesen Bereich verstärkt. Als in der Schule in der fünften Klasse eine Chemie-Arbeitsgemeinschaft angeboten wird, meldet Tanja sich selbst dort an.

❚ Zusammenwirken von genetischer Anlage, Umweltfaktoren und Eigenaktivität

Entwicklung ist ein kompliziertes Geschehen. Genetische Anlage, körperliche Reifung, fördernde oder einschränkende Umwelteinflüsse, gegenständliche und mitmenschliche Umgebung und die Eigenaktivität, sind in sich ergänzender Weise am Entwicklungsgeschehen beteiligt.

Fallbeispiel genetische Anlage, Umweltfaktoren, Eigenaktivität

Anna ist ein sehr hübsches Mädchen. Sie ist groß, schlank, hat schöne blonde Haare und blaue Augen. Annas Mutter ist Modedesignerin und hat früh Annas Interesse für schöne Kleidung geweckt. Bereits in der Grundschule hatte Anna Freundinnen, die sich nachmittags trafen, um sich gegenseitig zu schminken. Durch diese Umgebung wurde Annas Neugier für diesen Bereich immer stärker. Als in der Diskothek eine „Miss-Wahl" angekündigt wird, meldet Anna sich als Kandidatin an.

3.2.2 Kognitive Entwicklung nach Piaget
Dorothee Spürk (3.2.2, 3.2.3)

Piagets Theorie der kognitiven Entwicklung (1896–1980) versucht den Prozess zu erklären, wie sich das Kind ein Verständnis von der Welt und ihren Bedingungen aufbaut. Sie beschreibt, wie neue Erfahrungen in bisherige Wissensstrukturen integriert werden und diese verändern, wie der Umgang mit Symbolsystemen erlernt und die Fähigkeit zu logischem Denken aufgebaut wird. Piaget zog aufgrund der Fragen und Urteile von Kindern Rückschlüsse auf deren Denkprozesse und deren Wahrnehmung der Wirklichkeit. Als Ergebnis seiner Beobachtungen und Experimente mit Säuglingen, Kindern und Jugendlichen formulierte er:

- allgemeine Entwicklungsprinzipien,
- vier Stadien der kognitiven Entwicklung.

Beide Prinzipien werden in den folgenden Abschnitten in ihren wesentlichen Punkten beschrieben. Abschließend soll kurz auf die Bedeutung der Stadien für das Krankheitsverständnis bei Kindern und einige Kritikpunkte zur Theorie von Piaget eingegangen werden.

Allgemeine Entwicklungsprinzipien

Die Kernfragen der Arbeiten von Piaget lauten: Wie entstehen „Begriffe" von den Dingen und Prozessen in unserer Welt und wie können damit Erfahrungen und Wahrnehmungen der Wirklichkeit schrittweise rekonstruiert werden? Welche Verhaltensweisen führen dazu, dass intellektuelle Fähigkeiten aufgebaut werden können?

Die Hauptannahme Piagets besteht darin, dass sich Menschen in aktiver Auseinandersetzung mit Personen und Gegenständen eine Vorstellung von der sie umgebenden Welt entwickeln. Erkenntnisleistungen entstehen durch den Austausch und das Einwirken auf die Umwelt. Dadurch entwickelt der Mensch Schemata als symbolische Begriffe für die Dinge, die ihn umgeben. Sie werden im Gedächtnis abgelegt und stehen zur Verfügung, um unzählige verschieden organisierte Denkleistungen vollziehen zu können. Mit ihrer Hilfe werden neue Erfahrungen interpretiert, differenziert oder neu kodiert.

Da die mentalen Strukturen kein Abbild, sondern hypothetische Konstrukte der Realität sind und der Mensch bei der Strukturbildung nie alle Aspekte berücksichtigen kann, kommt es immer wieder zu Differenzen zwischen den Vorstellungen und den Anforderungen der Realität. Das führt zu Irritationen, zu einem kognitiven Ungleichgewicht. Der Mensch versucht automatisch wieder einen Gleichgewichtszustand herzustellen.

○ Entwicklung bedeutet einen fortlaufenden Wechsel von Ungleichgewichts- und Gleichgewichtszuständen und strebt nach einem Gleichgewichtszustand. Dieses Prinzip nennt man Äquilibrationsprinzip. Dabei kann aber immer nur ein vorläufiges Gleichgewicht erreicht werden (Flammer, 1996).

Als Stadium des Gleichgewichts bezeichnet man den Zustand, in dem der Mensch glaubt, seine Erfahrungen richtig zu interpretieren und die anfallenden Probleme richtig lösen zu können. Ist das nicht der Fall, wird über zwei Mechanismen versucht, eine Anpassung zwischen Organismus und Welt zu erreichen. Die beiden Mechanismen, die sich untereinander ergänzen, sind die Prozesse der Assimilation und Akkommodation.

○ **Assimilationsvorgang.** Hier wird die Wahrnehmung des Individuums so verändert, dass sie sich in die vorhandenen kognitiven Strukturen einordnen lässt. Es handelt sich also um die Angleichung der Umweltgegebenheiten an die Möglichkeiten des Subjekts.

Akkommodationsvorgang. Dabei werden die kognitiven Strukturen des Individuums so verändert, dass sich die aufgenommenen Wahrnehmungen angemessen darin eingliedern lassen. Es handelt sich hierbei um eine Angleichung der kognitiven Möglichkeiten des Individuums an die Gegebenheiten der Umwelt.

▌ Stadien der kognitiven Entwicklung

Nach Piaget verändert sich die Qualität des Denkens bei Kindern in verschiedenen Lebensabschnitten. Für die geistige Entwicklung des Menschen unterscheidet er vier Entwicklungsstufen, die durch spezifische Fähigkeiten bzw. Defizite charakterisiert werden können. Die beschriebene Zuordnung eines bestimmten Lebensalters zu den kognitiven Stadien ist nicht absolut, sondern als Orientierung zu verstehen. Das bedeutet auch, dass innerhalb der Stufen interindividuelle Schwankungen auftreten können. Die Übergänge zwischen den Stufen sind fließend. Die Fähigkeiten, die eine bestimmte Stufe kennzeichnen, gehen in die nachfolgende Stufe mit ein. Zuvor erworbene Kompetenzen sind Grundlage für den Erwerb neuer kognitiver Operationen. Daher ist die Reihenfolge der Stadien nicht variabel (**Abb. 3.4**):

1. sensomotorisches Stadium,
2. präoperationales Stadium,
3. Stadium der konkreten Operation,
4. Stadium der formalen Operation.

▌ Sensomotorisches Stadium

Piaget geht davon aus, dass das Neugeborene noch keine Repräsentation von Personen und Gegenständen besitzt. Es muss zunächst lernen, sich selbst als unabhängig von der Welt wahrzunehmen. Die ersten

Wahrnehmungsmöglichkeiten entstehen durch die Ausübung angeborener Reflexe, wie z. B. durch den Saugreflex. Im Wesentlichen ist der Säugling aber zunächst von der äußeren Stimulation abhängig. Er wendet sich dem Stimulationseffekt zu und versucht angenehme Erfahrungen wiederholt auszulösen, z. B. Berühren eines Glöckchens. Über Wahrnehmungsleistungen wie Sehen, Tasten, Hören und Schmecken und einfache motorische Tätigkeiten wie das Greifen bekommt der Säugling eine Vorstellung von Objekten.

Er erweitert diese Vorstellung, indem er versucht, selbstinitiativ auf ein Objekt mehrere Handlungsschemata, wie z. B. in den Mund nehmen, in den Händen drehen oder auf den Boden fallen lassen, anzuwenden und sie dadurch zu manipulieren. Man könnte sagen, er experimentiert mit ihnen. So beginnt das Kind im wahren Sinne des Wortes zu begreifen, dass Dinge trotz Veränderung der Perspektive die gleichen bleiben. Am Ende des zweiten Lebensjahres hat das Kind die Fähigkeit, nicht vorhandene Objekte symbolisch zu repräsentieren. Es verfügt über ein inneres Bild, eine kognitive Struktur eines Gegenstandes, ohne dass dieser gerade wahrnehmbar ist. Diese These lässt sich an drei Verhaltensweisen des Kleinkindes festmachen:

1. Das Kind sucht nach einer Person oder einem Gegenstand, den es nicht sehen kann.
2. Das Kind kann eine Handlung nachmachen, die es beobachtet hat. Das ist nach Piaget nur möglich, wenn man von dem Gesehenen eine innere Repräsentation abgelegt hat, die zum Zeitpunkt der Nachahmung aktiviert wird.
3. Das Kind führt Tätigkeiten symbolisch aus. Es demonstriert z. B. das Zu-Bett-Gehen dadurch, dass es seinen Kopf auf die Hand legt und die Augen schließt.

Letztgenannte Fähigkeiten kennzeichnen den Übergang zur nächsten Entwicklungsstufe.

▌ Präoperationales Stadium

Die Fähigkeiten und „Denkfehler" des Kindes werden in diesem Stadium nochmals in zwei Phasen untergliedert:

1. **egozentrische bzw. symbolische Phase:** ungefähr bis zum Ende des vierten Lebensjahres,
2. **intuitive bzw. anschauliche Phase:** ungefähr bis zum siebten Lebensjahr.

Beide Phasen sind dadurch gekennzeichnet, dass es dem Kind bis zum siebten Lebensjahr nach Piaget

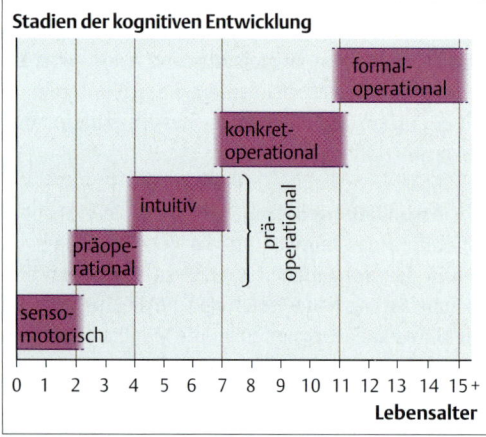

Abb. 3.4 Kognitive Entwicklung nach Piaget als Abfolge bestimmter Entwicklungsstadien (nach Gage und Berliner, 1986).

nicht möglich ist, logische Operationen zu vollziehen.

Unter logischen Operationen versteht man verinnerlichte Formen von Handlungen. Diese bilden organisierte kognitive Strukturen und folgen einem System von Regeln, die reversibel angewendet werden können (Sodian, 1998).

Egozentrische/symbolische Phase. Wie der Name „symbolische Phase" bereits andeutet, können durch den schnellen Erwerb der Sprache jetzt Wörter Dinge und Handlungen bezeichnen, also symbolisieren. Die Fähigkeit des symbolischen Sprachgebrauchs wird gleichzeitig mit der Fähigkeit von Nachahmungs- und symbolischen Handlungen am Ende des sensomotorischen Stadiums erworben und gerade zu Beginn des präoperationalen Stadiums gefestigt. Ein weiteres Merkmal dieser Phase ist die Selbstbezogenheit des Kindes. Es ist noch nicht in der Lage, den Standpunkt anderer einzunehmen oder z. B. eine Landschaft aus einer anderen Perspektive zu beschreiben. Dem Phänomen der Egozentrizität ist das Phänomen der Zentrierung ähnlich. Es hat die Tendenz, sich bei der Klassifizierung einer Situation oder eines Objektes auf ein zentrales Merkmal zu konzentrieren. Es ist nicht in der Lage, zwischen ähnlichen und nicht übereinstimmenden Merkmalen von Objekten einer Klasse zu unterscheiden. Jeder Mann kann z. B. als Papa bezeichnet werden, weil er genau wie der Vater einen Bart hat (Krech u. Crutchfield, 1992).

Intuitive/anschauliche Phase. Während der intuitiven Phase lässt sich das Denken des Kindes vom äußeren Anschein von Dingen leiten, es ist gebunden an anschauliche Merkmale. Das führt dazu, dass ein Kind beim Umschütten einer gleichen Menge von Flüssigkeit von einem hohen schmalen in ein niedriges breites Glas zu der Annahme kommt, dass in dem breiten Glas weniger Flüssigkeit sei als in dem hohen Glas, da die Höhe des Flüssigkeitsspiegels abgenommen hat. Das Kind kann nur den Ausgangs- und den Endzustand des Versuches miteinander vergleichen und kognitiv speichern, aber die Handlung nicht bewusst mental rückgängig machen, um zu dem Schluss zu kommen, dass die Menge der Flüssigkeit konstant ist. Aufgrund dieser Einschränkung haben Kinder in dieser Phase kein Verständnis für das Erhaltungsprinzip von Massen, Gewichten oder Volumina.

Des Weiteren wurde bei Kindern im Vorschulalter beobachtet, dass sie ein anderes Begründungsschema zeigen als Erwachsene. Sie begründen Phänomene intentionalistisch, d. h., ihre Erklärungen von Handlungen beruhen auf Zielen und Wünschen einer Person. Daraus folgt, dass auch unbelebten Objekten Intentionen zugeschrieben werden. Physikalische und biologische Funktionsmechanismen stehen zur Begründung von Phänomenen noch nicht zur Verfügung (Sodian, 1992). Ferner werden Objekte und Vorgänge, die gleichzeitig auftreten, in einen kausalen Zusammenhang gebracht. So könnte z. B. eine Erklärung für einen Gewitterregen lauten: „Der Donner macht den Regen, weil er jemandem böse ist."

Aufgabe 3 Bitte überdenken Sie das Gelesene noch einmal und überlegen Sie sich weitere Beispiele.

Stadium der konkreten Operation

Etwa vom siebten Lebensjahr an hat ein Kind Verständnis von hierarchischen Klassen, Kategorien sowie von Rangordnungen. Es kann Dinge aufgrund mehrerer Merkmale einordnen. Dadurch wird das Prinzip der Erhaltung, auch *Invarianz* genannt, von Masse, Menge und Volumen anwendbar. Typischerweise begründen Kinder ihre Aussagen zu Fragen nach mehr oder weniger nun mit drei Antwortkategorien:

1. Merkmal A (z. B. Höhe) kompensiert oder relativiert Merkmal B (z. B. kleinerer Durchmesser).
2. Man hat nichts hinzugefügt oder weggenommen, sondern nur eine Veränderung der Form vorgenommen.
3. Man kann das Objekt (z. B. Flüssigkeit im Glas) wieder in den Urzustand zurückführen (Flammer, 1996).

Die Antworten zeigen, dass nun logische Operationen ausgeführt werden können, wenn sie sich auf konkrete Objekte und Situationen in der unmittelbaren Umgebung beziehen. Jetzt ähnelt das Denken dem der Erwachsenen. Der Unterschied besteht vor allem darin, dass es die neu entwickelten Fähigkeiten noch nicht auf abstrakte Begriffe und hypothetische Aufgaben anwenden kann. Sie sind an die konkrete Situation, das konkrete Experiment gebunden.

Stadium der formalen Operation

In diesem Stadium ist das logische Denken nicht mehr an konkrete Probleme, Experimente oder Situationen gebunden. Es kann abstrakt vollzogen werden. Abstraktes, logisches Denken zeichnet sich dadurch aus, dass zu unbekannten Phänomenen Hypothesen gebildet werden. Diese Hypothesen beinhalten Aussagen zu Kombinationen, zu Relationen und Proportionen oder zur Austauschbarkeit von Variablen. Die Hypothesen werden systematisch anhand eines aufgestellten Lösungsplanes bearbeitet, bis die richtige Antwort gefunden wurde. Dabei werden schrittweise eine Reihe von Variablen analysiert und manipuliert, was einer wissenschaftlichen Arbeitsweise entspricht.

Mit der Fähigkeit zur formalen Operation ist der Jugendliche in der Lage, seine eigenen Denkprozesse zum Gegenstand seiner Gedanken zu machen. Er erwirbt die Fähigkeit zur Selbstreflexion. In dieser letzten Entwicklungsphase hat der Mensch den Zustand der geistigen Reife erreicht:

„Das soll nicht heißen, dass kein weiteres Wachstum und keine weitere Zunahme der Intelligenz möglich sind. Vielmehr ist das Individuum nunmehr mit einem vollständigen Satz potentieller Denkwerkzeuge ausgestattet, mit deren Hilfe es immer komplexere Adaptationen an die physische und soziale Welt vollziehen kann" (Krech u. Crutchfield, 1992).

3.2.3 Psychosoziale Entwicklung nach Erikson

Für die psychosoziale Entwicklung nach Erikson (1902–1994) ist charakteristisch, dass sie sich über die gesamte Lebensspanne – von der Zeugung bis zum Tod – erstreckt. Das Konzept gehört damit zu den ersten Entwicklungsmodellen, die die menschliche Entwicklung über die Kindheits- und Jugendphase hinaus erklären. Der Zielpunkt der Entwicklung ist eine autonome und sozial integrierte Persönlichkeit, die verantwortlich handelt (Flammer, 1996).

Nach Erikson erfährt der Mensch aufgrund endogener Prozesse während seines ganzen Lebens Veränderungen in den Einstellungen über sich selbst und der Haltung gegenüber anderen Menschen.

Die Veränderungen führen zu emotionalen und sozialen Spannungen, auch als Krisen oder Konflikte bezeichnet, die bearbeitet werden müssen. Die Art und Weise der Bewältigung beeinflusst die Entwicklungen im nächsten Lebensabschnitt.

Daher ist der erfolgreiche Umgang mit den psychosozialen Spannungen wichtig für positive Bewältigung neuer Konflikte.

Das schließt aber nicht aus, dass in einer späteren Lebensphase eine angemessene Konfliktlösung zuvor inadäquat bewältigter Krisen möglich wird (**Abb. 3.5**).

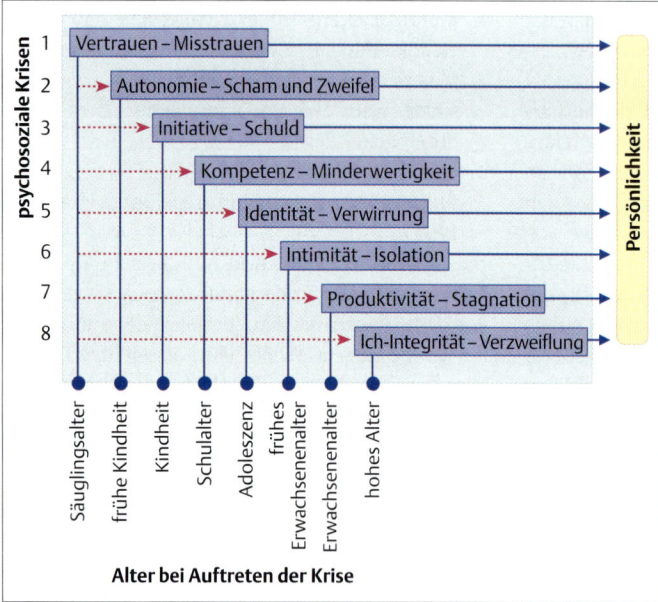

Abb. 3.5 Entwicklung der Persönlichkeit nach Erikson durch Bewältigung psychologischer Krisen (nach Gage und Berliner, 1986).

Eriksons Modell der psychosozialen Entwicklung zählt zu den so genannten Stufen- bzw. Phasenmodellen. Es gehört zu den endogenistischen Entwicklungsauffassungen, die davon ausgehen, dass Reifungsvorgänge des Organismus Veränderungen hervorrufen.

In Phasenmodellen steht in jeder Entwicklungsphase eine bestimmte Lebensaufgabe im Mittelpunkt. Der Übergang von einer zur nachfolgenden Phase ist häufig durch krisenhafte Konflikte gekennzeichnet. Gelingt es nicht, die zentralen Krisen zu bewältigen, führt das auf Dauer zu Entwicklungs- bzw. Persönlichkeitsstörungen (Oerter u. Montada, 1995).

Aus der Beobachtung menschlicher Lebensläufe ergeben sich nach Erikson für die psychosoziale Entwicklung acht Entwicklungsstufen (Flammer, 1996):

1. **Säuglingsalter:** Vertrauen versus Misstrauen,
2. **frühe Kindheit:** Autonomie versus Scham und Selbstzweifel,
3. **Kindheit:** Initiative (Entschlusskraft) versus Schuld,
4. **Schulalter:** Kompetenz (Werksinn) versus Minderwertigkeit,
5. **Adoleszenz:** Identität versus Rollendiffusion,
6. **frühes Erwachsenenalter:** Intimität versus Isolation,
7. **Erwachsenenalter:** Generativität (Produktivität) versus Stagnation,
8. **hohes Alter:** Ich-Integrität versus Verzweiflung.

Säuglingsalter: Vertrauen versus Misstrauen

Der Säugling lernt durch den Kontakt zu seinen Bezugspersonen, Gefühle von Vertrauen und Misstrauen gegenüber seinen Mitmenschen zu entwickeln. Wichtige Faktoren sind die ihm entgegengebrachte Aufmerksamkeit, die positiv oder negativ erfahrenen Körperkontakte und die Ernährungssituation. Erhält der Säugling genügend Beachtung und Wärme, öffnet er sich vertrauensvoll seiner Umwelt. Fehlt ihm die nötige Fürsorge, kann er sich zum vorsichtigen, zurückhaltenden, ängstlichen, niedergeschlagenen oder pessimistischen Kind entwickeln. Selbstverständlich macht jeder Säugling auch unangenehme Erfahrungen. Entscheidend aber ist, dass die positiven überwiegen. Die gemachten Erfahrungen wirken ein Leben lang. Daher spricht man auch von Urvertrauen oder „basic trust".

Frühe Kindheit: Autonomie versus Scham und Selbstzweifel

Mit der Entwicklung sprachlicher und motorischer Fähigkeiten und der Kontrolle über die eigenen Ausscheidungen erwirbt das Kleinkind die Möglichkeit, die Welt um sich herum zunehmend unabhängig von seinen Bezugspersonen zu entdecken. Es kann sich ein Stück weit der Kontrolle anderer entziehen, seinen eigenen Willen entwickeln und in die Tat umsetzen. Das Kleinkind will Dinge „selber machen", es „kann alleine".

Die ersten Schritte in die Selbstständigkeit werden durch das bisher erworbene (Ur-)Vertrauen und durch geduldiges gewähren lassen unterstützt, durch autoritäre Kontrolle oder zu früh erzwungene Loslösung jedoch gehemmt. Wird das eigene Handeln vom Kleinkind als nicht erfolgreich erlebt, wird es bestraft, kritisiert und überfordert, zweifelt es an sich und seinen Fähigkeiten, schämt es sich für sein als misslungen gedeutetes Verhalten. Der Drang nach Selbsttätigkeit ist allerdings nicht immer konstant vorhanden. So verlangt das Kind z. B. in der gleichen Situation in dem einen Moment nach Eigenständigkeit und in einem anderen nach Fürsorge und Hilfestellung. In dieser Phase findet die erste Auseinandersetzung zwischen Fremd- und Selbstkontrolle, zwischen autonomem Handeln und herrschenden Regeln statt.

Kindheit: Initiative (Entschlusskraft) versus Schuld

Ist das Gefühl von einer eigenständigen Person gewachsen, beschäftigt sich das Kind mit der Frage, welche Person es sein möchte. Dieses klärt es spielerisch, zum einen durch die neugierige Erkundung der Umgebung und zum anderen, indem es typische Rollen ausprobiert (z. B. Vater-Mutter-Kind oder Doktor spielen). In dieser Phase knüpft das Kind neue soziale Kontakte, z. B. im Kindergarten, es zeigt viel Fantasie und Wissbegierde.

Die typischen Warum-Fragen treten auf. Begegnen die Eltern den Initiativen des Kindes zu häufig mit Verboten oder erhöhten Leistungserwartungen, kann es Schuldgefühle oder auch Übergewissenhaftigkeit entwickeln. Fördern die Bezugspersonen angemessene Erfahrungen und Kreativität, stärken sie Selbstvertrauen, Zielstrebigkeit, Entschlusskraft, eine realistische Einschätzung von Handlungsspielräumen und der eigenen Identität.

▌ **Schulalter: Kompetenz (Werksinn) versus Minderwertigkeit**

Im Schulalter wird die Neugierde und Lernbereitschaft der Kinder systematisch zur Entwicklung von kognitiven (Lesen, Rechnen, Schreiben), sozialen und motorischen (Sport) Fähigkeiten genutzt. Aus spielerischen werden leistungsorientierte Aktivitäten, die sich an der Welt der Erwachsenen orientieren. Durch die Erledigung von (Pflicht-)Aufgaben und die Anfertigung von Handlungsprodukten bekommt das Kind Anerkennung aus der Gruppe und bei Erwachsenen innerhalb und außerhalb der Schule.

Im Vergleich zu Gleichaltrigen erlebt es sich als kompetent und erfolgreich oder als minderwertig und unterlegen. Will man Kinder in diesem Stadium fördern, so muss man ihnen Erfolgserlebnisse ermöglichen. Das gelingt nur, wenn man die Neigungen, den Lernstand und die Ressourcen genau kennt und die Lernbedingungen kontrolliert und gestalten kann.

▌ **Adoleszenz: Identität versus Rollendiffusion (Verwirrung)**

Die zentrale Herausforderung in der Adoleszenz ist die Ausbildung einer relativ stabilen Identität. Ausgelöst wird die folgende Entwicklung durch die körperlichen Reifungsprozesse, den veränderten Umgang mit dem anderen Geschlecht und die Forderung nach einer Neubestimmung sozialer Rollen und einer Festlegung eigener Berufsziele. All das erfordert die Fähigkeit, sich selbst zu verstehen und eine Vorstellung davon zu entwickeln, was man aus seinem Leben machen will. Können bisher erlernte Rollen und Kompetenzen nicht in das erweiterte Verständnis der eigenen Person, des eigenen Lebens und der Gesellschaft integriert werden, kommt es zu Gefühlsverwirrungen, einem gestörten Selbstbild und zur Orientierungslosigkeit bezüglich gesellschaftlicher Normenerwartungen.

Die Unausgewogenheit von persönlichen Haltungen, Möglichkeiten und Zielen kann in manchen Fällen zu politischem Extremismus oder Drogenmissbrauch führen. Dennoch ist es normal, dass Jugendliche Extrempositionen einnehmen, um ihre Einstellung aus verschiedenen Perspektiven ausloten zu können, weil sie in gewisser Weise identitätsstiftend sind.

▌ **Frühes Erwachsenenalter: Intimität versus Isolation**

Wer eine stabile Identität aufgebaut hat, ist fähig, feste, tragfähige, intime soziale Beziehungen aufzubauen. Private Gedanken, Freude und Sorgen mit jemandem in Gemeinschaft zu teilen, das kann gelingen oder misslingen. Misslingt es, so werden die verbleibenden Beziehungen als berechnend und kühl oder höflich und distanziert beschrieben. Anstelle des Wir-Gefühls und gemeinsamen Zukunftsplänen tritt vornehmlich der Gedanke an das eigene Ich, psychische Isolation droht.

Eine andere Form der Fehlentwicklung ist die Selbstaufopferung für den Partner. Verschwimmen die Grenzen, die Charakteristika der eigenen Persönlichkeit, kann keine sinnstiftende, stabile Beziehung aufrechterhalten werden.

▌ **Erwachsenenalter: Generativität (Produktivität) versus Stagnation**

Der erwachsene Mensch hat das Bedürfnis, fürsorglich für andere da zu sein, sich für und in Gemeinschaften und Organisationen einzusetzen, Kenntnisse und Fertigkeiten weiterzugeben, kreativ, künstlerisch tätig zu sein und am Fortkommen weiterer Generationen mitzuarbeiten. Verantwortliche und aktive Elternschaft ist die natürlichste Form der (Für-)Sorge für nachfolgende Generationen. Dennoch sind Kinder nicht automatisch ein Zeichen einer gelungenen Gestaltung dieser Lebensaufgabe, da Elternschaft durchaus egoistisch ausgeübt werden kann.

Das Zusammenleben mit jüngeren Menschen setzt nicht nur kreative Kräfte frei. Es kann auch ein Gefühl der Begrenztheit und Stagnation hervorrufen, welches durch erste körperliche Einschränkungen verstärkt wird. Wer durch diese Gefühle nicht mehr dazu motiviert wird, Ideen zu verwirklichen oder Beziehungen zu pflegen, bei dem können z. B. Ichbezogenheit, Langeweile oder Pessimismus Fuß fassen.

▌ **Hohes Alter: Ich-Integrität versus Verzweiflung**

Geburt von Enkeln und Urenkeln, Pensionierung, Geburtstage, eigene Erkrankungen oder der Tod von Angehörigen sind Anlässe, sein eigenes Leben Revue passieren zu lassen, Lebenssituationen zu reflektieren und im Angesicht der Endlichkeit des Lebens nach dessen Sinn zu fragen.

Wer Lebensziele realisieren konnte, Leistungen und Misserfolge als Konsequenz seiner eigenen Handlungen und Biografie sieht und mit seinem bisherigen Leben zufrieden ist, der kann sich selbst akzeptieren und erlangt eine zeitlose Identität.

Aufgabe 4 Wird die oben beschriebene Zufriedenheit und damit eine Integrität (Unverletzlichkeit) der eigenen Person nicht erreicht, kommen häufig Gefühle des Versagens, der Bitterkeit und der Verzweiflung über verpasste Lebenschancen auf. Kennen Sie Beispiele?

Wir fassen zusammen:
Entwicklung ist ein Zusammenspiel von Reifungsfaktoren, psychischen und soziokulturellen Faktoren. Die motorische und sensorische Entwicklung, die Umwelteinflüsse und die Eigenaktivität des Kindes wirken dabei wechselseitig aufeinander ein. Das genetische Erbe stellt den Rahmen dar, in dem durch Umwelteinflüsse und Eigenaktivität unterschiedliche Ausprägungen erreicht werden (**Abb. 3.6**).

Aufgabe 5 Sophie ist dreizehn Monate alt. Sie ist ein temperamentvolles Kind und bewegt sich seit fünf Monaten schnell und sicher durch Krabbeln fort. Seit einigen Tagen zieht sie sich an den Möbeln hoch und geht mit Festhalten an den Händen einige Schritte. Als sie eines Tages wieder eifrig „übt", gelingt es ihr, drei Schrittchen frei zu gehen. Sie ist selbst erstaunt, ihre Eltern und Geschwister klatschen in die Hände. Sogleich versucht Sophie, die neue Gangart zu wiederholen, wieder zu aller Freude. In kurzer Zeit beherrscht sie das freie Laufen.

Analysieren Sie das Geschehen. Beschreiben Sie das Zusammenspiel von motorischen und sensorischen Reifungsvorgängen, von Umweltfaktoren und Lernaktivität des Kindes.

Exkurs Sprachentwicklung
Das Zusammenspiel all dieser Faktoren soll hier anhand der Sprachentwicklung noch einmal dargestellt werden. Im Alter von etwa einem Jahr sind i.d.R. folgende Voraussetzungen erfüllt:
- muskuläre und neuronale Beherrschung der Lautbildung durch Mund, Kiefer, Zunge und Stimmbänder (Reifung),
- Hören und Verstehen einzelner Worte (sensorische Voraussetzung),
- Förderung durch Menschen, die mit dem Kind sprechen (Umwelt),
- Wiederholung einzelner Worte wie Mama, Papa, Auto. Das Kind freut sich an der Verständigung und führt sie immer wieder herbei, es hat Lust am Sprechen (Eigenaktivität).

Eine gute Sprachentwicklung wird durch das gelungene Zusammenwirken dieser verschiedenen Entwicklungsfaktoren ermöglicht.

3.2.4 Entwicklungsaufgaben

In jeder Lebensphase sollen bestimmte Entwicklungsziele erreicht werden. Dann gilt sie als abgeschlossen, und neue Ziele werden im nächsten Lebensabschnitt verfolgt (**Tab. 3.1**). Die Übergänge sind fließend. Die sich entwickelnden psychischen Funktionen ziehen sich auch über mehrere Abschnitte hin. So beginnt die Sprachentwicklung im ersten Lebensjahr, wird im sogenannten Trotzalter (etwa 2. und 3. Lebensjahr) fortgesetzt und im Schulalter bis ins Erwachsenenalter weiter differenziert.

Entwicklungsziele, die auf der Zeitachse des Lebensalters erreicht werden sollten, nennt man auch Entwicklungsaufgaben. Dieser Begriff umfasst biologische, soziologische und psychologische Aspekte. In den einzelnen Lebensabschnitten müssen bestimmte Aufgaben bewältigt werden: in der

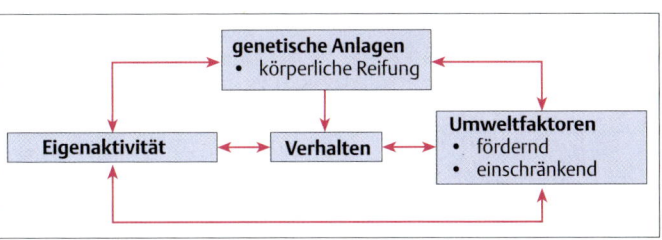

Abb. 3.6 Einfluss der verschiedenen Entwicklungsfaktoren auf das Verhalten.

Tabelle 3.1 *Phasen der psychosozialen Entwicklung des Menschen (Erikson) und Entwicklungsaufgaben (Havighurst) nach Flammer (1996) und Faltermaier (2002)*

Lebensphase	Psychosozialer Konflikt nach Erikson	positive Bewältigung	negative Bewältigung	Entwicklungsaufgaben nach Havighurst
Säuglingsalter	Vertrauen vs. Misstrauen	• Grundlegendes Sicherheitsbewusstsein	• Unsicherheit, Angst, Rückzug	• Gehen lernen, • Lernen von Nahrungsaufnahme, • beginnende Sprachentwicklung
Frühe Kindheit	Autonomie vs. Selbstzweifel	• Sich selbst als Handelnden wahrnehmen, • Körperbeherrschung, • Austesten von Grenzen	• Zweifel an eigenen Fähigkeiten zur Kontrolle von Ereignissen, • Gefühl von Hilflosigkeit, zu etwas gezwungen werden	• Erwerb der Geschlechtsrolle, • Lernen von sozialer Kooperation, • Lernen von Basiskompetenzen im Lesen, Schreiben, Rechnen, • Entwicklung von Moral und Werten
Kindheit	Initiative vs. Schuld	• Vertrauen auf eigene Initiative und Kreativität • Erfolgserlebnisse haben	• Gefühl fehlenden Selbstwertes, gehemmt sein	
Schulalter	Kompetenz vs. Minderwertigkeitsgefühl	• Vertrauen auf angemessene soziale u. intellektuelle Fähigkeiten, • Begabungen und Leistungsfähigkeit entdecken, • sich selber einordnen	• Mangelndes Selbstvertrauen, • Gefühle des Versagens, • fehlende Entscheidungsfreudigkeit; • Trägheit, Langeweile	
Adoleszenz	Identität vs. Rollenkonfusion	• Lernen sich selbst zu verstehen; • festes Vertrauen in die eigene Person	• Wahrnehmung des eigenen Selbst als bruchstückhaft, • schwankendes unsicheres Selbstbewusstsein, Zurückweisung, Verwirrung	• Akzeptieren der körperlichen Reifung, • Erwerb einer Geschlechtsrollen-Identität, • Gestalten von Peer-Beziehungen
Frühes Erwachsenenalter	Intimität vs. Isolierung	• Fähigkeit zur Nähe und zur Bindung an jemand anderen, • vom „Ich" zum „Wir" kommen, ohne sich selbst aufzugeben	• Gefühl der Einsamkeit, • Leugnung des Bedürfnisses nach Nähe, • pathologische Exklusivität und Extravaganz	• Partnerwahl/Ehe, • Familiengründung/Kinder, • Beginn einer Berufskarriere • Kindererziehung, • Entwicklung der Berufskarriere

Tabelle 3.1   Fortsetzung

Lebensphase	Psychosozialer Konflikt nach Erikson	positive Bewältigung	negative Bewältigung	Entwicklungsaufgaben nach Havighurst
Erwachsenen-alter	Generativität vs. Stagnation	▪ Interesse an Familie und künftigen Generationen (über persönliche Belange hinaus), ▪ aktive Teilnahme am Gesellschaftsprozess	▪ selbstbezogenes Interesse, ▪ fehlende Zukunftsorientierung ▪ ablehnende Grundhaltung	▪ Übernahme sozialer und öffentlicher Verantwortung
Hohes Alter	Ich-Integrität vs. Verzweiflung	▪ Gefühl der Ganzheit, ▪ Grundlegende Zufriedenheit mit dem Leben	▪ Gefühl der Vergeblichkeit und Enttäuschung, ▪ Selbstverachtung	Anpassung an ▪ Pensionierung ▪ Nachlassen von Körperkräften ▪ Tod von Lebenspartnern

Kindheit Greifen, Sprechen, Lesen und Schreiben, im Jugendalter eine eigene Identität finden und im höheren Lebensalter Alltagsanforderungen bei gesundheitlichen Einschränkungen bewältigen.

Aufgabe 5 Machen Sie sich einmal Gedanken über die Entwicklungsaufgaben der einzelnen Lebensabschnitte. Stellen Sie eine Tabelle mit acht Spalten auf: Sammeln sie in einer kleinen Gruppe, was sich in den einzelnen Zeitabschnitten an psychologischer Entwicklung ereignen sollte, damit der Prozess weiter gehen kann:
- frühe Kindheit (0 – 6 J.),
- mittlere Kindheit (7 – 12 J.),
- Adoleszenz (13 – 17 J.),
- frühes Erwachsenenalter (18 – 29 J.),

- mittleres Erwachsenenalter (30 – 59 J.),
- frühes Alter (60 – 79 J.),
- mittleres Alter (70 – 79 J.),
- hohes Alter (ab 80 J.).

Unter dem entwicklungspsychologischen Blickwinkel kann man sowohl ein bestimmtes Lebensalter, z.B. das Jugendalter, als auch einen Entwicklungsprozess einer psychischen Funktion z.B. Denken, Gefühle, Intelligenz betrachten.

In den folgenden Kapiteln werden zunächst verschiedene Entwicklungsphasen des menschlichen Lebenslaufs mit ihren Entwicklungsaufgaben aufgezeigt. Innerhalb dieser Entwicklungsphasen wird die Entwicklung verschiedener psychischer Funktionen oder spezieller Lebenssituationen exemplarisch dargestellt.

4 Entwicklung in der Kindheit

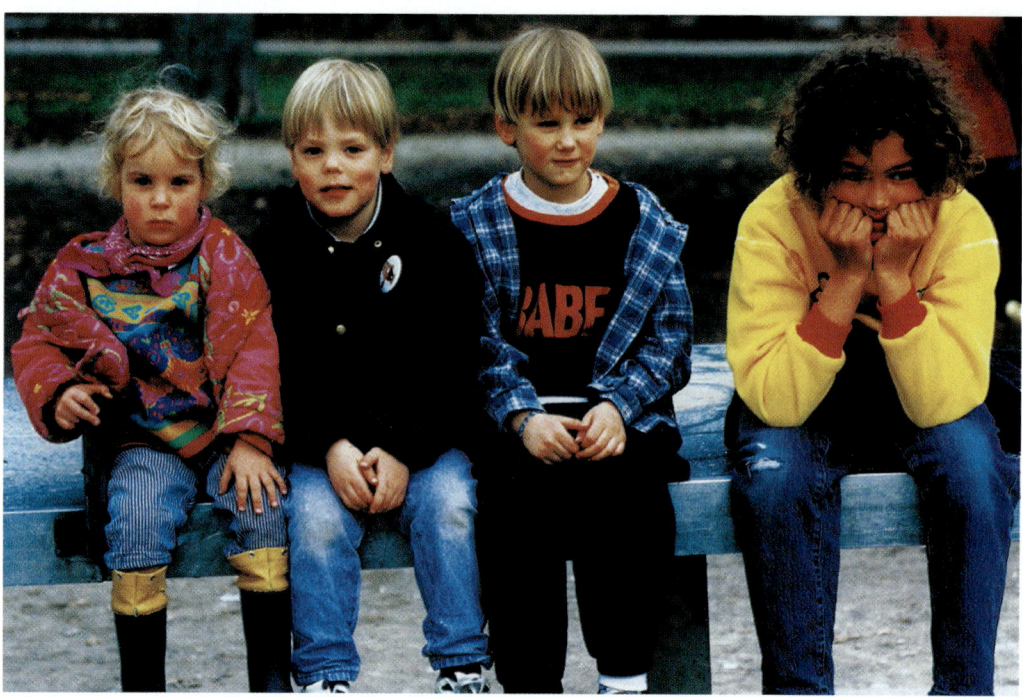

4.1 **Entwicklungsvorgänge in der pränatalen Zeit** · 39

4.1.1 **Erstes Verhalten und Erleben** · 39

4.1.2 **Mutter-Kind-Beziehung** · 39

4.1.3 **Schädigende Einflüsse auf das Ungeborene** · 40

4.1.4 **Kind und Umwelt** · 40

4.2 **Entwicklungsvorgänge in der frühen Kindheit (0 – 4 Jahre)** · 40

4.2.1 **Das erste Lebensjahr** · 40

4.2.2 **Entwicklungsverläufe der frühen Kindheit** · 46

4.3 **Das Kind im Alter von 4 bis 12 Jahren** · 52

4.3.1 **Persönlichkeitsentwicklung - Selbstkonzept** · 52

4.3.2 **Einschulung und Schulzeit** · 54

 Examensschwerpunkte
Entwicklungsvorgänge in der pränatalen Zeit (S. 39), Entwicklungsvorgänge in der frühen Kindheit (0 – 4 J.) (S. 40), Entwicklungsvorgänge im Alter von etwa 4 – 12 Jahren (S. 52)

> *„Wenn die Kinder klein sind, gib ihnen Wurzeln, wenn sie groß sind, gib ihnen Flügel."*
>
> Chinesische Weisheit

4.1 Entwicklungsvorgänge in der pränatalen Zeit

Immer deutlicher kommt das vorgeburtliche Leben (pränatale Zeit) in den Blick der psychologischen Forschung. Über die Bedeutung der Entwicklung des Kindes im Mutterleib gibt es heute viele Spekulationen, aber auch immer mehr Erkenntnisse. Mit modernen Untersuchungsmöglichkeiten, z. B. dem Ultraschall, dem Elektroenzephalogramm und dem Kardiogramm gibt es heute gute Methoden, den Fötus zu beobachten (**Abb. 4.1**).

4.1.1 Erstes Verhalten und Erleben

Vom dritten Schwangerschaftsmonat an reagiert der Fötus auf Bewegungen der Mutter. In dieser Zeit können schon Greifbewegungen erkannt werden, auch Mimik und Bewegungen des ganzen Körpers.

Wachen und Schlafen wechseln. Allmählich gleicht der Fötus seinen Wach-Schlaf-Rhythmus dem der Mutter an. Er beginnt zu träumen. Sicher sind seine Trauminhalte anders als die des erwachsenen Menschen. Sie entsprechen seinen Wahrnehmungsmöglichkeiten. Diese sind jetzt schon: Fühlen, Gleichgewicht halten, Schmecken und auch schon bald Hören. Diese frühen Träume enthalten keine zusammenhängenden Handlungen oder optische Bilder. Sie sind eine bruchstückhafte Aneinanderreihung von Erfahrungen wie Bewegungen, eigenen Berührungen, Schluckauf, Lutschen, Geräuschen im Bauch der Mutter oder die Stimme der Mutter; sie

können die Auswirkung einer Atmosphäre von Geborgenheit oder Bedrohung sein.

In den letzten Monaten der Schwangerschaft, etwa ab dem fünften Monat, wächst das Kind besonders rasch. Die Sinnesfunktionen reifen aus, zuerst das Hören, dann das Sehen. Kurz vor der Geburt kann es hell, etwa ein starkes Licht auf dem Bauch der Mutter, und dunkel unterscheiden. Es nimmt Geräusche wahr und verarbeitet sie. Es lernt z. B. die Stimme der Mutter zu erkennen. Durch das starke Wachstum wird der Bewegungsraum immer enger. Der Erlebnisraum und das Verarbeiten von Empfindungen, wie die zunehmende Gehirnaktivität zeigt, erweitern sich durch vermehrte Wahrnehmungsmöglichkeiten. Verkehrslärm, hektische Musikrhythmen und streitende Stimmen werden deutlich als Störung erlebt. Mit Ultraschalluntersuchung kann man beobachten, wie das Kind mit beschleunigtem Herzschlag und unruhigen Bewegungen reagiert: es erschrickt. Streicheln über die Bauchdecke der Mutter, Barockmusik und Singen der Mutter beruhigen, senken die Pulsfrequenz und bringen dem Ungeborenen Wohlbehagen.

4.1.2 Mutter-Kind-Beziehung

Über den Blutkreislauf und das Hormonsystem ist das Kind mit der Mutter verbunden. Das Wohlbefinden des Fötus hängt eng mit der Lebensweise der Mutter zusammen, so dass das wachsende Kind möglicherweise spürt, ob es erwünscht ist oder abgelehnt wird. Lehnt die Mutter das Kind ab, wird sie bewusst oder unbewusst Zeichen geben, indem sie sich selbst vernachlässigt oder gar gefährdet, z. B. durch zu enge Kleidung, Leistungssport, Rauchen oder durch Mangel an Schlaf und Ruhe. Das Kind erlebt die Zeichen und spürt mehr Unbehagen und Bedrohung als Wohlbefinden. Häufig gehen solche negativen Einstellungen zum Kind nicht primär von der Mutter aus, sondern von den menschlichen Beziehungen und äußeren Bedingungen, in denen sie lebt.

So konnte beobachtet werden, dass Säuglinge schon bei der Geburt stressbedingt Magengeschwüre hatten. Die Mütter waren in der Schwangerschaft erheblichem Stress ausgesetzt. Dies zeigt, dass Gefährdungen der Mutter gleichzeitig Gefährdungen für das Kind sind. Deshalb gilt: Wer dem Kind helfen will, muss der Mutter helfen.

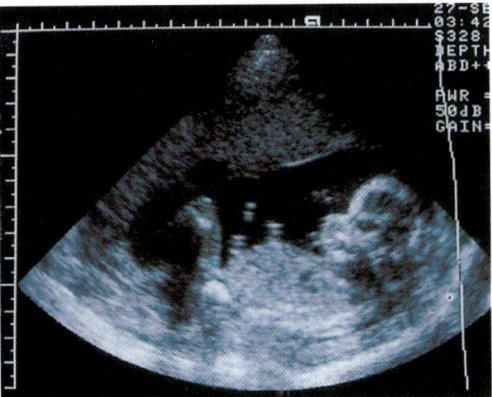

Abb. 4.1 Ultraschallbild eines Kindes im Profil in der 16. Schwangerschaftswoche.

4.1.3 Schädigende Einflüsse auf das Ungeborene

Der schädigende Einfluss von sogenannten Genussgiften und manchen Medikamenten ist heute weitgehend bekannt: Sie können zu körperlichen Fehlbildungen, zu geistiger Retardierung und schlechter Koordinationsfähigkeit des Kindes führen. Nikotin- oder Drogenkonsum während der Schwangerschaft führen zu Entzugserscheinungen der Neugeborenen. Diese Kinder sind oft klein, sehr unruhig und zittrig. Die Entzugserscheinungen sind oft behandlungsbedürftig.

Auch spätere Verhaltensstörungen wie Konzentrationsschwäche, motorische Unruhe, Schulleistungsstörungen oder depressive Verstimmungen können mit dem mütterlichen Befinden in der Schwangerschaft in Zusammenhang stehen. Psychologische Untersuchungen ergaben bis jetzt: Die Kinder von Müttern, die während der Schwangerschaft sowohl großer Armut und Not als auch starken psychischen Spannungen ausgesetzt sind, leiden mehr als andere an psychischen Störungen, Unruhe und Lernschwierigkeiten. Anhaltende Ehekonflikte führen auch in finanziell gesicherten Verhältnissen immer wieder zu Entwicklungsverzögerungen und Verhaltensstörungen beim Kind. Jedoch können sogar anfänglich schwere Beeinträchtigungen des Kindes oft aufgehoben werden, wenn sich die Familiensituation verbessert.

Im Blick auf die lebenslange Entwicklung des Menschen ist die vorgeburtliche Situation immer eine, die mit vielen anderen im Zusammenhang gesehen werden muss. Sie ist **eine** Phase im Leben eines Kindes, der noch andere folgen werden.

4.1.4 Kind und Umwelt

Ob nach einer psychisch belasteten Schwangerschaft wirklich eine überdauernde Persönlichkeitsstörung zustande kommt, oder ob die anfänglichen Schwierigkeiten eines Neugeborenen „von alleine" verschwinden, darüber entscheiden eine Reihe von weiteren mitmenschlichen Erfahrungen, die Vater, Mutter und Kind mit sich und ihrer Umwelt machen werden. Kinder sind in diesem frühen Lebensalter sehr anpassungsfähig und formbar.

Die neuere Sicht der Beziehung von Kind und Eltern geht dahin, dass das Kind keineswegs nur ein passives, allen Einflüssen ausgeliefertes Wesen ist, sondern eine aktive Rolle spielt und seine Eltern durchaus zu einem bestimmten Verhalten oder einer

Verhaltensänderung veranlassen kann. Manchen Kindern gelingt es, ihre Eltern dahin zu bringen, ihre anfängliche Ablehnung zu überwinden und sich vielleicht sogar für sie in großer Liebe zu begeistern.

Aufgabe 1 Beschreiben Sie motorische und sensorische Entwicklungen des ungeborenen Kindes während der Schwangerschaft.

Aufgabe 2 Erläutern Sie, inwiefern sich die Einstellung der Mutter und ihrer Umgebung zu dem ungeborenen Kind auf die Entwicklung des Kindes auswirken kann.

4.2 Entwicklungsvorgänge in der frühen Kindheit (0–4 Jahre)

Von der Geburt bis zum ersten Geburtstag ereignen sich so viele Entwicklungsschritte wie sonst in keinem Lebensjahr. Der hilflose, ganz auf Mitmenschen angewiesene Säugling wird im ersten Jahr zu einer kleinen, einmaligen menschlichen Persönlichkeit, die sich ganz deutlich von seinen Altersgenossen unterscheidet.

Ein Kind ist schon bei der Geburt mit Funktionen wie Hören und Sehen ausgestattet, die sich während der pränatalen Zeit entwickelten. In schneller Folge schreitet die Entwicklung im ersten Lebensjahr fort.

4.2.1 Das erste Lebensjahr

Bei näherem Hinschauen bemerkt jeder, der mit Neugeborenen Umgang hat, dass auch sie schon Individualisten sind. Erfahrene Hebammen äußern sich manchmal nach der Geburt eines Kindes: „Na, die Kleine wird sich einmal durchsetzen" oder „den Kleinen bringt nichts aus der Ruhe". Die Neugeborenen unterscheiden sich in ihrem Temperament, durch ihre Schlaf- und Trinkgewohnheiten, die sie schon bald sicher und individuell anbieten, wenn man sie durch einen „Stundenplan" dabei nicht stört. Allen gemeinsam ist aber die Unfähigkeit, ohne menschliche Hilfe zu überleben.

In diesem Prozess ist immer die körperliche Reifung die Voraussetzung für den nächsten Entwicklungsschritt, die Umwelt greift fördernd oder behindernd ein, die Eigenaktivität des Kindes beschleunigt und unterstützt das Geschehen.

■ Wahrnehmung

Die Wahrnehmung erfolgt über verschiedene Sinne:

- Sehsinn (visuelle Wahrnehmung),
- Hörsinn (auditive Wahrnehmung),
- Geruchssinn (olfaktorische Wahrnehmung),
- Geschmackssinn (gustatorische Wahrnehmung),
- Gleichgewichtssinn (vestibuläre Wahrnehmung),
- Berührungssinn (Hautsinn, haptisch-taktile Wahrnehmung).

■ Sehsinn

Was sieht das Neugeborene? Wird es im optischen Bereich von einer chaotischen Reizfülle überfallen? Sind da hell, dunkel, Winkel, Linien, Muster, Lebendes und Lebloses, aber keine sinnvollen Objekte?

Sehabstand. Die Augenmuskeln (Ziliarmuskeln) sind noch nicht in der Lage, die Linse so einzustellen, dass unterschiedlich entfernte Objekte scharf gesehen werden. Neugeborene sehen in einem Abstand von ca. 20 cm vor den Augen scharf. Etwa 20 cm beträgt die Entfernung vom trinkenden Kind bis zum Gesicht der Mutter. In dieser Lebenszeit schläft das Kind achtzehn bis zwanzig Stunden am Tag. Die meiste Zeit des Wachseins ist mit dem Trinken ausgefüllt. Es ist wie eine Nische in der Vielzahl der Reize, dass das Kind als häufigsten optischen Reiz im Bereich des Scharfsehens das Gesicht der Mutter (oder der Pflegeperson) sieht.

Gemusterte Reize. Neugeborene und Säuglinge schauen länger gemusterte Reize als ungemusterte an, am längsten richten sie ihren Blick auf Hell-Dunkel-Kontraste und scharfe Konturen. Von allen visuellen Reizkombinationen liefert das menschliche Gesicht die richtige Kombination von fesselnden Reizelementen. Die Form der Augen, der Hell-Dunkel-Kontrast von Pupille und Augenweiß, Augenbraue und Haut scheinen das Kind am meisten zu reizen. So ist das Kind von Anfang an darauf eingestellt, das menschliche Gesicht, insbesondere die Augenpartie, faszinierend zu finden.

Kräftige Farben. Säuglinge nehmen kräftige Farben wahr. An blassen Pastellfarben bleibt der Blick nicht haften. Ab der sechsten Woche kann das Kind die Augen seiner Mutter im Blick festhalten, es fixiert, dabei stehen die Augen offen und leuchten.

Am Ende des dritten Monats wird die „20-cm-Nische" zunehmend erweitert. Die visuelle Wahrneh-

mung erreicht schließlich im Alter von $1^1/_2$ bis 2 Jahren die Sehfähigkeit eines Erwachsenen.

■ Hörsinn

Der Hörsinn ist bei der Geburt ausgereift und funktionsfähig, die akustische Wahrnehmung aber noch eingeschränkt. Es können Tonhöhen unterschieden werden. Das Empfindlichkeitsmaximum liegt etwa bei 4000 Hz. Intuitiv wählen wohl deshalb Erwachsene Säuglingen gegenüber eine hohe Stimmlage.

Über das, was Neugeborene hören, entscheidet nicht die Lautstärke. Wahrgenommen wird, was biologisch zum Erhalt des Lebens wichtig ist. Geräusche, die im Zusammenhang mit der Nahrungsaufnahme auftreten, wie die Stimme der Pflegeperson, Türgeräusche, die sie ankündigen oder das Geklapper von Flaschen lösen kindliche Reaktionen aus, weniger dagegen das Flugzeug, das über das Haus fliegt oder der Staubsauger vor der Türe, obwohl sie viel stärkere akustische Reize darstellen.

■ Geruchssinn

Schon bei der Geburt ist der Geruchssinn weitgehend vorhanden; so können Neugeborene und junge Säuglinge in ihrer unmittelbaren Umgebung schon den Geruch der Mutter wahrnehmen und in ihren „Erfahrungsschatz" einordnen. Später, wenn die visuelle und die auditive Wahrnehmung besser ausgeprägt sind, tritt die Bedeutung des Riechens in den Hintergrund. Der erwachsene Mensch hat im Vergleich zu Säugetieren eine ausgesprochen schlechte Geruchswahrnehmung.

■ Geschmackssinn

Neugeborene unterscheiden klar die Geschmacksrichtungen süß, sauer, bitter, jedoch noch keine Vielfalt nuancenreicher Unterschiede. Aus diesem Grunde bevorzugt der Säugling anfänglich die ihm bekannte, eintönige Kost (Muttermilch, Säuglingsnahrung) gegenüber der beim ein- bis zweijährigen Kind wachsender Nahrungsvielfalt, die in der folgenden Zeit zunehmend an die Erwachsenennahrung angeglichen wird. Es ist mehr die kindliche Neugierde als der Wunsch nach abwechslungsreicher Speise, die das Kind schließlich an die in seinem sozialen Umfeld üblichen Nahrungsmittel und Essgewohnheiten anpasst.

Gleichgewichtssinn

Auch über den Gleichgewichtssinn erkennt das Kind vertraute Personen an der Art, wie sie das Kind halten und tragen. Der Säugling kann unterscheiden, ob es eine vertraute Person ist oder eine fremde. Bekannte Bewegungsabläufe wirken so spannungs- und angstabbauend.

In den ersten Lebensmonaten sind bei Lageveränderungen auch noch ursprüngliche Reflexmechanismen auslösbar. So diente der Moro-Reflex zum Klammern des Säuglings an der Mutter; dies hat jedoch für die Sicherheit des Kindes beim Menschen heute keine Bedeutung mehr (**Abb. 4.2**).

Aufgabe 3 Wenn Sie wissen wollen, ob Sie einen bekannten Menschen erkennen, ohne ihn zu sehen oder zu hören, dann machen Sie in der Gruppe folgende kleine Erfahrung: Einige von Ihnen verteilen sich im Raum, setzen sich auf den Boden, mit verbundenen Augen. Andere versuchen nun, sie hochzuheben und auf die Beine zu stellen, ohne dabei einen Laut von sich zu geben. Können Sie an der Art, wie Sie gehalten und getragen werden, am Geruch, an der Berührung erkennen, wer Sie hochhebt? Als Säugling konnten Sie es.

Berührungssinn

Die Hautsinne für Berührung, Schmerz und Temperatur sind gut entwickelt. Sie sind weitgehend für die Lebenserhaltung und -sicherung zuständig. Dabei schützen zahlreiche Reflexe. Die große Bedeutung von Berühren, Streicheln, Wärmen für das Wohlbefinden des Kindes darf nicht unterschätzt werden.

Soziale Entwicklung

Der Mensch ist als soziales Wesen besonders am Anfang auf mitmenschliche Beziehungen angewiesen, weil das Leben auf dem Spiel steht. Sie sind für die Erhaltung des Lebens und eine gesunde psychische Entwicklung unverzichtbar. Das Kleinkind bringt wichtige beziehungsstiftende Fähigkeiten mit auf die Welt. Seine soziale Ausstattung ist außerordentlich gut. Es ist, was lange Zeit unterschätzt blieb, aktiv als Partner an der Gestaltung der ersten zwischenmenschlichen Beziehung beteiligt (**Abb. 4.3**). Psychologen sprechen deshalb auch vom „kompetenten Säugling".

Die „sozialen Instrumente" des kleinen Kindes

Das Neugeborene verfügt schon früh über sensorische und motorische Fähigkeiten, die es ihm ermöglichen, in sozialen Kontakt mit seiner Umwelt zu treten.

Am Anfang sind es das Blickverhalten, die Kopfhaltung, das Weinen, dann das Lächeln und das La-

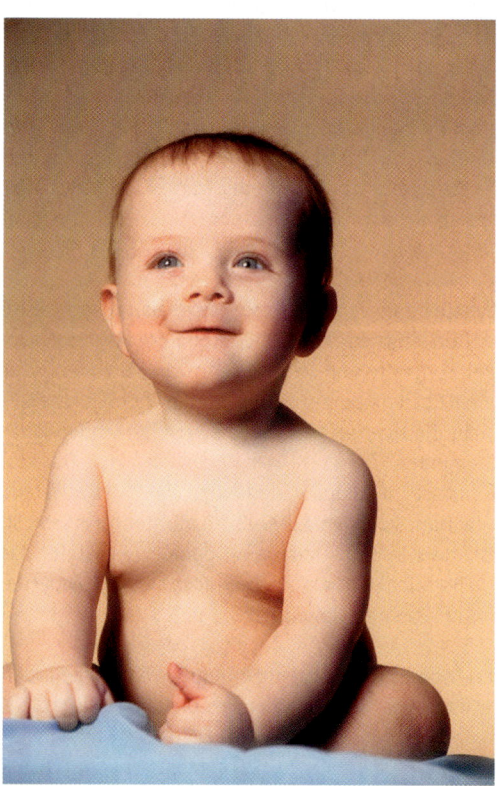

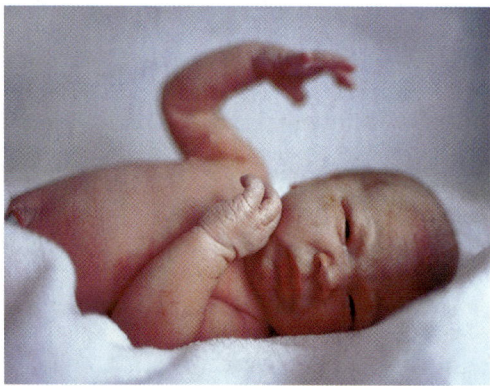

Abb. 4.2 Der Moro-Reflex ist ein ursprünglicher Reflexmechanismus, der zum Klammern des Säuglings an die Mutter diente.

Abb. 4.3 Der „kompetente Säugling" ist aktiv an der Gestaltung der ersten zwischenmenschlichen Beziehungen beteiligt.

chen, später die Sprache. Wenn das kleine Kind um die sechste Lebenswoche herum beginnt, den Blick der Mutter oder des Vaters länger festzuhalten, dabei mit geöffneten, leuchtenden Augen schaut (Aktivität des Säuglings), ruft das bei den Eltern das Gefühl hervor, dass sie mit dem Kind verbunden sind. Sie beginnen fast unweigerlich, mit dem Kind zu reden. Das Verhalten von Mutter bzw. Vater und Kind wird von diesem Zeitpunkt an mit differenzierterem und lebhafterem Mienenspiel und Lautäußerungen merklich sozialer. Es beginnen echte soziale Spielinteraktionen.

Am Ende des dritten Lebensmonats verfügt das Kind über das Mittel des Anschauens oder Weggucckens, jetzt können beide Kommunikationspartner Kommunikation suchen, halten oder abbrechen.

Blickverhalten und Kopfhaltung. Das Kopfverhalten, nämlich die Kopfhaltung, das Zu- und Wegwenden, hat auch bei Erwachsenen starken Signalwert. Mit den Blick- und Kopfverhaltensweisen kann das Kind schon sehr bald zu den Geschehnissen in seiner unmittelbaren Umgebung Stellung nehmen:

- Das der Mutter (oder einer anderen Bezugsperson) frontal zugewendete Gesicht mit Blickkontakt bedeutet: „Ich möchte Kontakt mit dir" (Bereitschaft) (**Abb. 4.4**).
- Das frontal zugewendete Gesicht ohne Blickkontakt heißt: „Ich weiß noch nicht recht, ob ich wirklich Kontakt will, vielleicht" (Ambivalenz).
- Bei einer Abwendung von 15 bis 90 Grad vom Gesicht der Mutter ist kein Formsehen mehr möglich; aber mit dem Blick aus den Augenwinkeln werden Bewegungen und Veränderungen im Gesicht der Mutter bemerkt. Kontakt bleibt bestehen, Austausch wird vielleicht noch gewünscht (Ambivalenz).
- Beträgt die Abwendung mehr als 90 Grad, ist die Form- und Bewegungswahrnehmung unmöglich. Es ist ein Fluchtsignal und bedeutet: „Ich will nicht mehr" (Kontaktabbruch).
- Hinzu kommen Kopfsenken, was ein Vermeidungsverhalten ist, der Kontakt soll abgebrochen werden, und Kopfheben, was Annäherung meint und zum Kontakt auffordert.

Das Kind kann im Alter von drei Monaten mitbestimmen, was es sehen will und was nicht. Es wählt nun weitgehend selbst aus. Es kann kritisch prüfen, dosieren und ablehnen. So kann es auch

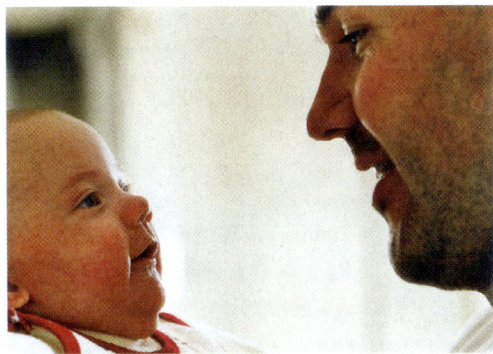

Abb. 4.4 Blickkontakt und frontale Zuwendung des Kopfes heißt: Ich möchte Kontakt!

selbst die Intensität einer Beziehung mit beeinflussen. Es wird zu einem echten Partner.

Das Lächeln

Aufgabe 4 Nehmen Sie bei der nächsten Gelegenheit mit einem Baby Kontakt auf. Bemühen Sie sich, auf ein Lächeln des Kleinen nicht zu reagieren, sondern ein ernstes Gesicht zu behalten. Tauschen Sie später aus, wie es Ihnen erging.

Jeder kennt den bezwingenden Charme, der von einem Säuglingslächeln ausgeht. Man braucht äußerste Entschlusskraft und größte willentliche Anstrengung, ein solches Lächeln unbeantwortet zu lassen. Lächeln fordert den das Kind betreuenden Menschen vehement zu einer Antwort heraus und damit in die Beziehung hinein.

Formen des Lachens. Folgende Formen lassen sich unterscheiden:

- **reflektorisches Lächeln:** Tritt in den ersten Wochen im Verlauf der Funktionsübung der Gesichtsmuskulatur auf;
- **exogenes und soziales Lächeln:** Ab etwa der sechsten Woche als Antwort auf ein menschliches Gesicht;
- **instrumentelles Lächeln:** Vom Kind selbst herbeigeführt (Aktivität des Kindes), um bei anderen Menschen eine Reaktion (Zurücklächeln, Sprechen) zu bewirken;
- **Lachen:** Ab dem vierten Lebensmonat (**Abb. 4.5**).

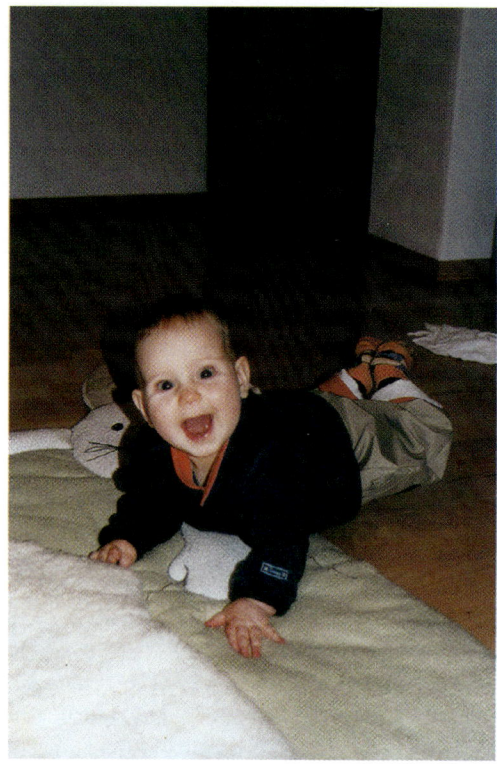

Abb. 4.5 Lachen hat Beziehung stiftende Funktion.

Zuwendung und soziale Förderung

Das körperliche und psychische Gedeihen eines Kindes hängt von der stabilen, gelungenen Beziehung zur Mutter oder einer Pflegeperson ab. Dabei ist weniger die leibliche, als die faktische Elternschaft wichtig. Häufig gelingt es, Entwicklungsrückstände, die aufgrund sozialer Defizite entstanden sind, durch Zuwendung und gezielte Förderung zu kompensieren.

Fallbeispiel soziale Förderung

Familie Ringer adoptierte die kleine Jana aus einem Kinderheim im Alter von 11 Monaten. Das Kind ist sehr ruhig und bewegungsarm, dreht sich selten vom Rücken auf den Bauch; manchmal lächelt es ein bisschen. Jana isst noch nicht vom Löffel, man hört noch keine Lallmonologe. In den Wachzeiten spielt sie nicht mit Händen und Füßen, sie liegt auf dem Rücken, guckt ruhig vor sich hin und scheint überwiegend zufrieden. Es ist deutlich, dass ein erheblicher Entwicklungsrückstand vorliegt.

In der Familie, die schon zwei Kinder hat, wird Jana liebevoll aufgenommen und versorgt. Nach zwei Jahren läuft und spricht sie wie andere Zweijährige, sie macht einen wachen Eindruck, spielt gerne und ist auch schon einmal trotzig, wenn ihr etwas verwehrt wird. Der Entwicklungsrückstand wurde vollkommen aufgeholt.

Visuelle Rückmeldung. Ab einem Alter von vier bis sechs Monaten hören blinde Kinder auf, strahlend zu lächeln. Das Lächeln wird blasser und ausdrucksloser. Es scheint also eine visuelle Rückmeldung nötig zu sein. Das aktive Verhalten bedarf also unbedingt einer Antwort, um beibehalten zu werden.

Fremdeln. In der zweiten Hälfte des ersten Jahres kann das Kind vertraute Personen von Fremden unterscheiden. Lächelte es früher gleich welches Gesicht an, wird es jetzt beim Anblick unbekannter Personen weinerlich und ängstlich. Das so genannte „Fremdeln" ist Ausdruck dafür, dass Wahrnehmung und kognitive Entwicklung gute Fortschritte machen.

Trennungsangst. Die etwa um den neunten Monat auftretende Trennungsangst, oft gekennzeichnet durch nächtliche Schreiattacken, ist Ausdruck der fortgeschrittenen Gedächtnisentwicklung: Das Kind vermisst nun die abwesende Pflegeperson, an die es sich erinnert, auch wenn sie nicht zu sehen ist.

Aufgabe 5 Welche Mittel stehen dem Kind im ersten halben Jahr zur Verfügung, um sich aktiv an einer zwischenmenschlichen Beziehung zu beteiligen?

Aufgabe 6 Welchen Entwicklungsfortschritt kündigt das „Fremdeln" an?

Aufgabe 7 Erwachsene haben in der ersten Zeit die Aufgabe, die Bedürfnisse des Kindes zu verstehen, sensibel für seine Zeichen zu sein. Was bedeutet es, wenn das Kind das Gesicht frontal zuwendet, den Blickkontakt aber abbricht?

Motorik

Nachdem sich die erste Beziehung zwischen Pflegeperson und Kind gefestigt hat, zeigt das Kind im Alter von etwa sechs Monaten vermehrt Interesse an der gegenständlichen Umwelt.

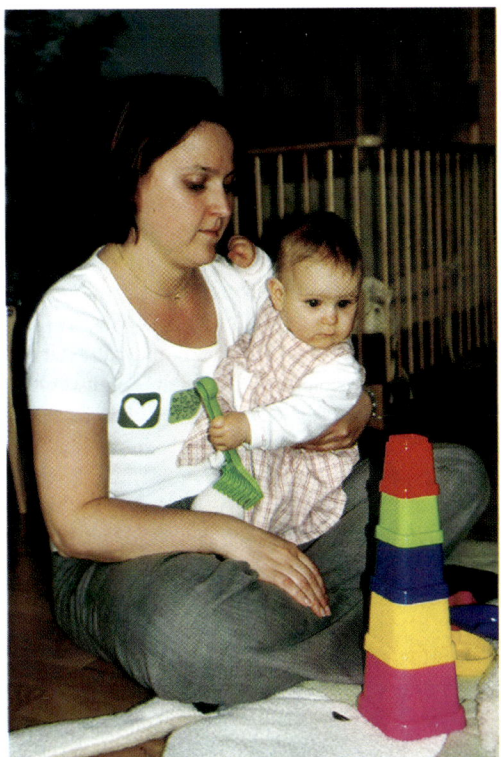

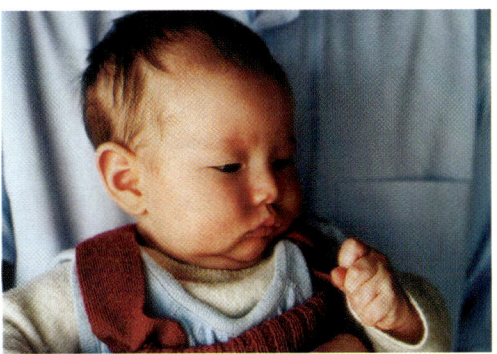

Abb. 4.7 Beginnende Koordination von Hand und Auge.

son und Kind eine Dreierbeziehung von Bezugsperson, Kind und Objekt (**Abb. 4.6**). Im Rahmen der Feinmotorik verschwindet mit zunehmender Reifung des Nervensystems der anfängliche Greifreflex und macht einem aktiven Greifverhalten Platz. Allmählich gelingt es Hand und Auge zu koordinieren (**Abb. 4.7**). Zunächst wird mit der ganzen Hand (Faustgriff), dann mit Fingern und Daumen, schließlich gezielt mit Zeigefinger und Daumen (Pinzettengriff) möglichst handliche Gegenstände „begriffen".

Abb. 4.6 Aus der Mutter-Kind-Beziehung wird eine Dreierbeziehung: Bezugsperson, Kind und Objekt.

Ganzkörpermotorik. Im Bereich der Ganzkörpermotorik erschließt sich das Kind durch Drehen, Sitzen, Krabbeln, Stehen und erste Schritte einen größeren Bewegungs- und Erlebensraum (**Abb. 4.8**). Damit wird es zunehmend unabhängiger. Es kann mehr

Feinmotorik. Mit der Entwicklung des Greifverhaltens wird aus der Zweierbeziehung von Bezugsper-

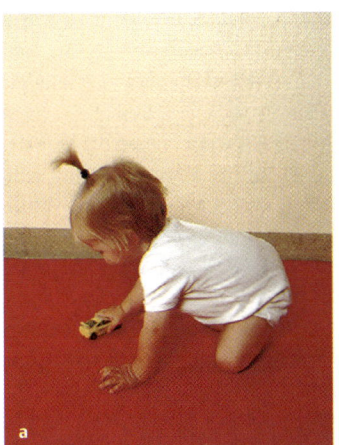

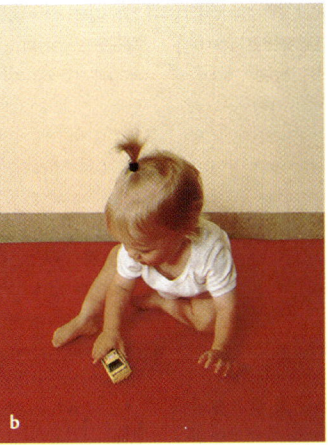

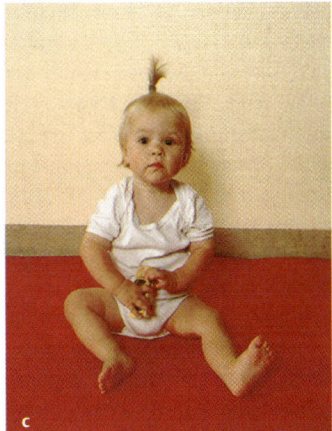

Abb. 4.8 Die Entwicklung der Ganzkörpermotorik erweitert den Erlebensraum.

und mehr darüber entscheiden, was es erfahren und was es meiden will. Es kann sich selbst abwenden oder zuwenden und macht davon Gebrauch.

Am Ende des ersten Lebensjahres sind wichtige Weichen gestellt. Das Kind hat einen Erfahrungsschatz, der es im Zustand der Zufriedenheit und Lebenslust oder im Zustand innerer Unsicherheit und Störbarkeit in die nächsten Lebensjahre entlässt.

4.2.2 Entwicklungsverläufe der frühen Kindheit

In diesem Lebensabschnitt findet bereits in sehr kurzen Zeiträumen in vielen Bereichen deutlich erkennbar Entwicklung statt. Hat man ein Kind in dieser Zeit einige Tage oder Wochen nicht gesehen, so kann man oft mit Erstaunen deutliche Veränderungen feststellen.

Exemplarisch für viele andere Prozesse werden im Folgenden drei Entwicklungsverläufe beschrieben:

- Sprache,
- Spiel,
- Wille.

Sprache

Bei der Entwicklung der Sprache kann unterteilt werden in:

- Gesten und Laute,
- Wörter und Sätze.

Gesten und Laute

Schon bevor kleine Kinder anfangen zu sprechen, kommunizieren sie sehr erfolgreich mit Weinen, Lächeln und Gesten. Schon das kräftige Schreien in den ersten beiden Lebensmonaten hat eindeutig Beziehung herstellenden Charakter. Es ist unmissverständlich und bewirkt, dass man sich ihm zuwendet.

Im dritten und vierten Monat treten neue Lautäußerungen auf, die nichts mit Schreien oder Weinen zu tun haben. Das bevorzugte „rrr rrr rrr", das sich wie Gurgeln anhört, bereitet dem Kind eindeutig Freude. Es fängt an, mit seinen Sprechwerkzeugen Kehlkopf, Zunge, Stimmbändern und Lippen zu spielen und sie immer wieder auszuprobieren. Diese Art Funktionsübung geht in jedem Entwicklungsprozess der endgültigen Beherrschung einer neuen Fähigkeit voraus. Neben Äußerungen von negativem Befinden kommt es immer mehr zum Ausdruck von Zufriedenheit und Wohlbefinden, was unterstützt und

provoziert wird durch häufiges „Plaudern" mit Mutter oder Vater. Am Ende des vierten Monats kann das Kind richtig juchzen, womit es seinerseits die Eltern zu immer neuen Späßen anregt.

Bevor das Kind die Sprache erlernt, die in seiner Umwelt gesprochen wird, kann es potentiell alle Sprachen der Welt, alle noch so „schwierigen" Lautkombinationen erlernen. Es lernt schließlich die Sprache, die es um sich herum hört oder eine Gebärdensprache. Die anderen Sprachlaute verlieren sich und können, oft mühsam, in einem späteren Alter wieder erlernt werden. Im frühen Kindesalter ist der Mensch ein Sprachexperte. Nie mehr fällt es ihm so leicht, eine Sprache zu lernen. Viele Kinder lernen in dieser Zeit zwei Sprachen, die in der Familie gesprochen werden.

Um den neunten Monat beginnt das Kind, Lautkombinationen zu vervielfältigen (mamama, papapa), aus denen sich die ersten Worte bilden, die in der Umgangssprache gebräuchlich sind (Mama, Papa).

Worte und Sätze

Ein erstes Wortverständnis geschieht schon vom sechsten Lebensmonat an. Auf die Frage: „Wo ist der Teddy?" wendet sich das Baby auf dem Arm der Mutter und sucht oder zeigt ihn. Es versteht die Bedeutung, wenn ihm das Wort „Teddy" schon oft im Zusammenhang mit seinem Spielzeugbär genannt wurde.

Zwischen eineinhalb und sechs Jahren steigt die Anzahl der gesprochenen und verstandenen Worte enorm an (**Abb. 4.9**).

Einwort- und Zweiwortsätze. Mit etwa anderthalb Jahren spricht das Kind Einwortsätze, das heißt ein Wort meint einen Satz. „Hoppe!" heißt: „Ich will reiten!", „Wasser!", „da ist Wasser". Von den ersten Worten bis zum Zweiwortsatz vergehen oft Monate, bis die Sprache merkliche Fortschritte macht. „Baby ada!" heißt: „Das Baby will spazieren gehen." Dann erscheinen Substantive, Verben und Adjektive. Die Wörter werden aneinander gereiht, ohne grammatisch verändert zu werden. Kinder erfinden selbst – oft treffende – Wortneuschöpfungen und verwenden besonders gerne Lautmalereien wie tick tack (Uhr) oder muh muh (Kuh).

Grammatische Formen. Später weist die kindliche Sprache den Gebrauch von grammatischen Formen auf, immer vorausgesetzt, die Umgebung spricht

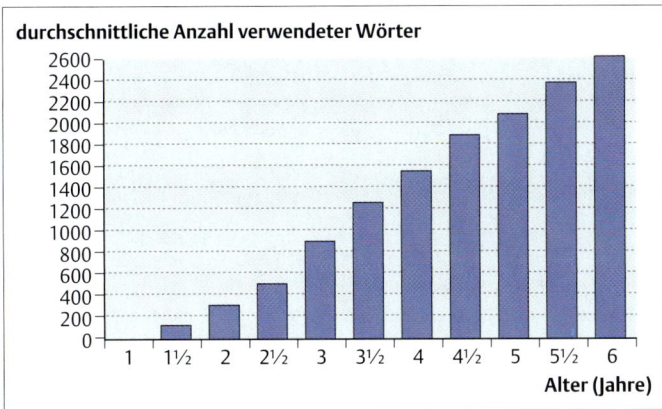

Abb. 4.9 Durchschnittlicher Wortschatz im Kindesalter (nach Zimbardo, Gerrig, 1999)

richtig und behindert die kindliche Sprachentwicklung nicht, indem sie selbst auf kindliche Sprache zurückgreift. Im Alter von sechs Jahren sollte sich das Kind mit einem reichen Wortschatz und grammatikalisch richtig verständigen.

Spiel

> *„Die größte Kunst ist, den Kindern alles,*
> *was sie tun oder lernen sollen, zum Spiel zu machen."*
>
> John Locke
> (1632 – 1704), englischer Philosoph und Politiker

Es gibt verschiedene Spielformen, die vom frühen bis zum späteren Lebensalter auftreten. **Tab. 4.1** gibt einen Überblick über die verschiedenen Spielformen und deren Bedeutung für die Entwicklung.

Beispiele. Beispiele für verschiedene Spielformen sind:

- Peterchen liegt auf dem Rücken in seinem Bett, ist wach und hat ausreichend Bewegungsfreiheit. Er versucht immer wieder die Füße beim Strampeln mit seinen Händen zu erwischen, er hält sie fest, er führt sie an den Mund und lutscht vergnügt an den Zehen. Wenn sie ihm wieder entgleiten, sucht er sie erneut zu fassen.
- Die kleine Ruth baut aus Holzklötzen einen Turm. Wenn er einstürzt, fängt sie wieder unten an und setzt einen Baustein auf den anderen.
- Tim formt aus Knetmasse bunte Kugeln.
- Heiner füttert seinen Teddy mit einem gelben Klötzchen und gibt ihm mit einem roten zu trinken.

- Thea verkauft eine Tüte voller Knöpfe an Suse und sagt: „Hier sind Ihre Bonbons. Die kosten drei Euro." Suse gibt drei Blätter ab.
- Sven, Kevin, Laura, Simon, Leon, Nina und Leonie spielen im Garten Verstecken.
- Stefanie und Heike treffen sich einmal in der Woche mit anderen jungen Frauen zum Volleyballspiel.
- Die Herren Schmidt, Wagner und Mack spielen einmal im Monat Skat.
- Frau Klara Mann legt täglich Patiencen.
- Herr Merk ist Tennislehrer. Er unterrichtet seine Schüler, wie man richtig Tennis spielt.

Aspekte des Spielens

Gespielt wird in jedem Alter, vor allem während der Kindheit nimmt das Spiel einen wichtigen Stellenwert ein. Es ist so vielgestalt, je nachdem wer spielt, mit welchem Material und was gespielt wird (**Abb. 4.10**). Spielen hat viele Aspekte, z. B.:

Tab. 4.1   Spielformen und ihre Bedeutung für die Entwicklung

Spielform	Kennzeichen	Beispiele	Bedeutung für die Entwicklung
Funktionsspiele	Eine bestimmte Tätigkeit wird mehrmals mit Freude wiederholt und abgewandelt.	Spiele mit dem eigenen Körper, mit dem Löffel auf Tisch schlagen	Übung von Bewegungsabläufen und Fertigkeiten
Illusionsspiele	Gegenstand wird so behandelt, als ob er etwas anderes wäre	Eisenbahn spielen mit Stühlen	Entwicklung von Fantasie und Vorstellungsvermögen
Konstruktionsspiele	Etwas herstellen, konstruieren, darstellen	Türme bauen, Modellbau, Lager oder Baumhaus bauen	Empfinden für Stabilität, Materialverständnis, Probleme lösen, Fantasie umsetzen
Rollenspiele	Sich in eine andere soziale Rolle versetzen, Handlungsabläufe nachahmen	Astronaut, Tierarzt, Schule, Frisör, Vater, Mutter, Kind	soziale Fertigkeiten üben, Perspektiveübernahme
Regelspiele	Spiele mit festen, vorgegebenen Regeln	Brettspiele, Kartenspiele, Versteckspiel	eigene Bedürfnisse zurückstellen, Geduld, Einordnen in soziale Gesellschaft

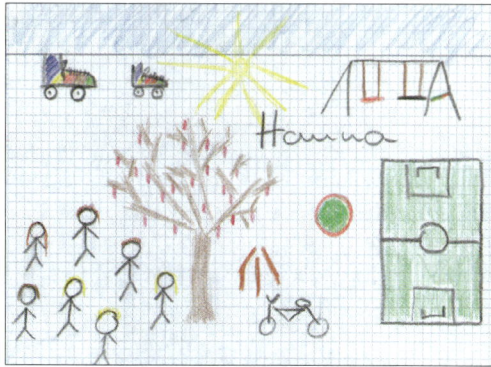

a

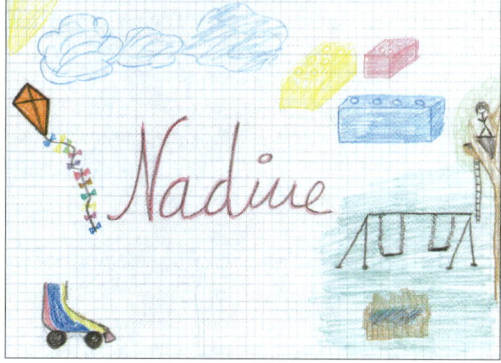

b

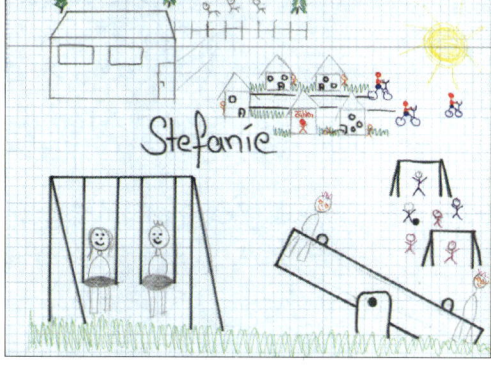

c

Abb. 4.10   Was Kinder gerne spielen.

- Selbstzweck,
- Freude,
- Wechsel von Realitäten,
- Wiederholungen,
- Übung von Funktionen,
- Wünsche,
- Problembewältigung.

Selbstzweck und Freude. Spielen um des Spielens Willen, Spielen als Selbstzweck. Es muss nichts erreicht werden für das Leben außerhalb des Spiels. Spielen macht Freude, im Spiel fühlt man sich ausgeglichen, funktionstüchtig, man geht in der Spielhandlung auf. Das Spiel hat einen Anfang und ein Ende. Das alltägliche Zeiterleben bleibt außen vor.

Wechseln von Realitäten. Im Spiel wechselt der Realitätsbezug. Kinder schaffen sich mit Fantasie neue Rollen. Innerhalb der Spielsituation haben die Dinge und Personen ihre eigene Bedeutung. Spielen mehrere Kinder zusammen, treffen sie darüber Vereinbarungen: „Ich bin der Bäcker. Du kaufst bei mir ein." Für das Spiel wird also eine eigene Realität konstruiert.

Wiederholungen. In fast allen Spielweisen spielen Wiederholungen eine Rolle. Immer wieder werden Handlungen wiederholt, oft in genau festgelegter Form, von der nicht abgewichen werden darf. Wiederholungen verleihen einerseits Sicherheit und ermöglichen andererseits das Ausprobieren von Spielvarianten.

Übung von Funktionen. Im Spiel werden Funktionen geübt. Das Greifen, das Kommunizieren, das Klavierspielen, das Turnen, die Koordination von Hand und Auge und viele andere Verläufe werden durch Wiederholungen immer sicherer ausgeführt und endlich beherrscht (**Abb. 4.11**). Spielen beinhaltet wichtige Funktionsübungen.

Wünsche. Im Spiel werden Wünsche erfüllt, auch unrealistische. Das Kind kann im Spiel groß und stark und mächtig sein und Tätigkeiten übernehmen, die sonst nur Erwachsene tun. Es kann Rollenverhaltensweisen wie „die Schöne", „der Starke", „der Vernünftige" erleben. Berufsrollen, mit denen es in Berührung kommt, Getränkehändler, Müllabfuhrmann, Polizist, Arzt werden im Spiel durchprobiert, und in das Weltbild des Kindes aufgenommen.

Problembewältigung. Im Spiel werden Probleme bearbeitet. Unangenehme und schmerzhafte Erfahrungen kann das Kind im Spiel thematisieren und besser einordnen. Im Spiel mit der Puppe kann es den gleichen scharfen Ton anschlagen, den es von der gestressten Mutter hören muss. Es kann die Puppe streng ins Bett schicken und bestrafen, nimmt sie aber bald wieder liebevoll in den Arm. Indem das Kind eine häusliche Situation in sein Spiel bringt, beherrscht es sie besser. Es schafft eine Realität, die es überschauen kann und die berechenbar ist. Mit Handpuppen kann ein Kind im Spiel seine Ängste ausdrücken und zugleich als listiger Kasper oder bärenstarker Polizist alle Schwierigkeiten meistern. Spielen hat eine psychohygienische und therapeutische Wirkung.

Fallbeispiel Spiel

In den Sommerferien bauen sich Suse und Lise auf dem Fußboden ihres großen Spielzimmers mit Plastikfiguren eine Farm mit Reitbetrieb auf. Die Rollen von Bauer und Bäuerin, Reitlehrer, Tierarzt und Reitschülern werden verteilt. Die Pferde werden mit Namen versehen und haben Ställe und Koppeln. Es besteht ein Reitstundenplan, ein genauer Tagesablauf und Regeln für die Pferdehaltung. Der ganze Betrieb wird von den Spielerinnen fachmännisch geleitet. Jede gibt in ihrem Bereich Anweisungen, lässt überraschende Ereignisse geschehen und führt Problemlösungen herbei. Zwischendurch verständigen sich die Mädchen über den Fortgang des Geschehens. „Soll jetzt mal ein Gewitter kommen oder nicht?" oder: „Jetzt spielen wir noch diesen Tag fertig, dann schauen wir Sesamstraße!" Über viele Stunden und

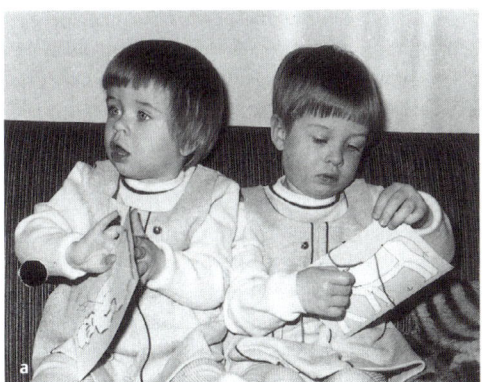
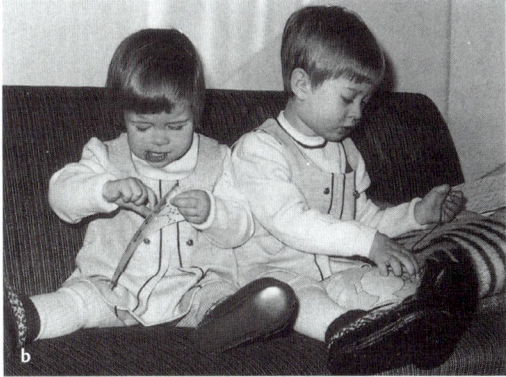

Abb. 4.11   Im Spiel werden Funktionen geübt, z. B. die Koordination von Hand und Auge.

Tage wird mit großem Ernst und viel Spaß gespielt.

Aufgabe 8 Analysieren Sie das Spiel von Suse und Lise. Welche der oben genannten Aspekte des Spielens erkennen Sie in dem Beispiel? Verwenden Sie dabei die Fachbegriffe.

Aufgabe 9 Tab. 4.1 gibt einen Überblick über die verschiedenen Spielformen und ihre Bedeutung für die Entwicklung. Finden Sie weitere Beispiele für die angegebenen Spielformen.

▌ Bedeutung des Spielens

Die Bedeutung des Spiels kann gar nicht hoch genug eingeschätzt werden. Es bietet so viele Möglichkeiten des Lernens, der Erprobung, der Bewältigung der Wirklichkeit, dass es noch lange über die Kindheit hinaus positive Wirkung hat. Für die Entwicklung des sozialen Verhaltens ist die Gelegenheit, Spielregeln zu erfinden und einzuhalten und Rollenverhaltensweisen zu erleben, unverzichtbar.

Für Erwachsene hat das Spiel heute als Ausgleich zum Arbeitsleben große Bedeutung bei der Freizeitgestaltung gewonnen (**Abb. 4.12**). Hier kann man sich in einer selbstgewählten und konstruierten Realität bewegen, oft wirklich bewegen: Gerade Bewegungssportarten erfreuen sich bei jungen Erwachsenen großer Beliebtheit. Beim Gesellschaftsspiel kann man vor allem von Zwängen des Berufslebens „abschalten". Junge Mütter und Väter freuen sich offen oder insgeheim, dass sie mit ihren Kindern noch einmal ohne Scheu nach Herzenslust spielen können (**Abb. 4.13**). Es gibt heute Berufe, die das Spielen lehren: Animateur, Tennislehrer, Fußballtrainer.

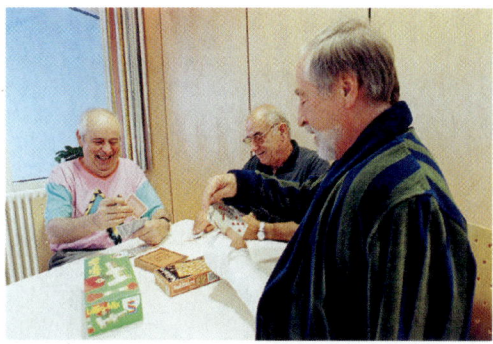

Abb. 4.12 Spielen bringt Ablenkung von den Sorgen des Alltags mit sich.

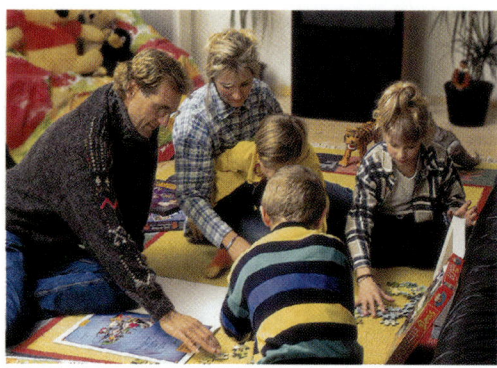

Abb. 4.13 Spielen hat für Erwachsene und Kinder viele Funktionen.

▌ Wille

Ein besonders spannendes Alter ist die Zeit, in der das Wollen gelernt wird. Im wahren Sinne des Wortes ist sie voller Spannungen.

▌ Wollen und Trotzen

Erste Anzeichen, dass die Entwicklung des Willens beginnt, können sich bereits nach dem ersten Geburtstag einstellen. Die meisten Kinder treten im Alter von eineinhalb Jahren in ein Vorstadium des Wollens und Trotzens ein. Ohne ersichtlichen Grund treten Eigenschaften auf, die das friedliche Zusammenleben in der Familie stören. Zwischen zwei und drei Jahren liegt der Höhepunkt dieser Trotzphase. Am offensichtlichsten ist zunächst das neue, aggressive Verhalten: Das Kind ist unfolgsam, widerspenstig, zornig, rechthaberisch und eigensinnig; es tyrannisiert die anderen, ist trotzig und egoistisch.

Die Stimmung des Kindes ist jetzt labil: Das Kind verhält sich launisch, wütend, Lachen und Weinen wechseln rasch und oft. Es ist nicht mehr so natürlich und spontan, sondern geziert, wirkt berechnend, kann sich verstellen, ist auch einmal unehrlich und will seine kleinen Missetaten verheimlichen. Wer sein Kind aufmerksam beobachtet, wird bemerken, dass es auch ängstlich und kontaktscheu geworden ist, aber gleichzeitig vermehrt liebebedürftig. Es wirkt verlegen, befangen und kann sich schämen. Das sind Eigenschaften, die bis jetzt nicht bekannt waren.

Das ganze Verhalten ist in sich widersprüchlich geworden. Es ist voller Aggressionen und voller Ängste. Einem Anfall von Zerstörungswut, dem das

Spielzeug der Geschwister zum Opfer fällt, oder bei dem wütend auf die Mutter losgegangen wird, folgt das klägliche Weinen und Suchen nach Geborgenheit in den Armen der Mutter. Dieses Verhalten wechselt so rasch, dass Eltern oft erschrocken sind und psychologischen Rat suchen. Tatsächlich stehen sie in dieser Zeit einer schwierigen pädagogischen Aufgabe gegenüber.

Willens- und Trotzäußerungen. Je nach Temperament des Kindes, nach der Stärke seiner Bedürfnisse und nach dem Druck, den die Eltern ausüben, gestalten sich die Willens- und Trotzäußerungen durch:

- Ablehnung irgendetwas zu tun, Hände auf den Rücken als Zeichen der Verweigerung, schweigen, verstocken, sich steif machen und sich fallen lassen,
- Kopf zurückwerfen und Schnute ziehen;
- Ablehnung durch Worte, „nein" sagen,
- Trotzschreien ohne Tränen (**Abb. 4.14**), Angriff gegen den Erwachsenen, um sich schlagen, mit Füßen strampeln,
- aus Leibeskräften schreien, Steif- und Blauwerden des Körpers, treten, kaputt machen, sich hinwerfen, hin und her wälzen, sich nicht aufheben lassen.

Das Verhalten des Kindes im Trotzanfall ist ungerichtet und ziellos. Das Kind macht irgendwelche Dinge kaputt oder greift an, was ihm gerade über den Weg läuft, oder wendet sich ganz ab. Im Augenblick des Trotzens will es nichts Bestimmtes mehr erreichen und nimmt z. B. den vorher ersehnten Gegenstand nicht mehr an. Es ist keinem Zureden zugänglich. Der Kontakt zur Mitwelt ist in diesem Zustand abgerissen.

💡 Fallbeispiel Wollen und Trotzen

Katharina sieht im Warenhaus einen Korb voller Überraschungseier. Sie greift hinein und nimmt eines mit. Die Mutter nimmt das Ei und legt es in den Korb zurück, woraufhin das kleine Mädchen weint. Als die Mutter es weiterzieht und erklärt, sie habe noch einen Termin in der Stadt, und der Bus käme gleich, lässt es sich unter großem Geschrei fallen. Als die Mutter das Ei kauft und ihr hinhält, um nicht noch mehr Aufsehen zu erregen, schreit Katharina mit zugekniffenen Augen und schlägt um sich.

Katharina kann die Verknüpfung von bestimmten Tatsachen, insbesondere zeitliche Zusammenhänge, noch nicht verstehen und sieht sie nicht als Realität.

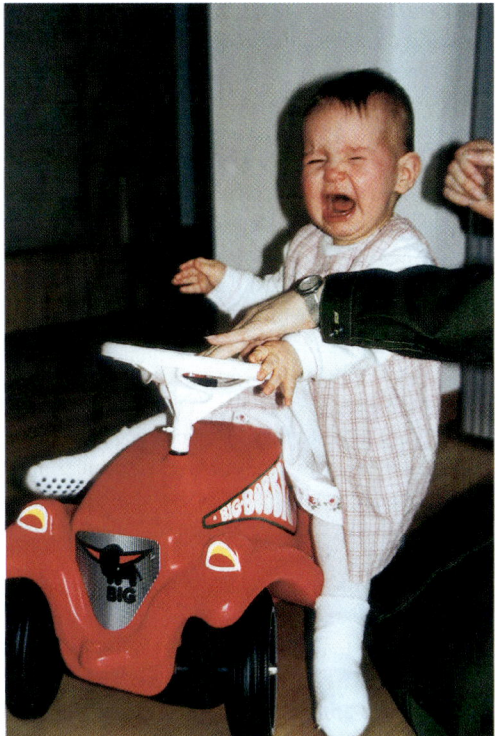

Abb. 4.14 Aus Leibeskräften schreien ist eine von vielen möglichen Trotzäußerungen.

Dazu kommt, dass sie sich noch nicht sprachlich ausdrücken kann. Sie ist noch nicht in der Lage, ihr Bedürfnis zu formulieren: „Das Überraschungsei schmeckt mir so gut, und ich kann mit dem, was drin ist, spielen. Es liegt doch da in dem Korb offen zum Mitnehmen."

Das Trotzverhalten ist auf dem Hintergrund der gesamten psychologischen Entwicklung des Zwei- bis Dreijährigen zu sehen. In der Sprache des Kindes hat das „Nein" jetzt große Bedeutung; neu treten das „Ich" und das „selbst" auf. Das Kind löst sich aus der Einheit mit der Mutter und drückt das entstehende Ich-Bewusstsein sprachlich in der Verwendung von „ich" und später „du" aus. Der Wille beginnt, das eigene kindliche Verhalten zu steuern; dadurch wird eine Abgrenzung vom elterlichen Verhalten ermöglicht. In dieser Zeit treten vehement Wünsche und Bedürfnisse auf: Vor allem nach Aktivität, Unabhängigkeit, Selbstbestimmung und Besitz, auch nach anderen Fähigkeiten wie Begreifen von komplexeren Zusammenhängen. Das Sprachvermögen und die

Einsichtsfähigkeit (Intelligenzentwicklung) sind aber noch nicht entsprechend ausgeprägt. Wenn dieses Missverhältnis der einzelnen Entwicklungsbereiche aufgehoben ist, hört die Trotzphase auf.

Entwicklung des Willens

Eine gute Kenntnis verschiedener Entwicklungsvorgänge (Wille, Sprache, Identität, Intelligenz) ist Voraussetzung, um den Umgang mit dem Kind im Trotzalter entwicklungsfördernd zu gestalten und um dem Kind in seinem labilen Verhalten eine Hilfe sein zu können. Es gilt vor allem, dem sich entwickelnden Willen ein Feld für Funktionsübungen zu bieten. Wollen lernen lassen ist das Erziehungsziel dieser Zeit. Das heißt dem Wollen in einem vertretbaren Rahmen zu gestatten, dass es ausprobiert und geübt wird, dass Fehler dabei vorkommen dürfen, Erfolge erlebt und Grenzen wahrgenommen werden.

Zweites und drittes Lebensjahr. Mit dem eigenen Willen umgehen können, gehört zur Identität einer Persönlichkeit und ist das zentrale Thema im zweiten und dritten Lebensjahr. In der Wechselwirkung zwischen Kind und Erwachsenen wird sich der neue erweiterte Spiel- und Lebensraum in der folgenden Zeit ausgestalten und seine Grenzen finden.

Viertes Lebensjahr. Im Alter von vier Jahren soll die Willensentwicklung so weit abgeschlossen sein, dass sich das Kind in eine Gruppe einordnen kann, dabei aber auch seine eigenen Bedürfnisse vertritt.

4.3 Das Kind im Alter von 4 bis 12 Jahren

Heute ist es ganz selbstverständlich, von der Kindheit als einer eigenen Lebensspanne zu sprechen. Wie Bilder vom Leben in früheren Zeiten zeigen, wurde Kindern nicht immer ein eigener Status zugeordnet, sondern man sah sie als kleine Erwachsene an. Bei uns gelten die Jahre der Kindheit, etwa von vier bis zwölf Jahren, als weitgehend frei von der Verantwortung Erwachsener (**Abb. 4.15**). In anderen Kulturen müssen Kinder am Arbeitsleben teilnehmen und sich um ihren Lebensunterhalt kümmern.

Zahlreiche entwicklungsfördernde Bedingungen, wie Förderung in Kindergarten und Vorschule sowie die Teilnahme an Sportgruppen, unterstützen in unserer Kultur die Bewältigung der anstehenden Ent-

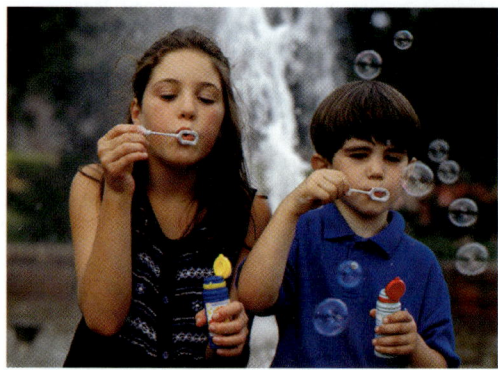

Abb. 4.15 Die Jahre der Kindheit sind in unserer Kultur i.d.R. frei von der Verantwortung Erwachsener.

wicklungsaufgaben. Im Bereich der körperlichen, kognitiven, emotionalen und sozialen Entwicklung schreitet die Entwicklung mit ihren enormen Veränderungen, der Erweiterung des Handlungs- und Erlebnisraums und der Differenzierung des Selbst- und Weltbilds schnell und oft stürmisch voran.

4.3.1 Persönlichkeitsentwicklung - Selbstkonzept

Das vierjährige Kind verfügt in seiner Sprache schon sicher über den Gebrauch der Worte „ich" und „du". Es unterscheidet sich von anderen Personen und bildet vor dem Hintergrund unterschiedlicher Bezugsgruppen (Eltern, Geschwister, Kindergartengruppe, Mitschüler) in der Folgezeit ein immer differenzierteres und auch stabiles Selbstkonzept aus.

Unter dem Selbstkonzept versteht man die Vorstellungen, die eine Person von den eigenen Eigenschaften und Fähigkeiten hat.

Untersuchung zum Aufbau des Selbstkonzepts

An einer Untersuchung über den Aufbau eines Selbstkonzepts während der Kindheit nahmen fünf- bis achtjährige Kinder teil (Oerter u. Montada, 1998). Ihnen wurde ein Selbstbeschreibungsfragebogen (Marsh, Self-Description Questionnaire) vorgelegt. Die Fragen beziehen sich auf folgende Bereiche:

- **körperliche Fähigkeiten:** Selbstwahrnehmung der Geschicklichkeiten und Interessen für Sport, Spiel und körperliche Aktivitäten.
- **körperliche Erscheinung:** Wahrnehmung der eigenen Attraktivität, Einschätzung der Bewertung der eigenen Attraktivität durch andere.

- **Beziehung zu Gleichaltrigen:** Einschätzung des Kindes, wie leicht es Freundschaften schließen kann, wie beliebt es bei anderen ist und ob andere es zum Freund haben möchten.
- **Beziehung zu den Eltern:** Einschätzung des Kindes, wie gut es mit den Eltern zurecht kommt, ob es seine Eltern liebt und ob es von seinen Eltern geliebt und anerkannt wird.
- **Lesen:** Selbsteinschätzung der Lesefähigkeit sowie der Freude und des Interesses am Lesen.
- **Mathematik:** Selbsteinschätzung der mathematischen Fähigkeiten sowie der Freude und des Interesses an der Mathematik.
- **Schule:** Selbsteinschätzung der Leistung in Schulfächern generell sowie der Freude und des Interesses an bestimmten Schulfächern.
- **Selbstwert:** Selbsteinschätzung der Effektivität, der Tüchtigkeit, des Selbstvertrauens und der Selbstachtung (**Abb. 4.16**).

Die erstaunlichen Ergebnisse der Untersuchung belegen zweierlei:

- eine frühe Ausprägung eines differenzierten Selbstkonzepts,

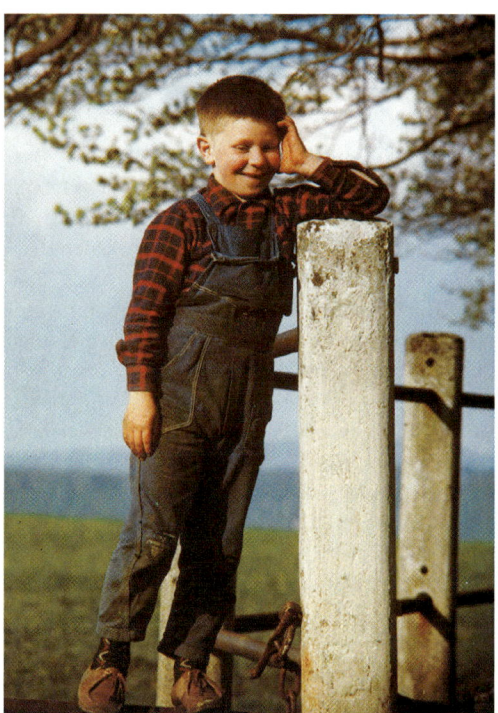

Abb. 4.16 Selbstvertrauen ist ein wichtiger Bestandteil des kindlichen Selbstkonzepts.

- eine wachsende Festigung dieses Selbstkonzepts im Laufe von etwa drei Jahren.

Während jüngere Kinder viel häufiger die Frage „Kannst du das?" viel häufiger bejahen, als es dem tatsächlichen Können entspricht, schätzen Kinder ab etwa 9 Jahren sich selbst und die eigenen Fähigkeiten oft erstaunlich zutreffend ein.

> Im Alter von 5 bis 8 Jahren verfügen Kinder schon über ein differenziertes, relativ stabiles Selbstkonzept. Mit zunehmendem Alter wird es ausgebaut und immer realistischer.

Geschlechterrolle

Ein Bereich der Persönlichkeitsentwicklung ist die Übernahme der Geschlechterrolle. In unserer Gesellschaft werden die jeweils typischen geschlechtsspezifischen Verhaltensweisen, auch Kleidung und Haartracht, i.d.R. im Vorschulalter durch Belohnung oder Vorbild geschaffen und verstärkt. Ab dem 7. Lebensjahr übernehmen Kinder ganz deutlich ihre Geschlechterrolle (**Abb. 4.17**). Dabei wollen Mädchen noch länger wie Jungen sein als umgekehrt. So gilt jungenhaftes Verhalten wie körperliche Kräfte zeigen, mutig sein, sich durchsetzen, forsches Auftreten und angstfreies Verhalten eines Mädchens noch länger als „normal" als mädchenhaftes, gefühlsbetontes, anlehnungsbedürftiges Verhalten bei Jungen.

In der Identifikation mit dem eigenen Geschlecht spielen nun neben dem gleichgeschlechtlichen Elternteil auch gleichgeschlechtliche außerfamiliäre Erwachsene eine Rolle. Gegen Ende dieser Zeit, also etwa mit acht oder neun Jahren, spielen Jungen lieber mit Jungen und Mädchen mit Mädchen, die Geschlechtertrennung zeigt sich deutlich. So ist lange vor dem Eintritt der biologischen Reife die psychosexuelle Entwicklung bedeutsam für die Persönlichkeitsentwicklung.

Selbst bei einer genauen Aufklärung über geschlechtliche Unterschiede entwickeln Kinder vor dem 5. bis 7. Lebensjahr keine klare Vorstellung der genitalen Unterschiede. In der Erziehung erstreckt sich eine sinnvolle, kontinuierliche Information über Jahre hinweg: Vom Benennen der Geschlechtsorgane entsprechend der Sprachfähigkeit im 2. Lebensjahr über ein natürliches Eingehen auf das kindliche Neugierverhalten im Vorschulalter bis hin zum beratenden und antwortenden Gespräch in der Jugendzeit.

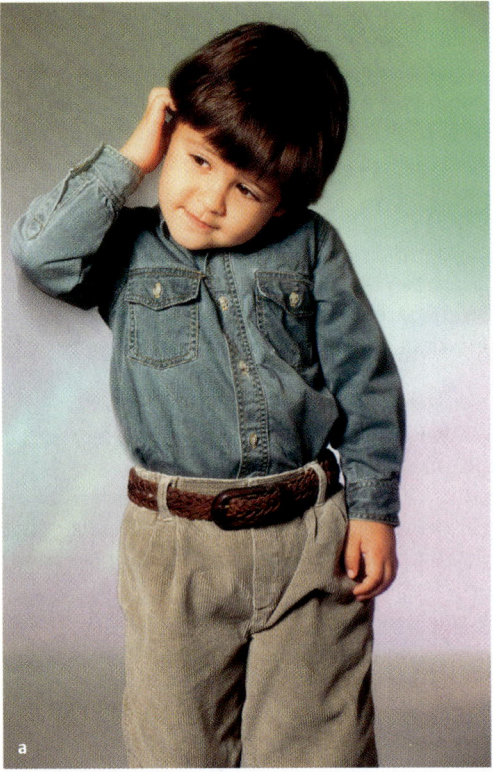

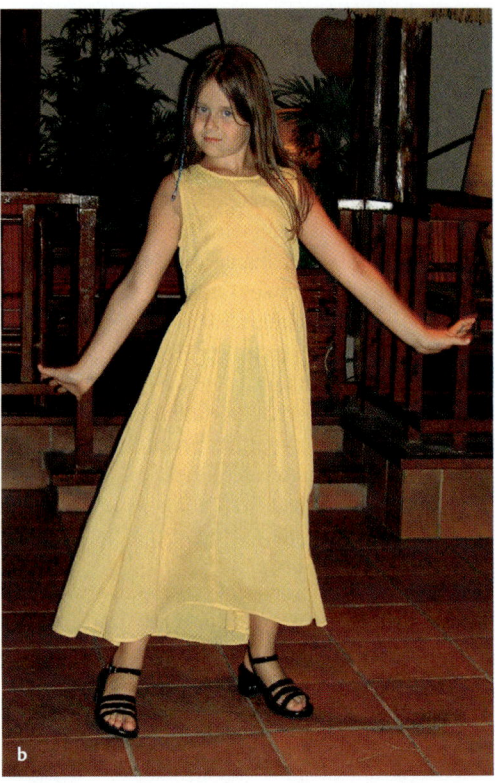

Abb. 4.17 **a** Jeanshemd und Ledergürtel sind typische Kleidungsstücke für Jungen.

b Ab dem 7. Lebensjahr übernehmen Kinder deutlich ihre Geschlechterrolle.

4.3.2 Einschulung und Schulzeit

In den hier betrachteten Lebensabschnitt fällt das einschneidende Ereignis der Einschulung und damit die Schulzeit (**Abb. 4.18**).

▍ Schulfähigkeit

Der Schulalltag stellt eine psychophysische Beanspruchung dar, deshalb hat es sich bewährt, die Schulfähigkeit eines Kindes zu überprüfen:

- **Ärztliche Einschulungsuntersuchung:** Schutz vor den Folgen einer körperlichen Überforderung; dabei wird außer der allgemeinen körperlichen Entwicklung vor allem die Seh- und Hörfähigkeit aufmerksam überprüft.
- **Psychologische Einschulungsuntersuchung:** Beurteilung des intellektuellen, motivationalen und sozialen Entwicklungsstands.

Anhand des schulärztlichen und psychodiagnostischen Befundes können in Verbindung mit weiteren Informationen Fragen der Schulfähigkeit entschieden werden. Das geschieht in der Absicht, einem Kind in den Anfangsklassen Misserfolg und Frustration mit ihren psychologischen Folgeproblemen zu ersparen.

Befürchtungen dieser Art bewegen Eltern heute oft dazu, ihre Kinder erst siebenjährig einzuschulen. Dabei wird oft etwas Entscheidendes übersehen: Was sich vor allem in Schulfähigkeitstests niederschlägt, ist die persönliche sechs- oder siebenjährige Lernerfahrung eines Kindes. Sie steht in enger Beziehung zu einer Lernen fördernden oder Lernen einschränkenden familiären Situation. Lässt man nun ein sechsjähriges Kind aus einem an Entwicklungsreizen armen Milieu noch ein Jahr zu Hause, wird es dann siebenjährig seine Schullaufbahn mit den wenig veränderten intellektuellen und sozialen Fähigkeiten beginnen. Die enormen Entwicklungsanreize, die das erste Jahr Schulunterricht bedeutet hätte, wurden ihm vorenthalten. So kann eine Zurückstellung nur sinnvoll sein, wenn eine gezielte Förderung

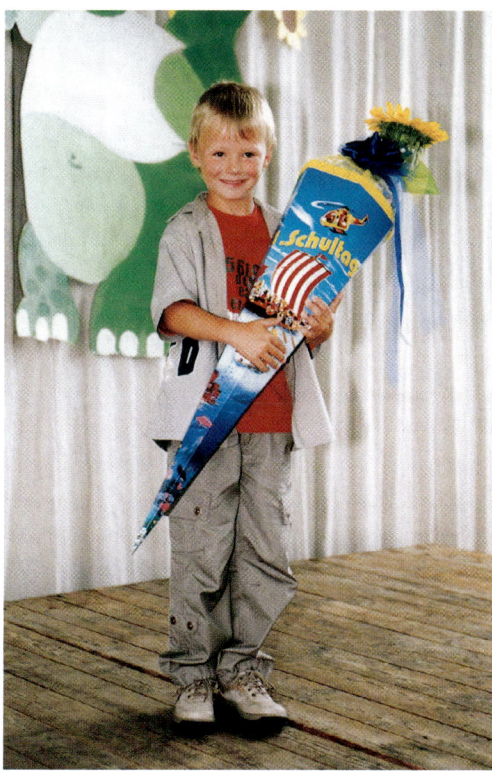

Abb. 4.18 Mit der Einschulung beginnt eine Zeit neuer Entwicklungsanreize.

in den noch nicht ausreichend entwickelten Fähigkeiten erfolgt.

Fallbeispiel Schulfähigkeit

Jan ist sechs Jahre alt, körperlich ist er in der Lage, die Schulzeit zu beginnen. Jedoch ist er in seinen sozialen Fähigkeiten noch nicht schulfähig. Er kann nicht warten, bis er an die Reihe kommt, und er hat eine extrem niedrige Frustrationstoleranz. In Absprache mit der Erzieherin wird Jan erst ein Jahr später eingeschult. Das Jahr soll aber gezielt zur Förderung seiner sozialen Kompetenz genutzt werden. Jan wird in einen Sportverein und in die Musikschule gehen, seine Mutter will sich verstärkt darum kümmern, dass Jan sich mit Gleichaltrigen trifft.

▌ Optische Gliederungsfähigkeit

Während der Kleinkind und der beginnenden Schulkindzeit entwickelt sich die Fähigkeit, ein Ganzes in seinen Teilen wahrzunehmen, z. B. ein Bild oder eine

Schrift. Früher wurde die optische Gliederungsfähigkeit als Voraussetzung für Schulfähigkeit angesehen, da sie für das Lesen, Schreiben und Rechnen gebraucht wird. Inzwischen hat man den Versuch gemacht, Kinder, die in einem Schulfähigkeitstest einen sehr niedrigen Wert an visueller Differenzierungsfähigkeit erreichten, trotzdem einzuschulen. Durch die vielgestaltigen Entwicklungsreize des Schulunterrichts hatte die teilinhaltliche Wahrnehmung nach sechs Wochen eine solche Verbesserung erfahren, dass Schulfähigkeit auf diesem Gebiet ohne weiteres erreicht war.

Aussagen über die Schulfähigkeit eines Kindes lassen sich aufgrund der schulärztlichen und schulpsychologischen Untersuchung sowie der Einschätzungen der Eltern und der Erzieherinnen machen. Vorhersagen des Schulerfolgs werden aber erst möglich, wenn auch Kenntnisse über das Schulsystem, die Lehrerpersönlichkeit, den Unterrichtsstil und die Zusammensetzung der Klasse vorliegen.

▌ Schulbereitschaft

Schulfähigkeit eines Kindes, so zeigen viele Beispiele, sichert noch keinen dauerhaften Schulerfolg. Hinzu muss noch die Gesamtheit der Einstellungen, der Interessen, der Motivation und der Gefühle kommen, die „Schulbereitschaft" genannt wird. So stellt man heute auch dem Kind die Frage: „Möchtest du in die Schule gehen?" Hier zeigt sich wieder der aktive Anteil des Kindes am Entwicklungsgeschehen, es ist kein passives, manipulierbares Objekt im Entwicklungsprozess, sondern setzt sich (lern-)aktiv mit seiner Umwelt auseinander.

Insgesamt wird das Schulkind nach seinem Entwicklungsstand in verschiedenen Bereichen beurteilt:
- körperlich (Gesundheit, Behinderung),
- intellektuell (Wahrnehmung, Sprache, Denken),
- sozial (Durchsetzung und Einordnung in der Gruppe, Lösung von den Eltern),
- motivational (Anstrengungsbereitschaft, Ausdauer, Aufmerksamkeit und Interesse).

Das alles kann durch einen emotional zugewandten, verständnisvollen gut strukturierten Unterrichtsstil gesteigert werden, der zu einer positiven Einstellung zu Schule und Lernen beiträgt.

Soziales Verhalten

Im Bereich der sozialen Entwicklung vollziehen sich zwischen dem 5. und 12. Lebensjahr weitreichende Veränderungen. Schon mit vier Jahren steht die kindliche Persönlichkeit in vielfältigen sozialen Beziehungen mit jüngeren, gleichaltrigen und älteren Menschen beiderlei Geschlechts, innerhalb und außerhalb der Familie. Das Kind ist in den folgenden Jahren weiter auf dem Weg, über Nachahmung und Abgrenzung seine eigene Identität zu finden. Die allmähliche Loslösung von der Bindung an die Eltern wird meist mit dem Besuch des Kindergartens eingeleitet und in der Grundschulzeit voran getrieben. Jetzt bestimmen die sozialen Beziehungen zu Gleichaltrigen (peers) über den häuslichen und nachbarlichen Bereich hinaus die nun folgende Entwicklung entscheidend mit.

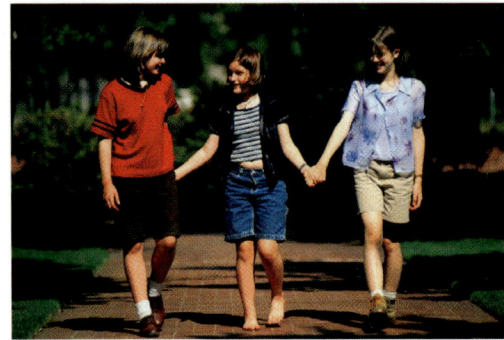

Abb. 4.19 Die sozialen Beziehungen zu Gleichaltrigen (peers) bestimmen die Entwicklung mit.

Spielregeln. Das Kind lernt Spielregeln des sozialen Verhaltens:

- eine Rolle zu übernehmen,
- sich durchzusetzen,
- nach Anerkennung zu streben,
- sich einzuordnen.

Es trainiert im Spiel die Übernahme verschiedener Rollen der Erwachsenenwelt und wächst kontinuierlich in die Welt der Arbeit und Leistung hinein. Im Wechselspiel der Beziehungen mit anderen Kindern in Kindergarten, Schule und Freizeitgruppen bildet es seine Identität immer mehr aus (**Abb. 4.19**). Die Entwicklung von Sprache und Denken ermöglicht intensive geistige Betätigung. Mit Neugier und großem Interesse wenden sich Kinder in dieser von Entwicklungskrisen meist eher freien Zeit der Entdeckung der Welt zu. Dies schlägt sich in der Beliebtheit der naturwissenschaftlichen Schulfächer Sachkunde, Biologie, Technik und Physik nieder.

Fallbeispiel soziales Verhalten

Karla, 10 Jahre alt, schreibt einen Brief: „Lieber Onkel Klaus, ich bin jetzt 11 Jahre alt und gehe in die 5. Klasse im Schiller-Gymnasium. Ich kann gut rechnen und in Erdkunde bin ich die beste Schülerin von der Klasse. In Sport ist meine Freundin Trudi viel besser als ich. Ich habe viele Freundinnen. Am liebsten spiele ich draußen; bei uns im Dorf treffen sich die Jungen und Mädchen jeden Nachmittag am Brunnen. Wir spielen meistens Verstecken. Einmal in der Woche habe ich Probe des Schulorchesters. Du weißt ja, dass ich Geige spiele. Dort sind auch die Großen von

unserer Schule dabei. Ich darf jetzt auch Reitstunden nehmen. Dienstags um 16 Uhr, ich kann mit dem Fahrrad dorthin fahren. Wir sind meistens sechs Mädchen und ein Junge. Mein Lieblingspferd heißt „Mecki". Vielen Dank für die 10 €, die du mir geschickt hast. Viele Grüße von deiner Karla.

Aufgabe 10 Legen Sie eine Skizze an: Karla in ihrem Netz von sozialen Beziehungen und vergleichen Sie die Situation mit dem sozialen Umfeld von Karla im Alter von einem Jahr.

Aufgabe 11 Können Sie in dem Brief Merkmale von Karlas Selbstkonzept entdecken?

In der ersten Grundschulzeit durchläuft das Kind eine Zeit des Umlernens. Die Anpassung an die neue Zeiteinteilung, die neuen Räumlichkeiten, Arbeitshaltung und den Einsatz willentlicher Aufmerksamkeit hat es i.d.R. in der Mitte der dritten Klasse vollzogen und kommt bis zur Mitte der sechsten Klasse mit dieser neuen Lebensform gut zurecht.

In vielen kleinen und großen Schritten baut sich das Kind ein recht realistisches Weltbild auf. Im Lesen, Spielen, Gestalten und in der Wahrnehmung anderer Menschen spiegelt sich eine überwiegend sachliche Einstellung.

Welt der Fantasie und reale kindliche Welt bleiben noch lange nebeneinander bestehen: Märchen, Sagen, geschichtliche Jugendromane, aber auch Sachbücher aus der Welt der Technik und der Biologie werden gelesen.

Auch im Bereich mitmenschlicher Beziehungen setzt sich die sachliche Grundhaltung durch. Die Kinder gehen vom kritiklosen Neugierverhalten in eine mehr kritisch-distanzierte Haltung über. Die moralische Beurteilung anderer Kinder und Erwachsener erfolgt nach dem Motto: Gleiches Recht gilt für alle! Das jüngere Schulkind erkennt Ausnahmen oder mildernde Umstände kaum an. Schwächen und Mängel werden sicher registriert und benannt.

Mit vielen verschiedenen Menschen kommt das Kind im Lebensalter vor dem Eintreten der Pubertät gut zurecht. Nach einem störungsfreien Entwicklungsverlauf verfügt es auch über Verhaltensstrategien für das Kennenlernen und den Umgang mit neuen Personen in seinem Umfeld.

Im Falle eines Krankenhausaufenthaltes kommen ihm die Erfahrungen mit Menschen außerhalb des häuslichen Bereichs zugute. Pflegende erleben Kinder dieser Altersstufe meist kooperativ, sachlich interessiert und unkompliziert. Die Kinder können oft schon gut ohne Eltern auskommen, wenn die Mütter es manchmal auch nicht wahrhaben wollen und ihre Kinder nicht loslassen können.

Eine erfahrene Kinderkrankenschwester: „Die Kinder in diesem Alter sind mir die liebsten. Sie sind ehrlich, unkompliziert, machen gut mit und sind einfach Herz erfrischend!"

▌ Lernen und Leistungsmotivation

Die Auseinandersetzung mit der Welt findet hauptsächlich als Tun, noch nicht wie im Jugendalter vermehrt durch Nachdenken statt: ausprobieren, manipulieren und aktives handeln sind wichtig.

Wichtig für das Lernen in dieser Zeit ist es, dass ein Stadium eigener Lösungsversuche durchlaufen wird. Auch beim Lernen des Erwachsenen scheint das an Handeln gekoppelte Lernen, z. B. im Rollenspiel etwas ausprobieren, einen weitaus dauerhafteren Lernerfolg zu haben als nur verbale Darbietung oder verbale und optische Darbietung. Die aktive Beteiligung bei der Problemlösung gehört zur Entwicklung der Selbstständigkeit.

In der Entwicklung des Schulkindes spielt ein Faktor eine wichtige Rolle, der lange Zeit in der Forschung zu wenig beachtet wurde: die Lern- und Leistungsmotivation (S. 156).

Gütemaßstab. Voraussetzung für die Entwicklung der Leistungsmotivation ist die Entwicklung eines persönlichen Gütemaßstabs, den jeder Mensch an seine Leistungen anlegt. Er entwickelt sich etwa ab dem 4. Lebensjahr. Das persönliche Anspruchsniveau wird anfangs noch durch von außen erfolgende Be-

lohnungen bekräftigt. Auf die Frage „Willst du lieber jetzt eine kleine Belohnung mit Süßigkeiten oder später eine größere?" bevorzugen Erstklässler die sofortige Gabe der kleineren Portion vor der in Aussicht gestellten größeren nach einem Tag. Ältere Kinder (5- bis 6-Klässler) verzichten auf die unmittelbare, zugunsten der in 14 Tagen zu erwartenden größeren Belohnung. Ihr Anspruchsniveau liegt höher als das der Sechsjährigen. Intelligente Kinder sind eher bereit auf die größere Belohnung zu warten als weniger intelligente, nicht zuletzt wegen der besseren Fähigkeit des Zeitverständnisses in die Zukunft hinein.

> Der Maßstab, auf den ein Mensch seine Leistungen bezieht und sie mit gut oder schlecht beurteilt, ist im Jugendalter weitgehend entwickelt und bleibt ein recht überdauerndes Persönlichkeitsmerkmal im Erwachsenenalter.

Beeinflussende Faktoren. Die tatsächliche Lernmotivation in der Schule wird von weiteren Faktoren beeinflusst:

- Art des Lernmaterials (bekannter oder neuer, interessierender oder als langweilig empfundener Lernstoff),
- Lehrkraft (sind Lehrerin oder Lehrer sympathisch, werden sie vom Kind gemocht?),
- Unterrichtsstil (Maß an erlaubter Selbstständigkeit, Art der Kommunikation, die Art der Rückmeldung über Gelerntes, also Lob und Kritik),
- Schwierigkeitsgrad des Lernstoffs (er darf gemessen am Anspruchsniveau des Kindes nicht zu leicht oder zu schwer sein).

▌ Denken

Im Verlauf des Schulkindalters setzt sich auch die Entwicklung des Denkens fort. Probleme werden nun aus dem Bereich praktischer Handlungen herausgehoben und auf der Ebene der Vorstellungen und sprachlichen Begriffe gelöst. Auf der Grundlage von anschaulichen, sprachlich fassbaren Vorstellungen wird gedacht. In den ersten Schuljahren ist das Denken noch an konkrete Erfahrungen gebunden und wird durch eigenes, ausprobierendes Tun unterstützt. Immer mehr kann das Kind dann Lösungen unabhängig von Handlungen gedanklich vorwegnehmen, zunächst in einfachen, überschaubaren, dann in schwierigeren Zusammenhängen:

- Das Denken löst sich von der Anschaulichkeit, findet Gesetzmäßigkeiten und Verallgemeinerungen. Das abstrakte logische Denken entwickelt sich bis zur Pubertät.
- Zum Handlungslernen kommen symbolisches und verbal begriffliches Problemlösen auch ohne handelnden Umgang mit Objekten hinzu (Lese-/Schreibunterricht).
- Das mehr zufällige spielerische Lernen wird langsam abgelöst von planmäßigem Lernen. Es gibt nun komplexere Lerninhalte, vielschichtigere Probleme, wo mehrere Dimensionen gleichzeitig beachtet werden müssen (Strategiespiele am Ende des Schulalters).

Insgesamt finden fortschreitende Entwicklungen der intellektuellen Leistungsfähigkeit und Verbesserung der Gedächtnisleistungen statt. Der Lernerfolg hängt darüber hinaus wie schon im Kleinkind- und Vorschulalter von emotionalen Faktoren wie Freude über Erfolg und eigene Zufriedenheit ab.

5 Entwicklung im Jugendalter

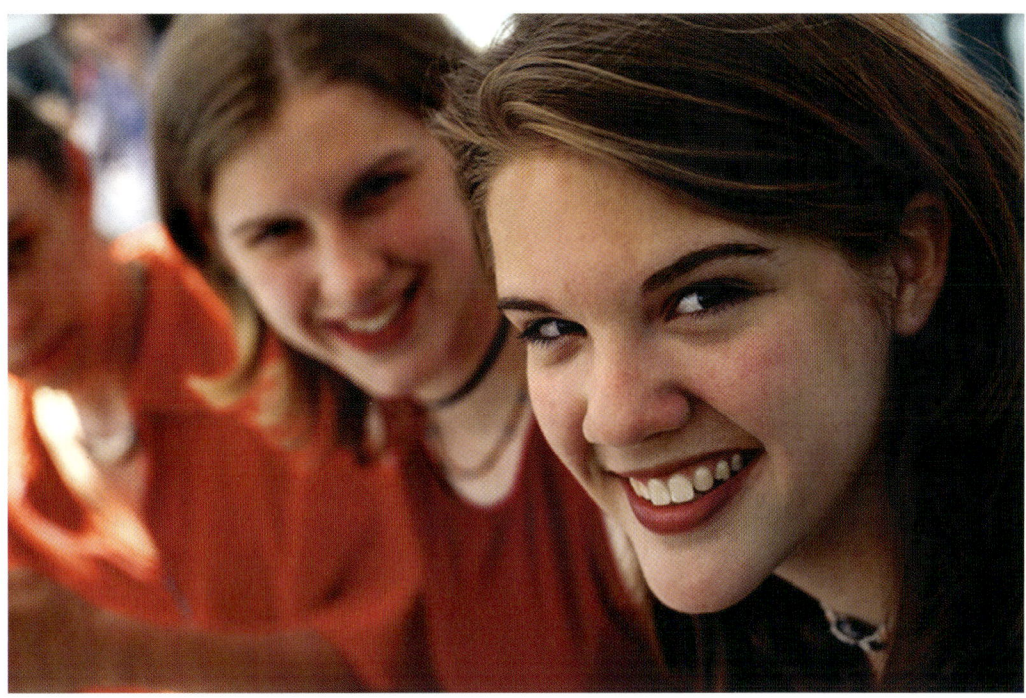

Einführung · 60
5.1   Kognitive und körperliche
        Veränderungen · 60
5.1.1   Kognitive Entwicklung · 60
5.1.2   Körperliche Entwicklung · 61
5.1.3   Psychosexuelle Entwicklung · 62
5.2   Entwicklungsaufgaben in der
        Adoleszenz · 63
5.2.1   Identität als eine Entwicklungsaufgabe
        der Adoleszenz · 63
5.2.2   Peer-Gruppen · 64

 Examensschwerpunkte

*Kognitive und körperliche Veränderungen
im Jugendalter (S. 60), Entwicklungsaufgaben in der Adoleszenz (S. 63)*

> *Ich soll erst vierzehn Jahre sein?*
> *Nein, vierzehn Jahre und sieben Wochen!*
>
> Christian Fürchtegott Gellert
> (1715–1769), deutscher Erzähler, Fabel- und Liederdichter

Einführung

Zwischen Kindheit und Erwachsensein erstreckt sich beim Menschen wie eine „Entwicklungsnische" die Jugendzeit (ca. 13–17 Jahre). Das Eintreten der Geschlechtsreife, die Pubertät, kennzeichnet das Ende der Kinderzeit und den Anfang des Jugendalters. Für das Jugendalter ist entwicklungspsychologisch der Begriff Adoleszenz gebräuchlich.

Über diesen Zeitraum ereignen sich qualitativ und quantitativ sehr verschiedene Entwicklungsprozesse. Am Ende dieser Phase steht als biologisches Ereignis das Ende des körperlichen Wachstums, ebenso die Übernahme bestimmter sozialer Verhaltensweisen wie berufsbezogene Aufgaben, neue Rollen, Rechte und Verpflichtungen. Das Jugendalter kann in vieler Hinsicht als eine Zeit der Orientierung betrachtet werden (**Abb. 5.1**).

5.1 Kognitive und körperliche Veränderungen

5.1.1 Kognitive Entwicklung

Während des Jugendalters entwickeln und differenzieren sich die intellektuellen Fähigkeiten. Denkfähigkeit und Denkstrukturen bilden sich weiter aus, die Informationsverarbeitung und die Fähigkeit der Selbstreflexion werden verbessert und es kommt zu einem erheblichen Wissenszuwachs.

▍ Intellektuelle Fähigkeiten

Die Entwicklung der folgenden intellektuellen Fähigkeiten stellt eine Voraussetzung für die Bewältigung vieler weiterer Entwicklungsaufgaben dar:

- abstraktes Denken,
- Metakognition,
- Umgang mit Relativität,
- Einnahme verschiedener Perspektiven.

Abstraktes Denken. Das abstrakte Denken wird sicherer gehandhabt. Jugendliche sind nun in der Lage, sich von der konkreten Erfahrung zu lösen, das heißt sie können abstrahieren, also in theoretischen Möglichkeiten zu denken. „Angenommen, die Lehre verläuft wie erwartet, dann werde ich mich weiterbilden; wenn es unlösbare Probleme gibt, wähle ich einen anderen Ausbildungsgang."

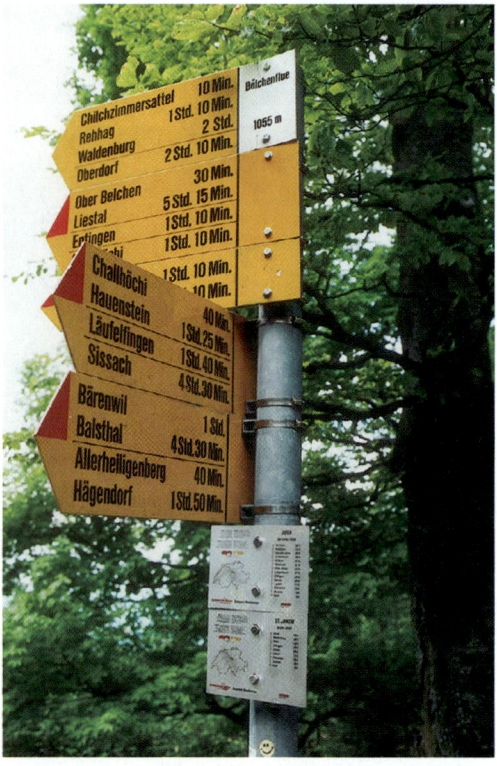

Abb. 5.1 Das Jugendalter ist eine Zeit der Orientierung.

Metakognition. Über die eigenen Gedanken kann nachgedacht werden (Metakognition): „Waren meine Überlegungen zu dem Thema oder der Situation richtig? Kann ich das nächste Mal etwas verbessern? Habe ich zu stark vereinfacht oder zu kompliziert gedacht?" Der Jugendliche beginnt auch über sich selbst differenzierter zu reflektieren: „Früher dachte ich, andere könnten alles besser als ich. Heute weiß ich, dass ich damals falsch gedacht habe."

Relativität. In den Denkprozessen kann mit Relativität umgegangen werden. Ereignisse werden nicht mehr für sich alleine (absolut) beurteilt, sondern im Verhältnis zu anderen (relativ). Es kann nun bei Entscheidungen besser abgewogen werden. „In dieser Klinik verläuft zwar einiges nicht optimal, verglichen mit anderen Kliniken ist es hier jedoch recht gut."

Perspektiven. In das Denken können jetzt mehr Aspekte einbezogen werden. Es kann aus verschiedenen Perspektiven heraus argumentiert werden. „Wenn ich die Sache so sehe, halte ich das Vorhaben für eine große Chance. Wenn ich mich vom Standpunkt der Sicherheit leiten lasse, halte ich sie für ein Risiko." Oder: „Aus der Sicht der Pflegekraft ärgert es mich, dass ich am nächsten Wochenende nicht frei bekomme. Aus der Sicht der Stationsleitung kann ich es nachvollziehen, die Station ist sonst unterbesetzt."

Aufgabe 1 Viele in der Ausbildung vermittelte Inhalte erfordern abstraktes Denkvermögen. Sammeln Sie hierzu Beispiele.

Aufgabe 2 Finden Sie weitere Beispiele für kognitive Entwicklung in den Bereichen von abstraktem Denken, Metakognition, Relativität und perspektivischer Argumentation.

▎ Soziale Fähigkeiten

Die kognitive Entwicklung im Jugendalter betrifft neben dem intellektuellen auch den sozialen Bereich:

- Die Wahrnehmung anderer Personen wird differenzierter: Ein jüngeres Kind findet ein anderes Kind „blöd". Ein Jugendlicher ist in der Lage gute und schlechte Seiten einer Person zu sehen.
- Die Einschätzungen von Situationen werden verfeinert: Während jüngere Kinder die Risiken einer Situation oft nicht erkennen, hat der Jugendliche hier eine treffendere Einschätzung der Situation.
- Die moralische Beurteilung wird differenzierter: Ausnahmefälle können relativiert betrachtet werden. „Lügen ist nicht in Ordnung. Es gibt jedoch Situationen, in denen eine Lüge vertretbar ist."
- Perspektiven können übernommen werden: Man kann sich jetzt die eigene Sichtweise bewusst machen und die einer anderen Person (zumindest vorübergehend) verstehen oder übernehmen.

Der Jugendliche gewinnt in der Adoleszenz neue Fähigkeiten, die ihm gestatten, selbst aktiv an der weiteren Gestaltung der Entwicklung teilzunehmen und auf die Umwelt einzuwirken. Die Fähigkeit abstrakt zu denken eröffnet viele neue Möglichkeiten.

5.1.2 Körperliche Entwicklung

Deutlich bemerkbar tritt das Längenwachstum bei Mädchen zwischen 12 und 13, bei Jungen zwischen 14 und 15 Jahren ein. Die endgültige Körpergröße wird etwa mit 17 bzw. 19 Jahren erreicht. Dabei erstreckt sich das Wachstum nicht gleichmäßig über alle Körperbereiche, sondern es wachsen zuerst Kopf, Hände und Füße, dann Arme und Beine, zuletzt der Rumpf. Dabei entsteht vorübergehend das bekannte unproportionale Bild mit den schlaksigen, unkoordinierten Bewegungen, die die Leistungen in bestimmten Sportarten vorübergehend mindern können.

▎ Sexuelle Reifung

In den ersten Jahren der Adoleszenz reifen und wachsen die primären und sekundären Geschlechtsmerkmale. Beim Jungen beginnt etwa zwischen 12 und 13 Jahren das Wachstum der Hoden und des Penis, danach der Schamhaare, der Achselhaare und des Bartes. Mit dem Stimmwechsel ist mit etwa 18 Jahren dieser Reifeprozess abgeschlossen.

Im Alter von 10 bis 14 Jahren, beginnend mit der Rundung der Hüften, setzt beim Mädchen das Wachstum der Schamhaare, der Eierstöcke, der Gebärmutter, danach der Brust und der Achselbehaarung ein. Jungen haben den ersten Samenerguss (Ejakulation) mit etwa 13 bis 16 Jahren und Mädchen die erste Regelblutung (Menarche) mit etwa 11 bis 14 Jahren.

Mit dem Beginn der sexuellen Reife und der Zeugungsfähigkeit ist die Ausbildung der Geschlechtsorgane noch nicht beendet. Deren Wachstum setzt sich im späten Jugendalter fort und ist erst im frühen Erwachsenenalter abgeschlossen. Vom Anfangsstadium der sexuellen Reifung bis zur sexuellen Vollreife vergehen bei beiden Geschlechtern mehrere Jahre.

Überall auf der Welt verläuft die biologische Reifentwicklung ähnlich. Psychologisch gibt es jedoch sehr unterschiedliche Auswirkungen der Pubertät: Jugendliche in anderen Kulturen, z. B. auf Samoa, erleben einen unproblematischeren Übergang vom Kindes- zum Erwachsenenalter; allerdings nehmen sie vom sechsten Lebensjahr an am Leben der Erwachsenen teil.

Das für die Eltern oft anstrengende Verhalten ihrer Kinder ist in unserer Kultur eher auf die unklare Definition der Rolle des Jugendlichen zurückzuführen: Da wird einerseits Selbständigkeit und Verantwortungsübernahme gefordert (Erwachsenenrolle), andererseits soll der Jugendliche brav das tun, was die Eltern ihm sagen (Rolle des Kindes). Diese teils widersprüchlichen Erwartungen führen zu einer Rollenunsicherheit, die sich im Verhalten vieler Jugendlicher ausdrückt.

Es ist nicht so, dass Kinder von der sexuellen Reife plötzlich überrascht würden und die neue Sexualität für alle Schwierigkeiten im Jugendalter verantwortlich ist. Vielmehr spielen hier auch die Reaktionen des Umfeldes eine wichtige Rolle. Die gravierenden körperlichen Veränderungen sind vor dem Hintergrund von psychologischen, sozialen und kulturellen Elementen zu betrachten.

5.1.3 Psychosexuelle Entwicklung

Während der Zeit des Wachstums und der sexuellen Reifung rückt der eigene Körper in das Aufmerksamkeitszentrum des Jugendlichen (Fitness, Körperpflege, „Figurprobleme"). Gemessen an der Zeit, die Jugendliche vor dem Spiegel verbringen, hat das körperliche Erscheinungsbild in diesem Alter eine wichtige Bedeutung. Zufriedenheit und Wohlbefinden sind vom eigenen und von dem Urteil des kulturellen Umfeldes (insbesondere von dem der Altersgenossen) abhängig (**Abb. 5.2**).

Kulturelles Umfeld. Menschen aus dem sozialen Umfeld nehmen Einfluss auf die Zufriedenheit mit dem eigenen Körper, sei es kommentierend, aufklärend oder hänselnd. Das Ganze geschieht hier in einem kulturellen Umfeld, das Schönheit, Jugendlichkeit und Sexualität einen relativ hohen Stellenwert zu misst.

Körperselbstbild. Das Körperselbstbild von Jungen und Mädchen unterscheidet sich. Tendenziell werden Mädchen in dieser Phase immer unzufriedener mit ihrer Figur, Jungen immer zufriedener. Demnach scheint die Pubertätsentwicklung für Mädchen kritischer zu sein als für Jungen.

▌ Partnerkontakte

Jungen verhalten sich – genetisch und hormonell, ebenso wie durch die Erziehung bedingt – anders als Mädchen. Entsprechend unterscheiden sich Spiele und Aktivitäten: Im Grundschulalter halten sich Mädchen mehr an Mädchen und Jungen an Jungen. Die Kinder wählen sich Spielkameraden, die gleiches Spielverhalten zeigen; anderes wirkt fremd und wird deshalb oft gemieden. Vielleicht ist diese Entfernung der Geschlechter voneinander eine notwendige Voraussetzung für die spätere gegenseitige Attraktivität in der Adoleszenz.

Die große Anzahl an Verabredungen von Mädchen und Jungen (Kino, Diskothek, sonstige Unternehmungen) zeigt im Jugendalter deren Interesse am anderen Geschlecht. Das so genannte „Dating" ist eine erste Strategie, Partnerkontakte zu suchen. Dabei geht es zunächst um kurzfristige Beziehungen und wechselnde „Partnerschaften". Umfragen haben ergeben, dass Mädchen dabei auf Liebe und Zärtlichkeit, Verlässlichkeit und sexuelle Treue, Verständnis und Vertrauen Wert legen. Jungen liegt vor allem an gutem Aussehen der Mädchen. Sie erleben Sexualität oft weitgehend unabhängig von der Art der Beziehung. Für die meisten Mädchen ist eine gute Partnerbeziehung die Grundlage für sexuelle Beziehungen.

Wenn auch während der Adoleszenz mehr kürzere Beziehungen stattfinden, denken doch Jungen und Mädchen auch an die Langzeitperspektiven. Für eine dauerhafte Partnerbeziehung haben konservative Werte wie Treue, Verlässlichkeit und Bindung für Jungen und Mädchen einen hohen Stellenwert.

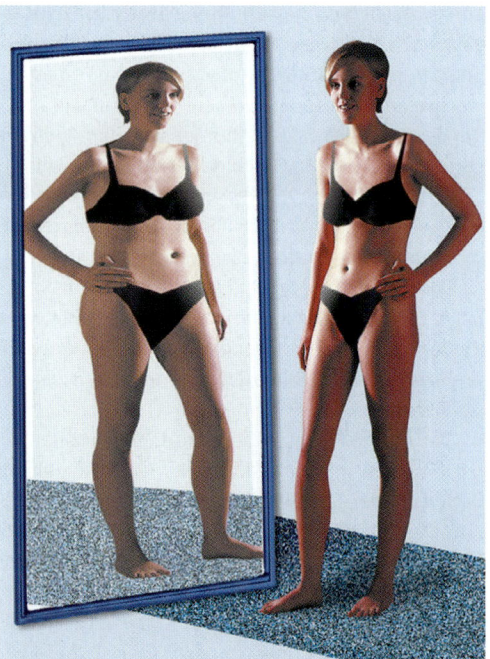

Abb. 5.2 Für Jugendliche hat das körperliche Erscheinungsbild große Bedeutung.

5.2 Entwicklungsaufgaben in der Adoleszenz

Mit großem Interesse beschäftigen sich Jugendliche mit Entwicklungsaufgaben ihrer eigenen Altersstufe. Sie nutzen die Thematik zum Lernen in eigener Sache. Die Zeit der Adoleszenz ist eine Art Spiel- und Lernraum zum Ausprobieren und Einüben verschiedener Veränderungen. Eine Menge Entwicklungsaufgaben hält dieser Lebensabschnitt bereit:

- den veränderten Körper kennen lernen und akzeptieren,
- Beziehungen zu Gleichaltrigen (peers) in Schule und Freizeit gestalten,
- tiefere Beziehungen zu Freundin oder Freund aufbauen,
- geschlechtstypische Verhaltensweisen annehmen, sich wie ein Mann bzw. eine Frau geben,
- sich von den Eltern lösen, innerlich und äußerlich unabhängiger werden,
- eigene Werte finden, die man in seinem Leben beachten möchte, andere verwerfen,
- Berufsplanung und Karriere vorbereiten,
- offen sein für Überlegungen, ob man als Single, in Partnerschaft oder Familie leben will,
- die eigene Identität herausfinden und leben.

5.2.1 Identität als eine Entwicklungsaufgabe der Adoleszenz

Wer bin ich? Und wie sehen mich die anderen?

Die Suche nach der eigenen Identität ist das Leitthema der Jugendzeit. Der Wunsch sich selbst zu kennen und sich selbst zu formen, treibt den Entwicklungsprozess über Jahre voran. Jedoch findet niemand im Alleingang zu seiner Identität. Der Mensch lebt immer in sozialen Beziehungen; seine Identität entwickelt sich hauptsächlich durch Interaktion mit anderen Menschen.

Identitätssuche verläuft in zwei Richtungen (**Abb. 5.3**):

- nach innen: „Wer bin ich?", „Wer will ich sein?"
- nach außen: „Wie sehen mich die anderen?" „Wie unterscheide ich mich von anderen?"

▌ **Phasen der Identitätsentwicklung**

Die Phasen der Identitätsentwicklung lassen sich unterteilen in:

- übernommene Identität,
- diffuse Identität,
- eigene, erarbeitete Identität.

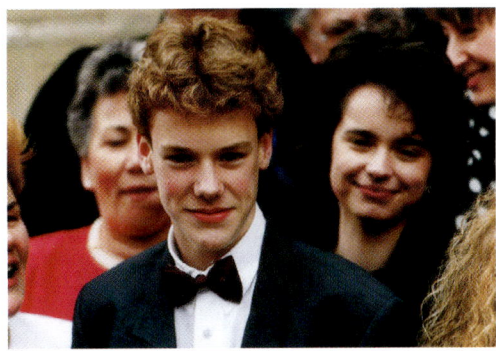

Abb. 5.3 Niemand findet seine Identität im Alleingang. Sie entwickelt sich durch Interaktion mit anderen Menschen.

In Romanen und Filmen wie „Der Trotzkopf" und aktuellen Jugendfernsehserien wird die Adoleszenz als turbulente, emotional aufgewühlte, manchmal äußerst problematische Zeit dargestellt. Jedoch scheinen nicht alle Jugendlichen diesen Lebensabschnitt als Krisenzeit zu erleben. Wie Identität gewonnen wird, zeigt folgendes kleine Interview. Je nach dem Stand der Identitätsentwicklung gaben Jugendliche auf die Frage „Was hältst du davon, dich in deiner Schule aktiver an Pflichten und Initiativen zu beteiligen?" folgende Antworten (Oerter u. Montada, 1998):

- „Das ist doch klar. Einsatz für das Allgemeinwohl ist in unserer Familie selbstverständlich. Meine Eltern und Geschwister engagieren sich auch in sozialen Aufgaben" (übernommene Identität).
- „Ich weiß noch nicht, manche tun es, manche nicht. Jeder soll es so machen, wie er will, vielleicht versuche ich es später einmal." „Mit dem Gedanken beschäftige ich mich gerade, ich überlege noch, was ich übernehmen will und was nicht" (an der Identität wird noch gearbeitet, diffuse Identität).
- „Ich habe darüber nachgedacht und mich mit der Thematik „Engagement in der Schule" auseinander gesetzt. Ich werde mich in einem bestimmten Maße an Aktivitäten beteiligen, und zwar auf dem Gebiet der Klassenraumgestaltung" (erarbeitete Identität).

Am Anfang der Adoleszenz herrscht die übernommene oder diffuse Identität, am Übergang zum jungen Erwachsenenalter sollte die eigene, erarbeitete Identität überwiegen.

Aufgabe 3 Fragen Sie sich im Rückblick auf Ihre Adoleszenz: An welche der im Text beschriebenen Entwicklungsaufgaben erinnern Sie sich noch heute? Welche haben sich „wie von selbst" erledigt?

5.2.2 Peer-Gruppen

Unter Peer-Gruppe versteht man eine Gruppe etwa gleichaltriger Jugendlicher, die zur Orientierung für das Erwachsenwerden herangezogen wird.

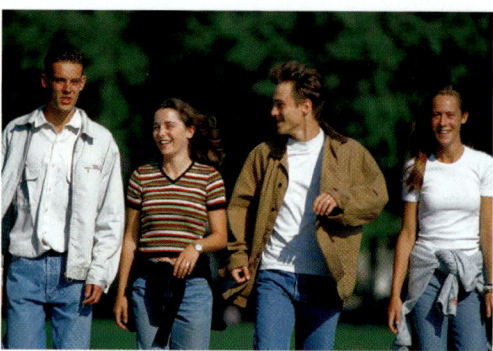

Abb. 5.4 Jugendliche orientieren sich oft stark an ihrer Peer-Gruppe.

Die Peer-Gruppen (Cliquen) der Jugendlichen sind neben der Familie von besonderer Bedeutung für die Entwicklung der Jugendlichen. Peergruppen haben meist eine lose Struktur. Jugendliche können zugleich zu verschiedenen Gruppen gehören. Es gibt keine allgemeingültigen Verhaltensregeln und Rollen. Was zum Funktionieren einer Clique nötig ist, resultiert aus Absprachen. In der Peer-Gruppe wird ein bestimmter Lebensstil gelebt. Sie dient dazu, Kontakte mit dem anderen Geschlecht aufzunehmen und neue soziale Verhaltensweisen und Aktivitäten auszuprobieren (**Abb. 5.4**). Die Identitätssuche wird weiter angeregt.

Bei der Bewältigung der Entwicklungsaufgaben löst die Peergruppe die Familie zwar nicht ab, sie bekommt jedoch einen hohen Stellenwert, weil sie er-

gänzend dazu beiträgt. Von Jugendlichen wird bestätigt, dass die Bindung an die Eltern bis mindestens in der frühen Adoleszenz wichtig für die psychische Entwicklung bleibt. Es kommt jedoch häufig zu Auseinandersetzungen, wenn die Jugendlichen die Normen und Werte der Peer-Gruppe in das Familienleben übertragen wollen. Für eine Konfliktlösung ist hier die kognitive Fähigkeit der Perspektiveübernahme gefragt. Die in der Peer-Gruppe gelebten Lebensstile der Jugendzeit werden beim Eintreten in das Erwachsenenalter oft erstaunlich leicht aufgegeben.

6 Entwicklung im Erwachsenenalter

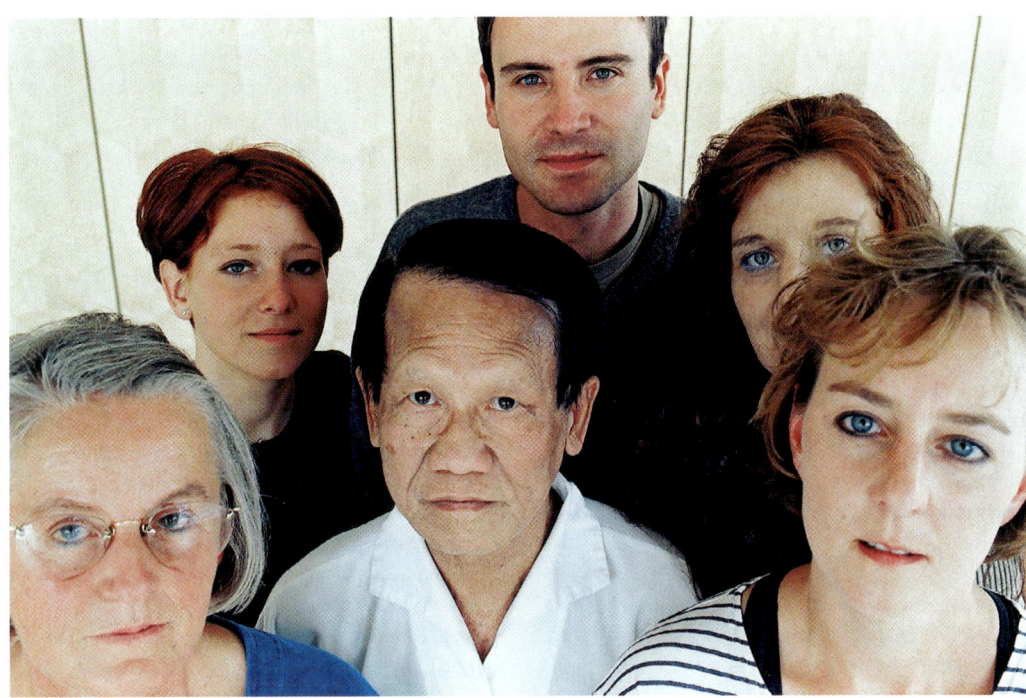

Einführung · 66

**6.1 Frühes Erwachsenenalter
(ca. 18 – 29 Jahre)** · 66

**6.1.1 Entwicklungsaufgaben im frühen
Erwachsenenalter** · 66

6.1.2 Lösung vom Elternhaus · 66

6.1.3 Berufswahl · 67

6.1.4 Freizeitverhalten · 67

6.1.5 Rollenprofil · 67

6.1.6 Partnerwahl · 67

6.1.7 Partnerschaft · 68

6.1.8 Familienentwicklung · 71

**6.2 Das mittlere Erwachsenenalter
(ca. 30 – 59 Jahre)** · 74

6.2.1 Entwicklungsaufgaben · 75

**6.2.2 Entwicklung des Selbst –
Selbstkonzept** · 76

6.2.3 Eigenschaften der Persönlichkeit · 77

Examensschwerpunkte

*Frühes Erwachsenenalter (ca. 18 – 29
Jahre): Lösung vom Elternhaus (S. 66),
Partnerwahl und Partnerschaft (S. 67),
Rollenveränderung (S. 71), Berufswahl
(S. 67), Familienentwicklung (S. 71),
mittleres Erwachsenenalter (ca. 30 – 59
Jahre): Entwicklung des Selbstkonzeptes
(S. 74)*

> *„Plötzlich flog ein düsterer Schatten über Thomas' Gesicht. ,Ich will niemals groß werden', sagte er bestimmt. ,Ich auch nicht', sagte Annika. ,Nein, das ist etwas, um das man sich nicht reißen soll', sagte Pippi. ,Große Menschen haben niemals etwas Lustiges. Sie haben nur einen Haufen langweilige Arbeit und komische Kleider und Hühneraugen und Kumminalsteuern.' ,Kommunalsteuern heißt es', sagte Annika. ,Ja, der gleiche Unsinn ist es in jedem Fall', sagte Pippi. ,Und dann sind sie voll von Aberglauben und Verrücktheiten. Sie glauben, es passiert ein großes Unglück, wenn sie beim Essen das Messer in den Mund stecken, und all solch dummes Zeug.' ,Und spielen können Sie auch nicht', sagte Annika. ,Uch, dass man gezwungen werden soll, groß zu werden!'"*
>
> (Astrid Lindgren: Pippi Langstrumpf, Friedrich Oetinger, Hamburg 1969)

Einführung

Durch die gestiegene Lebenserwartung ist die Entwicklungspsychologie dazu übergegangen, Erwachsenenalter und das höhere Lebensalter jeweils in verschiedene Abschnitte zu unterteilen. Diese Einteilung in Altersstufen dient (wie auch in den vorangegangenen Kapiteln) lediglich einer Orientierung, sie markieren jedoch nicht scharfe Anfangs- und Endpunkte von Entwicklungsphasen:

- frühes Erwachsenenalter: 18 bis 29 Jahre,
- mittleres Erwachsenenalter: 30 bis 59 Jahre,
- frühes Alter: 60 bis 69 Jahre,
- mittleres Alter: 70 bis 79 Jahre,
- hohes Alter: ab 80 Jahre.

6.1 Frühes Erwachsenenalter (ca. 18 – 29 Jahre)

Der Eintritt in das frühe Erwachsenenalter wird als deutlicher Einschnitt in der Biografie erlebt, weil er mit der Lösung von der Ursprungsfamilie verbunden ist. Aber auch beim Erwachsenwerden gibt es keine „typische Entwicklung". Jeder entwickelt sich anders, jeder wird anders erwachsen.

6.1.1 Entwicklungsaufgaben im frühen Erwachsenenalter

Als Entwicklungsaufgaben stehen nun an:

- vom Elternhaus lösen, unabhängiger werden
- einen Lebensstil finden, z.B. in einer festen Partnerschaft leben, in wechselnden Beziehungen oder allein lebend,
- gegebenenfalls Familie gründen, Geburt von Kindern,
- Arbeit und Beruf finden und darin „vorankommen",
- Stressbewältigungsstrategien entwickeln.

In dieser Lebensphase werden Entscheidungen mit langfristiger Bedeutung für die Zukunft getroffen.

6.1.2 Lösung vom Elternhaus

Beim Auszug aus dem Elternhaus spielen äußere Faktoren wie Arbeits- und Wohnungsmarkt eine Rolle. Männliche Jugendliche bleiben durchschnittlich etwas länger im Elternhaus als weibliche, die bei Aufnahme einer festeren Partnerschaft in der Regel jünger sind. Oft zieht sich der Auszug über eine Zeit des Pendelns zwischen zwei Wohnungen hin. In dieser Zeit des „Auszugs auf Probe" können junge Menschen die neue Lebensform einüben und beobachten, ob auch die Eltern ohne sie zurecht kommen.

Psychologisch spielen der Erziehungsstil und das Familienklima bei der Loslösung eine Rolle: Sie wird gefördert durch Flexibilität und Offenheit und eine Atmosphäre der emotionalen Unabhängigkeit. Bei stressreichen Familienbeziehungen kommt es dagegen oft zum vorzeitigen Auszug der Kinder.

Aus einer komplementären, hierarchischen Beziehung zwischen Eltern und Jugendlichem entwickelt sich eine symmetrische Beziehung zwischen Erwachsenen.

Aufgabe 1 Tauschen Sie sich mit Ihren Mitschülern über Erfahrungen beim Auszug von Zuhause aus. Verlief dieser einfach oder problematisch? War es für die Eltern oder die Kinder schwieriger? Gab es Zeiten des „Pendelns" oder „des Auszugs auf Probe"?

6.1.3 Berufswahl

Die Berufswahl gestaltet sich je nach persönlicher Eignung und Neigung nicht selten zufällig und kurzfristig. Wichtige Faktoren sind der Arbeitsmarkt, die Lebensregion, der Schulabschluss und der Status der Eltern.

Nach ersten Berufsjahren der Orientierung setzt im vierten und fünften Lebensjahrzehnt eine Phase der Stabilisierung mit beruflichen Verbesserungen ein. Wenn sie aufrechtgehalten werden kann, kommt es schließlich zur Spezialisierung und Konzentration auf bestimmte Bereiche bis zum Ruhestand. Der Arbeitsmarkt erfordert heute eine größere Bereitschaft zum Wechsel und zur Neuorientierung als vor Jahren, als es noch ausreichte, in einem einmal gewählten Beruf ein Berufsleben lang Erfahrungen zu sammeln und ihn mit Hilfe von Fortbildungen zeitgemäß auszuüben.

6.1.4 Freizeitverhalten

Im Freizeitverhalten junger Erwachsener spielen soziale Aktivitäten (Telefonkontakte, Verabredungen, Feste feiern, gemeinsam bummeln gehen, „etwas trinken gehen", Sport treiben) gegenüber Einzelbeschäftigungen (Lesen, Handarbeiten, Handwerken) meist eine große Rolle. Die meisten jungen Erwachsenen sind heute sehr gesellig, allerdings mehr mit Freunden als mit Familienangehörigen.

6.1.5 Rollenprofil

Das Rollenprofil des jungen Erwachsenen erweitert sich. Er ist jetzt eine berufstätige Person mit Haushalts- und Bürgerpflichten und eventuell mit Elternaufgaben. Alle Rollen bringen ihre Erwartungen und Anforderungen mit sich, der Verantwortungsbereich wird größer. Die Kindrolle wird weiter reduziert und mit ihr die Freizeit.

6.1.6 Partnerwahl

Früher sagte man „verliebt, verlobt, verheiratet, erstes Kind …" und gab damit dem Bewusstsein Ausdruck, dass es für Partnerschaft und Familiengründung eine relativ feste Ordnung gab, Regeln, die die übliche Abfolge zuverlässig bestimmten. Kann man heute schon fast von einer „normalen" Folge „verliebt, ein Kind, Partnerschaft auf Zeit" reden? Eindeutig ist, dass heute verschiedenartigere Abläufe denkbar sind, Abweichungen vom herkömmlichen Regelablauf werden heute toleranter betrachtet als vor einigen Jahren. Die Paarbeziehungen verlaufen zunächst in drei Schritten: Kennenlernen, beginnende Paarbeziehung, gefestigte Paarbeziehung.

Für das erste Verliebtsein geben Mädchen in westlichen Industrieländern durchschnittlich geringfügig frühere Zeitpunkte an als Jungen. Den ersten festen Freund haben sie mit etwa 16 Jahren und den ersten Sexualkontakt (laut Umfragen, nach eigenen Angaben) mit etwa 16,6 Jahren. Für Jungen gelten geringfügig spätere Angaben. Die Zahlen schwanken beträchtlich.

Beeinflussende Faktoren. Bei der Partnerwahl spielen folgende Faktoren eine Rolle:
- Attraktivität und Verfügbarkeit,
- Ähnlichkeit äußerer Merkmale wie Wohngegend, Ausbildungs- und Gruppenzugehörigkeit,
- Freizeitinteressen (**Abb. 6.1**),
- Status der Familie,
- Zufallsfaktoren.

Worauf Frauen und Männer bei der Partnerwahl achten ist sicher individuell sehr unterschiedlich. Insgesamt zeigen sich hier jedoch recht eindeutige ge-

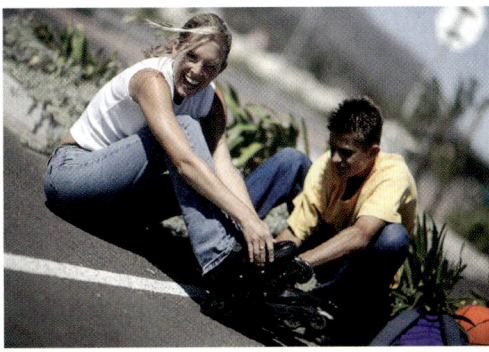

Abb. 6.1 Freizeitinteressen spielen bei der Partnerwahl eine Rolle.

schlechtstypische Tendenzen: Frauen schauen bei der Partnerwahl vorwiegend auf die Intelligenz und den Charakter, den sozioökonomischen Status und das Leistungsverhalten, Männer dagegen auf „gutes Aussehen" und körperliche Attraktivität.

Bei der weiteren Gestaltung der Partnerschaft spielt einerseits „gleich und gleich gesellt sich gern" andererseits auch „Gegensätze ziehen sich an" eine Rolle. Es hat sich gezeigt, dass sich Ähnlichkeit, bezogen auf gemeinsame Interessen, Werte, Ansprüche und Umgangsformen, i.d.R. günstig auf die Stabilität und Dauer einer Beziehung auswirkt. Gegensätze in bestimmten Persönlichkeitseigenschaften wirken sich günstig aus, wenn sie sich gegenseitig ergänzen.

Fallbeispiel Partnerwahl

Frieda und Wilhelm Schuster feiern diamantene Hochzeit. Auf die Frage eines Journalisten, was sie eigentlich die lange Ehezeit zusammengehalten habe, und warum er, Wilhelm Schuster, damals gerade Frieda unter den anderen Mädchen ausgewählt habe, antwortet er: „Mir hat an meiner Frau immer schon gefallen, dass sie so temperamentvoll, fröhlich und spontan ist. Sie hat ständig neue Ideen, man bleibt mit ihr immer in Schwung." „Und mir hat an meinem Mann gefallen," meldet sich Frau Schuster zu Wort, „dass er so ruhig und besonnen und verlässlich ist. Man weiß immer, woran man ist."

6.1.7 Partnerschaft

Partnerschaft hat heute viele Gesichter: Verheiratet sein, ledig zusammenlebend oder in getrennten Wohnungen. Das eröffnet viele neue Möglichkeiten der Lebensgestaltung, führt aber auch zu Verunsicherung. Beziehungsstörungen in der Partnerschaft sind ein Thema geworden. Paartherapie als ein bedeutender Teil der Psychotherapie wird immer häufiger eingesetzt, um Beziehungsstörungen zu behandeln.

Statistische Daten zur Partnerschaft

Die statistischen Daten sprechen eine deutliche Sprache: Partnerschaft und Familie sind in die Krise geraten. Jährlich werden inzwischen mehr als halb so viele Scheidungen wie Eheschließungen vollzogen, die Zahl der Eheschließungen pro Jahr ist rückläufig bei gleichzeitig gestiegener Anzahl von Scheidungen (Statistisches Bundesamt Deutschland, 2004):

- Scheidungen 2002: 204.214,
- Eheschließungen 2002: 391.963,
Im Vergleich dazu:
- Scheidungen 1997: 187.802,
- Eheschließungen 1997: 422.776.

Das durchschnittliche Heiratsalter steigt und lag für Männer 2002 bei 31,8 Jahren, für Frauen bei 28,8 Jahren (Statistisches Bundesamt Deutschland, 2004).

Das durchschnittliche Alter der Mütter bei der Geburt des ersten Kindes stieg in den letzten Jahren: 2002 lag es bei 29,8 Jahren (Statistisches Bundesamt Deutschland, 2004).

Am Anfang von Partnerschaften steht meistens das Verliebtsein; im weiteren Verlauf entwickelt sich gegebenenfalls Liebe. Sie wird in zwischenmenschlicher Begegnung erlebt und gestaltet. Sie macht aus zwei Einzelwesen ein Paar, zwei Menschen gehen eine Beziehung ein.

Im Verlauf der Partnerschaft werden auf der Grundlage von Ähnlichkeiten, Übereinstimmungen und emotionaler Nähe auch Unterschiede und Konflikte wahrgenommen und es wird versucht diese zu bewältigen. Erste Abgrenzungen erfolgreich zu ziehen und gegenseitig zu akzeptieren, ist für den Fortbestand der Beziehung notwendig. In der ersten Zeit einer festen Beziehung werden zahlreiche Weichen gestellt: Wer räumt wessen Socken auf? Was tut wer für wen? Wer deckt welche Tätigkeitsfelder ab? Wer ist in welchem Ausmaß für Emotionen oder Vernunft zuständig?

Der Verlauf von Zweierbeziehungen kann sich so vielfältig gestalten, wie Menschen verschieden sein können. Vom einen Extrem der kämpferisch destruktiven kurz- oder langlebigen bis zum anderen Extrem der lebenslangen, glücklichen Partnerschaft ist die Variabilität groß.

 Aufgabe 2 Von welchen Kriterien wurde Ihre Berufswahl bestimmt?

Aufgabe 3 Welche Merkmale spielen für Frauen vorwiegend eine Rolle bei der Partnerwahl, welche für Männer?

Beziehungspflege

Zwischenmenschliche Beziehungen brauchen Pflege. Eine gute Pflege beugt – genau wie bei Körperpflege – auch in diesem Bereich Schäden vor und hilft

Schäden zu beheben. Werden Beziehungen nicht gepflegt, verkümmern sie, werden „krank" und verursachen Schmerzen. Gespräche, die bestimmte Grundprinzipien berücksichtigen sind ein wichtiger Bestandteil der Beziehungspflege. Erkenntnisse aus der psychologischen Arbeit mit Paaren beschreiben diese Grundprinzipien:

- Miteinander reden und zuhören,
- Rückkopplung,
- Zeit und Raum für Begegnung zur Verfügung stellen,
- Wünsche äußern.

Miteinander reden und zuhören

Dies ist wohl das wichtigste Prinzip. Viele Partnerschaften – ob ehelich oder freundschaftlich – enden mit der Feststellung: „Eines Tages hatten wir uns nichts mehr zu sagen." Was Paare zusammenhält, sind vor allem Gespräche. Dabei ist es wichtig, sich aufmerksam auf den Gesprächspartner einzustellen. Dies bedeutet sowohl die sachlichen Informationen aufnehmen als auch wahrnehmen, wie der Partner das Gesagte emotional erlebt (S. 202).

Sachliche Informationen. Einerseits darf nicht gespart werden, sachliche Informationen weiterzugeben. Gerade über die Zeiten, die Partner getrennt voneinander zubringen, gibt es viel Mitteilenswertes, z. B., wen man getroffen hat, welche Arbeit zu erledigen war oder ist, was man gelesen, gehört und gesehen hat. Es geht nicht darum, dass minutiös über den Tageslauf Rechenschaft abgelegt und dieser zur Kontrolle offengelegt wird, sondern Mitgeteiltes ist Geteiltes, gehört dann beiden Partner; man weiß voneinander, nimmt Anteil am Leben des Partners. Der Lebensraum des anderen wird einem vertrauter, nicht immer fremder. So entsteht ein Stück gegenseitiger Beheimatung.

Emotionale Informationen. Einerseits erfolgt also gegenseitige sachliche Information, andererseits werden Gespräche erweitert, wenn emotionale Informationen hinzukommen, z. B. lassen beide Partner immer wieder einfließen: „Das hat mich geärgert", „Darüber habe ich mich sehr gefreut", „Das hat mir so Leid getan", „Ich war dabei so aufgeregt", „Ich habe mich so wohl gefühlt, wie schon lange nicht mehr". Das Mitteilen von Gefühlen, sprachlich in der Ich-Form ausgedrückt, führt zu einem tieferen gegenseitigem Verständnis und erweitert den Dialog um eine wichtige Dimension.

Auf dem Gebiet der Kommunikation ist Vieles erlernbar. Kommt es zu Störungen der Kommunikation, die Paare aus eigener Kraft nicht beheben können, besteht die Möglichkeit an Kursen zur Verbesserung der Gesprächsfähigkeit teilzunehmen, die häufig von großem Nutzen sind.

Rückkopplung

Gespräche bleiben lebendig, wenn die Partner kleine „Haltestellen" einrichten. Das kann geschehen, indem einer, wenn es sich im natürlichen Verlauf ergibt, zusammenfasst, was er verstanden hat, und dabei besonders auf den emotionalen Teil der Botschaften achtet. „Da hast du also tatsächlich im letzten Moment noch den Arzt erreicht? (Sache, Inhalt); da warst du doch sicher ganz erleichtert (Gefühl)." Oder: „Du hast mir deine Überlegungen zu diesem Schritt mitgeteilt; nicht wahr, er ist dir sehr schwer gefallen!". Auch sich selbst zu vergewissern, ob der Partner verstanden hat, was man meint, kann das Gefühl des gegenseitigen Verstehens verbessern: „Verstehst du, wie ich das meine?"

Zeit und Raum für Begegnung zur Verfügung stellen

Heute sind beide Partner häufig durch einen anspruchsvollen Beruf oder durch Haushalts- und Familienmanagement derart engagiert und zeitlich ausgefüllt, dass Zeit für partnerschaftliche Begegnungen wie andere Termine organisiert werden muss. Dasselbe gilt für den räumlichen Aspekt: Einmal ohne Kinder, ohne Kollegen zu zweit irgendwo Gelegenheit haben, Zeit miteinander zu verbringen und sich wieder als Paar zu erleben (**Abb. 6.2**).

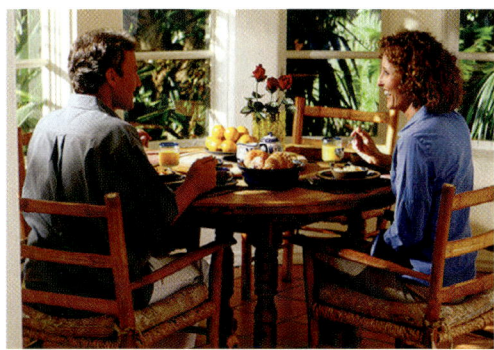

Abb. 6.2   Beziehungspflege hält eine Partnerschaft lebendig.

**Fallbeispiel Grundprinzipien der Beziehungs-
pflege**

Gabi und Klaus hatten es sich am Anfang ihrer Beziehung zur Gewohnheit gemacht einmal in der Woche nach der Arbeit in einem Restaurant zu essen. Sie bemerkten nach einiger Zeit, dass oft „etwas dazwischen kam". Seitdem sie ein Baby haben, wird es immer schwieriger, abends auszugehen. Sporadisch springen die Großeltern ein. Gabi und Klaus vermissten „ihren" Abend und beschlossen, etwas zu investieren.

Sie organisierten einen Babysitterdienst für einen Abend in der Woche und können seitdem regelmäßig und ohne großen Aufwand eine Zeit und einen Ort für sich als Paar in Anspruch nehmen. Sie erzählen sich von den vielen Stunden, die sie am Tag ohne den Partner verbringen, was sie erlebt haben, welche Gedanken und Ideen sie haben. Sie diskutieren verschiedene Standpunkte und suchen nach Lösungen. Sie lachen miteinander und fühlen sich nicht mehr „nur" als Eltern, sondern auch wieder als Paar.

▍ **Wünsche äußern**

Partnerschaftliche Beziehung wird gepflegt und verbessert, wenn beide in der Lage sind Wünsche zu äußern anstatt stillschweigend darauf zu hoffen, dass sie einem vom Munde abgelesen werden. Das gilt auch für den Bereich der Sexualität. Es gibt für beide Partner mehr Freude und Genuss, wenn verbal oder nonverbal geäußert wird, was als angenehm oder unangenehm empfunden wird. Wer Wünsche nicht formuliert, sondern stillschweigend erwartet, dass sie selbstverständlich erfüllt werden, wird Enttäuschungen erleben, die vermieden werden könnten.

 Fallbeispiel Wünsche äußern

Gabi und Klaus erleben seit einigen Jahren das „Drama" um die Feier des Hochzeitstages. Gabi lebt mehrere Tage lang auf das Datum des 20. Mai hin und erinnert sich gerne an Einzelheiten des großen Festtages vor acht Jahren. Wie in jedem Jahr malt sie sich aus, welche Überraschung Klaus sich für sie ausdenkt. Wie in jedem Jahr hat er das Datum vergessen. Am 20. Mai frühstücken beide zusammen wie jeden Tag, Klaus verlässt das Haus und Gabi denkt sich: „Na, heute Abend wird er einen Strauß Rosen mitbringen." Dabei sinkt die Stimmung schon beträchtlich; verbringt sie doch den Tag mit dem Gedanken: „Wenn er es nun wieder vergisst…. Bedeute ich ihm überhaupt noch etwas? An uns beide verschwendet

er keinen Gedanken mehr!" Am Abend ist die Enttäuschung vollkommen und der Tag endet mit Vorwürfen und Kränkungen.

 Aufgabe 4 Wie kann das Paar im kommenden Jahr eine für beide Partner befriedigende Lösung herbeiführen?

▍ **Partnerschaftliches Gesprächsverhalten**

Zum partnerschaftlichen Gesprächsverhalten gehört, dass Wünsche und Erwartungen in der Ich-Form ausgedrückt werden und die Übereinstimmungen und Differenzen immer wieder zur Sprache kommen. Gerade in einer Zeit, die Rollenerwartungen an Frau und Mann in der Partnerschaft nicht mehr verbindlich vorgibt, ist Absprache Voraussetzung für gegenseitiges Verstehen.

Eine Falle, in die eine Beziehung geraten kann, ist die Überzeugung, dass in einer glücklichen Paarbeziehung beide gleich denken und fühlen sollten. Das Gleichheitsideal macht den Dialog überflüssig. Die Differenzierung von Ich und Du, der Austausch über die Verschiedenheiten zweier Personen hingegen macht eine Beziehung spannend und lebendig. Die Forschung zeigt: Günstig für die Stabilität einer Beziehung sind ähnliche Einstellungen, verbunden mit sich ergänzenden Persönlichkeitseigenschaften.

 Fallbeispiel ergänzende Persönlichkeitseigenschaften

Gabi und Klaus wünschten sich Kinder, eine intakte Familie ist ihnen sehr wichtig. Beide haben ähnliche Ziele, sie planen gerade den Kauf eines alten Bauernhofes, den sie renovieren wollen. Gabi ist sehr temperamentvoll, will alles sofort und am besten noch vieles mehr tun, so dass sie abends oft ganz erschöpft ist. Da tut ihr die Ruhe, die ihr Mann ausstrahlt, gut. Klaus genießt das Temperament seiner Frau und bietet der Familie und seiner Frau gleichzeitig Ruhe und Sicherheit.

Eine weitere Beziehungsfalle ist die Annahme, alles über den Partner zu wissen. Wenn ein Partner schon weiß, was der andere denkt, wie er fühlt, wie er sich verhalten wird, dann erübrigt sich jede Kommunikation; dann hat sich ein Paar nichts mehr zu sagen. Die vermeintliche Kunst des Gedankenlesens tötet echtes Interesse am Partner.

In eine Sackgasse geraten Paarbeziehungen, die mit einem pauschalen Urteil den Partner auf bestimmte Merkmale festlegen: „Du bist genau wie deine Mutter!" Es gibt dann kaum mehr die Möglichkeit einer solchen Festschreibung zu entrinnen und sich als Individuum darzustellen, das sich durchaus von dieser Mutter unterscheidet. Etikettierungen verhindern Entwicklung und Veränderung einer Person und der Paarbeziehung.

Aufgabe 5 Heike und Peter sind seit zwölf Jahren verheiratet. Sie haben drei Kinder im Alter von zehn, acht und vier Jahren. Heike ist Hausfrau, Peter arbeitet als Intensivpfleger in einem Krankenhaus. Erarbeiten Sie Vorschläge für das Paar, ihre Beziehung zu beider Zufriedenheit zu gestalten.

6.1.8 Familienentwicklung

Jeder Mensch ist auf irgendeine Weise ein Familienmensch; die meisten Menschen kennen eine Herkunftsfamilie, mit der sie zumindest eine Zeit lang gelebt haben. Viele gründen eine eigene Familie und leben in der kleineren Gruppe der Kernfamilie oder in einer erweiterten Form der mehrere Generationen umfassenden Großfamilie. Nach Trennungen kommt es vor, dass sich Teilfamilien zusammenfinden und eine neue Familienbindung eingehen. Man spricht hier von sogenannten Patchwork-Familien.

Auch Familien verändern sich im Ablauf ihres Daseins, ähnlich wie sich ein Individuum im Laufe des Lebens entwickelt. Am Anfang steht die Partnerschaft, weitere Entwicklungsstufen folgen: Elternwerden von einem oder mehreren Kindern, dann Familie sein mit kleinen, später mit großen Kindern; danach kommt das „Familienalter" mit sich ablösenden Jugendlichen und jungen Erwachsenen. Ein Leben wieder als Paar oder zuletzt alleine sind die Familienabschnitte im höheren Lebensalter.

Eltern werden

Eine besondere Entwicklungsaufgabe des jungen Erwachsenenalters ist die Übernahme der Elternrolle. Eine große Anzahl der jungen Erwachsenen treffen um den dreißigsten Geburtstag herum diese Entscheidung. Frauen sind heute bei der Geburt des ersten Kindes durchschnittlich etwa 29 Jahre alt.

Die Elternrolle übernimmt man nicht von einem Tag auf den anderen, sondern es ist eher so, dass man über eine Spanne von etwa einem Jahr, und zwar vom Bewusstsein der Schwangerschaft an, in sie hinein wächst. Eine wesentliche Hilfestellung gibt das Kind; aktiv und deutlich gestaltet es die Beziehung zu den Eltern mit, wenn es erst einmal geboren ist.

Veränderte Rollen

Die Geburt des ersten Kindes in einer Familie ist ein einschneidendes und veränderungswirksames Ereignis. Mit dem ersten Kind wird die Familie geboren (**Abb. 6.3**). Das erste Kind verändert nicht nur den Stand des Paares, das nun Eltern wird, sondern auch den Stand aller Personen, die zur Familie gehören; alle werden in eine neue Rolle „befördert": Der Mann wird Vater, die Frau wird Mutter, das Paar wird Eltern. Geschwister werden Tanten und Onkel; Die Eltern des Paares bekommen zusätzlich die neue Rolle der Großeltern. Viele Menschen empfinden die Geburt des ersten Kindes als Ende ihrer eigenen Kindheit.

Aufgabe 6 Welche Erwartungen werden in unserer Gesellschaft an die Rolle der Eltern gestellt?

Veränderte Paarbeziehung

Mit dem ersten Kind wird aus der Zweierbeziehung der Partner eine Dreierbeziehung. Das ist der Beginn einer veränderten Paarbeziehung und zweier neuer Beziehungen in dieser Lebensgemeinschaft: Die individuelle Beziehung zwischen Mutter und Kind und die Vater-Kind-Beziehung beginnen sich aufzubauen (**Abb. 6.4**). Alle drei sind aktiv an der Beziehungsgestaltung beteiligt. Der Säugling drückt durch Schreien, Weinen, ab dem zweiten Monat durch Lächeln Kontaktbedürfnis aus; er kann ab dem dritten Lebensmonat durch Blickverhalten und Kopfhaltungen Kontaktwünsche vermitteln oder ablehnen (S. 43).

Erwartungen an das Kind

Bei problematischen Familienverhältnissen kommt es vor, dass an das Kind offene oder unausgesproche-

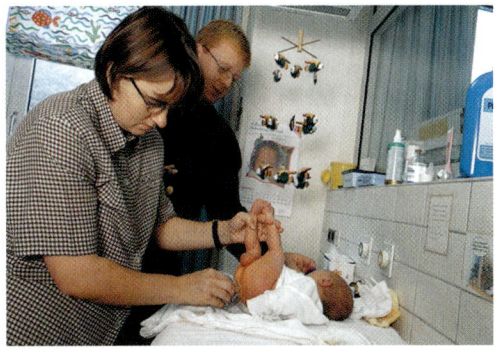

Abb. 6.3 Mit dem ersten Kind wird die Familie geboren.

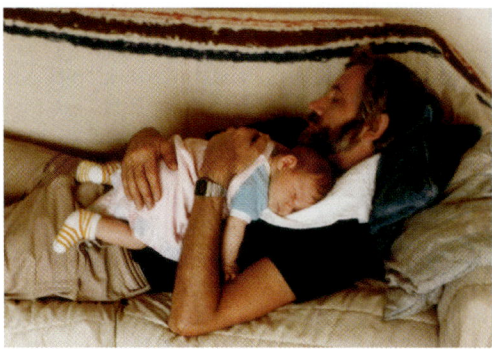

Abb. 6.4 Die individuelle Beziehung zwischen Vater und Kind baut sich auf.

ne Erwartungen gerichtet werden: „Wenn erst das Kind da ist, kann ich mich aus der belastenden Beziehung zu meinen Eltern befreien." Manche Menschen knüpfen an das Neugeborene die Hoffnung: „Das Kind soll unser Sonnenschein sein!" In einer konfliktreichen Paarbeziehung legen die Partner möglicherweise dem Kind sozusagen den Auftrag in die Wiege, Friedensbringer zu werden: „Dieses Kind wird unsere Ehe retten!" Solche „Hypotheken" kann das Leben des Kindes über Jahre schwer belasten.

In der frühen Familienzeit werden für Kinder, die ohne Bedingung akzeptiert werden, die Wurzeln für Selbstvertrauen und Kompetenz statt für Versagensgefühle gelegt.

Verändertes Zeitmanagement

Um allen Beteiligten möglichst gerecht zu werden, müssen in der neuen Konstellation als Familie sowohl die Bedürfnisse des Kindes als auch die der beiden Erwachsenen als Einzelwesen, als Paar und als Eltern beachtet werden. Mit diesen Überlegungen werden für die kommenden Jahre Weichen gestellt bezüglich der Arbeitsteilung des Paares, der Pflichten und Rechte der Partner; es wird geklärt, wer welche Aufgaben in Beruf, Familie und Erziehung übernimmt. Die Eltern müssen ihr Zeitmanagement verändern. Meistens geschieht das auf Kosten von Freizeit, persönlicher Zeit und Peer-Aktivitäten (Sport und Freunde).

Das zweite Kind

Wenn das zweite Kind geboren wird, verändern sich wieder die Positionen in der Familie. Das erste Kind wird nun das ältere oder das „große" Kind. Die Mehrarbeit muss umverteilt werden. Oft engagiert sich der Vater, wenn er anwesend ist, jetzt mehr bei der Versorgung der Kinder.

Geschwisterbeziehung

Die Integration des neuen Kindes in die Dreiergruppe wird zum Familienthema. In jungen Familien wird nach der Geburt oft ängstlich die Eifersucht des älteren Kindes auf das neue Familienmitglied erwartet. Geschwisterrivalität gehört zur Entwicklung der kindlichen Persönlichkeit in Mehrkindfamilien dazu. Sie trägt dazu bei, dass sich jedes Kind als Individuum mit eigener Identität entwickeln kann und sich von den Geschwistern unterscheidet und abgrenzt. So wird es seinen Platz innerhalb des Familiensystems finden. Für die Entwicklung einer guten Geschwisterbeziehung ist es von großer Bedeutung, wie die Kinder miteinander bekannt und vertraut gemacht werden (**Abb. 6.5**).

Fallbeispiel Geschwisterbeziehung

Während die Mutter den einjährigen Philipp badet, blättert die dreijährige Silke in einem Bilderbuch. Sie kommt zur Mutter : „Da ist der Bauer, da Kühe, Schafe". „Ja," sagt die Mutter, „Wo sind denn die Pferde?" Dabei hebt sie den kleinen Bruder aus der Wanne und trocknet ihn ab. „Da sind die Pferde. Hopp, hopp, hopp" ruft sie und hüpft davon.

Trotz der Beschäftigung mit dem Baby können Vater und Mutter dem erstgeborenen Kind zeigen, dass die Beziehung zu ihm nicht aufgehoben ist.

Die Eingliederung des zweiten Kindes beschäftigt Vater und Mutter. Die Elternbeziehung wird durch den gemeinsamen Einsatz für beide Kinder gestärkt.

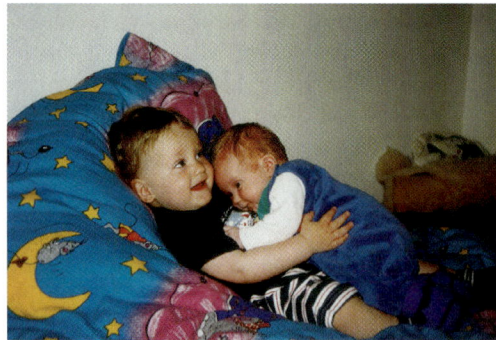

Abb. 6.5 Geschwisterbeziehung beeinflusst die Entwicklung der kindlichen Persönlichkeit.

Die Paarbeziehung tritt in dieser Zeit häufig in den Hintergrund.

Erziehungskonzept

Wenn die Kinder größer werden, beginnt die Zeit der Erziehungsfragen. Die beiden Familiengründer sind wieder stark als Eltern gefragt. Sie entwickeln ein Erziehungskonzept, das sich aus Erfahrungen in ihren Herkunftsfamilien zusammensetzt, z. B.: „Bei uns wurde immer auf Tischmanieren, Ehrlichkeit, Pünktlichkeit und Hilfsbereitschaft Wert gelegt. Das sollen unsere Kinder auch lernen." „Meine Mutter hat uns Kinder ständig kontrolliert. So werde ich es nicht machen, unsere Kinder sollen früh selbstständig werden".

Generationengrenzen

Durch Hilfegesuche oder Hilfsangebote treten nun auch Großeltern und andere Verwandte auf den Plan. Nicht selten geben sie Ratschläge oder beteiligen sich aktiv an der Erziehung der Kinder (**Abb. 6.6**). Wenn daraus Konflikte zwischen dem Elternpaar entstehen, wird es Zeit, auf die Grenzen zwischen den Generationen zu achten und ihre Aufgaben und Befugnisse zu klären.

Grenze zwischen Kindern und Eltern. Es ist nicht das Amt des ältesten Kindes, jüngere Geschwister zu erziehen. Von dieser Verantwortung ist ein Kind frei zu halten. Kinder können miteinander spielen oder etwas Gemeinsames unternehmen oder andere kindgemäße Dinge tun; das Amt der Erziehung und damit die Verantwortlichkeit tragen die Eltern.

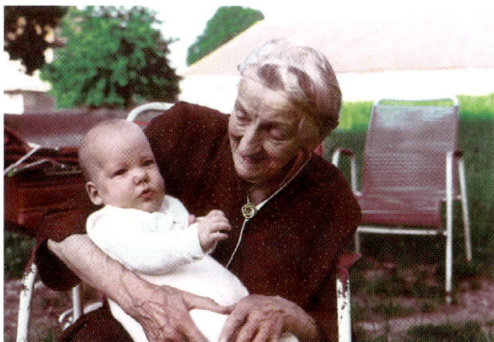

Abb. 6.6 Zu den ersten sozialen Beziehungen gehören für viele Kinder die zu den Großeltern.

Grenze zwischen Eltern und deren Eltern. Wieder liegt die Wahl der Erziehungsmethoden und -ziele bei den Eltern. Sie sind die Verantwortlichen. In Absprache mit den Eltern können sich Großeltern und Verwandte mit an der Erziehung der Kinder beteiligen.

Wenn zunächst die Eltern, später die heranwachsenden Kinder und andere Personen im Familienverband, darauf achten, dass klare Generationengrenzen eingehalten werden, trägt das zur Vermeidung von Konflikten bei. Kindern gibt es Orientierungshilfe und ein Stück Sicherheit in der Vielfalt der ersten sozialen Beziehungen.

💡 Fallbeispiel Generationengrenzen

Paul, sechs Jahre alt, und Peter, fünf Jahre alt, verbringen das Wochenende bei den Großeltern. Am Samstagabend möchten sie eine Showsendung im Fernsehen anschauen. Der Großvater stimmt zu: „Ich hole eine Tüte Chips und Limonade für alle!" Großmutter hat Bedenken: „Ich weiß nicht, ob das richtig ist." Sie schlägt vor, die Eltern der Kinder anzurufen. „Nein, das ist ausgeschlossen; die Kinder dürfen nachmittags ein wenig fernsehen, abends nicht." Schließlich öffnet Großvater den Schrank mit den Spielsachen; sie verbringen den Abend mit Würfelspielen.

❓ Aufgabe 7
Wie wäre es weitergegangen, wenn hier die Generationengrenze nicht so klar beachtet worden wäre? Welche Folgen hätten entstehen können?

Persönlichkeitsentwicklung bei Geschwistern

In der Zeit der Erziehungsfragen stellt sich immer wieder die Frage nach der Gerechtigkeit. Wie können wir allen Kindern gerecht werden?

Die Familie mit mehreren Kindern hat die Aufgabe, Unterschiede zu erkennen und zuzulassen. Vater und Mutter denken und fühlen und handeln verschieden; Geschwister unterscheiden sich. Nur der Mensch, der sich in seiner Einmaligkeit klar von anderen unterscheidet, kann seine Identität finden. Für die Persönlichkeits- und die weitere Familienentwicklung ist es wichtig, Anderssein und Differenzierung zu ermöglichen.

Fallbeispiel Persönlichkeitsentwicklung bei Geschwistern

Anna und Thea sind 9 und 10 Jahre alt; ihrer Mutter gefällt es, die beiden Mädchen so oft wie möglich gleich zu kleiden. So erleben sie häufig, verwechselt zu werden. Sie helfen sich zunächst, indem sie verbessern: „Ich bin doch Thea und das da ist Anna!" Später lassen sie es einfach geschehen. In der Pubertät schockieren sie ihre Mitwelt dadurch, dass Anna ein auffälliges Gesichts-Piercing trägt, Thea ihre Haare grün färbt. Sie verleihen ihrem Wunsch nach Identität Ausdruck.

▌ **Geschwisterkinder in der Kinderklinik**

Wenn ein Kind krank wird, sogar ein stationärer Krankenhausaufenthalt nötig ist, gerät die elterliche Zuwendung zu den Kindern in ein Ungleichgewicht: Das kranke Kind braucht mehr Aufmerksamkeit. Die Anwesenheit eines Elternteils im Krankenhaus muss organisiert werden. Es werden Nachbarn, Großeltern oder Freunde für die Versorgung der gesunden Geschwister herangezogen. Geschwisterkinder reagieren oft mit Neid und Unverständnis und fühlen sich zurückgesetzt. Manche werden „schwierig", d. h., sie entwickeln negative und den reibungslosen Ablauf des alltäglichen Familienlebens störende Verhaltensweisen, um so mehr Aufmerksamkeit auf sich zu lenken. Zusätzliche Belastungen kommen dadurch auf die Eltern zu.

 Fallbeispiel Geschwister im Krankenhaus

In der Kinderklinik spielt sich jeden Nachmittag die gleiche Szene ab: Frau Sauter, eine allein erziehende Mutter, betritt zusammen mit ihrer fünfjährigen Tochter Jessica um 14 Uhr die Station. In Zimmer 10 liegt Theresa. Sie ist neun Jahre alt. Frau Sauter ist sehr besorgt und kümmert sich intensiv um ihre Älteste. Nach kurzer Zeit wird es laut im Zimmer. Frau Sauter schimpft mit Jessica, die allerlei Unfug macht und zunehmend herumquengelt und schließlich schreit, dass man es auf dem Gang der Station hört.

Beim Übergabegespräch des Pflegepersonals wird die Situation thematisiert. Es wird beschlossen, einen Versuch zu machen, etwas zu ändern, so dass die Besuchszeit für alle Beteiligten erfreulicher verläuft.

 Aufgabe 8 Erarbeiten Sie in der Gruppe Vorschläge, wie die Situation verbessert werden kann!

▌ **Ablösung von den Kindern**

Kommt das erste Kind in die Pubertät wird Ablösung oft ein Familienthema. An diesem Prozess sind beide Generationen, Eltern und Kinder, beteiligt. Kinder lösen sich leichter, wenn schon immer in der Familie genug Möglichkeit zur Entwicklung von Identität und Autonomie für jeden Einzelnen bestand. Eine klare Markierung des Lebensraums von Jugendlichen und Erwachsenen hilft dabei.

Die Ablösung der Eltern gelingt besser, wenn sie sich eine funktionierende Beziehung als Paar erhalten haben. Wurde die Paarbeziehung über Jahre vernachlässigt, muss sie neu – jetzt ohne Kinder – gestaltet werden. In den meisten Familien mit mehreren Kindern verlassen die Kinder eins nach dem anderen das Haus, so dass sich der Ablösungsprozess über Jahre hinzieht. Kinder halten auch trotz großer Entfernung an der kindlichen Bindung zu ihren Eltern fest, wenn es den Eltern nicht gelingt, zu einer neuen ehelichen Beziehung oder gegebenenfalls zu einer befriedigenden Trennung zu finden.

Wenn das letzte Kind geht, stehen sich die Eltern – ohne Kinder dazwischen – gegenüber. Manche Paare lernen sich nach all den Erziehungsjahren wieder neu kennen und bauen eine neue Zweierbeziehung auf, andere trennen sich oder leben „nebeneinander her". Vielfach wird der Prozess erschwert durch die Betreuung pflegebedürftiger Eltern.

▌ **Die Zeit allein**

Viele Menschen erleben heute zwei oder mehrere langjährige Partnerschaften. Nach der Trennung vom Partner durch eine Scheidung oder durch den Tod sind eines Tages die Weichen für ein Leben alleine zu stellen. Vorbereitungen dazu, die schon während der noch bestehenden Partnerschaft getroffen wurden, erleichtern den Übergang. Die Beziehungen zu Freunden, zu den erwachsenen Kindern und zur folgenden Generation werden neu geordnet. Es gilt jetzt, die neue Identität als allein stehende Frau oder als allein stehender Mann – jetzt ohne Familie – zu finden und zu leben.

6.2 Das mittlere Erwachsenenalter (ca. 30 – 59 Jahre)

Der Mensch steht im jungen Erwachsenenalter mit weiter Zukunftsperspektive vor einer Vielzahl von offenen Lebensbereichen, an denen er teilhaben kann. Im späten Erwachsenenalter verabschiedet er einige davon, um sich anderen Bereichen intensiver zu widmen. Vom jüngeren Erwachsenenalter gleitet man hinüber in den nächsten Lebensabschnitt, das mittlere Erwachsenenalter, ohne dass es einen biologisch bedingten Einschnitt gibt.

> *Mark Twain tröstet einen jungen Freund, der Schwierigkeiten mit seinen Eltern hat: Mit sechzehn sei es nicht zum Aushalten gewesen, mit vierundzwanzig habe er sich ganz gut unterhalten, mit dreißig schon viel besser und jetzt – ob der junge Freund es glaube oder nicht – vierzigjährig, hole er sich sogar einen Rat bei seinem Vater – so können sich die Zeiten ändern!*
>
> (nach Arbeitsgemeinschaft missionarische Dienste, Stuttgart 1977)

6.2.1 Entwicklungsaufgaben

Zu den Aufgaben des mittleren Erwachsenenalter gehört das Ausbauen von Ressourcen.

⚪ Unter Ressourcen versteht man Kraftquellen und Fähigkeiten. Sie können materieller, psychischer und sozialer Art sein: Zeit, Geld, Eigentum, Wissen, soziale Netzwerke wie Peers, Partner, Familie, emotionale Stabilität, Intelligenz, gelernte Bewältigungsstrategien.

Die in dieser Lebensphase anstehenden Entwicklungsaufgaben sind:
- Fähigkeiten und Aufgaben erweitern und spezialisieren,
- einen eigenen Haushalt führen,
- Kinder großziehen,
- Freundschaften pflegen (**Abb. 6.7**),
- Beruf ausbauen,

- private und öffentliche Verantwortung übernehmen,
- materielle Absicherung aufbauen und erhalten,
- sich von den Kindern ablösen,
- subjektives Wohlbefinden erhalten und erweitern,
- Gleichgewicht von Geben und Nehmen anstreben,
- Persönlichkeit entwickeln und festigen,
- Selbstpflege,
- mit körperlichen Veränderungen umgehen.
- Haushalt reduzieren (Empty nest), ggf. Wohnung verändern.

⚪ Mit „empty nest", (leeres Nest) wird die Situation der Eltern beschrieben, wenn alle Kinder endgültig das Haus verlassen haben.

Die Hochzeiten der Kinder sind gefeiert oder ihr Leben als Single hat sich etabliert. Vielfach wird angenommen, dass der Auszug des letzten Kindes zu einer Krise der Eltern führt. Diese Interpretation konnte empirisch nicht belegt werden. Die Schwierigkeiten, wenn sie überhaupt als eine Krise auftreten, sind häufig die Folge einer Belastungsanhäufung in dieser Lebensphase (Pflege der Eltern, Neuorientierung in Haushalt und Partnerbeziehung), die sich jetzt äußert und die verarbeitet werden muss.

▮ Die „Midlife-Crisis"

Eine weitere viel diskutierte Krise im mittleren Erwachsenenalter ist die sogenannte „Midlife-Crisis".

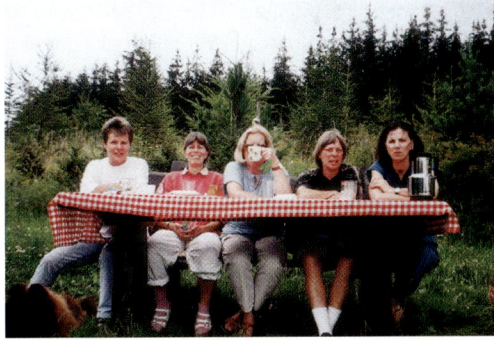

Abb. 6.7 Zu den Entwicklungsaufgaben im Erwachsenenalter gehört das Pflegen von Freundschaften.

Unter dem Begriff Midlife-Crisis fasst man die bei manchen Menschen in der Lebensmitte zu beobachtenden Krisenzustände zusammen, die entstehen können, wenn Menschen eine negative Bilanz über ihre Lebenssituation ziehen und sich dabei gleichzeitig der zeitlichen Begrenztheit der Lebensdauer bewusst werden.

Diese Krisen stehen mit dem Wechsel der Zeitperspektiven in Zusammenhang: Als Kind glaubt man, unendlich viel Lebenszeit zu haben, jetzt wird dem Erwachsenen deutlich, dass die vor ihm liegende Zeit kürzer als die schon gelebte Zeit sein kann. Die Midlife-Crisis scheint vor allem diejenigen zu treffen, die sich nicht in der Lage sehen, ihre Situation zu ihrer Zufriedenheit zu verändern.

Da die Erlebniswelten und Entwicklungsaufgaben in diesem Altersabschnitt so vielfältig sind, sollen nun psychische Veränderungen exemplarisch am Beispiel der Entwicklung des Selbst im mittleren und höheren Erwachsenenalter dargestellt werden.

6.2.2 Entwicklung des Selbst – Selbstkonzept

Unter Selbstkonzept versteht man die Vorstellungen, die jemand über seine eigenen Eigenschaften und Fähigkeiten hat.

Fallbeispiel Selbstkonzept

Im Café „Sonnenschein" sitzen Frau Erna Körnle und Frau Henny Helber bei Kaffee und Kuchen und dem schon traditionellen Prosecco. Sie sind alte Freundinnen und genießen immer wieder ihr wohltuendes Beisammensein. Heute haben sie schon eine Menge Erlebnisse und Gedanken ausgetauscht. „Stell' dir vor, Henny" sagt Frau Körnle, „gestern Abend habe ich einen Vortrag vor der Hospizgruppe gehalten. Manchmal staune ich über mich selbst. Wenn ich bedenke, wie schüchtern ich als junges Mädchen war und heute macht mir diese Tätigkeit große Freude." „Ich war während der Schulzeit eigentlich immer still und schüchtern. Auch heute noch bin ich eher ein zurückhaltender Mensch."

Die Teller sind leer, man wird bald aufbrechen, da fragt Frau Helber noch: „Hast Du für die Opfer der Flutkatastrophe gespendet?"

„Oh ja, meine Liebe, ich habe zweimal fünfhundert Euro überwiesen."

„Ja, ja, das ist typisch! Du spendest immer zuverlässig und auch nicht wenig, aber du redest kein Wort darüber."

Nach einer kleinen Pause sagt Frau Körnle: „So bin ich eben!" Die Freundinnen verabschieden sich, nachdem sie den nächsten Termin für ihr Treffen vereinbart haben.

„So bin ich eben!" Die Dame hat durchaus Vorstellungen darüber, wer sie ist, psychologisch gesprochen: Sie hat ein Selbstkonzept. Nur im Austausch mit anderen Menschen kann ein Selbstkonzept entstehen, denn andere geben wichtige Informationen für das eigene Selbstverständnis. Denn zur Selbstwahrnehmung gehört immer wieder der Vergleich mit anderen Vorstellungen:

- wie wir gerne sein möchten (Idealselbst),
- wie wir mit unseren Möglichkeiten sein könnten,
- wie wir befürchten zu werden.

Diese Vergleiche regen immer wieder an, über das Selbstkonzept nachzudenken und es zu modifizieren.

Bestandteile des Selbstkonzepts

Zu den Bestandteilen des Selbstkonzeptes gehören:

- persönliche Erinnerungen und biografische Erfahrungen,
- Vorstellungen von eigenen Fähigkeiten, Eigenschaften, Werten, Motiven,
- Vorstellungen darüber, wie wir gerne sein möchten (Ideal-Selbst),
- Vorstellungen über das mögliche Selbst, verschiedene mögliche Verwirklichungen,
- Befürchtungen, wie wir einmal sein könnten, aber nicht werden wollen,
- Wissen darüber, wie uns andere sehen,
- Selbstwertgefühl.

Selbstwertgefühl. Bewerten wir uns positiv oder negativ? Im Selbstwertgefühl findet die pauschale Bewertung des eigenen Selbst statt. Der Selbstwert ist eine starke Einflussgröße auf Verhalten und Erleben. Menschen mit niedrigem Selbstwertgefühl schätzen sich in verschiedenen Persönlichkeitsbereichen (Intelligenz, soziale Kompetenz, körperliche Attraktivität, Leistung) eher niedrig ein. Hohes Selbstwertgefühl hat i.d.R. eine recht hohe persönliche Sicherheit des Einschätzens und eine gute persönliche Bewertung zur Folge.

Aufgabe 9 Wer ist Frau Erna Körnle? Beschreiben Sie mögliche Bestandteile ihres Selbstkonzeptes.

6.2.3 Eigenschaften der Persönlichkeit

🔵 Durch Persönlichkeitseigenschaften entstehen
🔵 Handlungstendenzen, die sich durch eine längere Lebenszeit ziehen, über verschiedenartige Situationen hinweg gleich bleiben und dem Verhalten eine gewisse Stabilität verleihen.

Wie beschreibt man einen Menschen? Meist geschieht dies, indem man die Eigenschaften seiner Persönlichkeit genauer betrachtet. Aber aus der Vielzahl von Eigenschaften, bevorzugten Handlungen, Fähigkeiten und Temperamenten ist es oft schwer, eine zutreffende Beschreibung zu geben.

▌ 5 Dimensionen der Persönlichkeit

Viele psychologische Forscher (z.B. Costa und Melrae, 1955 in Oerter S. 383) befassen sich daher mit den fünf großen Dimensionen der Persönlichkeit, die mehr oder weniger intensiv ausgeprägt sein können:

- Extraversion,
- emotionale Stabilität,
- Offenheit für Neues,
- Verträglichkeit,
- Gewissenhaftigkeit.

Extraversion. Extraversion besagt, inwieweit eine Person nach außen gerichtet ist. Extravertierte (auch: extrovertierte) Personen sind interessiert, mitteilsam, aktiv, gesellig, wenden sich dem Geschehen um sich herum zu. Introvertierte Menschen sind wenig mitteilsam und wirken in sich gekehrt.

Emotionale Stabilität. Sie beschreibt, inwieweit die Gefühlslage einer Person ausgeglichen ist. Eine hohe Labilität haben Personen, die ängstlich, unsicher, nervös, besorgt wirken und eher pessimistisch eingestellt sind. In Belastungssituationen reagieren sie mit ausgeprägten Stressreaktionen (Neurotizismus).

Offenheit für Neues. Hier wird erfasst wie gerne Menschen neue Erfahrungen machen. Ein hohes Maß an Offenheit haben Personen, die wissbegierig sind, Abwechslung lieben, Unbekanntes ausprobieren und sich gerne schöpferisch betätigen.

Verträglichkeit. Verträglichkeit bezeichnet den Grad der sozialen Einstellung und des Interesses an mitmenschlichen Beziehungen. Menschen mit hoher Verträglichkeit sind rücksichtsvoll, freundlich, kooperativ und anteilnehmend.

Gewissenhaftigkeit. Gewissenhafte Menschen lieben es, Aufgaben fertig zu stellen, möglichst pünktlich und fehlerfrei. Sie zeigen eine zuverlässige und disziplinierte Haltung. Sie dulden keine Nachlässigkeiten und können sehr gut strukturieren und organisieren.

Es wurden Fragebögen entwickelt, die diese Dimensionen messen wollen, um ein Persönlichkeitsprofil zu erstellen. Dazu werden verschiedene Merkmalsausprägungen jeder Dimension auf einer z.B. fünfstufigen Skala erfasst, die eine Antwort von starker Ablehnung bis starker Zustimmung ermöglicht.

🔵 **Aufgabe 10** Versuchen Sie sich auf der fünfstufigen Skala (**Abb. 6.8**) der Merkmalsausprägungen einzuordnen, um so einen Ausschnitt Ihres Selbstkonzepts zu beschreiben.

▌ „Einmal so – immer so?"

🔵 Die Persönlichkeit eines Menschen ist die einzigartige Konstellation von Eigenschaften, die eine gewisse Konstanz in seinen Verhaltensweisen bewirkt.

Wie entstehen Eigenschaften, wie entwickelt sich eine Persönlichkeit? Gilt „einmal so – immer so"? Wenn eine Persönlichkeit im Alter von 20 Jahren in den Dimensionen Extraversion, Offenheit und Verträglichkeit hoch, in Neurotizismus niedrig und in Gewissenhaftigkeit durchschnittlich bewertet wird, ist dann damit zu rechnen, dass sich für sie im Alter von 70 Jahren ein ähnliches Profil ergibt? In diesem Punkt sind sich Psychologen nicht einig. Einige gehen von einer weitgehend festgelegten Entwicklung aus, z.B. Sigmund Freud. Die analytische Entwicklungstheorie Sigmund Freuds hob die Wirksamkeit des Unbewussten im Menschen sowie die Bedeutung der frühen Kindheit als enorm prägenden Lebensabschnitt hervor.

Aktuelle Theorien setzen hingegen mehr Vertrauen in das Entwicklungspotential des Menschen. Sie betonen, dass die Person selbst aktiv an der Gestaltung der Persönlichkeit und des Selbst beteiligt ist; jeder kann Veränderungen und Fortschritte selbst herbeiführen. So kann sich die menschliche Persönlichkeit durch Lernprozesse und Erfahrung verändern. Durch soziale Interaktion, einschließlich der Rückmeldungen auf das eigene Verhalten, lernt der Mensch ein Leben lang. Er kann durch Rückmeldung über sein Verhalten beeinflusst werden (instrumen-

Dimensionen	Merkmalsausprägung/Skalen			Beispielfragen zur Erfassung der Dimensionen
Extraversion	reserviert zurückgezogen gehemmt	1 2 3 4 5 1 2 3 4 5 1 2 3 4 5	zugewandt gesprächig spontan	Haben Sie gerne viele Leute um sich herum?
emotionale Stabilität (Neurotizismus)	unruhig empfindlich labil	1 2 3 4 5 1 2 3 4 5 1 2 3 4 5	ruhig selbstbewusst stabil	Sind Sie leicht beunruhigt?
Offenheit für Neues	einfallslos nicht kreativ konventionell	1 2 3 4 5 1 2 3 4 5 1 2 3 4 5	phantasievoll kreativ originell	Probieren Sie gerne neue und fremde Speisen aus?
Verträglichkeit	misstrauisch penibel kritisch	1 2 3 4 5 1 2 3 4 5 1 2 3 4 5	vertrauensvoll großzügig nachsichtig	Versuchen Sie stets freundlich zu sein?
Gewissenhaftigkeit	leichtfertig unzuverlässig ziellos	1 2 3 4 5 1 2 3 4 5 1 2 3 4 5	vorsichtig zuverlässig ehrgeizig	Sind Sie eine tüchtige Person, die ihre Arbeit immer erledigt?

Abb. 6.8 Fragebogen zur Erfassung von Persönlichkeitsmerkmalen durch Selbsteinschätzung (nach Costa u. Melrae, NEO-FFI, 1995)

telles Lernen, S. 121). Es müssen jedoch nicht alle Erfahrungen in eigenen Handlungen erworben werden. Es genügt oft, wenn eine Person beobachtet, wie sich andere verhalten und welche Folgen sich daraus ergeben (Modelllernen, S. 121).

Heute geht man davon aus, dass Persönlichkeit modifizierbar ist. Sie ist das Ergebnis von gelernten Erfahrungen. Solche Lernprozesse sind zu jeder Lebenszeit wirksam. Verhaltensregulierung erfolgt durch bewusste und unbewusste Prozesse. Erfahrungen der Kindheit, gegenwärtige Bedingungen und zukünftige Ziele prägen Persönlichkeiten.

7 Entwicklung im Alter

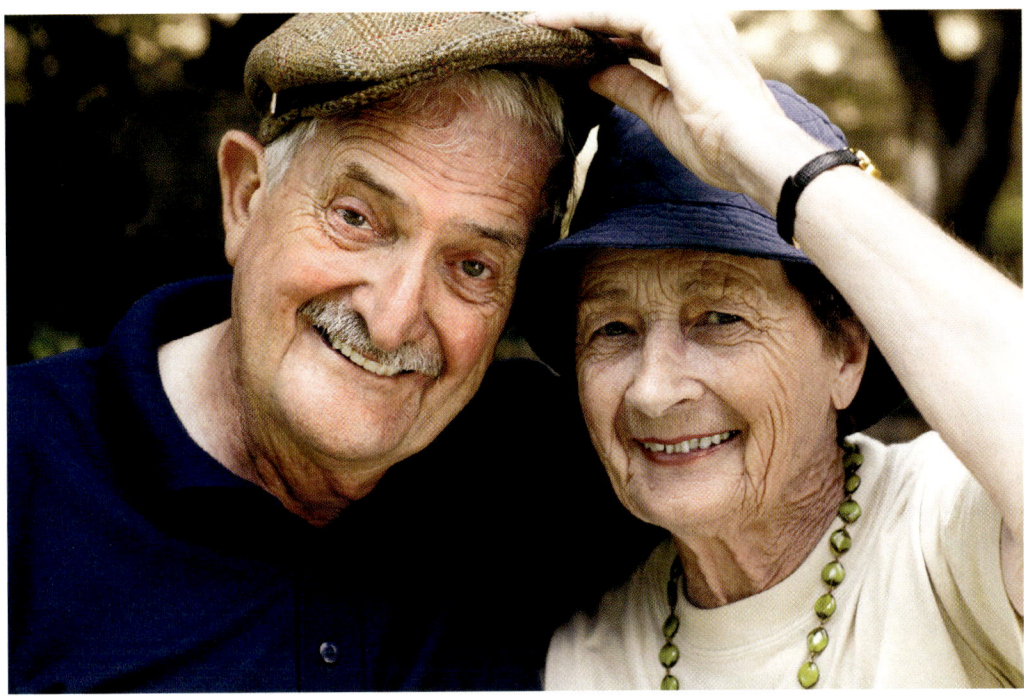

Einführung · 80

7.1 Soziologische Alterstheorien · 80
7.1.1 Defizitmodell · 81
7.1.2 Disengagement-Theorie
(Rückzugstheorie) · 82
7.1.3 Aktivitätstheorie · 83
7.1.4 Kontinuitätstheorie · 84
7.1.5 Kognitive Persönlichkeitstheorie · 85
7.1.6 Kompetenzmodell · 86
7.2 Biologische Alterstheorien · 87
7.2.1 Allgemeine Erblichkeitstheorien · 87
7.2.2 Mutationshypothese · 88
7.2.3 Abnutzungstheorie · 88
7.3 Frühes Alter (60 – 69 Jahre) · 89
7.3.1 Entwicklungsaufgaben · 89
7.3.2 Ende der Berufstätigkeit · 90
7.3.3 Produktivität im Alter · 92

7.4 Mittleres und hohes Alter
(ab 70. bzw. 80. Lebensjahr) · 93
7.4.1 Entwicklungsaufgaben · 93
7.4.2 Biopsychosoziale Veränderungen · 94
7.5 Heimeintritt · 97
7.5.1 Die ersten Wochen und Monate im
Pflegeheim · 97
7.5.2 Das Heim als neues Zuhause · 98
7.6 Psychohygiene des Alterns · 99

 Examensschwerpunkte
Soziologische Alterstheorien (S. 80),
Biologische Alterstheorien (S. 87), Frühes,
mittleres und hohes Alter (S. 89), Heimein-
tritt (S. 97), Psychohygiene des Alterns
(S. 99)

Einführung

In unserer Gesellschaft gibt es sehr unterschiedliche Vorstellungen vom Alter. Da gibt es die aktiven, schwungvollen, selbstbestimmten älteren Menschen, aber auch die kranken, pflegebedürftigen, hilflosen sowie viele Facetten dazwischen. In Umfragen, in denen Menschen zu ihren Vorstellungen vom Altsein befragt werden, überwiegt noch immer ein negatives Altersbild: Schwach, hilfsbedürftig, gebrechlich, traurig und sich nutzlos fühlend sind häufig genannte Assoziationen.

In einer auf Leistung und Produktivität ausgerichteten Welt spiegelt dieses negative Altersbild verschiedene Ängste vor dem Altwerden wieder.

Altersbilder sind schon immer abhängig von der jeweiligen zeitlichen Epoche und der Kultur. So gibt es Kulturen, in denen alte Menschen aus der Gesellschaft ausgegrenzt werden und andere, in denen alte Menschen als weise Ratgeber oder Stammesführer gelten.

Aufgabe 1 Malen Sie ein Bild von einem alten Menschen. Malen Sie das, was Ihnen zuerst zu diesem Thema einfällt.

Aufgabe 2 Sammeln Sie in Gruppen:

- Gruppe 1: Welche „Bilder" von alten Menschen begegnen Ihnen im Alltag (auf der Strasse, in der Familie, in der Bekanntschaft usw.)
- Gruppe 2: Welche alten Menschen sind/waren im Fernsehen zu sehen? Denken Sie dabei an die Bereiche Filme, Serien, Nachrichten, Werbung.
- Gruppe 3: Welche „Bilder" alter Menschen kennen Sie aus der Literatur? Denken Sie an Märchen, Geschichten, Erzählungen, Romane, Zeitungen.

Aufgabe 3 Informieren Sie sich über Altersbilder in verschiedenen Ländern oder Kulturen.

Was versteht man unter Theorien?

Unter Theorien werden Gedankengebilde verstanden, die unter bestimmten Gesichtspunkten versuchen, einen Wirklichkeitsbereich zu beschreiben und verständlich zu machen. Sie dienen dazu, bestimmte Bereiche der Wirklichkeit besser wahrnehmen, beobachten und beschreiben zu können. Ein Bereich wird analysiert und kann besser verstanden werden, wodurch eine verbesserte Reflexion, Planung und Gestaltung möglich wird. Theorien können eine Entscheidungshilfe bieten und neue Perspektiven aufzeigen.

Fallbeispiel Persönliche Theorien

Im Café des Krankenhauses treffen sich drei Patienten. Sie kennen sich schon und vertreiben sich auch heute wieder bei Kaffee und Tee mit einer Unterhaltung ein wenig die Zeit. „Heute morgen bin ich schon mit Kopfschmerzen aufgewacht," sagt Frau Kern, „obwohl ich eine Tablette genommen habe, ist es noch nicht besser geworden. Das Wetter soll sich ja ändern und daher kommen die Kopfschmerzen."

Herr Steiner berichtet: „Ich bekomme Kopfschmerzen, wenn ich in Stress gerate, wenn ich eine wichtige Arbeit oder einen öffentlichen Auftritt vor mir habe. Da hilft am besten: Raus ins Freie und joggen! Danach ist der Kopf wieder klar."

„Bei mir ist es gerade andersherum," entgegnet Frau Weller, „wenn ich so ein Projekt, was mich ganz in Anspruch nahm, hinter mir habe, wenn der ganze Stress abfällt, dann bekomme ich Kopfschmerzen. Ich lege mich dann hin, verdunkele das Zimmer, und wenn ich tief geschlafen habe, geht es mir wieder gut."

„Sehen Sie", meint Frau Kern, „so hat jeder seine persönliche Theorie!"

Aufgabe 4 Welche Theorien kennen Sie?

Aufgabe 5 Erläutern Sie die im Text geschilderten Funktionen von Theorien anhand konkreter Beispiele.

7.1 Soziologische Alterstheorien

Soziologische Alterstheorien versuchen, das Verhalten und Erleben alternder Menschen unter gesellschaftlichen Aspekten zu beschreiben und zu erklären.

Soziologische Alterstheorien wollen die Lebensphase des höheren Alters erfassen: Sie wollen altersbedingte Veränderungen im gesellschaftlichen Kontext aufzeigen, die Möglichkeiten und Grenzen des Alters beschreiben und daraus abgeleitet Hinweise geben, wie das Lebensumfeld älterer Menschen gestaltet und wie mit älteren Menschen umgegangen werden soll. Da eine solche Lebensphase jedoch sehr individuell ist und von verschiedenartigen Einflüssen geprägt wird, kann es kein einheitliches Altersbild geben. Verschiedene Theorien versuchen dennoch, diese Phase zu beschreiben und zu erklären:

- Defizitmodell,
- Disengagement-Theorie,
- Aktivitätstheorie,
- Kontinuitätstheorie,
- kognitive Persönlichkeitstheorie,
- Kompetenzmodell.

7.1.1 Defizitmodell

Das Defizitmodell geht davon aus, dass die geistige Leistungsfähigkeit in der Kindheit ansteigt, im frühen Erwachsenenalter ihren Höhepunkt erreicht und anschließend ein unaufhaltsamer Abbau dieser Fähigkeiten erfolgt (**Abb. 7.1**).

Fallbeispiel Vorstellungen des Defizitmodells
Zwei Altenpflegeschülerinnen des ersten Ausbildungsjahres unterhalten sich über das Altwerden. Susanne: „Wenn ich so sehe, wie viele Heimbewohner leiden, will ich nie alt werden. Sie werden langsam, das Gedächtnis lässt nach, sie kommen in ihrer Umgebung oft nicht mehr zurecht, einige sind desorientiert."

Julia: „Wenn ich mir vorstelle, dass diese Menschen voll im Leben standen, Beruf und Familie hatten, sich im Krieg durchgeschlagen haben… . Und was bleibt ihnen heute? Schmerzen, Abbau und ständig zu merken, dass alles nicht mehr so ist, wie es einmal war. Nein, alt werden möchte ich auch auf keinen Fall."

■ **Pflegeverständnis des Defizitmodells**
Auch wenn das Modell in der Wissenschaft als überholt gilt, ist es doch in der Denkweise vieler Menschen vorhanden. Schwierig kann es werden, wenn Pflegende, Angehörige, Therapeuten oder Ärzte diese

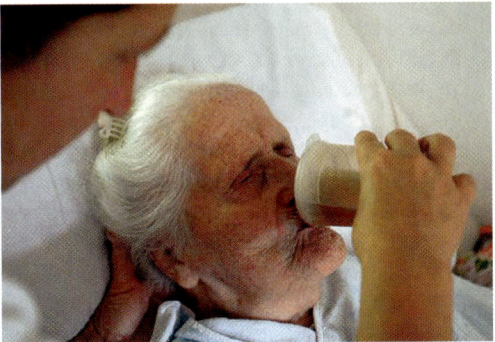

Abb. 7.1 Das Defizitmodell rechnet mit einem unaufhaltsamen Abbau der Fähigkeiten im Alter.

Denkweise umsetzen. Würde ein unaufhaltsamer Abbau doch jedes Training und jede aktivierende Pflege in Frage stellen!

Fallbeispiel Pflege nach dem Defizitmodell
Schwester Inge meint, sie wasche die Bewohner lieber selbst. „Das geht schneller. Und wenn man mit viel Mühe erreicht hat, dass ein Bewohner sich Oberkörper und Gesicht wieder selbst waschen kann, dann hält das meist nicht lange an."

Schwester Inge denkt nach dem Defizitmodell. Sie nimmt dadurch den Bewohnern die Chance, wieder ein Stück Selbstständigkeit und Unabhängigkeit zu erreichen. Sie nimmt ihnen damit auch ein Stück ihres Selbstwertes. Aussagen wie „das lohnt sich nicht mehr, der Patient ist doch schon so alt" können die Lebensqualität der Patienten beeinträchtigen. Da werden bei älteren Patienten möglicherweise Operationen oder therapeutische Maßnahmen unterlassen, die durchaus erfolgversprechend wären.

■ **Stellungnahme und Kritik am Defizitmodell**
Die Vorstellung, Alter sei mit intellektuellem Abbau verbunden, ist in der Bevölkerung noch immer weit verbreitet. Lange Zeit glaubte man in Untersuchungen zur Intelligenz an amerikanischen Rekruten im ersten Weltkrieg einen Beleg für diese These gefunden zu haben. Tatsächlich hatten Männer Anfang 20 in dem Intelligenztest mehr Punkte als ältere. Man schloss daraus (fälschlicherweise!) auf einen generellen altersbedingten Abbau geistiger Fähigkeiten.

Richtig ist sicherlich, dass alte Menschen im Durchschnitt weniger Testpunkte im Intelligenztest erreichen. Falsch wäre jedoch, dies auf einen generellen altersbedingten intellektuellen Abbau zurückzuführen. Hier ist viel mehr die Abnahme der Sinnesleistungen und der Reaktionsgeschwindigkeit als Ursache heranzuziehen (S. 135). Intelligenzunterschiede verschwinden weitgehend, wenn die Testpersonen keinen Zeitbegrenzungen ausgesetzt sind.

Richtig ist auch, wie Alltagsbeobachtungen zeigen, dass manche alte Menschen Schwierigkeiten haben, sich in dieser sich schnell wandelnden Welt zurechtzufinden. Aber dieser Eindruck täuscht: Tatsächlich kommt ein großer Teil der älteren Menschen bis ins hohe Alter in seinem Umfeld zurecht.

Falsch ist auch die Annahme, dieser Abbau sei nicht aufzuhalten. Die Bedeutung von Trainingseffekten im Bereich intellektueller Anforderungen ist heute unbestritten. Menschen, die bis ins hohe Alter geistig gefordert sind, zeigen seltener intellektuelle Abbauerscheinungen.

Die Gerontologie lehnt das Defizitmodell inzwischen ab, da es die Alterungsprozesse zu wenig differenziert betrachtet und zudem für die Entwicklung und für den Umgang mit älteren Menschen wenig nützlich ist.

Aufgabe 6 Welche Aussagen macht das Defizitmodell? Nehmen Sie Stellung zu diesen Aussagen.

Aufgabe 7 Malen Sie ein Bild, das Altern nach den Vorstellungen des Defizitmodells zeigt.

Aufgabe 8 Welche Auswirkungen kann die Denkweise des Defizitmodells auf das Pflegeverständnis haben? Zeigen Sie anhand von drei konkreten Beispielen, dass die Denkweise des Defizitmodells sowohl bei Ärzten als auch bei Pflegenden und Angehörigen noch immer vorhanden ist.

7.1.2 Disengagement-Theorie (Rückzugstheorie)

Die Disengagement-Theorie (Rückzugstheorie) geht davon aus, dass ältere Menschen sich freiwillig und im Interesse der Gesellschaft aus ihren sozialen Rollen und Kontakten zurückziehen (**Abb. 7.2**). Dieser Rückzug sei also ein Bedürfnis des älteren Menschen. Durch die Loslösung von den bisherigen Lebensbezügen und die gleichzeitige Hinwendung zur eigenen Persönlichkeit finde der ältere Mensch Wohlbefinden und Lebenszufriedenheit.

Das Modell ist vor dem zeitlichen und kulturellen Hintergrund der 60er-Jahre zu betrachten, einer Zeit des Jugendkultes, in der ältere Menschen eher wenig Ansehen besaßen.

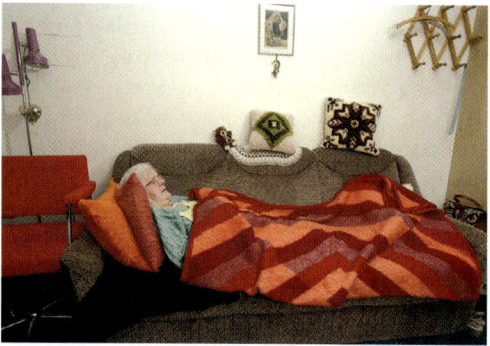

Abb. 7.2 Nach der Disengagement-Theorie ziehen sich ältere Menschen aus ihren sozialen Rollen und Kontakten zurück.

Pflegeverständnis der Disengagementtheorie

Für das Pflegeverständnis bedeutet die Theorie, den freiwilligen Rückzug der Älteren zu akzeptieren oder zu unterstützen. Aber wie freiwillig ist der Rückzug wirklich? Liegt die Ursache vielleicht in der Angst sich zu blamieren, nicht mehr richtig hören zu können, was andere sprechen? Rückzug ist nicht oft ein Selbstschutz, um nicht mit den eigenen Defiziten konfrontiert zu werden?

Fallbeispiel Disengagementtheorie

Herr Weber, 84-jähriger Bewohner eines Pflegeheimes, verweigert die Teilnahme an den im Heim angebotenen Aktivitäten. Auch möchte er nicht im Speisesaal essen. Er verbringt den Tag weitgehend alleine in seinem Einzelzimmer. Herr Weber kann ohne Hilfsmittel laufen und leidet auch sonst nicht unter Einschränkungen, die soziale Aktivitäten erschweren könnten. Vor der Aufnahme in das Pflegeheim war er in verschiedenen Seniorenkreisen aktiv.

Das Pflegepersonal fragte ihn in der ersten Woche zu jeder Mahlzeit, ob er nicht in den Speisesaal wolle, auch informierte man ihn über jedes Aktivierungsangebot. Inzwischen lebt er ein halbes Jahr in dem Haus, er wird nicht mehr danach gefragt.

Stellungnahme und Kritik an der Disengagement-Theorie

Glaubt man dieser Theorie, so hieße dies, dass der Wunsch, allein zu sein, respektiert werden sollte. Das kann positiv sein, wenn der Rückzug tatsächlich ein Wunsch des älteren Menschen ist. Positiv ist sicher auch, dass die verminderten Kräfte Älterer berücksichtigt werden und eine Entlastung aus bestimmten sozialen Rollen möglich wird. Zu kritisieren ist aber Folgendes:

- Der Rückzug aus sozialen Rollen geschieht oft nicht freiwillig. So werden Menschen auch gegen ihren Willen berentet, Aufgaben und Funktionen werden ihnen oft nicht mehr zugetraut, sie werden durch Jüngere „ersetzt".
- Häufig ist der Rückzug nicht wirklich gewollt, sondern geschieht aus anderen Gründen: Aus Angst oder Scham sich zu blamieren, nicht mithalten zu können oder aus Mangel an Personen, mit denen der ältere Mensch sich unterhalten will. So bleibt mancher Heimbewohner lieber in seinem Zimmer als mit dementen Bewohnern zusammen zu sitzen.

- Rückzug aus sozialen Aktivitäten ist häufig mit Funktionsverlust und Unzufriedenheit verbunden.
- Die Theorie berücksichtigt nicht, dass auch bei abnehmenden Kräften (zumindest eine passive) Teilnahme am gesellschaftlichen Leben möglich und oft erwünscht ist.
- Biografische Faktoren und individuelle Unterschiede werden nicht berücksichtigt. Es gibt sicher ältere Menschen, die gerne allein sind, andererseits aber auch Menschen, die ihr Leben lang sozial integriert waren und dies auch weiterhin sein möchten.

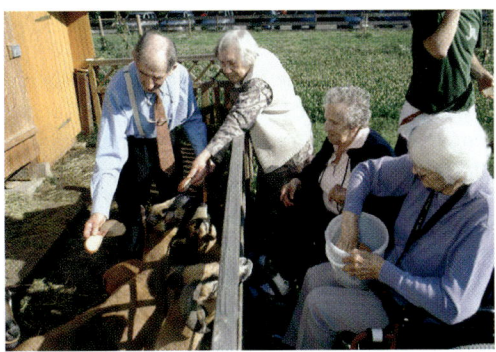

Abb. 7.3 Wohlbefinden entsteht, wenn Menschen auch im Alter aktiv sind (Aktivitätstheorie).

 Ziehen alte Menschen sich zurück, muss das immer wieder hinterfragt werden: Nur wenn der Rückzug ein wirkliches Bedürfnis ist, soll er akzeptiert werden. Trotzdem muss dem älteren Menschen immer wieder neu die Entscheidungsmöglichkeit gegeben werden, soziale Kontakte aufzunehmen.

Aufgabe 9 Welche Aussagen macht die Disengagement-Theorie?

Aufgabe 10 Nehmen Sie Stellung zu den Aussagen der Disengagement-Theorie. Welche Aussagen halten Sie für gut? Welche Aussagen kritisieren Sie?

Aufgabe 11 Malen Sie ein Bild, das Altern nach den Vorstellungen der Disengagement-Theorie zeigt.

Aufgabe 12 Welche Gefahren bestehen, wenn Pflege nach den Vorstellungen der Disengagement-Theorie erfolgt? Zeigen Sie anhand von konkreten Beispielen, dass die Denkweise der Disengagement-Theorie bei manchen Pflegenden oder Angehörigen noch immer vorhanden ist.

7.1.3   Aktivitätstheorie

Die Aktivitätstheorie sagt, dass Wohlbefinden entsteht, wenn Menschen auch im Alter aktiv bleiben können.

Aktivität im Alter wird als Voraussetzung für Wohlbefinden betrachtet; nur wer aktiv ist, kann sich wohl fühlen. Wohlbefinden wird somit stark mit Gesundheit und Mobilität in Verbindung gebracht. Diese auf den amerikanischen Psychologen Robert Havighurst zurückgehende Theorie stellt gewissermaßen das Gegenstück zur Disengagement-Theorie dar (**Abb. 7.3**).

▌ Aktivierende Pflege

Aktivierende Pflege wirkt sich i.d.R. positiv auf das Wohlbefinden aus. So ist es durchaus erfreulich, dass sie mittlerweile in den meisten Leitbildern der Pflegeeinrichtungen ein fester Bestandteil ist. Auch die Umsetzung aktivierender Pflege hat sich ausgeweitet, so dass das Wohlbefinden älterer Menschen in vielen Bereichen gesteigert werden konnte.

Falsch wäre es jedoch anzunehmen, dass ältere Menschen umso glücklicher sind, je mehr sie an Aktivierungsangeboten teilnehmen. Aktivierungen, bei denen ältere Patienten oder Heimbewohner gegen ihren Willen und entgegen eigener Interessen aktiviert werden, steigern das Wohlbefinden i.d.R. nicht.

💬 Fallbeispiel Aktivierung

Frau Kerner ist Patientin in einer psychiatrischen Klinik. In der abklingenden Phase einer depressiven Störung nimmt sie mehrmals wöchentlich an einer Aktivierungsgruppe teil. Hier wird in einer Gruppe von 4–5 Personen gemeinsam aus der Zeitung vorgelesen, es werden Gesellschaftsspiele gespielt, bei schönem Wetter werden Spaziergänge unternommen. Anfangs saß Frau Kerner passiv dabei, inzwischen nimmt sie aktiv teil und ermutigt neue Gruppenmitglieder, bei den angebotenen Aktivitäten mitzumachen.

💬 Fallbeispiel falsch verstandene Aktivierung

Frau Rosi Albrecht bastelt nicht gerne. Schwester Karin redet so lange auf sie ein, bis sie resigniert und sich zur Bastelstunde bringen lässt. Dort wirkt sie nicht sehr glücklich, als sie einen Joghurtbecher bemalen soll.

■ **Stellungnahme und Kritik an der Aktivitätstheorie**

Diese Theorie führte in den 80er-Jahren zu mehr Aktivierungsangeboten für Ältere: Seniorencafé, Seniorenreisen, Seniorentreffs, Volkshochschulangebote für Senioren. Bei richtiger Umsetzung kann die Aktivitätstheorie durchaus das Wohlbefinden der Menschen steigern. Leider wird das in unserer Gesellschaft wenig unterstützt, ältere Menschen werden oft aus Beruf und Familie ausgegliedert, ohne dass neue Rollen zur Verfügung gestellt werden.

Richtig ist, dass eigene Aktivität Unabhängigkeit und Selbstwertgefühl steigern kann, jedoch gibt es auch Menschen, die mit wenigen Aktivitäten zufrieden sind. Die Gewohnheiten und der bisherige Lebensstil der älteren Menschen wird hier kaum berücksichtigt.

Es kommt nicht nur auf die Menge, sondern auch auf die Art der Aktivität an. Aktivierung sollte den Interessen bzw. der Biografie der Personen und ihren Fähigkeiten entsprechen.

In der Pflegeausbildung ist aktivierende Pflege ein wichtiger Lerninhalt, wenngleich sie im Krankenhaus- und Heimalltag manchmal aus „Zeit- und Kostengründen" zu wenig praktiziert wird. Hierbei wird jedoch übersehen, dass der anfangs erhöhte Zeitaufwand sich lohnt, wird doch langfristig die Pflege zufriedener Patienten und Bewohner wesentlich leichter.

💡 **Trauriges Fallbeispiel über Ablehnung aktivierender Maßnahmen**

Eine Schülerin berichtet: „Ich habe wochenlang mit Frau Schwarz das Essen geübt. Sie konnte schließlich selbstständig essen. Als ich das bei der Übergabe erzählte, wurde ich gerügt, solche Aktionen hätte ich zu unterlassen, am Ende würde Frau Schwarz in eine geringere Pflegestufe eingeordnet!"
Bei Frau Schwarz wird also entgegen besserem Wissen und auf Kosten ihres Wohlbefindens aus finanziellen Gründen auf aktivierende Pflege verzichtet. Hoffentlich eine Ausnahme!?

❓ **Aufgabe 13** Schildern Sie die Aussagen der Aktivitätstheorie und nehmen Sie Stellung dazu.
Aufgabe 14 Malen Sie ein Bild, das Altern nach den Vorstellungen der Aktivitätstheorie darstellt.

Aufgabe 15 Diskutieren Sie in der Gruppe Ihre Erfahrungen mit aktivierender Pflege. Wird aktivierende Pflege praktiziert oder gefördert? Geben Sie Beispiele für gelungene und für misslungene Aktivierungsversuche. Überlegen Sie, woran das Gelingen bzw. das Misslingen liegen kann.

7.1.4 Kontinuitätstheorie

Die von dem amerikanischen Soziologen Atchley entwickelte Theorie besagt: Menschen können zufrieden altern, wenn sie den Lebensstil des mittleren Erwachsenenalters beibehalten können, ob es nun viel oder wenig Aktivität beinhaltet (**Abb. 7.4**). Das bezieht sich nicht nur auf soziale Aktivitäten, sondern auf verschiedene Bereiche.

Atchley unterscheidet dabei zwischen:
- **innerer Kontinuität:** Gelingt es, eigene Werte, Interessen und Einstellungen im Alter beizubehalten, erhöht dies die Zufriedenheit.
- **äußerer Kontinuität:** Ist es im Alter möglich, die gewohnte Umgebung beizubehalten, steigert dies das Wohlbefinden (z. B. Verbleiben in der bisherigen Wohnung, Beibehalten von sozialen Kontakten und Behalten von Geld und Eigentum).

■ **Pflegeverständnis der Kontinuitätstheorie**

Pflege nach der Kontinuitätstheorie bedeutet, Menschen zu ermöglichen, dass bisherige Werte, Einstellungen, Interessen, Gewohnheiten und ihre Umgebung, so weit es geht, bestehen bleiben. Eine solche Pflege ist sehr individuell und fordert gute biografische Kenntnisse.

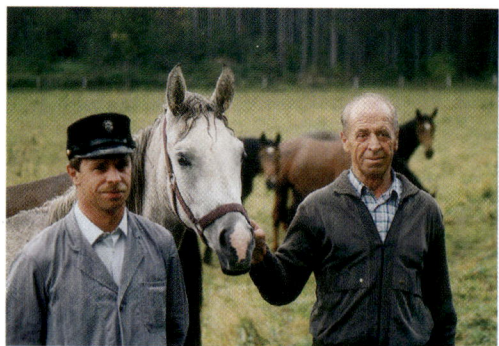

Abb. 7.4 Menschen können zufrieden altern, wenn sie den Lebensstil des mittleren Lebensalters beibehalten.

Fallbeispiel Pflege nach der Kontinuitätstheorie
Vor dem Einzug ins Pflegeheim hat Frau Blume viel in ihrem kleinen Garten gearbeitet. Sie hat Gemüse angepflanzt und Blumen gezüchtet. Als dies im Heim bekannt wurde, wurde sie gefragt, ob sie sich um die Pflanzen des Wohnbereiches kümmern möchte. Frau Blume übernahm diese Aufgabe gerne. Auch war es möglich, dass Frau Blume ihr Zimmer mit ihren eigenen Möbeln einrichtete. Da das Heim in der Nähe ihrer vorigen Wohnung liegt, kann Frau Blume weiterhin Kontakte zu ihren Nachbarn pflegen. Frau Blume lebte sich sehr schnell ein.

▌ **Stellungnahme und Kritik zur Kontinuitätstheorie**
Die Theorie geht davon aus, dass ältere Menschen ihre Einstellungen und Lebensumstände nicht ändern wollen. Das trifft häufig zu; führt doch ein Umzug ins Heim oder der Verlust von Gewohnheiten und sozialen Kontakten oft zu Traurigkeit und Unzufriedenheit. Als Kritik sei jedoch angemerkt, dass es auch Beispiele dafür gibt, dass Einstellungs- oder Wertewandel im Alter zu Zufriedenheit führen können.

Kritiker argumentieren mit einem erhöhten Zeitaufwand, es sei schwierig und aufwendig, jeden Patienten seiner Biografie entsprechend individuell zu pflegen. Dem ist entgegenzusetzen, dass ein anfangs möglicherweise erhöhter Aufwand sich „auszahlt" durch zufriedenere Patienten/Bewohner.

Aufgabe 16 Stellen Sie die Aussagen der Kontinuitätstheorie dar und nehmen Sie Stellung dazu.
Aufgabe 17 Malen Sie ein Bild, das die Aussagen der Kontinuitätstheorie darstellt.
Aufgabe 18 Zeigen Sie anhand verschiedener konkreter Beispiele, wie Pflege nach der Kontinuitätstheorie gestaltet werden kann. Gibt es Möglichkeiten, auf Gewohnheiten von Bewohnern einzugehen?

7.1.5 Kognitive Persönlichkeitstheorie
Der ältere Mensch kann Wohlbefinden erleben, wenn es ihm gelingt, ein Gleichgewicht zwischen seinen Bedürfnissen und dem subjektiven Erleben seiner Situation herzustellen. Dieses Gleichgewicht kann sich durch Veränderung der äußeren Gegebenheiten oder durch Veränderung von Bedürfnissen, Interessen und Einstellungen ergeben.

Der deutsche Psychologieprofessor Hans Thomae (1915–2001) entwickelte eine Alterstheorie, die ihren Schwerpunkt darauf legt, wie der alte Mensch seine Situation erlebt. Dies hängt von seinen Bedürfnissen und Erwartungen ebenso wie von den Bedürfnissen und Erwartungen seiner Bezugsgruppe ab. Konkret soll dies an zwei Beispielen erklärt werden.

 Fallbeispiel 1 kognitive Persönlichkeitstheorie
Herr Schiller hat immer gerne gelesen. Altersbedingte Veränderungen seines Sehvermögens machen ihm das Lesen inzwischen unmöglich. Auch Brille oder Lupe helfen nicht mehr. Es gibt nun verschiedene Möglichkeiten, Herrn Schiller trotzdem zu Wohlbefinden zu verhelfen: Ihm können Hörbücher oder Kassetten angeboten werden. Das ist vermutlich das Einfachste. Eine andere Möglichkeit wäre ihn zu unterstützen, seine Bedürfnis- oder Interessenlage zu verändern, also nach anderen Tätigkeiten oder nach Hobbys zu suchen, die einen Ausgleich schaffen.

Diese Theorie kann erklären, warum Menschen in objektiv schlechten Lebensverhältnissen trotzdem zufrieden sein können, während andere, die scheinbar „alles" haben, unzufrieden sind. Entscheidend ist also das Erleben der Situation. Eine kognitive Umbewertung kann zu einem veränderten Erleben führen.

 Fallbeispiel 2 kognitive Persönlichkeitstheorie
Herr Claus wurde von seinem Hausarzt zu einer Routineuntersuchung für drei Tage in ein Krankenhaus überwiesen. Er ist schmerzfrei und wird täglich von seiner Frau und seinen Kindern besucht. Herr Claus ist äußerst unzufrieden, nichts kann man ihm recht machen. Als vorübergehend ein neuer Patient zu ihm ins Zimmer gelegt wird, der unter starken Schmerzen leidet und keinerlei Besuch bekommt, denkt Herr Claus über seine eigene Situation nach. Er beginnt sie neu zu bewerten und merkt, dass es ihm vergleichsweise gut geht. Er verändert daraufhin sein Verhalten.

▌ **Pflegeverständnis der kognitiven Persönlichkeitstheorie**
Pflege nach der kognitiven Persönlichkeitstheorie bedeutet, die Situation mit den Augen des Betroffenen zu sehen: Wie erlebt er die Situation und wie kann sein Erleben so verändert werden, dass Wohlbefinden entsteht.

Ältere Menschen müssen mit alters- und krankheitsbedingten Veränderungen zurecht kommen.

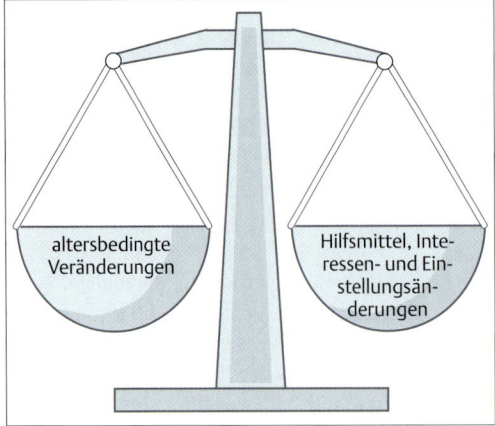

Abb. 7.5 Gelingt es, altersbedingte Veränderungen auszugleichen, tritt Wohlbefinden ein.

Pflegende können dabei oft helfen. Die Situation kann man sich als Waage vorstellen: In der einen Waagschale liegen oft „schwer wiegende", altersbedingte Veränderungen. In der anderen Waagschale muss nun durch den Einsatz von Hilfsmitteln oder durch Veränderung der Umgebung ein Ausgleich geschaffen werden, z. B. (**Abb. 7.5**):

- kann ein Patient/Bewohner nicht mehr gut sehen oder hören, können Brille, Lupe oder Hörgerät das Wohlbefinden steigern,
- fällt das Gehen schwer, können Gehstock, Rollator oder Rollstuhl hilfreich sein,
- bei Heimweh kann die Gestaltung der näheren Umgebung mit persönlichen Gegenständen hilfreich sein,
- bei Einsamkeit kann die Zimmerbelegung oder die Freizeitgestaltung verändert werden.

Aber auch eine Veränderung der Bedürfnislage oder des Erlebens ist oft zur Steigerung des Wohlbefindens notwendig:

- Von manchen Interessen muss man sich im Alter verabschieden. Dann müssen neue Interessen gefunden werden.
- Wenn alle diese Möglichkeiten nicht greifen, kann versucht werden die eigene Einstellung zu verändern, wie im Fall von Herrn Claus.

▎ Stellungnahme und Kritik zur kognitiven Persönlichkeitstheorie

Die kognitive Persönlichkeitstheorie des Alterns fordert eine personenzentrierte Pflege. Diese individuelle Pflege ist zunächst zeitintensiv, muss doch erst herausgefunden werden, wie der einzelne Patient/ Bewohner seine Situation erlebt und welche Bedürfnisse er hat. Standardisierungen in der Pflege müssen oft aufgegeben werden, was sicher auch Gefahren birgt.

Insgesamt ist die Theorie eine gute Möglichkeit, die Individualität des Alters darzustellen und bietet konkrete, hilfreiche Ansätze für den Umgang mit älteren Menschen.

Aufgabe 19 Stellen Sie die Aussagen der kognitiven Persönlichkeitstheorie dar und nehmen Sie Stellung.

Aufgabe 20 Malen Sie eine Waage mit zwei Waagschalen. Schreiben Sie in eine Schale verschiedene alters- oder krankheitsbedingte Veränderungen, in die andere Möglichkeiten Pflegender ausgleichend etwas entgegenzusetzen.

Aufgabe 21 Geben Sie konkrete Möglichkeiten, die Erkenntnisse der kognitiven Persönlichkeitstheorie bei bestimmten Bewohnern/Patienten anzuwenden.

7.1.6 Kompetenzmodell

Der alte Mensch wird als eine relativ kompetente Person betrachtet, also als jemand, der über viele Fähigkeiten verfügt und in der Lage ist, mit Verlusten umzugehen. Auch können bereits existierende Einschränkungen zum Teil wieder rückgängig gemacht werden, es besteht (in gewissem Maße) Besserungsfähigkeit und Reversibilität der Pflegebedürftigkeit. Das Kompetenzmodell betont das Vorhandensein von Ressourcen und die Lern- und Veränderungsfähigkeit bis ins hohe Alter.

Kompetenzmodelle sind gewissermaßen das Gegenstück zum Defizitmodell. Während das Defizitmodell das Altern als Abbau betrachtet und den Blick auf das lenkt, was möglicherweise nicht mehr geht, betrachten Kompetenzmodelle das Alter als eine Lebensphase, in der Fähigkeiten vorhanden sind und Entwicklungsfähigkeit besteht (**Abb. 7.6**). Kompetenz wird dabei definiert als die Fähigkeiten, die bestimmten Anforderungen entgegengesetzt werden können. So kann unterschieden werden zwischen körperlicher, intellektueller und sozialer Kompetenz. Der Begriff der sozialen Kompetenz beschreibt dabei die Fähigkeiten, sozialen Anforderungen zu genügen und zu kommunizieren.

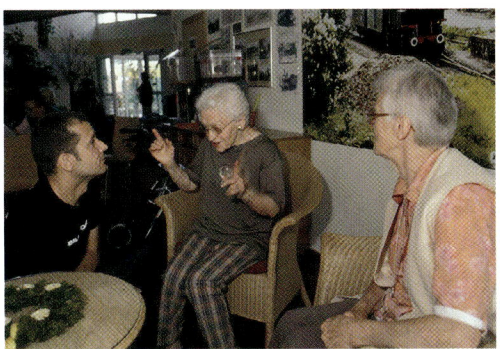

Abb. 7.6   Kompetenzen bestehen bis ins hohe Alter.

 Aufgabe 22 Schildern Sie die Aussagen des Kompetenzmodells.

Aufgabe 23 Malen Sie ein Bild, das Altern nach dem Kompetenzmodell darstellt.

Aufgabe 24 Überlegen Sie konkret am Beispiel eines Bewohners/Patienten, wie Pflege nach dem Kompetenzmodell aussehen könnte.

Aufgabe 25 Betrachten Sie abschließend noch einmal das von Ihnen zu Beginn der Einheit gemalte Bild. Ordnen Sie es einer der geschilderten Alterstheorien zu.

Aufgabe 26 Suchen Sie aus den verschiedenen Alterstheorien die Aussagen heraus, die Sie für zutreffend und hilfreich für die Pflege halten.

Einbußen in einem Kompetenzbereich können unter Umständen durch andere Kompetenzen kompensiert werden. So beruhen Kompetenzmodelle auf der Erkenntnis, dass sich Fähigkeiten im Alter zwar unterschiedlich verändern können, in ihrer Summe aber nicht zwangsweise weniger werden müssen.

7.2 Biologische Alterstheorien

Altern findet nicht nur im sozialen Kontext statt, auch körperliche Veränderungen verlangen nach Erklärung. Fortschritte der Genforschung brachten hier vielversprechende Ansätze. In diesem Rahmen kann nicht die ganze Vielzahl biologischer Theorien dargestellt werden. Die folgenden Theorien schildern exemplarisch drei verschiedene Ansätze:

- allgemeine Erblichkeitstheorien,
- Mutationshypothese,
- Abnutzungstheorien.

7.2.1   Allgemeine Erblichkeitstheorien

Aufgrund von Beobachtungen, die zeigen, dass es so genannte „langlebige Familien" und weniger „langlebige Familien" gibt, gehen Erblichkeitstheorien davon aus, dass Intensität und Geschwindigkeit des normalen Alterns von Erbeinflüssen abhängen. Das heißt, es ist genetisch mitbestimmt, wie stark und wie schnell ein Mensch altert.

Diese Beobachtungen konnten rechnerisch belegt werden: Die Lebenserwartung eines Menschen ist statistisch um so höher, je älter die Eltern bzw. Großeltern wurden. Diese Beobachtungen wurden im Tierexperiment bestätigt.

Nicht berücksichtigt werden hier andere, das Lebensalter mitbestimmende Faktoren. So hilft es wenig, wenn Eltern und Großeltern sehr alt waren, wenn z. B. durch ungesunde Ernährung, Rauchen oder hohen Alkoholkonsum diese genetischen Faktoren nicht wirksam werden können.

■ **Pflegeverständnis des Kompetenzmodell**

Das Kompetenzmodell beinhaltet ein für die Pflege hilfreiches Menschenbild. Dem pflegebedürftigen Menschen wird (in realistischem Maße) etwas zugetraut. Er darf und soll Entscheidungen selbst treffen, er kann (mit-)bestimmen. Hilfreich ist für den älteren Menschen alles, was die Erhaltung seiner Selbstständigkeit unterstützt. Das Modell will sensibel für die Wahrnehmung vorhandener Fähigkeiten des alten Menschen machen.

Fallbeispiel Kompetenzmodell

Herr Friedrich ist Patient einer chirurgischen Station. Nach mehreren Operationen an Knien und Hüftgelenk ist er auf den Rollstuhl angewiesen. Herr Friedrich bewegt sich schon wenige Tage nach der Operation recht selbstständig in seinem Rollstuhl auf der Station, nach einer Woche gelangt er so selbstständig in die Cafeteria und in den Park des Krankenhauses. Als die Ärzte ihn über anstehende Rehabilitationsmaßnahmen informieren, sind sie überrascht: Er hat sich bereits erkundigt, lehnt bestimmte Rehabilitationseinrichtungen und -maßnahmen ab und hat sich bereits in Absprache mit der Krankenkasse auf die Warteliste einer selbst gewählten Einrichtung setzen lassen.

Aufgabe 27 Fassen Sie die Aussagen der Erblichkeitstheorien zusammen. Gibt es in Ihrem persönlichen Umfeld langlebige Familien?

Aufgabe 28 Nehmen Sie Stellung zu den Aussagen der allgemeinen Erblichkeitstheorien.

7.2.2 Mutationshypothese

Unter Mutationen versteht man Veränderungen der Gene, also der in den Zellkernen auf den Chromosomen liegenden Erbinformationen.

Eine wichtige Aufgabe der Gene besteht in der Bioproteinsynthese. Die in den Genen gespeicherten Informationen beinhalten „Baupläne" für die vom Organismus für den Zellaufbau und die Zellregeneration benötigten Eiweiße. Werden die Baupläne zerstört, können Zellen nicht repariert oder korrekt neugebildet werden. Am Beispiel der Haut sind die Folgen schnell sichtbar: Die Haut altert. Weil Zellen nicht mehr so schnell und korrekt erneuert werden, findet bei älteren Menschen auch eine verlangsamte Wundheilung statt.

Mutationen können spontan auftreten, d. h. ohne erkennbare Ursache. In Tierexperimenten konnte gezeigt werden, dass solche Spontanmutationen mit steigendem Lebensalter häufiger auftreten.

Mutationen können aber auch durch Strahlen (z. B. Röntgenstrahlen), chemische Einflüsse oder durch eine starke Änderung der Umgebungstemperatur hervorgerufen werden. Sie führen im Allgemeinen zu einer Abnahme der Funktionstüchtigkeit der Zelle. Experimente zeigen, dass bei älteren Tieren geringere Strahlendosen tödlich sind als bei jüngeren. Tierarten mit niedriger Lebenserwartung weisen höhere Mutationsraten auf als Tiere mit hoher Lebenserwartung.

Alle diese Erkenntnisse legen einen Zusammenhang von Mutationen und Alterungsprozessen nahe. Mutationen können eine Erklärung für eine abnehmende Vitalität und für eine schlechtere Anpassungsfähigkeit des Organismus im Alter darstellen.

Aufgabe 29 Welche Funktionen haben Gene?

Aufgabe 30 Nennen Sie verschiedene Ursachen für Mutationen. Welche Folgen können Mutationen haben?

Aufgabe 31 Fassen Sie die Aussagen der Mutationshypothese zusammen und nehmen Sie Stellung. Welche Zusammenhänge zwischen Mutationen und Alterung werden angenommen?

7.2.3 Abnutzungstheorie

Vorstellungen, dass Menschen, die ein „intensives Leben" führen, schneller altern sind weit verbreitet. Abnutzungstheorien gehen davon aus, dass Alterung eine Folge von Abnutzungsprozessen ist und die Abnutzung bzw. der Verbrauch bestimmter Stoffe den Gesamtenergieumsatz eines Menschen begrenzt.

Für diesen Ansatz sprechen viele biologische Daten, die mit dem Lebensalter in Zusammenhang stehen, auch wenn ein Beweis letztendlich nicht erbracht wurde: Es zeigt sich z. B., dass die Gesamtzahl der Herzmuskelkontraktionen während der Lebensspanne für Mäuse und Elefanten durchschnittlich annähernd gleich sind. So haben Mäuse etwa 520–780 Schläge pro Minute bei einer durchschnittlichen Lebenserwartung von 3,2 Jahren, Elefanten etwa 25–28 Schläge pro Minute bei einer statistischen Lebenserwartung von etwa 70 Jahren.

Es gibt jedoch auch Beobachtungen, die gegen die Abnutzungstheorie sprechen. Es kann nicht bestätigt werden, dass Menschen, die sich schonen und wenig bewegen, eine höhere Lebenserwartung haben.

Eine Variante der Abnutzungstheorie geht davon aus, dass sich während des Lebensprozesses immer mehr Abfallprodukte in den Zellen anhäufen und sie vergiften, bis sie schließlich nicht mehr funktionstüchtig sind. Auch hier steht ein Beweis noch aus.

Aufgabe 32 Fassen Sie die Aussagen der Abnutzungstheorie zusammen und nehmen Sie Stellung. Schildern Sie Belege für die Theorie sowie dagegen sprechende Befunde.

7.3 Frühes Alter (60–69 Jahre)

> ## Das alte Holzpferd
>
> *Das Holzpferd lebte länger in dem Kinderzimmer als irgendjemand sonst. Es war so alt, dass sein Stoffüberzug ganz abgeschabt war. „Was ist wirklich?", fragte eines Tages der Stoffhase, als sie Seite an Seite in der Nähe des Laufställchens lagen. „Bedeutet es, Dinge in sich zu haben, die summen, und mit einem Griff ausgestattet zu sein?" „Wirklich", antwortet das Holzpferd, „ist nicht, wie man gemacht ist. Es ist etwas, was an einem geschieht. Wenn ein Kind dich liebt für eine lange Zeit, nicht nur, um mit dir zu spielen, sondern dich wirklich liebt, dann wirst du wirklich." „Tut es weh?", fragte der Hase. „Manchmal", antwortete das Holzpferd, denn es sagte immer die Wahrheit. „Geschieht es auf einmal oder nach und nach?" „Du wirst", sagte das Holzpferd. „Es dauert lange. Darum geschieht es nicht oft an denen, die leicht brechen oder die scharfen Kanten haben oder die schön gehalten werden müssen. Im Allgemeinen sind zu der Zeit, wenn du wirklich sein wirst, die meisten Haare verschwunden, deine Augen ausgefallen; du bist wackelig in den Gelenken und sehr hässlich. Aber das ist überhaupt nicht wichtig; denn, wenn du wirklich bist, kannst du nicht hässlich sein, ausgenommen in den Augen von Leuten, die keine Ahnung haben." „Ich glaube du bist wirklich", meinte der Stoffhase. Das Holzpferd lächelte.*
>
> (M. Williams, in: Für jeden freien Tag 7, Arbeitsgemeinschaft Missionarische Dienste, Stuttgart 1978)

Alter ist heute, unter anderem wegen der gestiegenen Lebenserwartung und dem steigenden Anteil alter Menschen an der Gesamtbevölkerung ein zentrales und vielschichtiges Thema geworden. Das Älterwerden ist – wie in den anderen Lebensphasen – ein komplexes Geschehen. Körperliche, psychische und soziale Veränderungen (biopsychosoziale Veränderungen) des Menschen laufen in dieser Zeit derart individuell ab, dass keine einheitliche Beschreibung des älteren Menschen möglich ist. Auf der großen Skala von Einschränkung, Abbau und Siechtum bis zu Lebenserfüllung, Gesundheit, geistiger, künstlerischer und politischer Höchstleistung findet sich eine Vielzahl von Bildern alternder Menschen. Namen wie Immanuel Kant, Albert Schweizer, Pablo Casals und Albert Einstein erinnern daran, dass ein Lebenswerk seine Krönung oft erst im hohen Alter erlangt.

Auch die Verschiedenartigkeit alternder Menschen im Krankenhaus und im Pflegeheim gibt einen Eindruck von den vielfältigen Facetten des Alters. So können auch in diesem Abschnitt nur allgemeine Tendenzen dargestellt werden, bei denen breite Variationen im individuellen Ausprägungsgrad und im Lebensalter bestehen.

Aufgabe 33 Die Komplexität des Alterns schlägt sich in der Sprache nieder. Sammeln Sie aus dem Wortschatz der schriftlichen und mündlichen Medien heute gebräuchliche Begriffe wie Seniorenuniversität, Seniorenresidenzen, Pflegeheime, Programme für „happy aging", „Anti-aging-Kuren".

7.3.1 Entwicklungsaufgaben

Im frühen Alter verschieben sich die Entwicklungsaufgaben der Expansion zur Konzentration. Kräfte werden in der ersten Zeit des Lebens in Wachstum und Erweiterung von Möglichkeiten, z.B. Fähigkeiten, Gesundheit und Bildung, investiert. Jetzt heißt es:

- Lebensschwerpunkte pflegen,
- Kraftquellen nutzen und gezielt investieren,
- berufliche Projekte und Aufgaben abschließen,
- neue Aufgaben finden,
- Freundschaften pflegen,
- Gleichgewicht von Geben und Nehmen erhalten oder ausbauen,
- letzte Schritte bei der Ablösung von den Kindern machen,
- Finanzen ordnen,
- Gesundheit erhalten und Selbstpflege.

▌ SOK-Modell

Als eine Strategie, Verluste aufzufangen und erfolgreich das Alter zu gestalten, hat sich die Verknüpfung von drei Schritten bewährt, die das so genannte SOK-Modell beschreibt:

- Selektion (Auswahl),
- Optimierung (größtmögliche Verbesserung),
- Kompensation (Ausgleich von Verlusten).

Selektion. Selektion meint die Fülle der Möglichkeiten zu sortieren und das auszuwählen, was zu dem eigenen Lebensstil und der eigenen Persönlichkeit passt. Später meint Selektion, die Handlungsbereiche auszusortieren, die aufgrund von gesundheitlichen oder anderen Einbußen schwierig werden, und sich den Bereichen zuzuwenden, die noch möglich sind.

Optimierung. Sich auf die verbleibenden, jetzt ausgewählten Bereiche zu konzentrieren und sie mit den zur Verfügung stehenden Kräften zu verbessern und vertiefen, das wird unter Optimierung verstanden. Viele Menschen eignen sich im Laufe der Zeit ein Expertentum von Wissen und Fähigkeiten an, das sie auch im höheren Alter zu gefragten Adressaten für Ratsuchende macht und ihnen Freude und immer neue Anregungen verschafft.

Kompensation. Durch Kompensation können altersbedingte Defizite aufgefangen werden. Dies kann durch Hilfsmittel oder Hilfestellungen geschehen oder durch die Veränderung von Interessen oder Einstellungen (Gleichgewichtstheorie, S. 85 f).

> Mit Selektion, Optimierung und Kompensation stehen gute Möglichkeiten zur Verfügung, Verluste an Fähigkeiten auszugleichen und subjektives Wohlbefinden wieder herzustellen.

Fallbeispiel SOK-Modell

Frau Nelly Barber ist an Multipler Sklerose erkrankt. Als das Gehen nicht mehr möglich war, lernte sie Querflöte spielen, trommeln und besuchte im Rollstuhl erfolgreich verschiedene Fortgeschrittenen-Malkurse. Als die Lähmung auf die Hände übergriff, nahm sie Gesangsunterricht. Seit das Singen unmöglich wurde und die Sehfähigkeit nachließ, verbringt sie viel Zeit mit dem Hören von Hörbüchern und beschäftigt sich so mit Literatur. Sie arbeitet jetzt an ihrer Biografie, die sie je nach eigener Verfassung in kleinen Abschnitten diktiert.

Aufgabe 34 Analysieren Sie das Beispiel. Erarbeiten Sie, wie es Nelly Barber gelingt durch Selektion, Optimierung und Kompensation ihr subjektives Wohlbefinden zu verbessern.

7.3.2 Ende der Berufstätigkeit

Bis zum Beginn der Industrialisierung gab es keinen Ruhestand im heutigen Sinne. Es wurde gearbeitet, solange es möglich war, anschließend wurde die Versorgung des alten Menschen durch die Familie geregelt. Während der Industrialisierung kam es zu einer Trennung von Familie und Arbeitsplatz. Seitdem gibt es familienunabhängigere Formen der Altersversorgung: 1889 wurden verschiedene Sozialversicherungen eingeführt; eine Berentung war dabei ab dem 70. Lebensjahr vorgesehen.

1923 wurde die Berentungsaltersgrenze auf das 65. Lebensjahr herabgesetzt, was derzeit vor dem Hintergrund einer gestiegenen Lebenserwartung und leerer Rentenkassen überdacht wird.

▌ Persönlicher Aspekt des Ruhestandes

Der Eintritt in den Ruhestand wird von Mensch zu Mensch ganz unterschiedlich erlebt. Für viele ein lang ersehnter Tag, für andere ein Alptraum. Wie die Menschen ihrer Berentung entgegensehen hängt oft davon ab, wie engagiert und mit wie viel Freude sie ihren Beruf ausgeübt haben. Generell kann man sagen: Je größer das Engagement und die Freude an dem Beruf waren, um so mehr ist er Teil der Identität eines Menschen geworden. Mit der Aufgabe des Berufs wird befürchtet, einen Teil dieser Identität zu verlieren, es fällt schwerer in den Ruhestand zu gehen. Leichter fällt die Berufsaufgabe bei:

- geringer Verbundenheit mit der Arbeit und dem Betrieb,
- geringem beruflichen Engagement und belastendem Betriebklima,
- körperlich anstrengender Arbeit und körperlicher Beschwerden,
- tragfähigen sozialen Beziehungen und sozialen Kontakten außerhalb des Berufs,
- einer Vielfalt von Hobbys und außerberuflichen Interessen.

Ruhestand kann aber auch als Entlastung erlebt werden, als Chance einen neuen Lebensabschnitt neu zu gestalten (**Abb. 7.7**). Oft finden Menschen in diesem Lebensabschnitt eine neue Aufgabe in der kommunalen oder kirchlichen Gemeinde, übernehmen Ämter in Vereinen, die bald wieder viel Zeit ausfüllen

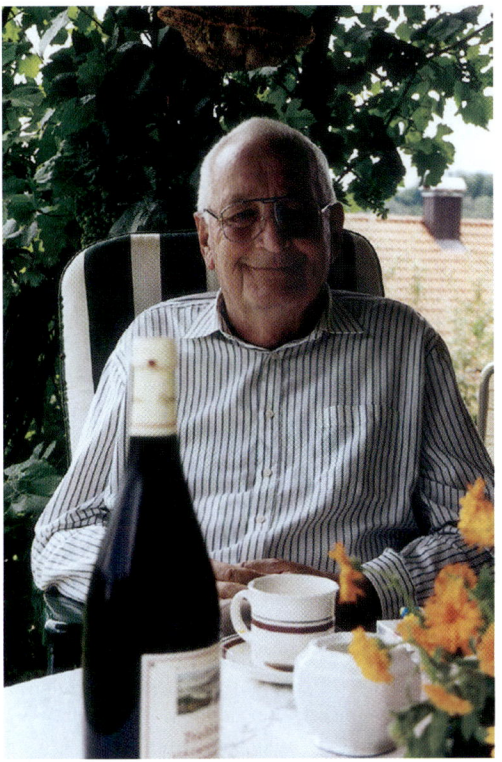

Abb. 7.7 Der Ruhestand kann als Chance erlebt werden, einen neuen Lebensabschnitt zu gestalten.

und neue Funktionen und Rollen zur Verfügung stellen oder beginnen Freundschaften aufzufrischen und zu pflegen.

▮ Soziologischer Aspekt des Ruhestandes
Die Beendigung des Berufslebens ist, wie sich in unserer Gesellschaft an dem sinkenden Einkommen zeigt, mit einem Statusverlust verbunden und wirft die Frage nach dem Selbstwert auf, die in der Gestaltung der neu gewonnen Zeit beantwortet werden kann. Es ist ein Unterschied, ob der ältere Mensch seinen Tag mit dem Gedanken beginnen kann: Es ist gleichgültig, ob ich aufstehe, oder mit dem Gedanken, es ist sinnvoll und nötig, dass ich aufstehe.

Aus soziologischer Sicht bedeutet der Eintritt in den Ruhestand:

- **Funktionsverlust:** Berufliche Aufgaben entfallen, das kann zu Beeinträchtigungen des Selbstwertgefühls führen.
- **Finanzielle Veränderungen:** Bei der Berentung entsteht i.d.R. ein Einkommensverlust.
- **Veränderungen der Paarbeziehungen bzw. des familiären Systems:** Aufgaben im Haushalt und die gemeinsame Zeit müssen überdacht und meist neu gestaltet werden.
- **Kontaktverluste:** Kontakte zu Arbeitskollegen werden weniger.
- **Status- und Prestigeverlust:** Mit der Berentung sinkt häufig das gesellschaftliche Ansehen einer Person.
- **Veränderung der Tagesstruktur:** Entgegen der Annahme, dass im Ruhestand viel Zeit zur Verfügung steht, ergeben Untersuchungen ein ganz anderes Bild. So äußern viele Rentner, dass sie nie Zeit haben, immer viel zu tun sei. Tatsächlich fällt die durch den Arbeitgeber bestimmte Zeit (Determinationszeit) weg. Trotzdem bleibt die eigentliche Freizeit (Dispositionszeit) bei den meisten Rentnern annähernd gleich wie im mittleren Lebensalter. Eine Erklärung liegt im deutlichen Anstieg der Obligationszeit, der Zeit für alltägliche „Pflichten" wie Einkaufen, Haushalt, Behördengänge oder Arztbesuche (**Abb. 7.8**).

Abb. 7.8 a Tagesstruktur während der Berufstätigkeit, **b** Tagesstruktur im Ruhestand.

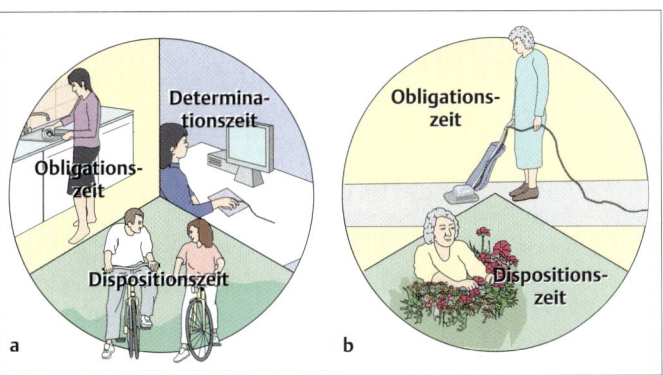

Aufgabe 35 Wie stellen Sie sich Ihren Tagesablauf im Alter vor?

Aufgabe 36 Beobachten Sie das Einkaufsverhalten alter Menschen und versuchen Sie dieses zu erklären.

Aufgabe 37 Wie verläuft ein Tag bei alten Menschen, die Sie kennen? Verwenden Sie Fachbegriffe.

7.3.3 Produktivität im Alter

Wenn man gewohnt ist, mit dem Eintritt in den Ruhestand auch das Ende der Produktivität eines Menschen zu verbinden, erscheint das Thema Produktivität im Alter ein Widerspruch in sich zu sein. Obwohl ältere Menschen auch Objekte herstellen (Großvater schnitzt Kinderspielzeug, Großmutter versorgt die Familie mit ihrer selbstgekochten, unnachahmlichen Marmelade oder strickt Pullover und Socken für die Enkel), liegt der Schwerpunkt im Alter auf der psychologischen Produktivität.

Entgegen noch immer weit verbreiteter Vorurteile sind die meisten älteren Menschen nach der Berufstätigkeit nicht nutzlos und untätig, sondern in unterschiedlichen Formen produktiv. Das Erfahrungswissen steigt beim gesunden Menschen bis ins hohe Alter an. Hier liegt die Domäne von psychologischer Produktivität. Sie kann sich äußern durch:

- Erfahrungen weitergeben,
- Ratschläge anbieten,
- Probleme durch Erfahrung lösen,
- geistige Produkte herstellen, z. B. Bücher, Zeitungsartikel, Briefe schreiben,
- über die Vergangenheit berichten, Geschichten erzählen, Zeitzeuge sein,
- Lernmodell für die jüngere Generation sein.

Informationen über die Vergangenheit weiterzugeben ist eine Aufgabe älterer Menschen (**Abb. 7.9**). Sie haben sowohl die geschichtlichen Ereignisse selbst erlebt, als auch Zeit genug gehabt, darüber nachzudenken und sie von verschiedenen Seiten zu betrachten. Gerade die Emotionalität des selbst Erlebten beeindruckt die jüngere Generation weit mehr als manche im Geschichtsunterricht vermittelte Fakten.

In jüngster Vergangenheit und in der Gegenwart wird das Weitergeben von Erfahrungen beruflicher Art praktiziert: Viele Fachleute, die schon im beruflichen Ruhestand leben, stellen ihre Kenntnisse beim Aufbau von Betrieben in Entwicklungsländern zur Verfügung.

Indem der ältere Mensch in psychologischer Produktivität bei gleichzeitiger Einschränkung von Sinnesfunktionen und kognitiven Leistungen lebt, steht

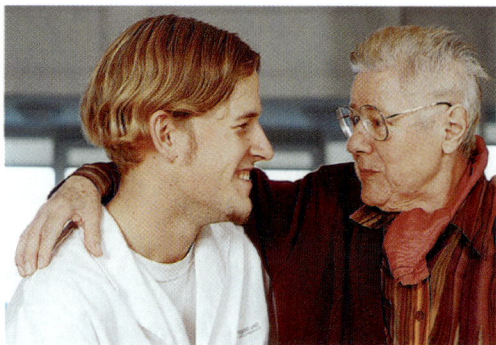
Abb. 7.9 Erfahrungen weiterzugeben ist eine Aufgabe älterer Menschen (psychologische Produktivität).

er als Modell für junge Menschen bereit, die daran das Altern lernen können. Durch Modellernen (S. 121) können sie sich auf das eigene Altern vorbereiten. Neuere generationenübergreifende Wohnprojekte knüpfen hier an.

Weitere produktive Tätigkeitsformen sind:

- einen eigenen Haushalt führen (**Abb. 7.10**),
- sich ehrenamtlich engagieren,
- Kinder betreuen (meistens die Enkel),
- Angehörige oder Bekannte pflegen,
- Hausmeister-, Gärtner-, Botentätigkeiten u. a.

Aufgabe der gesellschaftlichen Umwelt ist es, ihr Bild vom alten Menschen zu verändern, Gebrechlichkeit und Pflegebedürftigkeit des Körpers nicht mehr gleichzusetzen mit Nutzlosigkeit und fehlender Produktivität. Es gilt, mit geeigneter Un-

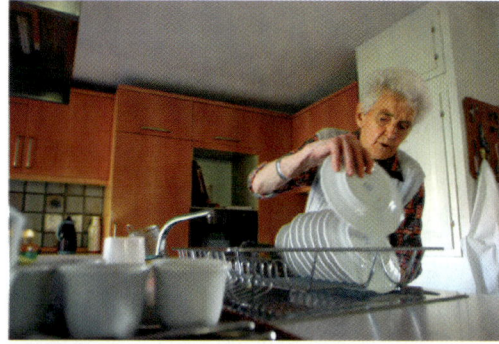
Abb. 7.10 Produktive Tätigkeit besteht im Alter auch in der Führung des Haushalts.

terstützung und Pflege, trotz der gesundheitlichen Einbußen, die psychologische Produktivität zu erhalten, abzurufen und zu nutzen.

🧠 **Fallbeispiel Produktivität im Alter**
Frau und Herr Altmeister sind 78 Jahre alt. Von ihrer Enkelin sind sie gebeten worden, vor der Schulklasse aus ihrem Leben zu erzählen, besonders von den Ereignissen der Jahre 1935 bis 1950. Herr Altmeister kann sich noch gut an die politische Situation vor dem Ausbruch des zweiten Weltkrieges und an die Zeit als junger Soldat erinnern. Frau Altmeister erzählt von den Nöten der Kriegsjahre, aber auch von dem Einsatz als Trümmerfrau, von dem unbedingten Willen zum Wiederaufbau und von den ersten Jahren des Wirtschaftswunders. Die Schulklasse hat so begeistert von diesen „Unterrichtsstunden" weiter erzählt, dass sie jetzt zu einer festen Einrichtung an der Schule geworden sind. Herr und Frau Altmeister kommen ihrer neuen Aufgabe mit Fleiß und Eifer und großer Verantwortung nach.

❓ **Aufgabe 38** Überlegen Sie Situationen, in denen alte Menschen Ihnen Erfahrungen oder Wissen über frühere Zeiten weitergegeben haben.

7.4   Mittleres und hohes Alter (ab 70. bzw. 80. Lebensjahr)

7.4.1   Entwicklungsaufgaben

Auch im mittleren und hohen Alter stehen Entwicklungsaufgaben an:

- körperliche Veränderungen wahrnehmen und akzeptieren,
- Kenntnisse über den Umgang mit körperlichen Leistungseinbußen erwerben,
- Gesundheit schützen und erhalten,
- kognitive Leistungsfähigkeit erhalten und trainieren,
- strukturierten Tagesablauf einhalten,
- familiäre und freundschaftliche Beziehungen aufrecht halten (**Abb. 7.11**),
- ideelle und materielle Werte an die nächste Generation weitergeben,
- Themen wie Tod und Sterben zulassen,
- Lebensbilanz ziehen,
- entsprechende Maßnahmen der eigenen Anpassung an die Umwelt (Akkommodation) ergreifen oder Angleichung der Umwelt an die reduzierten Kräfte (Assimilation) organisieren.

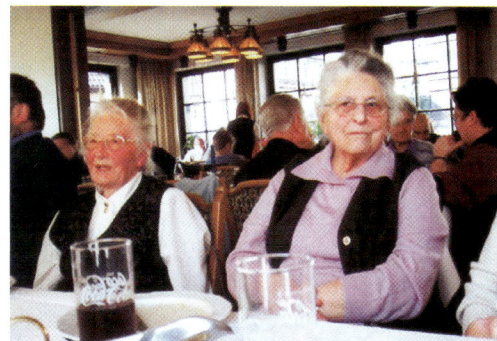

Abb. 7.11   Familienfeste sind eine Gelegenheit, auch im Alter familiäre und freundschaftliche Beziehungen zu pflegen.

❚ **Akkommodation und Assimilation**
Im Falle der Akkommodation bewältigt der Mensch Schwierigkeiten, indem er seine Ansprüche zurücknimmt, andere, erreichbare Ziele wählt, also die Lösung durch Veränderungen an sich selbst herbeiführt. Er passt sich der Umwelt an.
Durch Assimilation werden Probleme bewältigt, in dem die Umwelt verändert wird. Es werden Bedingungen geschaffen, die Schwierigkeiten in einem erträglichen Rahmen halten.

Akkommodation und Assimilation sind also Strategien, um mit einschränkenden Veränderungen der eigenen Person oder der Lebensbedingungen zurecht zu kommen.

🧠 **Fallbeispiel Assimilation und Akkommodation**
Herr Maier ist nach einer Unterschenkelamputation auf den Rollstuhl angewiesen. Zuvor hat er gerne und oft in seinem Garten gearbeitet. Das ist nun nicht mehr möglich. Herr Maier schaut sich dafür nun Bücher und Fernsehsendungen über Pflanzen an. Auch das macht ihm Freude. Um selbstständig zum Briefkasten zu gelangen, lässt er eine Rampe an den Hauseingang bauen.

❓ **Aufgabe 39 a** Ordnen Sie im Beispiel von Herrn Maier die Begriffe Assimilation und Akkommodation zu.
b Finden Sie weitere Beispiele dafür, wie älter werdende Menschen versuchen, sich durch Akkommodation oder Assimilation mit den sich verändernden Umständen zu arrangieren.

Auch das SOK-Modell beschreibt durch Selektion, Optimierung und Kompensation verschiedene Strategien für ein „erfolgreiches Altern" (S. 90).

Zusammenfassend lassen sich die Entwicklungsaufgaben dieses Lebensabschnittes weitgehend durch das Finden geeigneter Strategien für körperliche, soziale und psychische Veränderungen beschreiben.

7.4.2 Biopsychosoziale Veränderungen
Biopsychosoziale Veränderungen werden eingeteilt in:
- körperliche Veränderungen,
- soziale Veränderungen,
- psychische Veränderungen.

▎ Körperliche Veränderungen
Für das subjektive Erleben des Älterwerdens wird fast immer der Zeitpunkt der ersten körperlichen Einschränkungen angegeben. Der Körper signalisiert beim Übergang in das Alter, dass der Mensch in eine neue Ordnung eintritt, und fordert zum Nachdenken über das eigene Altern auf.

▎ Sinnesorgane
Im Bereich der Sinnesorgane kommt es mit zunehmendem Alter häufig zu Seh- und Hörbeeinträchtigungen. Die Einschränkung der Sehfähigkeit (etwa ab dem 50. Lebensjahr) wird normalerweise problemlos durch das Tragen einer Brille korrigiert. Mit der Schwerhörigkeit aber scheinen auch psychische Probleme einherzugehen. Für eine schwerhörige Person muss extra laut gesprochen werden, oft mit frontaler Gesichtszuwendung. Es müssen Gespräche, denen sie nicht mehr folgen kann, „übersetzt" werden. Das bringt Gefühle der Abhängigkeit von anderen, der eigenen Minderwertigkeit und vielleicht des Misstrauens mit sich. Die Beeinträchtigung des Hörens wird dann auch oft von dem betroffenen Menschen geleugnet, und er beginnt sich zurückzuziehen.

Schwerhörigkeit ist oft der erste Schritt in die Isolation des Alters (S. 115).

▎ Herz-Kreislauf-System
Das Risiko für Herzinsuffizienz, Bluthochdruck und Arteriosklerose steigt an. Dies zwingt meist zu einer Veränderung des bisherigen Lebensstils.

▎ Bewegungsapparat
Im Bereich des Bewegungsapparates treten vor allem an den Gelenken Abnutzungserscheinungen auf. Arthrose und Osteoporose mit der Folge von Knochenbrüchen sind bekannte Altersleiden. Das Nachlassen der Muskelkraft führt zu Ermüdbarkeit; die Bewegungen werden vorsichtiger und langsamer; man ist nicht mehr so kräftig, wendig und elastisch.

▎ Zentrales Nervensystem
Altersbedingte Veränderungen des zentralen Nervensystems haben wohl die offensichtlichsten psychischen Folgen. Die Arteriosklerose der Hirngefäße kann ebenso wie z. B. hirnorganische Veränderungen der Alzheimer Demenz zu einem Abbau von kognitiven Fähigkeiten z. B. in Form von Merkfähigkeits-, Konzentrations- und Wortfindungsstörungen führen.

▎ Reaktionsgeschwindigkeit
Ein Nachlassen der Reaktionsgeschwindigkeit geschieht vor allem durch Einschränkungen der Sinnesorgane und des Bewegungsapparates, aber auch aufgrund zentralnervöser Veränderungen.

▎ Sexualität
Auf dem Gebiet der Sexualität geschieht Einschränkung in einigen Bereichen oft nur, um den Erwartungen der Umwelt zu entsprechen. Ältere Menschen, die in einer befriedigenden Partnerbeziehung leben, können bis ins Alter hinein sexuell aktiv sein. Die Menopause der Frau und damit das Ende der Fortpflanzungsfähigkeit tritt meist zwischen 45 und 60 Jahren ein. Beim Mann bleibt die Fortpflanzungsfähigkeit bis ins hohe Alter erhalten. Sexuelles Interesse und Aktivität hängen mit einer Reihe von Faktoren zusammen, die keineswegs nur den körperlichen Bereich betreffen. Die angeblich körperlich bedingte Abnahme des sexuellen Verlangens mit der Menopause konnte nicht nachgewiesen werden. Ursachen sind psychische Faktoren wie Monotonie und Fantasielosigkeit im ehelichen Zusammenleben, Selbstbild und eigene Befürchtungen.

Emotionale Zärtlichkeit und Nähe gelten auch im Alter als Ausdruck von Übereinstimmung und Zufriedenheit in der Partnerbeziehung. Die weibliche oder männliche Anlage erschöpft sich schließlich nicht im Unterschied der Geschlechtsorgane; die Differenzierung geht viel weiter, bis hinein in die Chromosomenanlage jeder einzelnen Körperzelle. Sie besteht

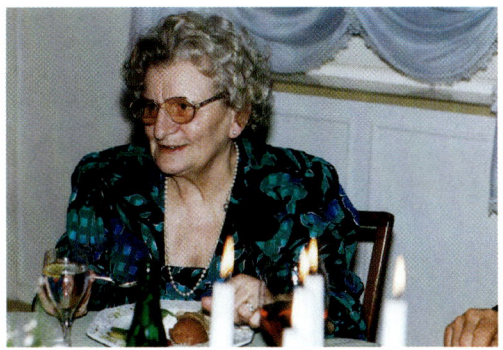

Abb. 7.12 Diese Dame drückt durch Schmuck, Kleidung und Frisur aus, dass sie sich auch im hohen Alter noch als Frau erlebt.

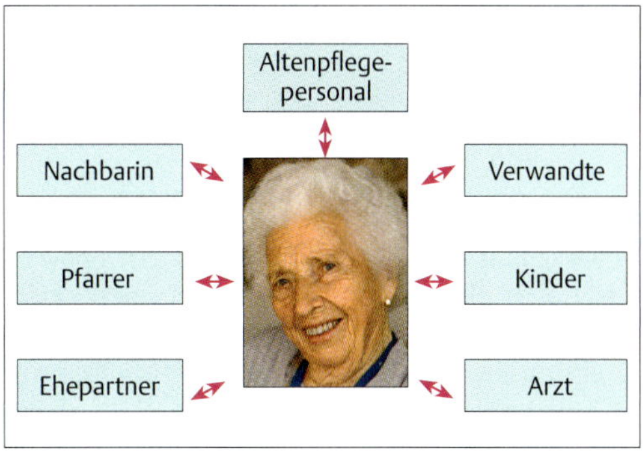

Abb. 7.13 Der alte Mensch und mögliche soziale Beziehungen.

ein Leben lang und geht auch im Alter nicht verloren, ebenso wenig wie die im Verlauf der Sozialisation erlernte Geschlechtsrolle (**Abb. 7.12**).

Kein Mensch vergisst jemals, ob er männlich oder weiblich ist. Die ganze Persönlichkeit ist davon durchdrungen und geprägt. Es besteht daher während des ganzen Lebens der Spannungszustand zum anderen Geschlecht. Im Alter noch einmal zu lieben ist nicht lächerlich oder beschämend. Die Beziehung zwischen Mann und Frau kann bis ins hohe Alter erfüllend und beglückend sein.

❚ Soziale Veränderungen
Von Anfang an steht der Mensch in sozialen Beziehungen, so auch im Alter (**Abb. 7.13**). Die Haltung der Mitmenschen ist von großer Bedeutung, aber auch der ältere Mensch wirkt aktiv auf seine Umwelt ein und gestaltet so seine Situation mit. All die bekannten Signale des Rückzugs, wie „Lasst mich in Ruhe!" „Ich verstehe euch nicht mehr!", mürrisches und ablehnendes Verhalten bewirken oft, dass sie sich von ihm zurückziehen.

Kommunikation kann längerfristig nicht einseitig geschehen. Jeder kennt alte Menschen, die sich schon so weit aus dem Leben zurückgezogen haben, dass ihr Tod kaum mehr Schmerz hervorruft. Diese Menschen sind schon viele kleine Tode gestorben. Das Sich Lösen, das Abschied Nehmen fand schon statt, als die Beziehungen verkümmerten.

Noch vor hundert Jahren war ein 80-jähriger Mensch eindeutig alt, oft gebrechlich oder krank, höchstwahrscheinlich verwitwet und in finanziell eher schlechten Verhältnissen lebend, in seiner Lebensqualität stark eingeschränkt und hatte meist

wenig soziale Kontakte. Heute weisen die sozialen Lebenssituationen erhebliche Unterschiede auf bezüglich der Anzahl und Intensität familiärer oder freundschaftlicher Kontakte: Der eine Mensch lebt noch in seiner Partnerschaft und hat viele Angehörige, der andere ist allein. Ausschlaggebend dafür können folgende Faktoren sein:

- bisherige Teilnahme am sozialen Leben in der Familie, im Bekanntenkreis oder in der kommunalen oder kirchlichen Gemeinde,
- Verfügbarkeit von Rollen oder Aufgaben,
- Bewegungsradius: Besteht die Fähigkeit mit Auto oder öffentlichen Verkehrsmitteln bestimmte Ziele zu erreichen oder ist nicht einmal das Verlassen von Wohnung oder Bett möglich?
- Kommunikationsmöglichkeiten und -fähigkeiten (Internet usw.),
- finanzielle Situation,
- sozialer Status,
- Abhängigkeit von anderen Menschen, z. B. durch Pflegebedürftigkeit.

Die Gruppe der hochaltrigen Menschen ist sehr heterogen. Ungünstige soziale Bedingungen können im Alter erneut zu Identitätsfragen führen („Wer bin ich?" „Wie sehen mich andere?" „Wie möchte ich sein?").

Aktuelle Tendenzen zeigen, dass bei steigender Anzahl hochaltriger Sozialhilfeempfänger (vor allem Frauen) gleichzeitig mehr alte Menschen finanziell unabhängig, wenn nicht gar vermögend sind. Neben einem starken Anstieg an pflegebedürftigen älteren Personen steigt auch die Zahl der gesunden, vitalen, reisefreudigen älteren Menschen. Häufiger werden auch soziale Kontakte aufrechterhalten, ehrenamtliches und soziales Engagement wird weiter gepflegt.

Die Vorstellung von den älteren Menschen als Problemgruppe in der Gesellschaft muss heute durch die Gruppe aktiver und vitaler älterer Menschen ergänzt werden.

▎ Psychische Veränderungen

Emotionalität. Während viele Menschen im höheren Lebensalter eine gewisse Gelassenheit entwickeln, kommt es im Bereich der Emotionalität jedoch auch häufig zu einer verstärkten affektiven Labilität mit Weinen, Verstimmungen, Reizbarkeit, auch starker Wetterfühligkeit, Zornes- oder Tränenausbrüchen, alles Verhaltensweisen, die man sich früher im Berufsleben nicht erlaubte. Depressive Verstimmungen und Depressionen nehmen im Alter zu. In diesem Zusammenhang ist auch auf die erhöhte Suizidrate in dieser Altersgruppe hinzuweisen (S. 249).

Persönlichkeit. Persönliche Eigenheiten können mit dem Alter abflachen oder verstärkt hervortreten. So wird manch strenger Vater als Opa sanfter, Sparsamkeit kann sich im Alter zu Geiz entwickeln. In der Persönlichkeit des alten Menschen kann eine Abnahme der Steuerungs- und Kontrollfähigkeit affektiver Impulse auftreten, es kann zu einer Toleranzminderung kommen. Die Fähigkeit, auf körperliche, psychische und soziale Einflüsse angemessen zu reagieren nimmt bei manchen älteren Menschen ab, so kann es zu einer länger anhaltenden Trauerreaktion kommen, wenn der Verlust eines Menschen oder einer lieben Gewohnheit, eines Gegenstandes oder der Tod eines Tieres zu beklagen ist.

Auf kognitive Veränderungen im Alter wird im Kapitel Intelligenz detailliert eingegangen (S. 135).

▎ Lebenszufriedenheit und subjektives Wohlbefinden

Alte Menschen geben in den meisten Fällen bis zum 75. Lebensjahr mehr Unterstützung als sie bekommen. Ab dem 85. Lebensjahr brauchen sie mehr Hilfe als sie geben. Auch bei gesunden älteren Menschen lassen die Körperkräfte ab diesem Zeitpunkt deutlich nach, die Einbußen nehmen zu.

Es hat sich herausgestellt, dass die Lebenszufriedenheit trotz zunehmender gesundheitlicher Probleme über viele Jahre des hohen Alters unverändert gut bleibt (**Abb. 7.14**). Wie ist das möglich? Der Mensch ist fähig, ein einmal erreichtes Selbstverständnis ("Mir geht es gut") zu schützen und aufrecht zu halten, und damit für ein stabiles subjektives

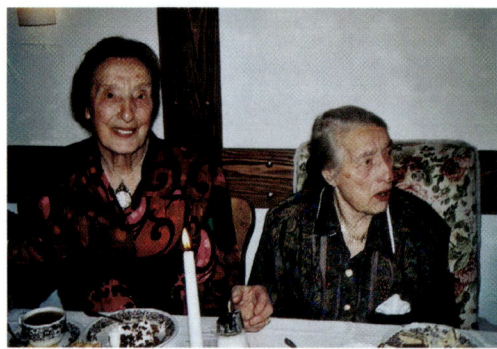

Abb. 7.14 Lebenszufriedenheit bleibt oft bis ins hohe Alter gut wie bei diesen neunzigjährigen Zwillingsschwestern.

Wohlbefinden zu sorgen. Hierzu werden vor allem zwei Strategien eingesetzt:
1. Absenken des Anspruchsniveaus,
2. Änderung der Vergleichsgruppe.

Absenken des Anspruchsniveaus. „Ich muss nicht unbedingt in 15 Minuten meinen Einkauf erledigen, sondern kann mir mehr Zeit lassen." „Ich muss nicht täglich mit meinen Enkeln die Hausaufgaben machen, es genügt, wenn ich das zweimal in der Woche übernehme."

Änderung der Vergleichsgruppe. „Mein Freund Max kann noch seinen Haushalt alleine führen. Ich schaffe es nicht mehr. Ferdinand und Walter können es schon seit Jahren nicht mehr. Da bin ich noch besser dran als sie, ich brauche nur etwas Hilfe, sie leben im Heim."

Aufgabe 40 Wie gelingt es vielen Menschen im Alter trotz gesundheitlicher Einschränkungen ihre subjektive Lebenszufriedenheit beizubehalten?

7.5 Heimeintritt

In Deutschland leben derzeit etwa 660 000 Menschen in circa 8800 stationären Einrichtungen der Altenhilfe. Bezogen auf alle über 65-jährigen Menschen sind das etwa 4 %, jedoch steigt die Anzahl erheblich, betrachtet man die höheren Altersgruppen (**Tab. 7.1**).

Der Einzug in ein Heim findet in immer höherem Lebensalter statt. Die durchschnittliche Verweildauer im Heim hingegen ist laut Angaben des Deutschen

Tab. 7.1 Prozentualer Anteil der Bewohner stationärer Altenhilfeeinrichtungen nach Alter

Altersgruppe	Anteil der Bewohner stationärer Altenhilfeeinrichtungen
60 – 70 Jahre	1,2 %
70 – 75 Jahre	1,5 %
75 – 80 Jahre	3,6 %
80 – 85 Jahre	8,3 %
85 – 90 Jahre	15,0 %
> 90 Jahre	22,0 %

Berufsverbandes für Altenpflege (1998) auf 52 Monate gesunken. In einer Studie des Kuratoriums deutscher Altershilfe (1994) zeigte sich bezüglich der Lebensdauer älterer Menschen in stationären Altenhilfeeinrichtungen, dass etwa:

- 9 % innerhalb der ersten 6 Monate nach dem Heimeinzug verstarben,
- 6 % zwischen 6 und 12 Monaten im Heim lebten,
- 31 % 1 – 3 Jahre im Heim lebten,
- 31 % zwischen 3 und 7 Jahre im Heim lebten,
- 15 % zwischen 7 und 15 Jahre im Heim lebten,
- 4 % für 15 und mehr Jahre im Heim lebten.

Diese Zahlen weisen bereits darauf hin, dass der Wechsel von der häuslichen Umgebung in ein Pflegeheim in den meisten Fällen ein gravierender und belastender Lebenseinschnitt ist, fast immer begleitet von Trauer und Angst. Ganz besonders beklagen ältere kranke Menschen, die unmittelbar nach einem Krankenhausaufenthalt in ein Heim übersiedeln (müssen) ihre schwierige Situation. Die eher wenigen Fälle frühzeitiger, freiwilliger Entscheidung in ein attraktives Haus für ältere Menschen einzuziehen, bleiben die Ausnahme.

Gründe für den Heimeintritt. So liegen für die Entscheidung eines Heimeintritts i.d.R. gravierende Gründe vor:

- körperliche Krankheit, z. T. verbunden mit räumlichen Gegebenheiten
- Unfähigkeit, sich selbst versorgen zu können,
- fehlende Sicherheit verbunden mit dem Fehlen von Angehörigen, die Versorgung, Pflege und Sicherheit gewährleisten können oder wollen.
- Einsamkeit, z. B. nach Tod des Partners.

Verluste beim Heimeintritt. Der Heimeintritt wird vor allem deshalb als belastend erlebt, weil er mit vielen Verlusten einhergeht:

- Das eigene Zuhause muss aufgegeben werden.
- Möbel und Eigentum müssen zurückgelassen werden und damit verbunden zunächst auch das Gefühl von Heimat, Sicherheit und Wohlbefinden.
- Soziale Kontakte verändern sich: Nachbarn, Freunde, Bekannte entfernen sich mit dem Einzug ins Heim, auch kurze Alltagsgespräche mit dem Lebensmittelhändler, dem Postboten, der Bäckersfrau entfallen.
- Lebensgewohnheiten müssen aufgegeben werden: Eine Anpassung an Heimregeln und vorgegebene Tagesstrukturen wird verlangt. Es kann nicht mehr frei gewählt werden, was und wann man essen will. Besuchszeiten sollten eingehalten werden, ebenso Schlafenszeiten. Hobbys und gewohnte Möglichkeiten der Tagesgestaltung sind oft nicht mehr möglich.
- Aufgaben und Funktionen entfallen: Vor allem Frauen befürchten, zur Untätigkeit verurteilt zu werden, was z. B. die tägliche Haushaltsführung betrifft.
- Intimsphäre geht verloren: Das Leben im Doppelzimmer mit einem fremden Menschen, die Verrichtung pflegerischer Tätigkeiten durch das Pflegepersonal und die ständige Angst, jemand könne das Zimmer betreten, stellen erhebliche Eingriffe in die gewohnte Privatsphäre eines Menschen dar.
- Finanzielle Verluste müssen hingenommen werden: Durch die anfallenden Heimkosten sinken die finanziellen Möglichkeiten. 1999 war ein Drittel der Bewohner auf Sozialhilfe angewiesen (BM für Familie, Senioren, Frauen und Jugend, 2002).

7.5.1 Die ersten Wochen und Monate im Pflegeheim

Meistens in sehr hohem Alter und bei schwindenden Kräften erfordert der oft plötzliche und wenig vorbereitete Übergang ins Pflegeheim alle verfügbaren Ressourcen und führt nicht selten zu einem vorübergehenden Zusammenbruch der Kräfte des Bewohners.

So werden, bedingt durch diese Verlusterfahrungen, in den ersten Wochen oder Monaten nach dem Heimeinzug immer wieder verschiedene Verhaltensweisen und Reaktionen beobachtet.

▍ Verhaltensweisen und Reaktionen

Auf den meist überraschenden Eintritt in ein Pflegeheim reagieren Bewohner auf unterschiedliche Weise:

- bei fast einem Drittel der neuen Bewohner treten verstärkt Verwirrtheitszustände auf,
- etwa ein Viertel reagiert mit schweren depressiven Verstimmungen,
- manche Bewohner weigern sich, sich einzuleben, reagieren aggressiv, laufen weg oder reagieren mit psychosomatischen Beschwerden,
- andere freuen sich über die Erleichterungen, die ein Leben im Pflegeheim ihnen bringt und leben sich sehr schnell ein.

Hier wird deutlich, wie wichtig die Gestaltung des Heimeinzugs und die Begleitung des Bewohners in den ersten Tagen und Wochen ist.

Bereits die Zeit, in der ein älterer Mensch auf der Warteliste für einen Heimplatz steht, ist eine extrem belastende Situation. Der Endgültigkeitscharakter („letzter Umzug im Leben") macht Angst. Dazu kommen Ängste vor dem Verlust der Selbstständigkeit, der Familienbindung, der vertrauten Umgebung und der sozialen Kontakte und vor der Ungewissheit der neuen Lebenssituation. In dieser Zeit besteht für manchen Betroffenen erhöhte Suizidgefahr.

Aufgabe 41 Tauschen Sie sich in Kleingruppen über Ihre Erfahrungen mit neu eingezogenen Bewohnern aus. Wie lange dauerte die Eingewöhnungszeit? Welche Gründe wurden für den Heimeintritt angegeben? Wie verhielten sich die Bewohner in der Eingewöhnungszeit? Was war für die neuen Bewohner hilfreich?

Aufgabe 42 Entwerfen Sie ein Konzept, das beschreibt, wie Sie einen optimalen Heimeinzug gestalten würden. Denken Sie dabei an die Möglichkeit von Vorgesprächen, Kurzzeitpflege/Probewohnen und an die Chancen, den Bewohner an Entscheidungen zu beteiligen.

Zur Reduzierung der beim Heimeintritt auftretenden Schwierigkeiten können prophylaktische Maßnahmen eingesetzt werden: So zeigt sich, dass eine langfristige Vorbereitung, gute Information, Probewohnen und Möglichkeiten mit zu entscheiden dem älteren Menschen den Heimeinzug erleichtern.

7.5.2 Das Heim als neues Zuhause

So negativ der Heimeintritt oft erlebt wird, er kann auch eine Verbesserung der Lebenssituation des alten Menschen darstellen. Die persönliche Sicherheit wird erhöht, das Gefühl, Hilfe in der Nähe zu haben, kann manche Angst reduzieren (**Abb. 7.15**). Eine Rund-um-die-Uhr-Versorgung kann gewährleistet werden. Eine Entlastung von alltäglichen Verpflichtungen kann positiv erlebt werden. Auch die Chance, Kontakte zu anderen aufzunehmen, kann hilfreich sein, vor allem, wenn Menschen sich einsam fühlen.

Einige Heimbewohner können sich gebraucht und nützlich fühlen, wenn sie Aufgaben übernehmen können (**Abb. 7.16**). Dies kann eine Tätigkeit im Heimbeirat sein, aber auch die Unterstützung anderer hilfebedürftiger Mitbewohner bei alltäglichen Verrichtungen. Die verschiedenen im Heim angebotenen Aktivitäten werden von vielen Bewohnern als Bereicherung erlebt. Durch den Heimeintritt ist auch eine Entspannung der familiären Situation möglich,

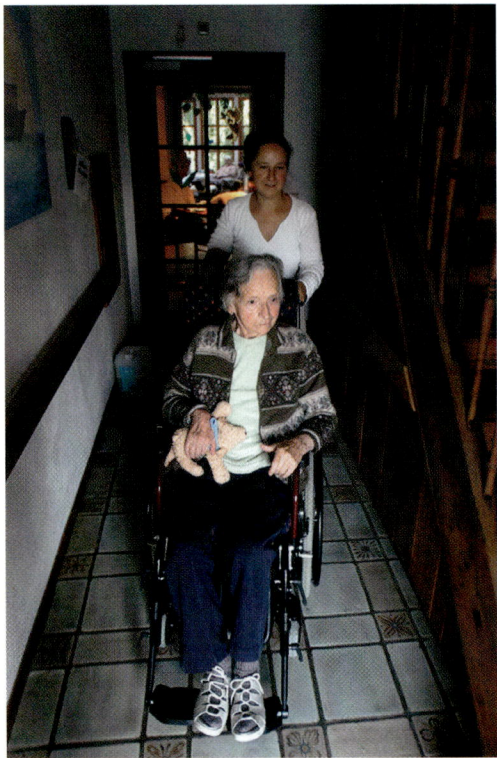

Abb. 7.15 Das Gefühl, im Heim Hilfe in der Nähe zu haben, kann manche Angst verringern.

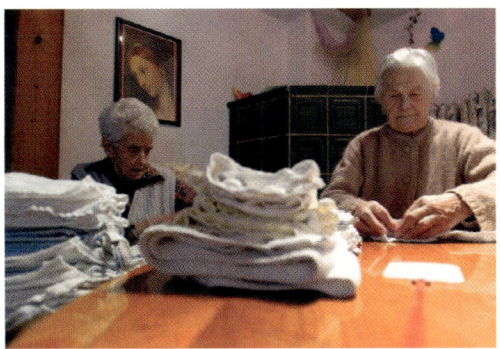

Abb. 7.16 Viele Menschen fühlen sich auch im Heim nützlich, wenn sie Aufgaben übernehmen.

werden doch Angehörige entlastet, und der Bewohner erlebt sich nicht mehr so sehr als Belastung.

So passt sich ein großer Teil der neu ankommenden Bewohner ohne allzu große Schwierigkeiten an den Heimalltag an. Eine günstige Anpassung an die Heimsituation ist bei sorgfältiger Vorbereitung mit großer Wahrscheinlichkeit gegeben, wenn der Bewohner selbst in das Heim möchte, das Heim und vielleicht einige Bewohner dort bereits kennt, besonders aber bei Alleinlebenden oder Menschen mit wenig Familienanbindung und bei Menschen mit guten sozialen Kontaktfähigkeiten.

7.6 Psychohygiene des Alterns

Wie das Altern ein mehrdimensionales Geschehen ist, so umfasst die Vorbereitung auf das Alter auch mehrere Bereiche. Sie beginnt i.d.R. schon viele Jahre vor dem Erreichen des Ruhestandes mit:

- finanziellen Vorbereitungen,
- gesundheitlichen Vorbereitungen wie richtige Ernährung, regelmäßige Bewegung in frischer Luft und angemessenem Training,
- psychologischer Vorbereitung wie Selbstbestimmung, Identitätsfindung, Selbstpflege, Verantwortungsübernahme für das eigene Leben, also mit der Entwicklung der Persönlichkeit,
- Aufbau und Pflege von Beziehungen zu jüngeren und älteren Menschen,
- dem Bemühen, einen Lebenssinn zu finden.

Auch Erfahrungen wie Erfolge und Misserfolge, Gesundheit und Krankheit, Freude und Leid, Leistung und Versagen, Freiheit und Begrenztheit sind als Ganzes, nämlich als das Leben zu sehen. Besteht diese Sichtweise, kommt das Altwerden nicht als gänzlich neue Lebensform hinzu, sondern gehört zu den Erfahrungen des Lebens.

Eine bewährte, gute psychohygienische Maßnahme ist es, nicht das negative, noch weit verbreitete Altersbild des Defizitmodells zu übernehmen und ängstlich das Verstreichen der Zeit zu beobachten, sondern ein positives Bild von einem aktiv mitgestalteten Leben im Alter in die Zukunftsperspektive aufzunehmen.

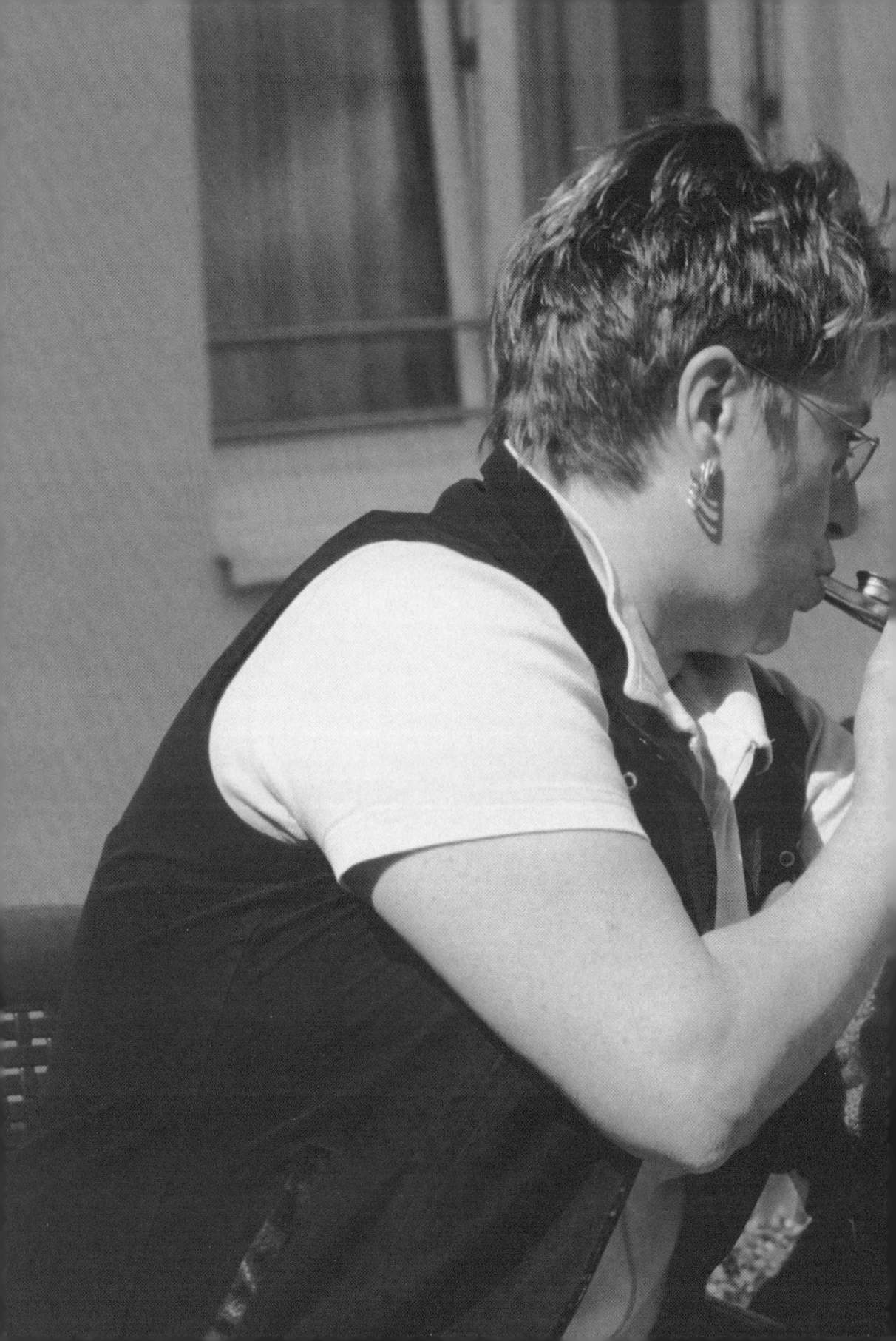

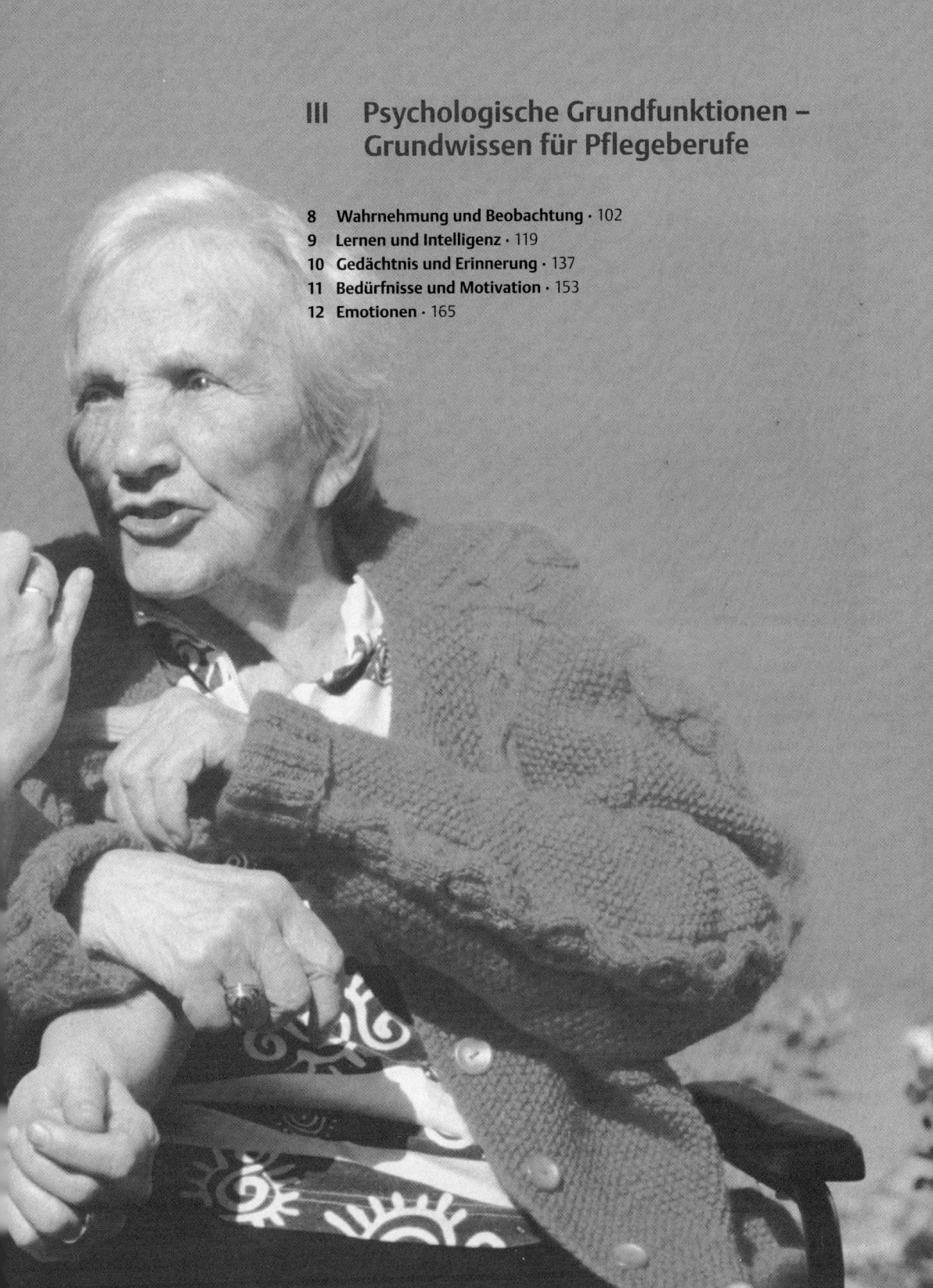

III Psychologische Grundfunktionen – Grundwissen für Pflegeberufe

8   **Wahrnehmung und Beobachtung** · 102
9   **Lernen und Intelligenz** · 119
10   **Gedächtnis und Erinnerung** · 137
11   **Bedürfnisse und Motivation** · 153
12   **Emotionen** · 165

8 Wahrnehmung und Beobachtung

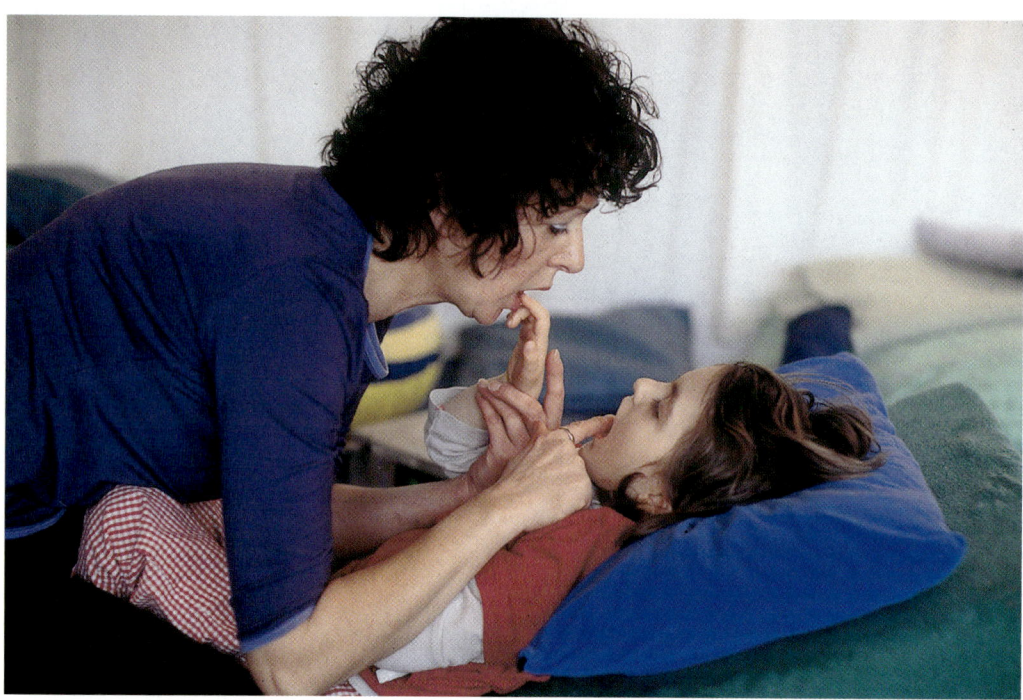

8.1	**Grundlagen der Wahrnehmungspsychologie** · 103	
8.1.1	**Die Bedeutung der Wahrnehmung für die Pflege** · 103	
8.1.2	**Reizaufnahme und Reizleitung** · 103	
8.1.3	**Gestaltgesetze und Prozesse der Wahrnehmung** · 103	
8.1.4	**Subjektivität der Wahrnehmung** · 105	
8.2	**Pflegerische Beobachtung** · 107	
8.3	**Wahrnehmung von Personen** · 109	
8.3.1	**Der erste Eindruck** · 109	
8.3.2	**Beurteilungsfehler bei der Wahrnehmung anderer Personen** · 109	
8.3.3	**Sich selbst erfüllende Prophezeiung** · 110	
8.3.4	**Einstellungen und Wahrnehmung** · 111	
8.4	**Selbstreflexion – Wahrnehmung der eigenen Person** · 112	
8.5	**Beeinträchtigungen der Wahrnehmung** · 114	
8.5.1	**Erkennen von Einschränkungen des Hörens und des Sehens bei Kindern** · 114	

8.5.2 **Pflegeschwerpunkt Umgang mit Patienten mit starken Einschränkungen des Sehvermögens** · 114

8.5.3 **Pflegeschwerpunkt Umgang mit schwerhörigen Patienten** · 115

8.5.4 **Pflegeschwerpunkt Umgang mit Patienten mit starken Einschränkungen weiterer Sinne** · 117

8.6 **Pflegeschwerpunkt Hospitalismus** · 118

8.6.1 **Physischer Hospitalismus** · 118

8.6.2 **Psychischer Hospitalismus** · 118

 Examensschwerpunkte

Grundlagen der Wahrnehmungspsychologie (S. 103), Pflegerische Beobachtung (S. 107), Wahrnehmung von Personen, Beurteilungsfehler (S. 109), Selbstreflexion – Wahrnehmung der eigenen Person (S. 112), Beeinträchtigungen der Wahrnehmung (S. 114), Hospitalismus (S. 118)

> *„Nichts ist im Verstand, was nicht zuvor*
> *in der Wahrnehmung wäre."*
>
> Thomas von Aquin
> (1224–1274), eigentlich Thomas Aquinas, italienischer Philosoph und Dominikanerpater

8.1 Grundlagen der Wahrnehmungspsychologie

Unter dem Begriff „Wahrnehmung" versteht man den Prozess, bei dem Reize aus der Umgebung oder aus dem eigenen Organismus durch die Sinnesorgane aufgenommen, weitergeleitet und anschließend weiterverarbeitet werden.

Die Sinnesorgane des Menschen sind das „Tor zur Welt". Durch sie nehmen wir Menschen, Situationen, unsere Umgebung und schließlich auch uns selbst wahr; durch sie können wir mit unserer Umwelt in Kontakt treten. Wahrnehmung steht am Beginn jeder Begegnung. Sie ermöglicht, Situationen auszuwählen und angemessen auf unsere Umwelt zu reagieren. Die Fähigkeit zur Selbstwahrnehmung eröffnet die Chance, eigenes Verhalten zu reflektieren und möglicherweise zu verändern.

8.1.1 Die Bedeutung der Wahrnehmung für die Pflege

Wahrnehmung ist also ein Prozess, bei dem Informationen aufgenommen werden. Diese Informationen sind der Ausgangspunkt für alles weitere, was im zwischenmenschlichen Umgang und speziell in der Pflege passiert. Sie ermöglichen erst einen angemessenen Umgang mit der jeweiligen Situation und auch die Reflexion der eigenen Person.

Wahrnehmung soll in diesem Kapitel vor allem unter den Gesichtspunkten der pflegerischen Beobachtung, der Bedeutung der Wahrnehmung für die Beziehungsgestaltung und der Wahrnehmung der eigenen Person (Selbstreflexion) behandelt werden.

Ein Problem besteht darin, dass in der Pflege oft mit einem Minimum an Information ein Überblick erreicht werden muss. Dabei entstehen häufig Wahrnehmungsfehler, die zu kennen sehr wichtig sein kann. Es lohnt sich also, sich mit der eigenen Wahrnehmung, aber auch mit individuellen Unterschieden in der Wahrnehmung zu befassen.

8.1.2 Reizaufnahme und Reizleitung

Der Prozess der Wahrnehmung beschreibt den Weg der Reizleitung vom Reiz bis hin zur Reaktion.

Der Prozess der Wahrnehmung beginnt, wenn Reize auf ein Sinnesorgan treffen, z.B.:

- Lichtwellen auf das Auge (**Abb. 8.1**),
- Schallwellen auf das Ohr,
- Gerüche in die Nase,
- Geschmacksreize auf die Zunge,
- mechanische Reize auf die Haut.

Am Sinnesorgan werden die ankommenden Reize umgewandelt in chemische oder mechanische Signale (z.B. chemische Prozesse in den Stäbchen und Zapfen des Auges oder die physikalische Umwandlung von Schallwellen in Druckwellen im Ohr). Von dort werden die Informationen entlang der zum Gehirn hinführenden (afferenten) Nervenfasern durch elektrische Prozesse weitergeleitet.

An den Kontaktstellen zwischen den Nervenzellen, den Synapsen, werden die ankommenden Impulse durch chemische Prozesse über sogenannte Transmitter (Botenstoffe) zu den nachfolgenden Nervenzellen übertragen. Schließlich gelangen die Impulse in bestimmte Gehirnregionen, wo sie verarbeitet und gespeichert werden können. Über vom Gehirn wegführende (efferente) Nervenfasern werden für die Reaktionen notwendige Informationen bis zu den für die Reaktion zuständigen Regionen geleitet.

8.1.3 Gestaltgesetze und Prozesse der Wahrnehmung

Wahrnehmung beinhaltet verschiedene neurophysiologische und psychologische Verrechnungsprozesse (**Abb. 8.2**):

- Selektion,
- Ergänzung,
- Tendenz zum Kontrast,
- Wahrnehmungskonstanz.

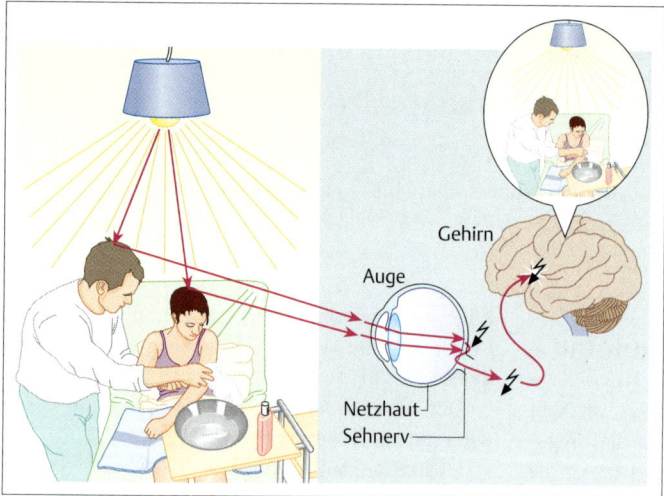

Abb. 8.1 Das Licht einer Lichtquelle wird von Gegenständen und Personen reflektiert und gelangt ins Auge (Reiz). Durch den optischen Apparat des Auges wird das Gesehene auf der Netzhaut abgebildet, wobei das Licht die Stäbchen und Zäpfchen der Netzhaut erregt. Die Erregung wird durch den Sehnerv weitergeleitet und gelangt in die Hirnrinde (ZNS), wo die Informationen verarbeitet werden und zur Wahrnehmung des Gesehenen führen.

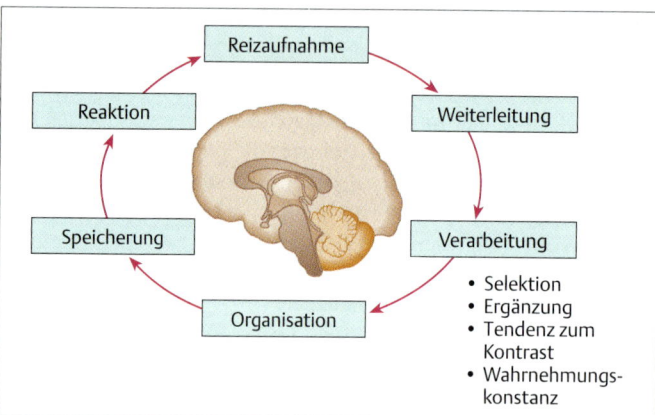

Abb. 8.2 Wahrnehmungsprozesse.

■ **Selektion**

Nicht alle eintreffenden Informationen werden bewusst wahrgenommen, vielmehr wird nur eine Auswahl an Informationen registriert: Insbesondere bekannte oder markante Informationen werden wahrgenommen. Unter vielen blinkenden Kontrolllichtern wird die rote Farbe einer Notruflampe wahrgenommen, während andere Farben oft kaum registriert werden. So hängt Selektion einerseits viel mit Aufmerksamkeitsprozessen zusammen, andererseits findet Selektion bereits auf der Ebene der Sinnesorgane statt. So werden z. B. nur bestimmte Frequenzen gehört.

Schutzfunktion. Selektion ist für den Menschen überlebenswichtig, ohne sie würde es zu einer Reizüberflutung kommen. Wichtiges von weniger Wichtigem zu unterscheiden hat eine Schutzfunktion und eröffnet die Möglichkeit, gezielt Informationen aufzunehmen. Ungünstig kann Selektion dann werden, wenn wichtige Reize ausselektiert werden und dadurch Gefahren entstehen.

💡 **Fallbeispiel Selektion**

Schüler Stefan ist so sehr mit der Versorgung der Wunde von Herrn Schneider beschäftigt, dass er nicht bemerkt, wie der andere im Zimmer liegende Patient, Herr Zänker, versucht seine Drainage zu entfernen.

Ergänzung

Stellt das Gehirn eine bestimmte Anzahl von Übereinstimmungen mit bereits vorhandenen Bildern fest, so wird die Wahrnehmung ergänzt und vervollständigt. Das Gehirn füllt so Informationslücken aus.

Fallbeispiel Ergänzung

Schwester Paula sieht wie Herr Zänker mit erhobenem Arm auf Frau Roller zugeht, als hinter ihr jemand ihren Namen ruft. Sie dreht sich nach dem Rufenden um. Im nächsten Moment liegt Frau Roller auf dem Fußboden. Schwester Paula meint nun gesehen zu haben, wie Herr Zänker Frau Roller geschlagen hat, obwohl sie dies gar nicht gesehen haben kann. Durch Verarbeitungsprozesse des Gehirns wurden hier Informationslücken zu einem plausiblen Ablauf ergänzt (obwohl Frau Roller in Wirklichkeit – ohne dass Herr Zänker etwas dafür konnte – gestürzt war).

■ **Tendenz zum Kontrast**

Bei der Wahrnehmung von vielen ähnlichen Reizen besteht die Tendenz, Unterschiede verstärkt zu betonen. Dies kann die Orientierung erleichtern.

Fallbeispiel Kontrast

Laura und Lisa sind 7 Jahre alt und eineiige Zwillinge. Sie sehen sich sehr ähnlich und werden oft verwechselt. Laura ist zwei Zentimeter größer als Lisa. Ihre Mutter nennt Sie immer „meine Große", während sie Lisa „meine Kleine" nennt. Hier wird ein minimaler Unterschied größer wahrgenommen als er tatsächlich ist.

■ **Wahrnehmungskonstanz**

Gegenstände behalten durch komplizierte Verrechnungsvorgänge des Gehirns ihre konstante Form und Größe, egal aus welchem Blickwinkel oder aus welcher Entfernung sie angeschaut werden. Dadurch werden Orientierung und Gedächtnisleistung überhaupt erst möglich.

Ein Tisch wird als Tisch wahrgenommen, egal ob er von rechts, links, oben oder unten betrachtet wird (**Abb. 8.3**). Trotz vollkommen unterschiedlicher Netzhautbilder erkennt das Gehirn den Tisch. Auch Menschen werden wiedererkannt, egal ob sie sitzen, stehen oder liegen, ob sie nah oder weiter entfernt sind.

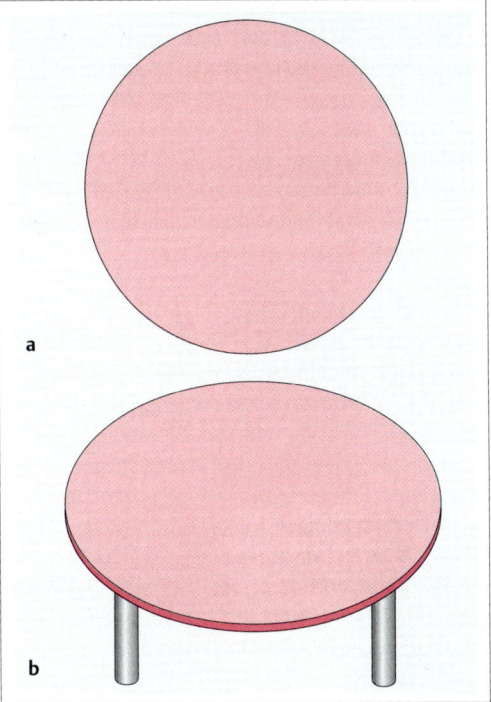

Abb. 8.3   **a** Ein runder Tisch von oben betrachtet, **b** ein runder Tisch von schräg oben betrachtet. Der Tisch wird als rund wahrgenommen, obwohl die Tischplatte in Bild **b** oval abgedruckt ist.

8.1.4 Subjektivität der Wahrnehmung

Aufgabe 1 Haben Sie schon einmal Situationen ganz anders wahrgenommen als Personen, die bei Ihnen waren? Erinnern Sie sich. Wie kann es zu dieser Unterschiedlichkeit der Wahrnehmung kommen?

Wahrnehmung ist i.d.R. ein sehr subjektiver Vorgang, das bedeutet, dass Wahrnehmung von Mensch zu Mensch unterschiedlich sein kann. Dass Situationen oder Personen ganz unterschiedlich wahrgenommen werden, kann verschiedene Ursachen haben:

- Umgebungsfaktoren,
- physiologische Ursachen,
- psychologische Ursachen.

■ **Umgebungsfaktoren**

Die Umgebung kann die Wahrnehmung der Reize beeinflussen. So werden Reize je nach Umgebung unter Umständen sehr unterschiedlich wahrgenommen: Farbempfindungen hängen ab von den jeweiligen Lichtverhältnissen der Umgebung, Töne wirken in Abhängigkeit von den Hintergrundgeräuschen lauter oder leiser. Auch Personen werden in verschiedenen Umgebungen zum Teil sehr unterschiedlich wahrgenommen: Oft sieht eine Person nachts in der Diskothek anders aus, als am nächsten Morgen bei Tageslicht, ein Mensch, den man als Patient in einem Krankenhaus wahrgenommen hat, wird im Alltag auf der Straße oft kaum wiedererkannt.

▌ Physiologische Ursachen

Physiologische Ursachen können z. B. in der Funktionsfähigkeit der Sinnesorgane und des Nervensystems liegen: Menschen mit nicht korrigierten Seh- oder Hörschwächen nehmen Situationen anders wahr als Menschen mit nicht beeinträchtigten Sinnesorganen. Erkrankungen des Nervensystems können zu Empfindungsstörungen führen, wie es bei vielen Patienten nach Apoplexie oder bei zerebralen Durchblutungsstörungen der Fall ist. Außerdem kann die Wahrnehmung durch Medikamente, Alkohol oder Drogen beeinträchtigt sein.

▌ Psychologische Faktoren

Was und wie ein Mensch wahrnimmt ist außerdem abhängig von psychologischen Faktoren, z. B. von (**Abb. 8.4**):

- Aufmerksamkeit, Interessen und Bedürfnissen,
- Wissen und Erfahrungen,
- Stress,
- Stimmungs- und Gefühlslagen,
- persönlichen Einstellungen, Werten und Vorurteilen.

▌ Aufmerksamkeit, Interessen, Bedürfnisse

Verschiedenartige Wahrnehmung kann durch Unterschiede in der Aufmerksamkeit, der Interessenlage und in den Bedürfnissen entstehen: Im Kaufhaus sehen Männer oft ganz andere Sachen als Frauen. Wer Hunger hat, sieht in den Einkaufsregalen eines Supermarktes viele leckere Lebensmittel. Kommt man gerade von einem üppigen Essen, werden viele Lebensmittel gar nicht wahrgenommen. Auch Müdigkeit und Schmerzen können die Wahrnehmung verändern.

▌ Wissen und Erfahrungen

Wie Situationen wahrgenommen werden, hängt auch vom Wissen und den bisherigen Erfahrungen einer Person ab.

💡 Fallbeispiel Beeinflussung der Wahrnehmung durch Erfahrungen

Anne ist die neue Schülerin auf der Neugeborenenstation. Sie ist erstaunt, als eine erfahrene Kollegin berichtet, dass Baby Lena Neumann im Gesicht gelb aussehe. In Annes Wahrnehmung haben alle Babys ein rotes Gesicht. Jahre später arbeitet Anne als examinierte Fachkraft auf der Neugeborenenstation. Inzwischen hat sich ihre Wahrnehmung durch viele Erfahrungen verbessert. Sie sieht heute recht genau, welche Kinder bezüglich ihrer Neugeborenen-Gelbsucht kontrolliert werden müssen.

▌ Stress

Stress kann zu Verzerrungen der Wahrnehmung führen. So kann unter Stress die Wahrnehmung be-

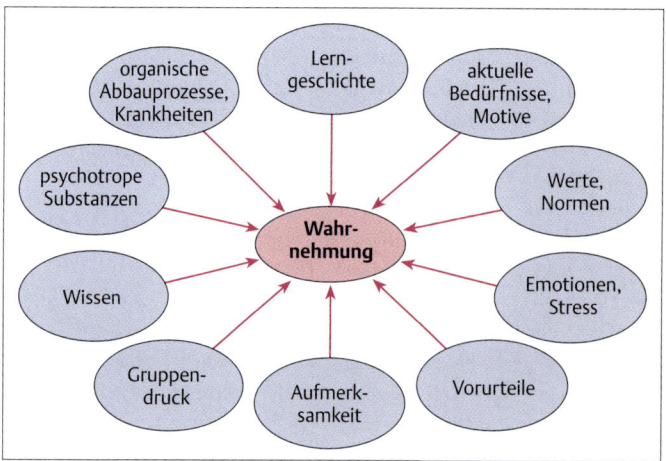

Abb. 8.4 Verschiedene Faktoren, die Einfluss auf die Wahrnehmung nehmen.

stimmter Reize verstärkt sein, während andere Reize gar nicht wahrgenommen werden.

Fallbeispiel Beeinflussung der Wahrnehmung durch Stress

Schwester Tanja ist über Mittag alleine mit einer Schülerin auf der Kinderstation. Tanja ist im Stress und das Schreien einiger Kinder kommt ihr heute viel lauter vor als an anderen Tagen. Hier ist ihre Wahrnehmung durch Stress sensibilisiert. Als sie jedoch zu einem Notruf nach Zimmer 4 rennt, nimmt sie die auf dem Stationsflur stehenden Besucher kaum wahr. In diesem Bereich ist ihre Wahrnehmung eingeschränkt.

Gefühlslage, Einstellungen

Bekannt ist das Phänomen, dass Wahrnehmung von der Gefühlslage abhängt: Verliebte sehen die Welt durch eine „rosa Brille", selbst das trübe Regenwetter ist herrlich. Bei Trauer sieht vieles grau und trüb aus. Wahrnehmung wird auch häufig durch Einstellungen beeinflusst. Dabei spielen vor allem Werte und Vorurteile eine Rolle.

Fallbeispiel Beeinflussung der Wahrnehmung durch Werte und Einstellungen

Schwester Sophia legt viel Wert auf Pünktlichkeit und Ordnung. Sie nimmt jede auch noch so geringe Verspätung einer Kollegin wahr und sieht sofort, wenn auf Station etwas nicht an seinem Platz ist.

Wahrnehmung kann von Mensch zu Mensch, aber auch von Situation zu Situation unterschiedlich sein.

8.2 Pflegerische Beobachtung

Eine besondere Form der Wahrnehmung ist die Beobachtung. Von Beobachtung spricht man, wenn es um eine gezielte, planmäßige Wahrnehmung zur Feststellung eines Sachverhalts oder der Sammlung von Informationen geht.

Der Unterschied zwischen pflegerischer Beobachtung und Wahrnehmung besteht darin, dass die pflegerische Beobachtung zielgerichtet ist und Wissen voraussetzt. Sie beinhaltet ein systematisches Vorgehen, das bedeutet, es wird gezielt nach bestimmten Kriterien geschaut. Wahrnehmung hingegen kann

auch „nebenbei" und ohne konkretes Fachwissen geschehen.

Eine gute Wahrnehmungs- und Beobachtungsfähigkeit ist die Voraussetzung für eine gute Pflegeplanung und somit für eine professionelle Pflege. Pflegende müssen täglich viele Informationen aufnehmen. Sie müssen im Zuge der Krankenbeobachtung die Symptome, den Krankheitsverlauf, die Wirkung therapeutischer Maßnahmen, Nebenwirkungen und die Compliance beobachten und mögliche Gefahren erkennen. Auch die Wahrnehmung der Ressourcen der Patienten bzw. der Bewohner, deren Bedürfnisse und Gefühle sowie der zwischenmenschlichen Beziehungen zu Pflegenden, Angehörigen oder Mitpatienten/Mitbewohnern gehört zu einer professionellen Pflege.

Voraussetzungen. Eine gute Wahrnehmung in der Pflege kann nur unter bestimmten Voraussetzungen stattfinden: Um wichtige Informationen zu erkennen und sie gezielt und schnell aufnehmen zu können, bedarf es intakter oder korrigierter Sinnesorgane. Es sollte Aufmerksamkeit und Interesse sowie Fachwissen vorhanden sein und eine unvoreingenommene Grundhaltung eingenommen werden.

Um eine Beobachtung möglichst objektiv zu gestalten wird in der Pflege die Methode der systematischen Verhaltensbeobachtung herangezogen. Dabei gilt es, das zu beobachtende Merkmal messbar zu machen, das heißt es zu *operationalisieren*. Dies wird auch anhand von Beobachtungsbögen versucht (**Abb. 8.5**).

Bei der Informationsübermittlung im Übergabegespräch ist es wichtig eigene Interpretationen und Bewertungen zu berichten, diese müssen aber bewusst vom tatsächlich Wahrgenommenen abgegrenzt werden.

In die Pflegedokumentation sollen anstatt von subjektiven Interpretationen bzw. Bewertungen möglichst objektive Wahrnehmungen aufgenommen werden.

Fallbeispiel Operationalisierung und Informationsübermittlung

Bei der Übergabe äußert Schwester Ute, Frau Nagel würde von Tag zu Tag unruhiger. Um von dieser subjektiven Wahrnehmung zu einer objektiveren Aussage zu kommen, werden im Team Kriterien überlegt, wie „Unruhe" operationalisiert, also messbar gemacht werden kann: Wie häufig läuft Frau Nagel

Atemskala

	0 Punkte	1 Punkt	2 Punkte	3 Punkte
Bereitschaft zur Mitarbeit	☐ hoch	☐ nach Aufforderung	☐ teilweise, jedoch nur nach Aufforderung	☐ keine oder kann sie nicht deutlich machen
vorliegende Lungenerkrankung	☐ keine	☐ leichter Infekt im nasalen und oralen Bereich	☐ Infekt auch im bronchialen Bereich	☐ Lungenerkrankungen
bereits durchgemachte Lungenerkrankung	☐ keine	☐ leichte (z.B. bronchopulmonale Infekte aufgrund grippaler Infekte im letzten Vierteljahr)	☐ schwere Verläufe	☐ schwere Lungen- oder Atemorganerkrankungen, die eine wahrnehmbare Atemfunktionseinschränkung hinterlassen haben
Immunabwehrschwäche	☐ keine	☐ leicht (aufgrund einer nicht generalisierten Infektion)	☐ erhöht	☐ völlig
manipulative Maßnahmen oro-tracheal	☐ keine	☐ spezielle Nasen- oder Mundpflege	☐ zusätzlich oral-nasale Absaugung	☐ orale/nasale/endotracheale Absaugung ohne oder mit liegendem Tubus
Rauchen/ Passivrauchen	☐ Nichtraucher, nur geringfügig rauchexponiert	☐ ca. 6 Zigaretten mit < 10 mg Kondensat tägl. oder regelmäßiger Passivraucher	☐ ca. 6 Zigaretten mit 10 – 13 mg Kondensat tägl. und regelmäßiger Passivraucher	☐ > 6 Zigaretten mit 15 - 28 mg Kondensat oder ebenfalls aktiver Passivraucher durch ständigen Rauchkonsum (Zigaretten mit 15 - 28 mg Kondensat)
Schmerzen	☐ keine	☐ leicht, kontinuierlich	☐ hauptsächlich Schmerzen im Bereich, der die Atmung beeinflusst	☐ ständige Schmerzen, die wahrnehmbar die Atmung beeinflussen
Schluckstörungen	☐ keine	☐ bei flüssiger Nahrungsaufnahme	☐ auch bei breiiger Nahrungsaufnahme	☐ komplett, bei allen Nahrungsaufnahmen, auch bei Schlucken von Speichel
Mobilitätseinschränkungen	☐ keine	☐ verlangsamt oder eingeschränkt, durch Gehstützen und Hilfen kompensierbar oder veränderte Körperhaltung, die sich auch im Bett äußert	☐ hauptsächlich Bettruhe, Mobilisierung nur im Sessel oder Stuhl möglich	☐ völlig
lungengefährdender Beruf	☐ keinen	☐ 1 - 2 Jahre	☐ 2 - 10 Jahre	☐ > 10 Jahre
Intubationsnarkose	☐ keine in den letzten 3 Wo.	☐ kurz (< 2 Std.)	☐ lang (> 2 Std.)	☐ > 1 Intubationsnarkose o. > 12 Std. Intubation o. Beatmung
Bewusstseinseinschränkungen	☐ keine	☐ leicht, reagiert auf Ansprache folgerichtig	☐ reagiert auf Ansprache nicht folgerichtig	☐ zeigt keine Reaktion
Atemtiefe	☐ ohne Anstrengung Zwerchfell- und Thoraxatmung	☐ mit Anstrengung Zwerchfell- und Thoraxatmung	☐ mit großer Hilfestellung Zwerchfell- und Thoraxatmung	☐ keine Zwerchfell- oder Thoraxatmung im exponierten Sinne selbst mit großer Unterstützung
Atemfrequenz	☐ 14 – 20/Min.	☐ Atmung unregelmäßig, d.h. abweichend von der Norm bradypnoeisch oder tachypnoeisch	☐ Atmung anhaltend bradypnoeisch oder tachypnoeisch	☐ regelmäßig abnorme Atmung, die sowohl sehr tief wie oberflächlich sein kann oder zw. bradypnoeisch oder tachypnoeisch wechselt
Medikamente, die die Atmung sedieren	☐ keine	☐ unregelmäßige Einnahme von Medikamenten, die die Atmung dämpfen	☐ regelmäßige Einnahme von Medikamenten,	☐ Einnahme spezifischer Medikamente, die deutlich auf die Atmung wirken (z.B. Morphine, Barbiturate)

0 – 6 Punkte = nicht gefährdet
7 – 15 Punkte = gefährdet
16 – 45 Punkte = hochgradig gefährdet, bzw. Atemstörungen vorhanden

Gesamtzahl: ....
Patient: ....
Datum: ....
Handzeichen: ....

Abb. 8.5 Atemskala als Beispiel für einen Beobachtungsbogen (nach Bienstein, 2000).

während bestimmter Zeitabschnitte den Gang auf und ab? Wie oft nimmt sie Gegenstände in die Hand und legt sie wieder weg? Wie häufig ruft sie nach den Pflegekräften? usw.

⚓ In der Pflege ist es wichtig zwischen Wahrnehmung, Interpretation und Bewertung zu unterscheiden. Dies gilt insbesondere für die Krankenbeobachtung, das Führen einer Pflegedokumentation und die Informationsübermittlung während der Übergabe.

❓ **Aufgabe 2** Kennen Sie weitere Beobachtungsbögen, mit denen versucht wird, Wahrnehmungen möglichst objektiv zu erfassen?
Aufgabe 3 Auf ihrer Station wird bei der Übergabe berichtet, dass Frau Marquardt sich „zunehmend aggressiv" verhält. Erstellen Sie einen Beobachtungsbogen mit möglichst objektiven Kriterien.

8.3 Wahrnehmung von Personen

8.3.1 Der erste Eindruck
Wenn Menschen sich das erste Mal begegnen, sind die ersten Sekunden oder Minuten oft ausschlaggebend für den weiteren Verlauf der Beziehung (**Abb. 8.6**). Situationen, in denen der erste Eindruck eine große Rolle spielen kann, sind z. B. Vorstellungsgespräche oder auch die „Liebe auf den ersten Blick", aber auch erste Begegnungen mit Patienten, Kollegen oder Angehörigen.

Dass Menschen sich sehr schnell einen ersten Eindruck bilden, ist einerseits sinnvoll, birgt andererseits aber auch Gefahren. Sinnvoll ist die Bildung eines ersten Eindrucks, um in Gefahrensituationen schnell reagieren zu können: Öffnet man auf ein Klingeln hin die Haustüre, sollte möglichst schnell erkannt werden, ob von der draußen stehenden Person eine Gefahr ausgeht. Die Bildung eines ersten Eindrucks ermöglicht hier eine schnelle Reaktion. Die Bildung eines ersten Eindruckes ist auch wichtig, um Prioritäten setzen zu können.

💡 **Fallbeispiel erster Eindruck**
Auf einem Seminar begegnet Schwester Eva vielen unbekannten Menschen. Da sie sich nicht mit allen unterhalten kann, ist es wichtig, aufgrund eines ersten Eindruckes schnell zu erkennen, mit wem sie Kontakt aufnehmen will.

8.3.2. Beurteilungsfehler bei der Wahrnehmung anderer Personen
Problematisch kann die Bildung eines ersten Eindrucks sein, wenn er fehlerhaft ist. Er beeinflusst die weitere Wahrnehmung und wirkt wie ein Wahrnehmungsfilter. Man spricht in diesem Zusammenhang auch von einem „Sympathiefehler": Bei einer auf den ersten Eindruck sympathischen Person werden auch weiterhin vor allem die positiven Eigenschaften wahrgenommen, negative Eigenschaften werden oft sehr großzügig übersehen. Umgekehrt ist es bei Personen, die einen negativen ersten Eindruck auf uns machen: Bei ihnen werden vor allem Fehler und Schwächen wahrgenommen, Positives wird oft nicht registriert.
Neben dem Sympathiefehler können noch weitere Fehler bei der Wahrnehmung anderer Personen auftreten. Weitere Beurteilungsfehler sind z. B.:
- Hof-Effekt,
- Logischer Fehler,
- Kontrastfehler,
- Fehlerhafte Ausdrucksdeutung.

❚ **Hof-Effekt**
Der Wahrnehmungsfehler des Hof-Effekts besteht darin, dass ein Merkmal so stark wirkt, dass ein positiver oder negativer Gesamteindruck entsteht. So kann das Merkmal „Rollstuhl" so stark wirken, dass

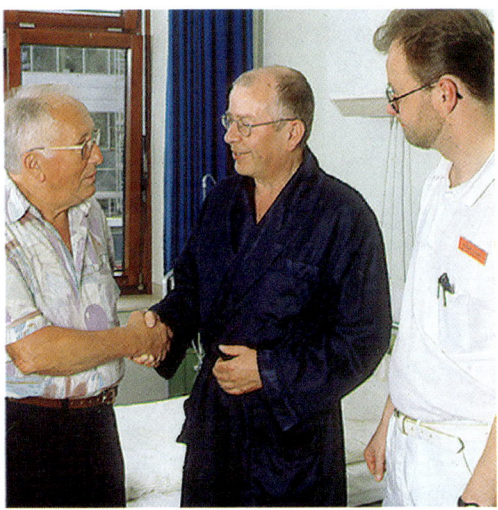

Abb. 8.6 Innerhalb von wenigen Sekunden oder Minuten bildet sich ein erster Eindruck.

fälschlicherweise der Gesamteindruck der Hilfebedürftigkeit entsteht, während andere Merkmale, wie z. B. eine aufgeschlossene, freundliche und selbstbewusste Mimik nicht wahrgenommen werden.

▮ **Logischer Fehler**
Von einem logischen Fehler spricht man, wenn aufgrund des Vorhandenseins einer bestimmten Eigenschaft fälschlicherweise auf das Vorhandensein anderer Eigenschaften geschlossen wird.

Während es sich beim Hof-Effekt in erster Linie um ein Übersehen von Eigenschaften handelt, findet beim logischen Fehler ein Denkfehler im Sinne einer fehlerhaften Schlussfolgerung statt.

(ᴍ) **Fallbeispiel logischer Fehler**
Schon seit längerer Zeit verschwinden auf der Station immer wieder Wertgegenstände. Als sich herausstellt, dass die ehrenamtlich mitarbeitende, streng gläubige Pfarrersfrau diese gestohlen hat, sind alle entsetzt. Eine Kollegin äußert sich: „Das kann doch gar nicht sein. Jemand, der so gläubig und die Frau eines Pfarrers ist, kann doch nicht stehlen."

▮ **Kontrastfehler**
Um einen Kontrastfehler handelt es sich, wenn bestimmte Eigenschaften verstärkt wahrgenommen werden, weil sie sich von den eigenen oder von denen anderer Vergleichspersonen unterscheiden.

(ᴍ) **Fallbeispiel Kontrastfehler**
In der Neonatologie einer Kinderklinik liegt neben vielen untergewichtigen Frühgeborenen der 3200 Gramm schwere Moritz. Den Schwestern kommt er besonders groß und kräftig vor. Sie sagen „der Dicke" zu ihm. Neben anderen normalgewichtigen Kindern würde Moritz nicht auffallen.

▮ **Fehlerhafte Ausdrucksdeutung**
Ein weiterer Fehler bei der Personenwahrnehmung ist die fehlerhafte Ausdrucksdeutung. Die Deutung der Körpersprache (insbesondere Mimik und Gestik) ist eine alltägliche Verständigungshilfe. Dabei können leicht Fehleinschätzungen entstehen. Dieser Fehler kann gerade in der Pflege häufig vorkommen, wenn z. B. krankheitsbedingt mimische Bewegungen verringert oder verändert sind. So kann die Mimik eines an Parkinson erkrankten Patienten als teilnahmslos und uninteressiert gedeutet werden, obwohl er innerlich lebhaft am Geschehen teilnimmt

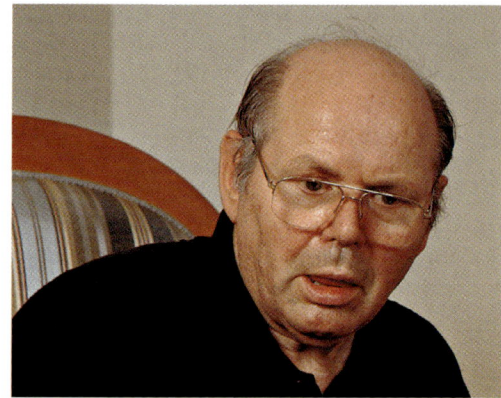

Abb. 8.7 Die Mimik eines Parkinson-Patienten kann fehlerhaft als teilnahmslos und uninteressiert gedeutet werden.

(Abb. 8.7). Ebenso können solche Fehleinschätzungen z. B. bei Patienten nach Schlaganfall oder unter Medikamenteneinfluss vorkommen.

Auch bei gesunden Menschen kann eine fehlerhafte Ausdrucksdeutung vorkommen: Da gibt es Menschen, die irgendwie mürrisch aussehen, in Wirklichkeit aber sehr zugewandt sind, oder Menschen, die aufgrund ihrer Mimik fälschlicherweise für arrogant gehalten werden.

8.3.3 Sich selbst erfüllende Prophezeiung
Der zunächst entstehende erste Eindruck ist meist sehr stabil. Er kann zwar später noch korrigiert werden, jedoch ist das oft sehr schwierig, da der erste Eindruck – ebenso wie Vorurteile – oft im Sinne einer sich selbst erfüllenden Prophezeiung wirken kann.

◉ Unter einer sich selbst erfüllenden Prophezei-
◉ ung versteht man Vorhersagen, die die Interaktionen so beeinflussen, dass schließlich das erwartete Ergebnis zustande kommt.

(ᴍ) **Fallbeispiel sich selbst erfüllende Prophezeiung**
Schwester Jana hat heute ihren ersten Arbeitstag auf der Kinderstation. Sie stand lange im Stau, musste sich beeilen, um rechtzeitig zum Dienst zu erscheinen und wurde von der Polizei wegen Geschwindigkeitsübertretung angehalten. Abgehetzt und mit schlechter Laune kommt sie jetzt auf die Station. Als Pfleger Hannes Jana sieht, hat er den Eindruck sie sei unfreundlich. Daraufhin verhält er sich reserviert und spricht mit ihr nur das Nötigste. Als

Folge von Hannes Verhalten verhält sich Jana wiederum zurückhaltend und spricht auch nur das Nötigste. Schließlich äußert Hannes gegenüber einem Kollegen: „Ich habe ja gleich gewusst, dass die Neue komisch ist!"

Bei der Aufnahme eines Heimbewohners kann der erste Eindruck sein, dass er schwach und auf Hilfe angewiesen ist. Haben Pflegende diesen Eindruck, werden sie dem Bewohner die meisten pflegerischen Handlungen abnehmen, so dass sich durch das Verhalten der Pflegenden die ursprüngliche Annahme der Hilfebedürftigkeit langfristig bestätigen kann.

Aufgabe 4 Sie sehen die in **Abb. 8.8** gezeigten Personen das erste Mal aus einiger Entfernung auf dem Flur.
a Aufgrund welcher Beobachtungen gewinnen Sie einen ersten Eindruck?
b Sie hatten ein kurzes Gespräch mit diesen Personen. Welche (außer den bereits genannten) Informationen können zur Bildung eines ersten Eindrucks beitragen?
Aufgabe 5 Beschreiben Sie Situationen, in denen sich der erste Eindruck bestätigt hat und Situationen, in denen sich der erste Eindruck als falsch erwiesen hat.
Aufgabe 6 Beschreiben Sie Sinn und Gefahren der Bildung eines ersten Eindrucks.

Aufgabe 7 Überlegen Sie sich Situationen, in denen dem ersten Eindruck eine besonders große Bedeutung zukommt.
Aufgabe 8 Finden Sie eigene Beispiele für selbst erlebte Sympathiefehler.
Aufgabe 9 Beschreiben Sie Situationen, in denen sich der erste Eindruck im Sinne einer sich selbst erfüllenden Prophezeiung erfüllt hat.
Aufgabe 10 Finden Sie weitere Beispiele für die beschriebenen Fehler bei der Personenwahrnehmung.

8.3.4 Einstellungen und Wahrnehmung
Unter einer Einstellung versteht man in der Psychologie die relativ stabile Bereitschaft, etwas auf eine bestimmte Weise wahrzunehmen und darauf zu reagieren. Einstellungen sind Grundhaltungen.

Pflegende müssen über bestimmte Grundhaltungen und Denkweisen verfügen, damit eine gute Pflege möglich wird. Pflegende, deren Grundhaltung Respekt und Wertschätzung der Patienten/Bewohner und Verantwortungsbewusstsein beinhaltet, sind ein wichtiger Bestandteil der Qualitätssicherung in Einrichtungen der Alten- und Krankenpflege.

Wenn Menschen sich selbst beschreiben sollen, berichten sie von ihren Eigenschaften und ihren Einstellungen.

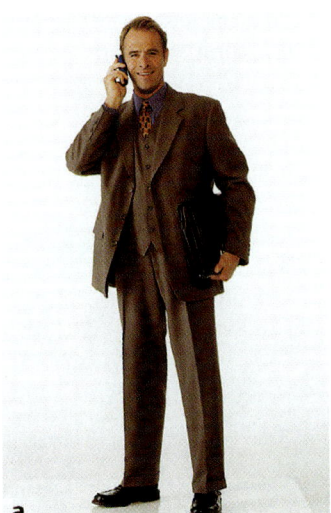 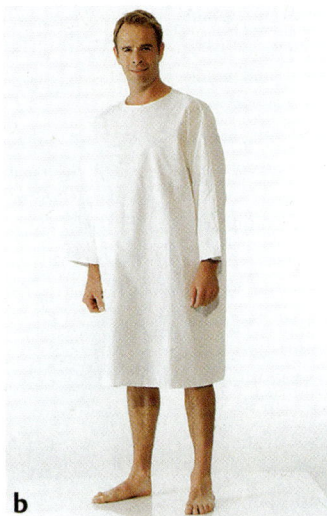 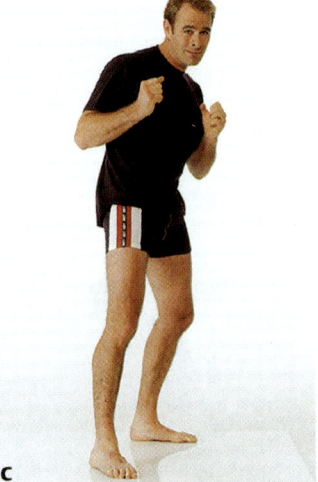

a   b   c

Abb. 8.8 Der erste Eindruck wird aufgrund verschiedener Merkmale gebildet, z.B. Kleidung, Zubehör, Haltung, Bewegung.

Einstellungen sind entscheidende Bestandteile einer Persönlichkeit, sie beschreiben die Grundhaltungen eines Menschen.

▮ Vorurteile

Einstellungen bestimmen nicht nur das Denken des Menschen, sondern auch die Wahrnehmung. Sie können sich auch in Gefühlen und im Verhalten widerspiegeln. Dies zeigt sich besonders deutlich, wenn es sich bei den Einstellungen um Vorurteile handelt.

Vorurteile sind negative Einstellungen gegenüber einem Menschen oder einer Gruppe, durch die von vorne herein, also vor dem eigentlichen Kennenlernen der Person, bestimmte Eigenschaften zugeordnet werden.

Vorurteile sind i.d.R. stark verallgemeinernd und schwer korrigierbar. Wenn Menschen Vorurteile bilden, stehen dahinter meistens bestimmte Bedürfnisse. So wird durch die Abwertung anderer einerseits das Selbstwertgefühl erhöht, andererseits oft Gruppenzugehörigkeit und Anerkennung erreicht.

Fallbeispiel Vorurteile
Eine neue Kollegin fängt heute in der Kinderklinik an. Hier ist bekannt, dass sie vorher in der Marienklinik gearbeitet hat und man glaubt zu wissen, dass „Leute, die dort gearbeitet haben, sowieso nichts können". Sehr deutlich nehmen die neuen Kollegen nun jeden kleinen Fehler wahr. Sie schauen die neue Kollegin weniger wohlwollend als nach Fehlern suchend an. Die Bereitschaft, sich der neuen Kollegin gegenüber abweisend zu verhalten, steigt durch die Einstellung der Kollegen.

Eine Einstellung beeinträchtigt sowohl die Wahrnehmung als auch die Bereitschaft, sich in bestimmten Situationen auf eine bestimmte Weise zu verhalten. Da Einstellungen und insbesondere Vorurteile weitreichende Auswirkungen haben können, sollten Pflegende ihre eigenen Einstellungen kennen und reflektieren.

Aufgabe 11 Beschreiben Sie Vorurteile gegenüber bestimmten Bevölkerungsgruppen, z. B. gegenüber älteren Menschen und gegenüber Patienten mit bestimmten Krankheiten.

Aufgabe 12 Zeigen Sie, dass Vorurteile im Sinne einer sich selbst erfüllenden Prophezeiung wirken können.
Aufgabe 13 Welche Bedürfnisse stehen häufig hinter der Bildung von Vorurteilen?

8.4 Selbstreflexion – Wahrnehmung der eigenen Person

Ein ganz wichtiger Bereich der Wahrnehmung ist die Selbstreflexion, d. h. die Wahrnehmung der eigenen Fähigkeiten, Tätigkeiten und Gefühle. Nur wer seine eigenen Stärken und Schwächen kennt, kann sinnvoll damit umgehen und sich weiterentwickeln (**Abb. 8.9**).

Es ist meist wesentlich einfacher, Verhaltensweisen und Fähigkeiten, Stärken und Schwächen anderer zu beschreiben als die eigenen. Das eigene Verhalten wird häufig verzerrt wahrgenommen: z. B. besonders kritisch oder extrem wohlwollend. Letzteres liegt oft daran, dass Kritik als verminderte Wertschätzung erlebt wird und so das Selbstwertgefühl beeinträchtigen kann. Besser sollte Kritik (auch Selbstkritik) als Chance zur Verhaltensänderung und somit zur persönlichen Weiterentwicklung betrachtet werden. Pflegende sollten die Chance nutzen, sich selbst zu beobachten und immer wieder zu sehen, was bereits gut gelingt und welche Verhaltensweisen oder Tätigkeiten ausbaufähig sind (**Abb. 8.10**). Dabei ist es wichtig, möglichst objektiv zu bleiben (Selbstbeobachtung, S. 12).

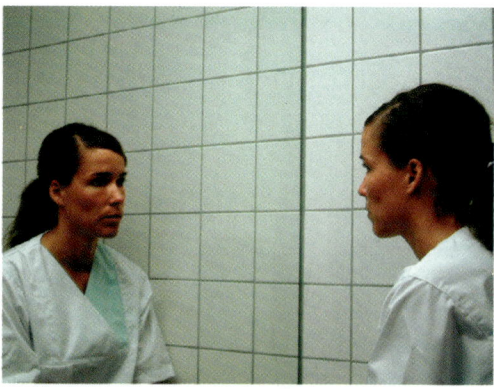

Abb. 8.9 Nur wer seine eigenen Stärken und Schwächen kennt, kann sinnvoll damit umgehen.

Abb. 8.10 Fragebogen zur Selbstein-schätzung.

Welche Eigenschaften halten Sie für sich selbst für zutreffend?

- ❏ groß
- ❏ klein
- ❏ zuverlässig
- ❏ humorvoll
- ❏ sportlich
- ❏ ruhig
- ❏ Stimmungsmacher
- ❏ bequem
- ❏ viel streitend
- ❏ harmoniebedürftig
- ❏ gerne zu Hause
- ❏ beweglich
- ❏ immer unterwegs
- ❏ romantisch
- ❏ beruflich stark engagiert
- ❏ Familienmensch
- ❏ wortgewandt
- ❏ zurückhaltend
- ❏ wissbegierig
- ❏ Einzelgänger
- ❏ gesellig

- ❏ ernst
- ❏ verantwortungsbewusst
- ❏ kreativ
- ❏ unzuverlässig
- ❏ sachlich
- ❏ klug
- ❏ anpassungsfähig
- ❏ lustig
- ❏ Führungspersönlichkeit
- ❏ häuslich
- ❏ gerne im Vordergrund stehend
- ❏ eher laut sprechend
- ❏ eher leise sprechend
- ❏ spontan
- ❏ sehr aufs Äußere bedacht/modebewusst
- ❏ oft traurig
- ❏ „Gefühlsmensch"
- ❏ „Kopfmensch"
- ❏ nachdenklich
- ❏ lasse mir wenig sagen

Reflexion der Gefühlslage. Auch die Reflexion der eigenen Gefühlslage ist wichtig, um den Pflegeberuf lange ausüben zu können. Pflegende sollen sich immer wieder fragen:

- Was macht mir Freude?
- Was bereitet mir Unbehagen? Was macht mir Angst?
- Wie fühle ich mich körperlich? Bin ich müde?
- Mit welchen Personen umgebe ich mich gerne, mit welchen weniger?
- Fühle ich mich bei bestimmten Tätigkeiten sicher oder unsicher?

Frühzeitiges Wahrnehmen von Unwohlsein, Unsicherheit, Angst oder körperlichen Beschwerden ermöglicht unter Umständen die rechtzeitige Veränderung des Verhaltens und kann schlimmeren Folgen vorbeugen.

Für den pflegerischen Prozess ist es außerdem hilfreich, auch die Selbstwahrnehmung des Patienten miteinzubeziehen: Der Patient kann z. B. berichten, wann sich Symptome verstärken, wann Schmerzen beginnen, auf welche Verhaltensweisen hin Schmerzen stärker oder schwächer werden. Mit sogenannten Biofeedbackverfahren lernen Patienten eigene Körperempfindungen besser wahrzunehmen und frühzeitig auf körperliche Veränderungen zu reagieren. Biofeedbackverfahren werden z. B. bei der Rehabilitation von Patienten nach Herzinfarkt als prophylaktische Maßnahme eingesetzt.

Aufgabe 14 Versuchen Sie, Ihre Stärken und Schwächen aufzuschreiben. Was können Sie besonders gut, was gelingt weniger gut?

Aufgabe 15 Reflektieren Sie Ihr eigenes Verhalten bei der Grundpflege eines Patienten. Beschreiben Sie dabei Ihr Verhalten in den Bereichen Arbeitsorganisation/Vorbereitung, Hygiene, Kommunikation, Nachbreitung und Zeiteinteilung.

Aufgabe 16 Warum ist Selbstwahrnehmung oft schwierig bzw. verzerrt? Wie kann sie verbessert werden?

Aufgabe 17 Warum ist eine gute Selbstwahrnehmung für Pflegende wichtig?

Aufgabe 18 Warum sollte die Selbstwahrnehmung der Patienten bei der Pflegeplanung und im Pflegeprozess berücksichtigt werden?

8.5 Beeinträchtigungen der Wahrnehmung

8.5.1 Erkennen von Einschränkungen des Hörens und des Sehens bei Kindern

Beeinträchtigungen der Sinnesorgane müssen so früh wie möglich erkannt werden, da sonst die normale Entwicklung des Kindes gestört wird.

▮ Einschränkungen des Hörsinns

In fast allen Geburtskliniken wird bei Neugeborenen routinemäßig ein Hör-Screening durchgeführt, so dass Hörschwächen heute sehr früh erkannt werden. Können Kinder nicht hören, kann sich die Sprache nicht entwickeln. Deshalb ist es entscheidend, Hörschwächen früh zu erkennen und das breite Spektrum an Therapiemöglichkeiten zu nutzen: Bereits bei kleinen Kindern können Hörgeräte eingesetzt werden, bei angeborener Taubheit besteht die Möglichkeit (z. B. durch ein Cochlea-Implantat), Hören und – in Verbindung mit gezielten Fördermaßnahmen – eine normale Sprachentwicklung zu ermöglichen.

▮ Einschränkungen des Sehsinns

Ob Kinder sehen können, merken Eltern oder Pflegende meist innerhalb der ersten sechs Wochen: Blinde oder in ihrer Sehfähigkeit stark eingeschränkte Kinder blicken ins Leere, reagieren nicht auf optische Reize, zeigen keine Lichtreaktionen und fixieren keine Gesichter oder ihnen dargebotene Gegenstände. Häufiger übersehen wird eine stark einseitige Sehschwäche, die jedoch leicht durch abwechselndes Zuhalten eines Auges erkannt werden könnte. Wichtig ist auch hier die Früherkennung, da sonst das bessere Auge die Aufgabe des Sehens übernimmt, während sich das schlechtere Auge bis hin zur völligen Erblindung verschlechtern kann.

8.5.2 Pflegeschwerpunkt Umgang mit Patienten mit starken Einschränkungen des Sehvermögens

Beim Umgang mit Menschen mit starken Einschränkungen des Sehvermögens gilt es, einige Besonderheiten zu beachten. In Bezug auf diese Besonderheiten müssen auch Angehörige, die hier mit einer neuen Situation konfrontiert werden, angeleitet werden.

Ziel bei der Pflege von Menschen mit starken Einschränkungen des Sehvermögens ist immer die Vermeidung von Gefährdungen, die Erhaltung oder Verbesserung der Selbstständigkeit und die Stärkung des Selbstwertgefühls. Hierauf haben Pflegende einen nicht zu unterschätzenden Einfluss.

Aufnahme. Handelt es sich um einen mobilen Patienten soll er bei der Aufnahme durch die für ihn wichtigen Räume der Station geführt werden, dabei hakt er sich bei der Pflegenden unter. Die Pflegende beschreibt ihm dabei den Weg und die Örtlichkeit und weist auf Hindernisse hin. Will der Patient sich setzen, führt die ihn begleitende Person seine Hand an die Stuhllehne, von dort aus ertastet der Patient die Sitzfläche und kann sich setzen.

Patientenzimmer. Die Tür des Patientenzimmers sollte taktil erkennbar sein, z. B. durch das Aufhängen einer bestimmten Dekoration. Im Zimmer bekommt der Patient die Möglichkeit, im Raum stehende Gegenstände zu ertasten. Die Rufanlage muss für den Patienten jederzeit erreichbar sein.

Begrüßung. Beim Betreten des Patientenzimmers begrüßt die Pflegende den Patienten, indem sie sich vorstellt. Bringt sie Essen oder Medikamente, kann sie durch eine genaue Beschreibung des Ortes oder durch die Führung der Hand des Patienten bei der Orientierung helfen.

🔆 Fallbeispiel Information von Patienten mit starken Einschränkungen des Sehvermögens

Schwester Sabine betritt das Patientenzimmer der erblindeten Frau Kurz: „Guten Tag, Frau Kurz, ich bin es noch mal, Schwester Sabine. Ich bringe ihnen noch ihre Medikamente. Ich stelle sie auf den Tisch, hier neben ihre rechte Hand." Frau Kurz tastet nach den Tabletten und berührt sie. Sabine: „Ja, es ist eine große Kapsel gegen die Schmerzen und eine kleine, runde Tablette, falls sie nicht schlafen können".

Körperpflege. Bei der Körperpflege assistiert die Pflegende so weit wie nötig: Sie benennt gegebenenfalls die Farben der Kleidung, weist auf Cremereste im Gesicht oder auf noch zu rasierende Stellen hin, lässt dem Patienten dabei aber das Gefühl der Selbstständigkeit.

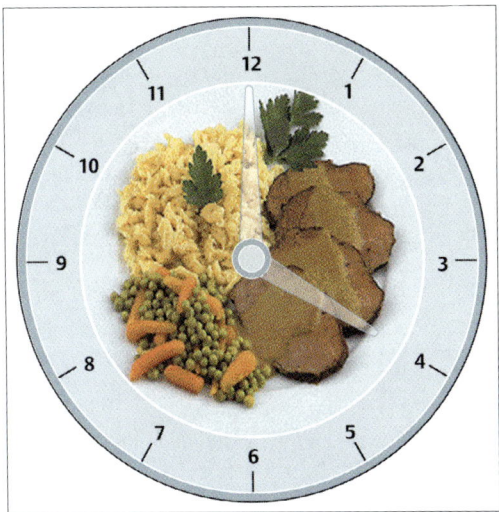

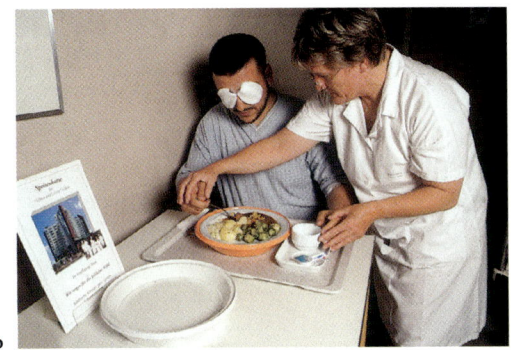

Abb. 8.11 **a** Beschreibung des Tellerinhalts im Uhrzeigersinn. **b** Führen der Hände zu den jeweiligen Speisen und Getränken.

Nahrungsaufnahme. Für die Nahrungsaufnahme hat es sich bewährt, schweres Geschirr mit guter Standfähigkeit zu benutzen. Die Nahrung wird dem Patienten im Uhrzeigersinn beschrieben, gegebenenfalls führt die Pflegende die Hand des Patienten dabei zu den jeweiligen Speisen (**Abb. 8.11**). Auf Wunsch des Patienten kann sie ihn bei der Zerkleinerung der Nahrung in mundgerechte Stücke unterstützen.

Hilfsmittel. Eine wichtige Aufgabe der Pflegenden ist auch die Beratung über Hilfsmittel, Hilfsangebote und über speziell für Blinde entwickelte Gegenstände sowie die Unterstützung beim Umgang damit. Zur Erleichterung des Alltags gibt es für Menschen mit eingeschränktem Sehvermögen z. B. (**Abb. 8.12**):

- Lupen,
- Bücher in Blindenschrift (Braille-Schrift),
- Blindenstock,
- Hörbücher,
- Uhren mit ertastbarem Zifferblatt oder mit Sprachanzeige,
- Waagen mit Sprachanzeige,
- Spiele mit taktilen Markierungen,
- spezielle Behälter zum Sortieren und Erkennen von Geldstücken,
- Computer mit Druckern für Braille-Schrift,
- Sportgeräte mit akustischen Signalen (z. B. Bälle mit Glöckchen im Inneren).

Bei Patienten mit Einschränkungen im Bereich des Gesichtsfeldes ist es wichtig, sich bei der Kommunikation im Bereich des Gesichtsfeldes aufzuhalten. Gegenstände sollen im Gesichtsfeld des Patienten platziert werden.

Mit diesen Patienten kann im Übrigen kommuniziert und umgegangen werden wie mit anderen Patienten auch. Pflegende dürfen hier nicht in eine überfürsorgliche Haltung übergehen. Es handelt sich schließlich i.d.R. um Menschen mit normaler Intelligenz und Kommunikationsfähigkeit. Pflegende sollen jedoch so gut es geht, dem Patienten helfen, das fehlende oder stark eingeschränkte Sehvermögen zu kompensieren.

8.5.3 Pflegeschwerpunkt Umgang mit schwerhörigen Patienten

Der schwerhörige Patient stellt eine Herausforderung an die Pflegenden dar (**Abb. 8.13**). Wenn er seine Schwerhörigkeit nicht mit einer Hörhilfe korrigiert hat, befindet er sich im Krankenhaus oft in folgender Lebenssituation.

Enger Kontakt besteht meist nur zu einer Person, dem Lebenspartner, der meist bereitwillig das Gesprochene in die richtige Lautstärke und Artikulation übersetzt. Von anderen Menschen hat der Patient sich isoliert und steht dem Personal des Krankenhauses eher zurückhaltend gegenüber. Die Kommunikation geht weitgehend über den „Vermittler". Längere Gespräche sind so kaum möglich. An den Schwerhörigen werden oft nur kurz formulierte Fragen oder Informationen gerichtet, intensivere persönliche Gespräche kommen selten zustande. Dem Gespräch Dritter kann er nicht folgen. Der weitgehenden Isolierung bei enger Bindung an eine Bezugsperson entspricht auch das Bild, das sich oft im Krankenzimmer bietet: Immer die gleiche Person, oft viele Stunden, am Bett des Kranken. Sonst (fast) keine Besuche.

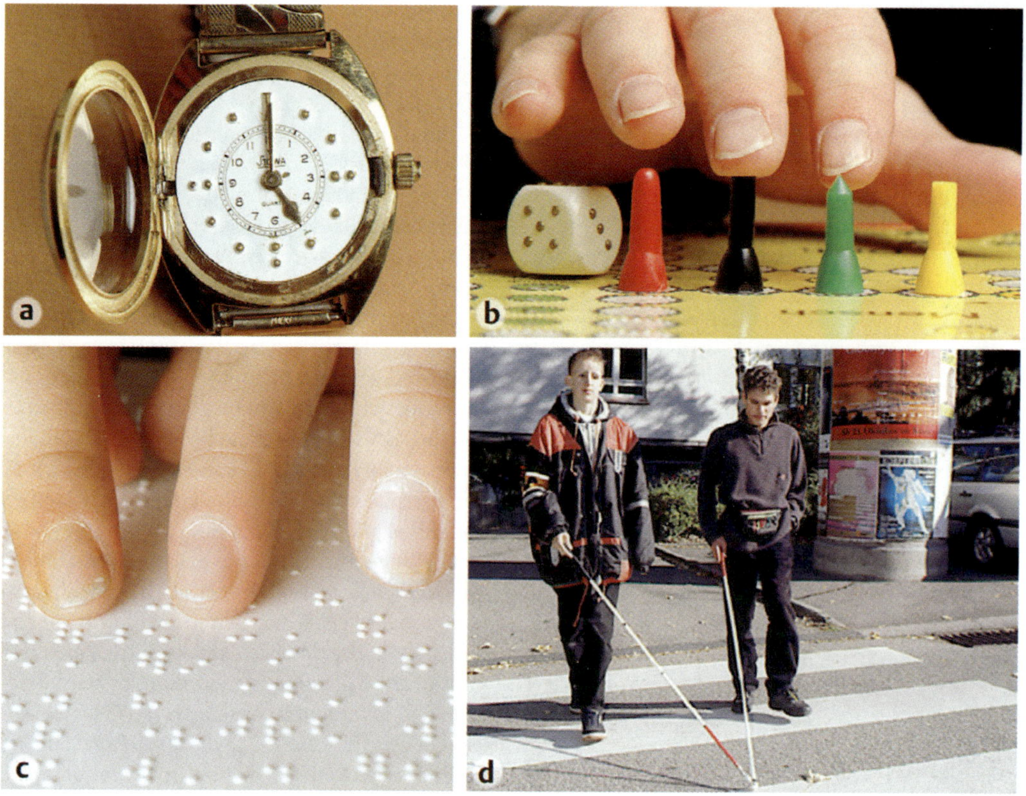

Abb. 8.12 Hilfsmittel für blinde Menschen: **a** Uhr zum Ertasten der Zeit (geöffnet), **b** taktiles Brettspiel, **c** Buch in Braille-Schrift, **d** weiße Langstöcke.

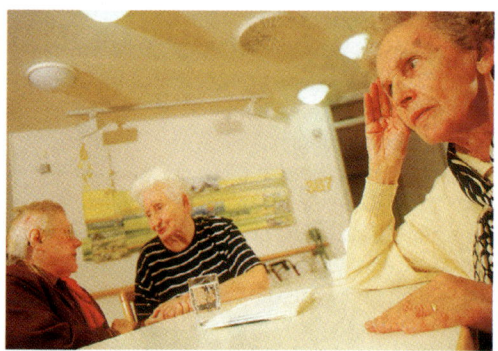

Abb. 8.13 Schwerhörige können nie sicher sein, alles verstanden zu haben.

Der Schwerhörige kann nie sicher sein, alles verstanden zu haben. So läuft er ständig Gefahr, eine Situation falsch zu deuten und sich zu blamieren. Hinzu kommt, dass er häufig erschrickt, wenn er eine Geräuschquelle nicht rechtzeitig sehen kann. So können Angst und Unsicherheit zur Grundbefindlichkeit werden, ganz besonders dann, wenn er keine Angehörigen hat, die ihn beim Hören unterstützen.

▮ Kommunikation mit schwerhörigen Patienten
Wer im Pflegealltag trotzdem eine Beziehung zum schwerhörigen Patienten aufbauen möchte, sollte bei der Kommunikation Folgendes beachten:
- **Langsam und deutlich sprechen:** Beim schnellen Sprechen versteht der Angesprochene oft nur Satz- oder Wortteile, die Lücken müssen dann „dazugedichtet" werden.
- **Mit frontal zugewandtem Gesicht sprechen:** Dabei soll das Gesicht des Sprechenden gut beleuchtet sein. Der Sprecher darf nicht im Schatten stehen. Der Patient soll Mimik und Lippenbewegung erkennen können. Nonverbale Kommunikation ist für den Schwerhörigen eine wichtige Informationsquelle.

- **Den Patienten direkt ansprechen:** Wird nur über den „Vermittler" gesprochen, ist der Aufbau einer tragfähigen Beziehung kaum möglich.
- **Mit Pausen sprechen:** Das Zuhören und das genaue Beobachten fordern vom schwerhörigen Menschen viel Konzentration und Aufmerksamkeit. In kleinen Pausen kann er entspannen und auch ein Zeichen des Verstehens signalisieren.
- **Laut, aber nicht zu laut sprechen:** Zu laute Sprache vermittelt durch nonverbale Signale oft das Gefühl, angeschrien zu werden.
- **Mittlere oder tiefe Stimmlage wählen:** Sie ist geeignet, da im Alter hohe Frequenzen oft nicht mehr so gut wahrgenommen werden.
- **Kärtchen anbringen:** Für manchen schwerhörigen Patienten kann es sinnvoll sein, mit seinem Einverständnis Kärtchen am Kopfende des Bettes anzubringen, die auf die Schwerhörigkeit hinweisen (**Abb. 8.14**).

8.5.4 Pflegeschwerpunkt Umgang mit Patienten mit starken Einschränkungen weiterer Sinne

Durch Erkrankungen können verschiedene Sinnesempfindungen beeinträchtigt werden, z.B. die Temperaturempfindung, die Schmerzempfindung oder der Sinn für die Wahrnehmung der eigenen Muskelbewegungen bzw. für die Lageempfindung.

Temperaturempfindung. Liegen Beeinträchtigungen vor, muss die Wahrnehmung der Temperatur von der Pflegeperson übernommen oder durch den Einsatz eines Thermometers ersetzt werden. So achtet die Pflegende auf die der Temperatur entsprechende Bekleidung des Patienten, auf die Regulierung der Raum- und der Wassertemperatur und versucht gleichzeitig die Wahrnehmung des Patienten für diesen Bereich zu sensibilisieren.

Schmerzwahrnehmung. Gefährlich kann es werden, wenn Patienten in der Wahrnehmung von Schmerzen eingeschränkt sind. Es kann zu schweren Verletzungen kommen, da Reflexe, die beim Gesunden zum Reagieren auf Schmerzreize eingesetzt werden, oft nicht ausgelöst werden. Hier müssen Pflegende auf die erhöhte Verletzungsgefahr achten und insbesondere bei der Lagerung von Patienten berücksichtigen, dass sich diese nicht automatisch in eine bequeme Lage bringen, wie es Gesunde tun. Es kann so zu Durchblutungsstörungen oder Druckstellen kommen.

Kinästhetische Wahrnehmung. Weitere Gefahren birgt die Einschränkung des kinästhetischen Sinnes. Hier ist die Wahrnehmung für die eigenen Muskelbewegungen und die Lageempfindung des Körpers beeinträchtigt. Solche Einschränkungen sind bei Patienten nach Schlaganfall, bei Lähmungen oder auch bei Patienten, die an Parkinson erkrankt sind, häufig. Diese Wahrnehmungseinschränkung zeigt sich z.B. darin, dass Patienten nicht einschätzen können, wo ihr Körperschwerpunkt liegt. Sie sitzen möglicherweise ganz schief, ohne es merken und korrigieren zu können.

 Fallbeispiel Einschränkung des kinästhetischen Sinns

Frau Baier leidet nach einem Schlaganfall unter einer linksseitigen Hemiplegie. Sie liegt flach auf dem Rücken im Bett, Schwester Silvia unterstützt sie beim Waschen.

Frau Baier weiß nicht genau, wo sich ihr linker Unterarm befindet. Schwester Silvia hilft, indem sie Frau Baier aufrecht sitzen lässt, so dass sie ihren Arm sehen und ihn mit der rechten Hand selbst waschen kann.

Geruchs- und Geschmackempfindung. Einschränkungen können auch im Bereich der Geruchs- und Geschmackempfindung entstehen. Da der Patient unter Umständen Gefahren wie verdorbene Nahrung oder den Geruch von Feuer oder Gas nicht erkennen kann, muss die Pflegende auch hier diese Wahrnehmung für den Patienten übernehmen. Es ist außerdem wichtig, den Patienten über Gerüche oder Geschmack zu informieren. Gerichte können für diese Patienten stärker bzw. mit verschiedenen Kräutern gewürzt werden. Die appetitanregende Wirkung, die bei Gesunden stark von Gerüchen und Geschmack

---

Bitte helfen Sie mir beim Hören.

- Sprechen Sie **deutlich, langsam und laut**, aber nicht zu laut.
- Bitte **sehen Sie mich beim Sprechen an**.

Ich danke für Ihr Verständnis.

Abb. 8.14 Karte, die an die Schwerhörigkeit eines Patienten erinnert und zur Verbesserung der Kommunikation beitragen kann.

ausgeht, muss hier durch eine optisch ansprechende Darbietung der Speisen ersetzt werden. Pflegende können in diesem Rahmen auch an Erinnerungen des Patienten anknüpfen. Häufig wissen die Patienten noch wie eine Speise geschmeckt hat und können diese recht genau beschreiben.

8.6 Pflegeschwerpunkt Hospitalismus

Die Wahrnehmung von Reizen und sozialer Zuwendung ist für den Menschen überlebenswichtig. Reizarmut und fehlende Zuwendung können zu schwerwiegenden Folgen führen.

Unter dem Begriff Hospitalismus versteht man die negativen Folgen und Schädigungen einer Pflege, die vor allem in stationären Einrichtungen entstehen können. Es wird unterschieden zwischen psychischem Hospitalismus und physischem Hospitalismus.

8.6.1 Physischer Hospitalismus
Er bezeichnet körperliche Veränderungen aufgrund von Bewegungsmangel, falscher Lagerung und fehlender prophylaktischer Maßnahmen, z. B.:
- Atrophie der Muskulatur,
- Dekubitus,
- Thrombose,
- Obstipation,
- Verkümmerung der Händebeweglichkeit, Kontrakturen.

8.6.2 Psychischer Hospitalismus
Unter psychischem Hospitalismus werden psychische Störungen aufgrund mangelnder individueller Zuwendung und fehlender Möglichkeiten individueller Mitgestaltung verstanden.

Zurückgehend auf verschiedene Untersuchungen und Beobachtungen in Kinderheimen und auf Kinderstationen wurde die Bedeutung von Reizarmut und fehlender sozialer Beziehungen für den psychischen Zustand der Patienten erkannt. Kinder, die

nur physisch versorgt wurden, mit denen jedoch kaum gesprochen wurde und die keine sonstige Zuwendung erhielten, litten unter zum Teil sehr gravierenden psychischen bzw. psychosomatischen Störungen wie z. B.:
- stereotype Bewegungen (Wippen, Schaukeln u. a.),
- passives Verhalten, Apathie,
- depressive Störungen, Reizbarkeit, Feindseligkeit,
- Einnässen, Einkoten,
- Nahrungsverweigerung und autoaggressives Verhalten.

Diese Erkenntnisse wurden inzwischen auf Kinderstationen berücksichtigt: Das Umfeld wird kindgerecht gestaltet. Eltern sind auf der Station willkommen und erwünscht, die Kinderbetten und die Räume sind farbig ausgestattet, auf Frühgeborenenstationen werden die Eltern ermutigt, selbst im Inkubator liegende Kinder zu streicheln. Schwestern und Pfleger sprechen und spielen mit den Kindern, nehmen sie auf den Arm, lassen die Kinder Musik hören, Bilderbücher anschauen und vieles mehr.

Pflegeheime. Inzwischen lassen sich in Pflegeheimen häufiger Folgen des psychischen Hospitalismus beobachten als auf Kinderstationen. Hier werden die genannten Erkenntnisse oft noch nicht ausreichend umgesetzt. So liegen manche ältere Menschen den ganzen Tag mit Blick auf die leere Wand im Bett, bekommen kaum Besuch und haben wenig Möglichkeiten, dieser Reizarmut zu entkommen. Erschwerend kommen Sinneseinschränkungen vieler älterer Menschen hinzu. Hier ist es Aufgabe der Pflegenden, durch Ermöglichung sozialer Kontakte, durch Körperkontakt, durch Gestaltung der Räumlichkeiten, das Anbieten von Musik, Radio usw. entgegenzuwirken. Neuere Untersuchungen zeigen insbesondere, dass durch die Möglichkeit mitzubestimmen und Situationen mitgestalten zu dürfen, psychische Hospitalisierungserscheinungen reduziert oder vermieden werden können.

 Aufgabe 19 Welche Möglichkeiten sehen Sie, Hospitalisierungserscheinungen vorzubeugen?

9 Lernen und Intelligenz

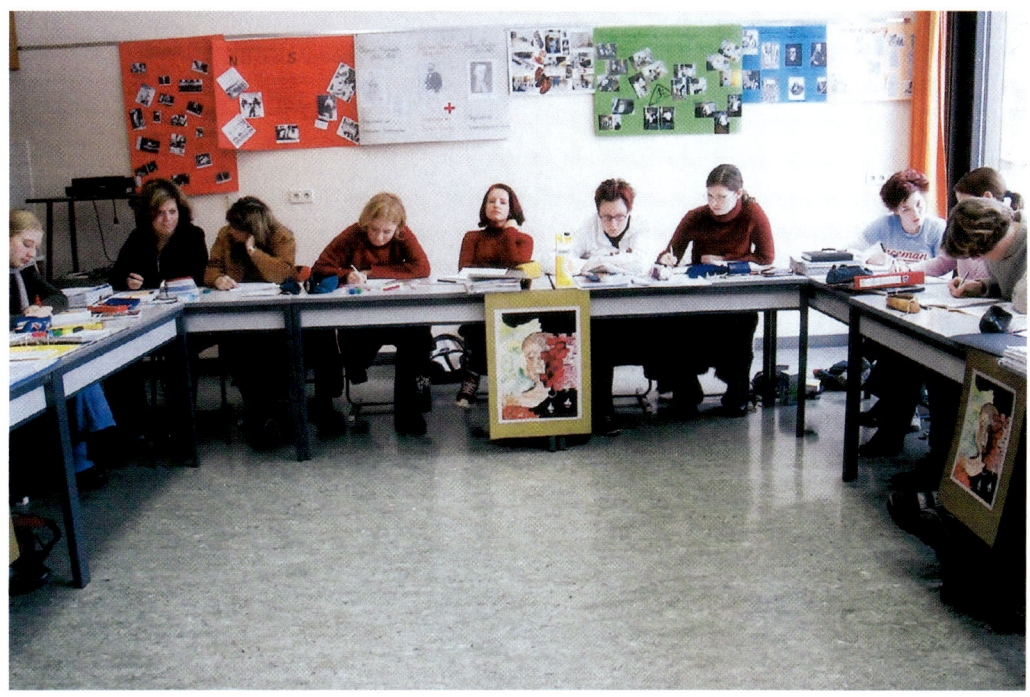

9.1 **Lernen – ein lebenslanger Prozess** · 120
9.1.1 **Modelllernen** · 121
9.1.2 **Instrumentelles Lernen** · 123
9.1.3 **Signallernen** · 127
9.1.4 **Kognitives Lernen** · 130
9.2 **Intelligenz** · 131
9.2.1 **Was ist Intelligenz?** · 131
9.2.2 **Intelligenzmodelle** · 132
9.2.3 **Intelligenzmessung** · 133
9.2.4 **Intelligenzentwicklung im höheren**
Lebensalter · 135

 Examensschwerpunkte
Lernen (S. 120), Intelligenz (S. 131)

> *„Sag es mir und ich werde es vergessen;*
> *zeige es mir und ich werde es vielleicht behalten;*
> *lasse mich es tun und ich werde es können!"*
>
> Johann Wolfgang von Goethe
> (1749–1832), deutscher Dichter der Klassik, Naturwissenschaftler und Staatsmann

9.1 Lernen – ein lebenslanger Prozess

Gegenstand der Psychologie ist es, das Verhalten und Erleben des Menschen kennen und verstehen zu lernen. Immer wieder kann man beobachten, dass sich verschiedene Personen in gleichen Situationen vollkommen unterschiedlich verhalten. Da stellt sich die Frage: Was beeinflusst unser Verhalten? oder: Warum tun wir, was wir tun? Diese Frage wird vor allem dann wichtig, wenn Verhalten verändert werden soll. Eine grundlegende Annahme der Psychologie ist, dass viele Verhaltensweisen erlernt wurden und auch durch Lernerfahrungen verändert werden können.

Fallbeispiel Lernerfahrungen

In einem Dreibettzimmer einer chirurgischen Station verhalten sich die Patienten sehr unterschiedlich, wenn es darum geht, ihre Wünsche zu äußern.

Herr Paul klingelt sofort ohne zu zögern und nimmt die Hilfe des Pflegepersonals in Anspruch. Herr Link klingelt nie, er lehnt Hilfe ab. Herr Krüger wartet. Wenn eine Pflegeperson ins Zimmer kommt, schließt er sich den Wünschen der Mitpatienten mit den Worten „mir auch" an.

Herr Paul hat in seinem Leben immer wieder gute Erfahrung damit gemacht, Wünsche auszusprechen und aktiv Forderungen zu stellen. Vieles konnte er so erreichen. Herr Link hat in seiner Jugend gelernt, dass es als Schwäche gilt, Hilfe in Anspruch zu nehmen. Und Herr Krüger orientierte sich als Kind stets am Verhalten seines älteren Bruders. Wenn der Bruder mit seinem Verhalten zum Ziel kam, übernahm Herr Krüger dessen Verhalten.

Menschliches Verhalten ist zu einem großen Teil erlernt. Lernen ist ein wichtiger Faktor, um menschliches Verhalten aufzubauen und zu erklären. Die drei Herren im Fallbeispiel verhielten sich in einer ähnlichen Situation entsprechend ihrer persönlichen Lerngeschichte.

Lernen findet statt, wenn Wissen erweitert wird, was nicht immer beobachtbar ist; direkt sichtbar sind Lernprozesse, wenn sich die Art des Verhaltens, die Stärke des Verhaltens oder die Häufigkeit des Auftretens der Verhaltensweise verändert.

Lernen umfasst alle Prozesse, die zu einer Veränderung des Verhaltens (bezüglich der Art, der Starke oder der Häufigkeit) oder zu Wissenszuwachs führen.

Lernen findet in allen Lebensphasen statt. Bereits das neugeborene Kind ist in der Lage etwas zu lernen. So lernt es z.B. in den ersten Lebenswochen einen bestimmten Rhythmus der Nahrungsaufnahme. Kinder, Jugendliche und Erwachsene verändern immer wieder ihr Verhalten, es kommen immer neue Verhaltensweisen dazu und ihr Wissen wird erweitert. Bis ins hohe Alter kann der Mensch sein Wissen erweitern, aus Fehlern und Erfahrung lernen; er kann lernen mit Einschränkungen umzugehen und mit der sich verändernden Lebenssituation zurechtzukommen, indem er seinen Alltag entsprechend gestaltet.

Lebensbegleitend findet Lernen in verschiedenen Bereichen statt:

- Lernen als Wissenszuwachs (**Abb. 9.1**),
- Lernen von Verhaltensweisen,
- Lernen von Einstellungen,
- Lernen von Gefühlen,
- Lernen von Bedeutungen.

Lernen als Wissenszuwachs. Dazu gehört z.B. das schulische Wissen (Lernen von Vokabeln, Formeln und Theorien), der Wissenserwerb während der Ausbildung oder der Wissenszuwachs durch Informationen aus Vorträgen, Medien, Erzählungen und Dokumentationen.

Lernen von Verhaltensweisen. Das Anfassen einer heißen Herdplatte, ein schwerer Kopf und ein verdorbener Magen nach einer durchgefeierten Nacht hinterlassen eine Lehre. Hinterher ist man meist klüger als vorher (was leider nicht immer zu einer dauerhaften Verhaltensänderung führt). Menschen entwickeln Strategien, um Ziele zu erreichen. Ein solches Ziel kann es sein, Aufmerksamkeit oder Zuwendung zu erhalten. So lernen Menschen in ganz unterschiedlichen Situationen zu weinen oder auch nicht zu weinen, freundliches oder aggressives Verhalten zu zeigen.

Lernen von Einstellungen. Einstellungen zu verschiedenen Themen und Lebensbereichen werden von Eltern, Freunden und Vorbildern übernommen. Auch durch eigene Erfahrung bilden und verändern sich

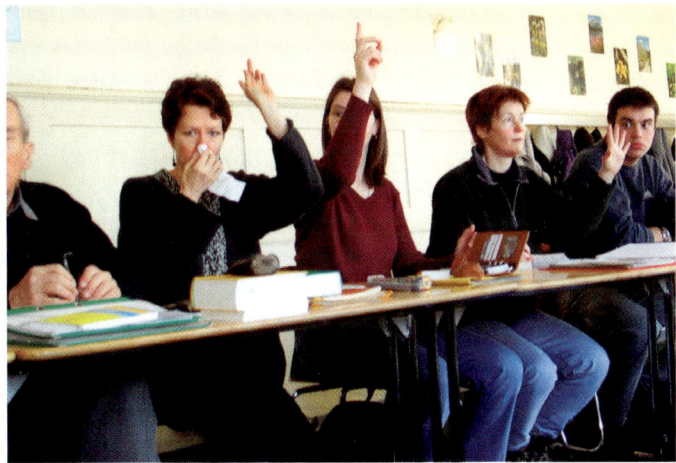

Abb. 9.1 Lernen ist ein lebenslanger Prozess.

Einstellungen, z. B. zu Religion, Politik, Schule, zur Partnerschaft, zu sozialen Gruppen, zur Jugend, zum Alter oder zu Krankheiten.

Lernen von Gefühlen. Es können verschiedene Gefühle erlernt werden: Man lernt, bestimmte Menschen gern zu haben und vor anderen Angst zu haben. So lernen manche Menschen, Angst vor dem Zahnarzt zu haben, andere vor der Polizei oder einem Vorgesetzten. Auch die Freude beim Anblick bestimmter Menschen, ist ein gelerntes Gefühl, ebenso wie Gefühle von Vertrauen und Sicherheit. Es kann Angst vor bestimmten Tieren gelernt werden, z. B. Angst vor Hunden, Spinnen oder Schlangen.

Lernen von Bedeutungen. Im Laufe der Zeit lernt der Mensch die Bedeutung bestimmter Handlungen, Situationen oder Symbole:

- Sehr früh schon lernen Kinder, Mimik, Gestik und Tonfall zu interpretieren: Was ein bestimmter Blick der Mutter, ein spezieller Unterton in der Stimme oder der erhobene Zeigefinger des Vaters heißt, lohnt sich meistens zu beachten.
- Wenn ein Mensch sich die Jacke anzieht und wortlos, die Türe zuschlagend, das Haus verlässt, dann ist er vermutlich verärgert.
- Im öffentlichen Leben spielt die Bedeutung von Symbolen eine Rolle. Es muss gelernt werden, was eine rote Ampel, ein Wegweiser oder die Gestik eines Polizisten bedeuten.

Lernen ist ein außerordentlich vielschichtiges Geschehen. Aus den Beispielen wird deutlich: Bei jedem Lernprozess wird Verhalten beeinflusst oder Wissen erworben. Es können erwünschte oder unerwünschte Verhaltensweisen erlernt werden. Lernen kann bewusst oder unbewusst erfolgen. Lernen ist ein lebenslanger Prozess.

Aufgabe 1 Sammeln Sie weitere Beispiele dafür, dass Lernen in verschiedenen Lebensaltersstufen stattfindet.
Aufgabe 2 Auf eine schlechte Zensur hin strengt sich der eine Schüler besonders an und lernt gründlicher, während ein anderer beschließt, jetzt gar nichts mehr „für die Schule" zu tun. Wie kann erklärt werden, dass Menschen auf die gleiche Situation mit unterschiedlichen Verhaltensänderungen reagieren?
Aufgabe 3 Ein Patient fällt auf der Station für innere Krankheiten seit drei Tagen dadurch auf, dass er ständig dem Pflegepersonal hinterher läuft. Vorher hat er dies nicht getan. Inwiefern kann man hier von einem Lernprozess sprechen? Wie könnte der Patient das neue Verhalten gelernt haben?

Nachdem beschrieben wurde, *was* gelernt werden kann, soll im Folgenden gezeigt werden, *wie* Menschen lernen. Dabei werden in erster Linie vier Hauptformen des Lernens eingesetzt, die hier zunächst getrennt voneinander dargestellt werden, die in der Realität jedoch oft parallel bzw. als Mischform auftreten. Vier Hauptformen des Lernens sind zu unterscheiden:

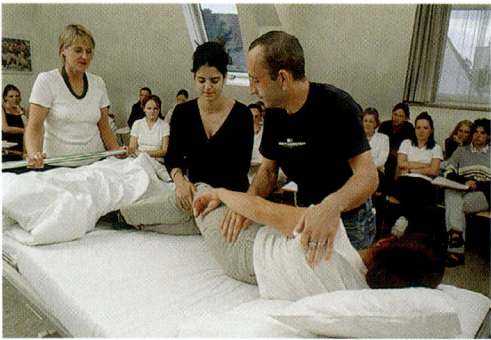

Abb. 9.2 Durch Beobachtung eines „Modells" kann neues Wissen erworben werden.

1. Modelllernen,
2. Instrumentelles Lernen,
3. Signallernen (Klassisches Konditionieren und Assoziationslernen),
4. Kognitives Lernen.

9.1.1 Modelllernen

Unter Modelllernen versteht man das Lernen durch Beobachtung. Menschen haben die Fähigkeit, durch Beobachtung neues Wissen zu erwerben und das eigene Verhalten zu verändern (**Abb. 9.2**).

Es kann so neues Verhalten gelernt werden, ebenso kann aber auch gelernt werden, wie man sich nicht verhalten sollte. Modelllernen ist eine äußerst bedeutsame Lernart und hat für den Lernenden viele Vorteile: Müsste der Mensch jede Erfahrung selbst machen, wäre das viel zu gefährlich, zu zeit- und kostenaufwendig.

So ist es viel ungefährlicher zu sehen, wie andere sich die Finger an der heißen Herdplatte verbrennen, als diese Erfahrung selbst zu erleben. Es wäre sehr teuer, wenn wir die Zerbrechlichkeit von Gegenständen an unserem Eigentum ausprobieren würden. Da ist es viel günstiger zu beobachten, welche Erfahrungen andere Personen diesbezüglich machen. Auch würde die begrenzte Zeit unseres Lebens gar nicht ausreichen, um alle Erfahrungen, die wir bei anderen Menschen beobachten, selbst zu erleben. Es ist also eine lohnende Sache, aus den Erfahrungen anderer Menschen zu lernen.

Fallbeispiel Modelllernen

Eine Krankenpflegeschülerin erzählt: „Mein Morgen auf der Station wurde schon von einer Vor-

ahnung überschattet. Ich ging in das erste Pflegezimmer und sah, dass meine Patientin verstorben war. „Meine erste Verstorbene". Was war zu tun? Ich hatte keine Erfahrung im Umgang mit Verstorbenen. Hilflosigkeit und Angst waren meine Begleiter. Dann kam eine Schwester zu mir und bot mir an, diese Frau zu versorgen. Meine Augen und Ohren weiteten sich, denn was ich nun erleben würde, sollte mich prägen. Sie sprach sie an und erklärte der Verstorbenen, was sie nun schrittweise tun würde. Diese Schwester vermittelte mir das Gefühl, dass jeder tote Mensch eine Seele besitzt, die auch nach dem Tod noch wahrnimmt.

Jeder Vorgang, sei es das Ziehen der Braunüle, das Entfernen des Dauerkatheters, das Frisch machen oder Betten, wurde mit sanfter Stimme und viel Gefühl erklärt und begleitet. Der ganze Ablauf war wie ein großes Ritual, etwas ganz Besonderes. Mir standen die Haare zu Berge, ja, ich war gerührt. Alles war so friedlich, plötzlich hatte der Tod ein anderes Gesicht bekommen. So wollte ich auch behandelt werden, wenn meine Zeit kommen sollte.

Ein Abschied vom Leben, begleitet von Zärtlichkeit, Verständnis, Wohlbefinden und Achtung. Dieses Erlebnis hatte mich so stark beeindruckt, dass es eine prägende Erfahrung in meinem Leben wurde. Eine Erfahrung, die ich immer weitergeben werde" (Debroschek, 2001).

Wann ist Modelllernen beteiligt?

Dem Modelllernen kommt eine große Bedeutung zu. Es tritt dann ein, wenn durch Beobachtung des Verhaltens anderer Personen, so genannter *Modelle*, gelernt wird. Modelllernen ist meist beteiligt (i.d.R. in Verbindung mit instrumentellem Lernen, S. 123) beim Erlernen von:

- sozialen Verhaltensweisen wie Tischmanieren, Grüßen, Umgang mit Kindern, Umgang mit Patienten, Verhalten als Patient,
- Einstellungen zu verschiedenen Themen,
- handwerklichen, sportlichen und künstlerischen Tätigkeiten wie Handarbeiten, Klavierspielen, Tanzen und Klettern,
- beruflichen Fertigkeiten und Verhaltensweisen.

Stellvertretende Konsequenz. Entscheidend bei dieser Art des Lernens ist, dass hier das Modell die Konsequenzen erfährt, nicht der Lernende selbst. Man spricht deshalb auch von stellvertretender Konsequenz. Wichtig ist dabei, dass der Lernende die Konsequenzen beobachten kann.

Unter stellvertretender Konsequenz versteht man die Konsequenz, die das Modell an Stelle des Lernenden erfährt.

Merkmale so genannter Modelle

Als Modell dienen meist Menschen mit bestimmten Eigenschaften: In erster Linie sind es Personen, die man liebt oder bewundert, mächtige, erfolgreiche, einflussreiche Menschen und solche, die Aufmerksamkeit und Anerkennung erfahren. Auch Menschen, die man als sich selbst ähnlich erlebt – z. B. die beste Freundin – werden als Modell herangezogen.

Vorbilder. Das Nachahmen beruflicher Vorbilder kann prägend für die eigene Wahl und Ausübung eines Berufes sein. Lehrer, Meister und Mentoren sollten gute Vorbilder sein.

Beim Modelllernen wirksame Faktoren

Wenn sich Eltern wünschen, dass ihre jugendlichen, „schwierigen" Kinder letztlich im Leben doch das meiste richtig machen, weil sie es ihnen richtig vorgelebt haben, dann setzen sie ihre Hoffnung auf das Modelllernen. Häufig sucht sich der Lernende aber Modelle aus, von denen die Eltern nicht begeistert sind, z. B. Mitglieder bestimmter Cliquen.

Das Lernen am Modell hängt von verschiedenen Faktoren ab, sonst würden Eltern weniger Enttäuschungen erleben. Neben der eigenen Motivation, den Interessen und Bedürfnissen des Lernenden kommt es vor allem auf die Beziehung zwischen einer Person und dem Modell an.

Fallbeispiel Faktor Beziehungsebene

Herr Stamm ist Pfleger auf der Gruppe 5, einer chirurgischen Station. Er ist schon 30 Jahre in seinem Beruf tätig. Dem jungen, 15-jährigen Patienten Jan Petersen gegenüber ist er stets freundlich und sehr höflich. Er redet ihn mit Namen an, sagt „danke" und „bitte". Trotzdem bleibt der Junge bei seinem unfreundlichen Ton. Für ihn war Herr Stamm nicht als Modell geeignet, da er in seiner Art zu sehr seinem Vater glich, mit dem er sich überhaupt nicht verstand.

Es werden nicht nur gute und nützliche, sondern auch falsche und unbrauchbare Verhaltensweisen gelernt: Oft werden in der Kindheit Ängste, Vorlieben und Abneigungen erworben, die, wenn sie nicht überwunden werden, bis ins Erwachsenenalter störend wirken können. Ein unerfreuliches Beispiel des

Modelllernens ist Aggressivität, die über Generationen transportiert werden kann. So können Kinder am Modell lernen, auf Konflikte mit Gewalt zu reagieren.

Aufgabe 4 Überlegen Sie, welche Personen in Ihrem Leben schon als Modell gedient haben.

Aufgabe 5 Erläutern Sie verschiedene Beispiele für Modelllernen während der Pflegeausbildung. Begründen Sie, warum es ganz wichtig ist, gerade bei pflegerischen Tätigkeiten durch Modelllernen zu lernen.

Aufgabe 6 Überlegen Sie Beispiele dafür, dass auch Patienten oder Bewohner durch Modelle lernen.

Aufgabe 7 Welcher der Patienten im Dreibettzimmer (Fallbeispiel S. 120) hat durch Modelllernen gelernt? Herr Paul, Herr Link oder Herr Krüger?

9.1.2 Instrumentelles Lernen

Unter instrumentellem (operantem) Lernen versteht man das Lernen durch eigene Erfahrungen. Verhalten wird hierbei als Instrument eingesetzt, um bestimmte Konsequenzen zu erreichen oder zu vermeiden (**Abb. 9.3**).

Während beim Modelllernen an Erfahrungen anderer gelernt wird, wird beim instrumentellen Lernen durch selbst erfahrene Konsequenzen gelernt. Löst ein Verhalten negative Konsequenzen aus, wird es vermutlich wieder „verlernt" werden. Erfährt es aber

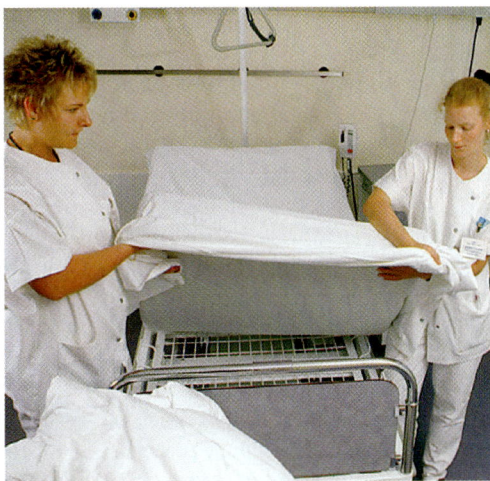

Abb. 9.3 Lernen durch eigene Erfahrung.

Verstärkung, z.B. durch Lob oder Bewunderung, wird das Verhalten mit größerer Wahrscheinlichkeit beibehalten oder möglicherweise noch häufiger und stärker eingesetzt. Wichtig ist also auch das Lernen durch eigene Erfahrungen.

💡 Fallbeispiel instrumentelles Lernen

Britta ist 9 Jahre alt und sehr schüchtern. Sie liegt auf der Kinderstation und langweilt sich seit Tagen. Heute steht sie auf, läuft über den Stationsflur und schaut vorsichtig in das Spielzimmer der Station. Gleich wird sie von Anja, die alleine in der Puppenecke spielt, angesprochen, ob sie mitspielen will. Beide spielen gemeinsam mit den Puppen. In den nächsten Tagen geht Britta immer wieder ins Spielzimmer.

Britta hat durch eigenes Ausprobieren die Erfahrung gemacht, dass es gut gegen Langeweile ist, ins Spielzimmer zu gehen. Sie macht dies nun öfter, um sich weniger zu langweilen. Das bedeutet, sie setzt das Verhalten als Instrument ein, um ein Ziel (nämlich sich nicht mehr zu langweilen) zu erreichen.

💡 Menschen erleben, dass ihr Verhalten Konsequenzen hat, sie machen Erfahrungen. So kann Verhalten als Instrument eingesetzt werden, um bestimmte Ziele zu erreichen oder bestimmte Folgen zu vermeiden.

▌ Verhaltensverstärkung

Das alltägliche Leben ist geprägt von instrumentellem Lernen. In vielen Bereichen kann Lernen durch Verhaltensbelohnung und Verhaltensbestrafung beobachtet werden: Wer im Straßenverkehr die Farben einer Ampel missachtet, wird möglicherweise durch ein Bußgeld oder eine körperliche Verletzung bestraft. Wird das Verhalten nicht bestraft, sondern möglicherweise das Fahrziel sogar früher erreicht, wird das verkehrswidrige Verhalten durch den Erfolg wahrscheinlich verstärkt.

Im Bereich der Schule kommen gute und schlechte Noten, Tadel und Strafarbeiten, Belobigungen und Preise zum Einsatz. In der Erziehung wird das Lernen erwünschten Verhaltens durch Lob oder Strafe unterstützt.

💡 Fallbeispiel Verhaltensverstärkung

Eine junge Frau ist in eine neue Stadt gezogen, um eine dreijährige Ausbildung zu beginnen. Im Verlauf der ersten Wochen informiert sie sich über öffentliche Verkehrsverbindungen, Angebote von Frei-zeitaktivitäten, Unterhaltungsprogramme und Einkaufsmöglichkeiten. Sie probiert Verschiedenes aus. Nach einem halben Jahr ist sie Stammkundin in einem mittelgroßen Supermarkt. Im Unterschied zu anderen Läden wurde sie hier bald freundlich und mit Namen angesprochen, an der Kasse war man ihr beim Einpacken der Waren behilflich, und es stand ein Praktikant zur Verfügung, der ihre Getränkekisten ins Auto einlud.

Das anfangs zufällige Einkaufsverhalten wurde belohnt und führte zu einer Verhaltensänderung, nämlich überwiegend gerade in diesem Markt einzukaufen. Für die junge Frau war diese Entscheidung mit „Erfolg" verbunden, da sie sich wohler und weniger gestresst fühlen konnte.

❓ Aufgabe 8 Finden Sie Beispiele dafür, dass in der Pflegeausbildung instrumentelles Lernen stattfindet.

Aufgabe 9 Zeigen Sie anhand von Beispielen, dass Heimbewohner sowie Patienten jeder Altersgruppe instrumentell lernen.

Arten von Konsequenzen

Die folgenden Situationen zeigen, dass Konsequenzen prinzipiell sehr unterschiedlich sein können:

- Die Stationsschwester lobt einen Schüler für seine besondere Aufmerksamkeit gegenüber einer älteren Patientin. Er wird dieses Verhalten in Zukunft häufiger zeigen.
- Herr Peters hat Rückenschmerzen. Er überwindet sich und geht zur Krankengymnastik. Die Schmerzen lassen nach. Herr Peters geht nun öfter zur Krankengymnastik, wenn er Rückenschmerzen bekommt.
- Ein Schüler wird getadelt, weil er erneut zu spät kommt. Er wird nächstes Mal versuchen pünktlicher zu sein.
- Schwester Claudia ärgert sich über eine Kollegin und spricht den Rest des Tages nicht mehr mit ihr. Daraufhin entschuldigt sich die Kollegin bei ihr.

In diesen Beispielen wirken verschiedene Arten von Konsequenzen. **Abb. 9.4** stellt sie im Überblick dar.

Positive Erfahrung. Das bedeutet, dass es zwei Möglichkeiten gibt, positive Erfahrungen zu machen:

- Positive Verstärkung: Durch das Einsetzen angenehmer Konsequenzen (z.B. Lob, Schokolade, gute Noten) steigt die Wahrscheinlichkeit, dass das dazu führende Verhalten erneut auftritt.

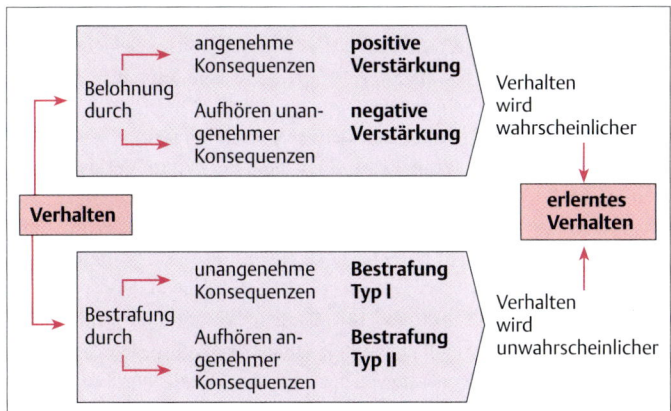

Abb. 9.4 Verhaltenskonsequenzen beim instrumentellen Lernen.

- Negative Verstärkung: Dadurch, dass Unangenehmes aufhört, ist ein Verhalten erfolgreich. Es steigt die Wahrscheinlichkeit, dass das Verhalten erneut auftritt (z.B. wenn Schmerzen durch die Einnahme einer Tablette aufhören).

Negative Erfahrung. Es gibt auch zwei Möglichkeiten, negative Erfahrungen zu machen:
- Bestrafung Typ 1: Durch das Einsetzen unangenehmer Konsequenzen (Tadel, Schläge, Strafarbeit) sinkt die Wahrscheinlichkeit, dass das Verhalten erneut auftritt.
- Bestrafung Typ 2: Indem durch ein Verhalten Positives beendet wird, sinkt die Wahrscheinlichkeit, dieses Verhalten erneut zu zeigen (z.B. Taschengeldentzug, Freiheitsentzug, Liebesentzug).

Ob ein bestimmtes Verhalten beibehalten oder übernommen wird, hängt von den Folgen ab. Werden positive Konsequenzen wahrgenommen, erhöht das die Wahrscheinlichkeit für ein verstärktes Auftreten der Verhaltensweise. Bei negativen Konsequenzen ist selteneres Auftreten der Verhaltensweise zu erwarten.

Weiterhin werden unterschieden:
- primäre Konsequenzen: Sie betreffen physiologische Bedürfnisse (Schlaf, Wärme, Nahrung usw.),
- sekundäre Konsequenzen: Bedürfnisse nach Anerkennung, Zuwendung, Wissen oder Selbstverwirklichung (**Abb. 9.5**).

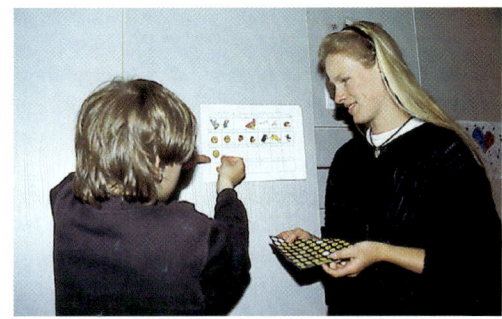

Abb. 9.5 Positive Verstärkung: Bei Erfolg wird für jeden Toilettengang ein Bildchen in einen Punkteplan geklebt.

Aufgabe 10 Ordnen Sie die vier unter „Arten von Konsequenzen" genannten Beispiele den Arten der Konsequenzen zu.

Aufgabe 11 Erläutern Sie anhand der vier Arten von Konsequenzen, welche Konsequenzen Pflegende im Umgang mit Patienten/Bewohnern einsetzen.

Aufgabe 12 Erläutern Sie anhand der vier Arten von Konsequenzen, welche Konsequenzen Patienten oder Bewohner einsetzen, um Einfluss auf das Verhalten der Pflegenden zu nehmen.

Aufgabe 13 Überlegen Sie, welche Konsequenzen Sie (privat) einsetzen, um Einfluss auf das Verhalten ihrer Kinder, ihres Partners oder anderer Menschen zu nehmen.

Aufgabe 14 Geben Sie verschiedene Beispiele für primäre Konsequenzen und sekundäre Konsequenzen im Bereich der Alten- oder Krankenpflege.

▌ **Zur Problematik von Bestrafung**

Aus der pädagogischen Wissenschaft ist bekannt, dass Strafen auf längere Sicht wenig Erfolg versprechen: Strafen nutzen sich auf Dauer ab, man muss ständig schärfere Maßnahmen ergreifen. Ein Schüler, der jeden Tag einen Eintrag in das Klassenbuch bekommt, wird davon immer weniger beeindruckt sein, der Lehrer muss die Strafe dauernd verschärfen. Kinder, die täglich angeschrien werden, nehmen die Lautstärke nicht mehr als Bedrohung wahr. Manchmal wissen sich Eltern dann nur noch mit Schlägen zu helfen.

Eine weitere Schwierigkeit besteht darin, dass das, was als Bestrafung gedacht ist, gleichzeitig oft auch eine Form der „Zuwendung", also der Aufmerksamkeit darstellt und dadurch eine positive Verstärkung beinhalten kann.

💡 **Fallbeispiel Bestrafung beinhaltet Zuwendung**

Während Schwester Jutta einen Heimbewohner beim Waschen unterstützt und ihn bettet, stößt der Mitbewohner Herr Kopp wie fast jeden Morgen seine Teetasse um. Schwester Jutta wendet sich ihm ärgerlich zu. Herr Kopp strahlt sie freudig an. Was als Bestrafung gedacht war, empfindet er als Zuwendung, endlich hat Schwester Jutta ihn angesehen und beachtet!

Strafen erzeugen oft Angst und Aggression, die Beziehung zu der Pflegeperson wird gestört. Dies wirkt sich ungünstig auf das Wohlbefinden und damit auf den Krankheitsverlauf aus.

Strafe wird häufig mit dem Bestrafenden in Zusammenhang gebracht, nicht mit dem eigenen Verhalten. Ein Lehrer, der häufig straft, gilt als unsympathisch, wird abgelehnt, seine Strafen bleiben oft wirkungslos. Außerdem kann durch die strafende Person, wenn sie als Modell aufgefasst wird, unerwünschtes aggressives Verhalten gelernt werden.

In der Pflege ist für negative Konsequenzen im Sinne von Bestrafungen kein Platz. Aus ethischen Gründen sind Strafen in der Pflege abzulehnen, denn die besondere Art der Beziehung zwischen Pflegenden und den auf Pflege angewiesenen Menschen sollte durch vertrauensbildende Professionalität gekennzeichnet sein.

💡 Belohnen des erwünschten Verhaltens ist auf lange Sicht wirkungsvoller als Bestrafung des unerwünschten Verhaltens. Positive Konsequenzen sind das Mittel der Wahl und den negativen Konsequenzen vorzuziehen.

Eine gute Form positiver Konsequenzen sind positive Rückmeldungen: Der Alltag bietet viele Gelegenheiten zu sagen, was einem gut gefallen hat.

💡 **Fallbeispiel positive Rückmeldung**

Eine Besucherin geht vor dem Verlassen des Krankenhauses am Stationszimmer vorbei und sagt: „Die Station ist mit sehr schönen Bildern im Gang und in den Zimmern ausgestattet. Das tut gut!"

❓ **Aufgabe 15** Tauschen Sie sich über Erfahrungen mit negativen Konsequenzen in der Pflege aus. Wie könnte in bestimmten Situationen besser reagiert werden?

▌ **Wirksamkeit von Konsequenzen**

Wer Konsequenzen einsetzt, kann allerdings auch Überraschungen erleben. So empfindet nicht jedes Kind Schokolade als eine Belohnung oder den Ausschluss vom Unterricht als Bestrafung. Ob eine Konsequenz die gewünschte Wirkung erzielt, hängt von verschiedenen Faktoren ab:

- von der Bedeutung der Konsequenz für die Person,
- vom zeitlicher Abstand, mit dem die Konsequenz erfolgt,
- von der Beziehung zu der Person, die die Konsequenz einsetzt,
- vom Vorhandensein weiterer Konsequenzen.

Individuelle Bedeutung. Welche Bedeutung die Konsequenz für die Person hat, hängt von deren Bedürfnissen und Interessen ab. Konsequenzen müssen individuell passen. Um Verstärker in der Pflege gezielt und wirkungsvoll einsetzen zu können, ist es wichtig, die Interessen und Bedürfnisse der Patienten bzw. der Bewohner zu kennen.

💡 **Fallbeispiel Individuelle Bedeutung von Verstärkern**

Lars Feldmann und Uwe Wieland sind seit 8 Wochen zur Alkoholentwöhnung in einer geschlossenen Abteilung. Beide haben aktiv an ihrer Therapie mitgearbeitet. Als Belohnung wird beiden mitgeteilt, dass sie einen Nachmittag am folgenden Wochenende mit einer Gruppe zum Schwimmen in ein Freibad gehen dürfen. Lars Feldmann freut sich über die Belohnung. Uwe hingegen ist nicht begeistert, er kann nicht schwimmen und hat Angst davor, schämt sich aber dies zu sagen. Er verhält sich unkooperativ und stört die weiteren Therapiestunden des Tages, bis ihm der Wochenendausgang ins Schwimmbad untersagt wird.

Was als positive Konsequenz erlebt wird, hängt ganz stark von der jeweiligen Person und ihrer Lerngeschichte ab.

Zeitlicher Abstand. Außerdem spielt der zeitliche Abstand, mit dem die Konsequenz erfolgt eine Rolle: Bestraft man ein Kind erst Tage später, ist die Strafe meist wenig wirksam. Erfolgt eine Konsequenz unmittelbar, ist sie i.d.R. wirkungsvoller.

Beziehung. Entscheidend ist auch die Beziehung zu der Person, die eine Konsequenz einsetzt. Wird sie als sympathisch und wichtig eingeschätzt, wird die Wirkung größer sein als bei einer unsympathischen und wenig geachteten Person.

Weitere Konsequenzen. Häufig wirken verschiedene Konsequenzen gleichzeitig. Bei einem Schüler, der von seinen Eltern für gute Leistungen gelobt, von seinen Klassenkameraden jedoch ausgelacht wird, bleibt das Lob möglicherweise wirkungslos.

Aufgabe 16 Überlegen Sie verschiedene Beispiele dafür, dass die Wirksamkeit der Konsequenzen von dem zeitlichen Abstand bis zum Erfolgen der Konsequenz abhängt.

Aufgabe 17 Erinnern Sie sich an Situationen, in denen es eine Rolle spielte, von welcher Person die Konsequenz ausging.

Aufgabe 18 Kennen Sie Situationen, in denen verschiedene Konsequenzen gleichzeitig wirken?

Verhaltensanalyse

Fallbeispiel Verhaltensanalyse

Frau Müller, 86-jährige Patientin einer inneren Station, klingelt seit einer Woche in sehr kurzen Abständen und klagt über Hunger, Durst, Kälte oder Wärme oder über störende Geräusche durch die Mitpatientin. Anfangs verhielten sich die Schwestern und Pfleger freundlich. Später reagierten sie von Zeit zu Zeit ärgerlich.

Um ein Verhalten zu verstehen und wirksam Konsequenzen setzen zu können, bietet sich eine Verhaltensanalyse an. Dabei müssen vor allem drei Leitfragen gestellt werden:

1. **Ursache:** Welche Bedürfnisse stehen hinter der Verhaltensweise?
2. **Aufrechterhaltende Bedingungen:** Wodurch wird das störende Verhalten in Gang gehalten?
3. **Lösungsansatz:** Wie kann das gewünschte Verhalten erreicht werden?

Im Falle von Frau Müller zeigt sich Folgendes: Die zahlreichen, wenn auch manchmal ärgerlichen Kontakte mit dem Pflegepersonal bedeuten für die alte Dame (unbewusst) einen Ausweg aus ihrer Einsamkeit. Seit zehn Tagen hat sie keinen Besuch mehr bekommen. Ihr Verhalten hat sie über positive Konsequenzen, ein Lächeln oder eine freundliche Antwort, gelernt. Die eigentlich negative Konsequenz, ein ärgerliches „Ach, Frau Müller, lassen Sie das doch, wir haben noch andere Patienten!", beinhaltet zumindest, dass jemand ins Zimmer kommt, sich ihr also – wenn auch unfreundlich – zuwendet. Spielt dieses Bedürfnis für die „lernende" Person eine wichtige Rolle, kann, was als Bestrafung gedacht ist, im Sinne einer positiven Konsequenz das unerwünschte Verhalten verstärken. Die drei Leitfragen können hier also folgendermaßen beantwortet werden:

1. Ursache für das auffallende Verhalten von Frau Müller ist ihr Bedürfnis nach Zuwendung.
2. Aufrechterhalten wurde es durch die (positive und negative) Zuwendung des Personals.
3. Möglicherweise verschwindet das Verhalten, wenn es gelingt, Frau Müller auf andere Art und Weise Zuwendung zukommen zu lassen (z. B. durch Kontakte mit anderen Patienten).

Aufgabe 19 Gehen Sie in Gedanken durch Ihre Station. Versuchen Sie, ein „auffälliges Verhalten" eines Patienten oder Bewohners anhand der drei Leitfragen zu analysieren. Diskutieren Sie darüber in der Gruppe.

9.1.3 Signallernen

Wer mit Hunden zu tun hat, kann diese Grundform des Lernens täglich beobachten: Der Speichelfluss des Tieres setzt nicht erst bei der Nahrungsaufnahme zum Zweck der Verdauung ein, sondern schon vorher. Das Klappern mit der Futterschüssel, das Öffnen der Verpackung oder auch das Wort „Futter" lösen ihn aus. Offensichtlich werden diese Zeichen als Signal verstanden, dass es Futter gibt. Entdeckt und beschrieben wurde dieses Phänomen von dem russischen Physiologen Ivan Pawlow, der 1904 für seine Studien zur Physiologie der Verdauung den Nobelpreis erhielt.

Unkonditionierte Reaktion. Auf den Reiz „Futter" folgte bei einem Hund die unkonditionierte Reaktion „Speichelfluss". Unkonditionierte Reaktion bedeutet, die Reaktion wurde nicht gelernt, sondern sie hat einen physiologischen Ursprung.

Konditionierte Reaktion. Nach einigen Wiederholungen beobachtete Pawlow, dass der Hund auf die begleitenden Geräusche, z.B. einen Glockenton – er nannte es gelernter, konditionierter Reiz – schon Speichel produzierte, eine konditionierte Reaktion. Aus einem natürlichen Reflex ist eine gelernte Reaktion geworden.

Man spricht auch von **Signallernen**, weil der ursprünglich bedeutungslose Glockenton zu einem Signal für das Futter wurde. Man sagt: Aus einem neutralen Reiz wurde ein konditionierter Reiz. Auch Menschen lernen nach diesem Muster.

⬤ Das Signallernen ist ein Lernprinzip, bei dem ein
⬤ ursprünglich neutraler Reiz eine Bedeutung erhält. Durch wiederholte Verknüpfung mit einem Reiz, der bereits eine Bedeutung hat und zu einer Reaktion führt, löst der ursprünglich neutrale Reiz eine ähnliche Reaktion aus.

Fallbeispiel Signallernen
Am Beginn seiner beruflichen Laufbahn hält ein junger Mann mehrmals in einem Konferenzraum der Firma Vorträge. Er ist dabei aufgeregt und sehr angespannt. Eines Tages ist er als Seminarteilnehmer in diesem Raum. Er wundert sich, dass er - obwohl er nur Teilnehmer ist - Herzklopfen hat und schwitzt.

Im Verhalten des jungen Mannes zeigt sich eine Veränderung, es hat also ein Lernprozess stattgefunden. Was hat er gelernt? Der neutrale Reiz „Vortragsraum" wurde mit dem unkonditionierten Reiz „einen Vortrag halten" verknüpft und löst nun als konditionierter Reiz die gleiche, jetzt konditionierte Reaktion „Schwitzen, erhöhte Herzfrequenz" aus. Der Konferenzraum ist zum Signal geworden. Auf die gleiche Weise können das Wartezimmer des Zahnarztes oder die Gerüche eines Krankenhauses zum Signal für eine Angstreaktion werden.

▌ Klassische Konditionierung und Assoziationslernen
Signallernen (**Abb. 9.6**) wird unterteilt in zwei Lernformen, die nach dem gleichen Prinzip ablaufen:

- **klassische Konditionierung:** Eine physiologische Reaktion wird gelernt,
- **Assoziationslernen:** Gedankliche Verknüpfungen werden gelernt.

Fallbeispiel 1 klassische Konditionierung
Der kleine Peter erlebte während einer Krankheit im Rahmen einer Chemotherapie immer wieder, dass ihm furchtbar übel wurde. Sie wurde ihm von Pflegenden mit weißer Arbeitskleidung verabreicht. Nach einiger Zeit, der Junge ist schon lange wieder gesund, nimmt ihn die Mutter mit zu einem Termin, den sie beim Augenarzt hat. Als Peter die weiß gekleidete Sprechstundenhilfe sieht, wird ihm übel.

Aufgrund solcher psychologischen Erkenntnisse verzichten heute einige Kinderärzte auf den weißen Kittel, auf vielen Kinderstationen tragen Schwestern und Pfleger bunte Kleidung.

Fallbeispiel 2 klassische Konditionierung
Wenn die Krankenschwester die Tür des Patientenzimmers öffnete, bekam die Patientin Frau Henriette Klein Herzklopfen und Schweißausbrüche, weil sie die regelmäßige, schmerzhafte Injektion erwartete. Nachdem diese Behandlung beendet war, blieb die Symptomatik noch lange Zeit bestehen. Es war eine gelernte, konditionierte Reaktion entstanden.

Fallbeispiel Assoziationslernen
Der Vater der kleinen Anna arbeitet als Arzt in einem Krankenhaus. Manchmal darf sie ihn dort besuchen. Sie wird dann voller Freude auf den Arm genommen und meistens gibt es von den Krankenschwestern noch etwas Gutes geschenkt. Immer wieder passiert es, dass das kleine Mädchen beim Spaziergang im Krankenhausgelände einem „weißen Kittel" entgegenläuft und freudig „Papa, Papa" ruft.

In beiden Beispielen geht der weiße Kittel verschiedene Verknüpfungen ein, er wird mit „Übelkeit"(physiologisch) oder mit „Papa"(gedanklich) verknüpft.

▌ Merkmale des Signallernens
Das Signallernen hat folgende Merkmale:
- es verleiht vielen, zunächst wertneutralen Dingen eine gefühlsmäßige Bedeutung (z.B. ein Lied erweckt Gefühle, das Wort „Sommerferien" macht fröhlich, das Wort „Klassenarbeit" weniger),

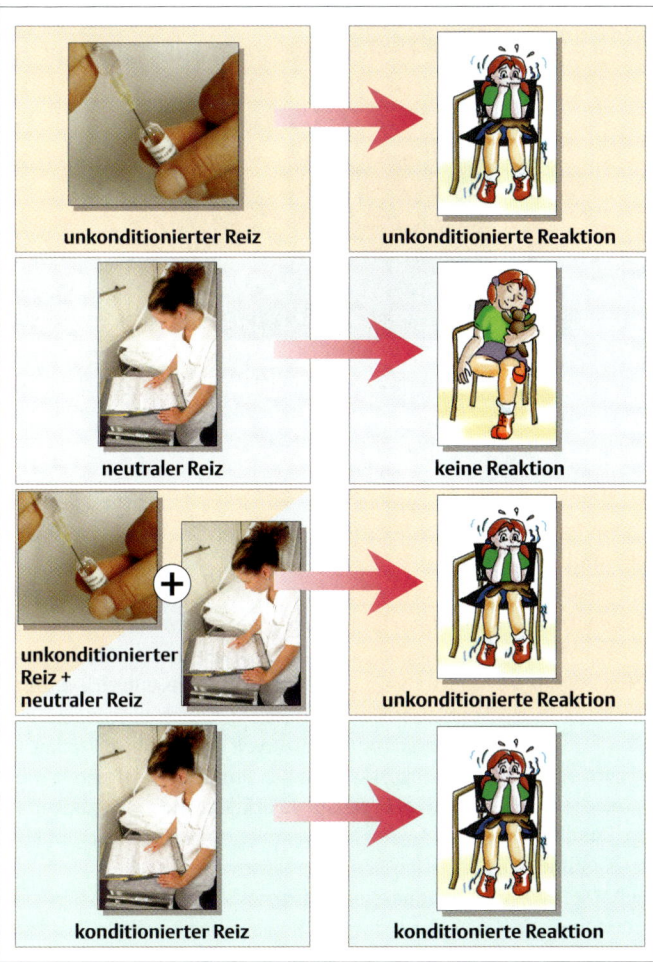

unkonditionierter Reiz	unkonditionierte Reaktion
neutraler Reiz	keine Reaktion
unkonditionierter Reiz + neutraler Reiz	unkonditionierte Reaktion
konditionierter Reiz	konditionierte Reaktion

Abb. 9.6 Der anfangs neutrale Reiz (Krankenschwester) wird durch Verknüpfung mit schmerzhaften Injektionen zum konditionierten Reiz: Bereits beim Anblick der Krankenschwester erfolgt eine starke körperliche Reaktion.

- es erfolgt schon im Säuglingsalter (z. B. das Reagieren auf Flaschengeklapper),
- es ist nicht an das bewusste Verstehen von Zusammenhängen gebunden, kann also auch unbewusst stattfinden.

▎ **Beseitigung von ungünstigen erlernten Reaktionen**

Wie können gelernte Reaktionen beseitigt werden? Die Psychologie kennt hier folgende Methoden:
- Löschung,
- Gegenkonditionierung.

Löschung. Löschung funktioniert, in dem man lange Zeit oder sehr häufig entkoppelt, was vorher verknüpft wurde. Im Beispiel des Hundes hieße das, die Glocke ganz häufig läuten zu lassen, ohne dem Hund Futter zu geben. Mit der Zeit bleibt beim Läuten der Glocke der Speichelfluss aus. Im Falle des kleinen Peter hieße es, er müsste immer wieder Krankenschwestern bzw. weißen Kitteln begegnen, ohne dass ihm übel wird. Dies kann jedoch unter Umständen recht lange dauern.

Gegenkonditionierung. Gegenkonditionieren bedeutet, der Mensch lernt etwas, das mit der unerwünschten Reaktion nicht zu vereinbaren ist. Im Falle des kleinen Peter hieße das, Menschen in weißen Kitteln müssten Peter immer wieder Bonbons schenken. Peter würde bald lernen sich beim Anblick des weißen Kittels zu freuen.

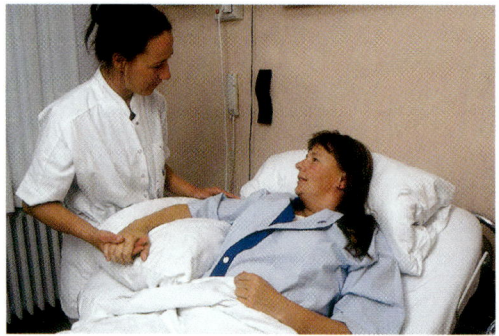

Abb. 9.7 Lernprozesse können das Wohlbefinden von Patienten steigern.

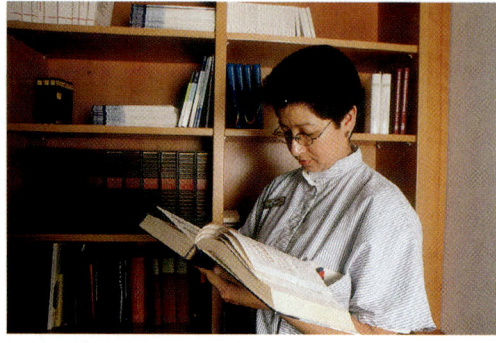

Abb. 9.8 Kognitives Lernen erfordert Aufmerksamkeit, Motivation und Gedächtnisprozesse.

Frau Klein konnte die unerwünschten körperlichen Reaktionen „verlernen", indem die Krankenschwester ihr die Möglichkeit gab, eine neue Erfahrung zu machen. Sie betrat nun das Zimmer nur mit der Absicht, eine Entspannungsübung durchzuführen, Frau Klein den Rücken einzureiben oder ein entspannendes Gespräch anzubieten. So lernt Frau Klein, das Eintreten der Schwester mit Entspannung zu verbinden.

 Signallernen ist für Pflegende eine gute Möglichkeit aktiv den Pflegealltag zu verbessern. Wenn es ihnen gelingt, ihr Auftreten, ihre Handlungen und Pflegeverrichtungen mit positiven Gefühlen zu verknüpfen, werden sie den Menschen, die sich oft in ohnehin angstbesetzten Situationen befinden, zu mehr Wohlbefinden und Sicherheit verhelfen (**Abb. 9.7**).

Aufgabe 20 Finden Sie weitere Beispiele für Löschung und für Gegenkonditionierung.
Aufgabe 21 Erklären Sie anhand eines Lernschemas, inwiefern der sogenannte Placeboeffekt durch klassische Konditionierung und Assoziationslernen entsteht.
Aufgabe 22 Frau Lore Heizmann hat große Angst vor einem Krankenhausaufenthalt, weil ihr Mann dort verstorben ist.
a Erläutern Sie, inwiefern die verschiedenen Lernarten an der Entstehung dieser Angst beteiligt sind.
b Gehen Sie auf Möglichkeiten ein, durch unterschiedliche Lernformen dieser Angst entgegen zu wirken.

9.1.4 Kognitives Lernen

Kognitives Lernen heißt: Durch abstrakte Denkprozesse werden Regeln erlernt und Wissen erworben.

Der Mensch ist in der Lage, auch ohne konkrete Anschauungen, also abstrakt zu lernen. Allein durch Nachdenken kann er Verhaltensänderungen und Wissenszuwachs erreichen. Durch abstraktes Denken kann er sich die Welt innerlich vorstellen. Er kann sogar in Gedanken Probleme bearbeiten, ohne sich dabei in Gefahr zu bringen. Dieses kognitive Lernen erfordert Motivation, Aufmerksamkeit und Konzentration, sowie Gedächtnisprozesse.

Während der Pflegeausbildung wird viel Wissen erworben, zum Teil auch ohne konkrete Anschauungsmöglichkeiten: Die Physiologie verschiedener Organe wird gelernt, ohne dass ein Herz, eine Leber oder eine Niere in lebendiger Funktion beobachtet werden kann. Dieses Wissen kann abstrakt durch ein Referat oder das Lesen von Büchern erfolgreich vermittelt werden (**Abb. 9.8**). Dazu sind Denkprozesse erforderlich. Auch viele Theorien muss der Schüler sich recht abstrakt vorstellen.

Fallbeispiele kognitives Lernen
Ein Diabetiker kann abstrakt, ohne es selbst auszuprobieren, vermittelt bekommen, was passiert, wenn er sich nicht an den Ernährungsplan hält. Er kann risikolos, allein durch Wissen und Nachdenken, Folgen absehen.

Schülerin Sarah hat von ihrer Mentorin erfahren, dass Herr Krause, ein dementer Bewohner des Pflegeheimes, weniger verwirrt ist, wenn er ausreichend Flüssigkeit bekommt. Sie überträgt dieses Wissen auch auf andere Bewohner.

Menschen können das Wissen, das sie an einem Einzelfall erworben haben, durch abstrakte Denkprozesse auf andere, ähnliche Fälle übertragen. Bei dieser Art des kognitiven Lernens spricht man von Regellernen.

Aufgabe 23 Sie leiten Patienten und Angehörige an, wie sie mit einer Erkrankung umgehen müssen. Erläutern Sie anhand verschiedener Beispiele die Bedeutung des kognitiven Lernens.
Aufgabe 24 Sowohl das Pflegepersonal als auch Heimbewohner und Patienten nutzen kognitives Lernen, um abstrakt Regeln zu erlernen. Erarbeiten Sie in der Gruppe Beispiele.

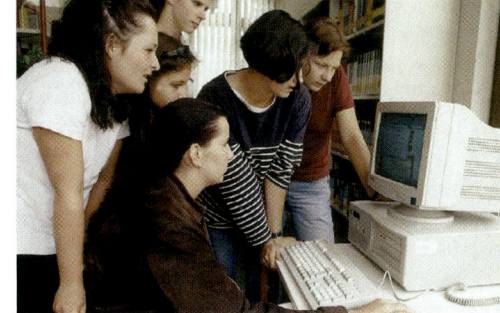

Abb. 9.9 Kognitive Fähigkeiten helfen bei der Bewältigung von Alltagsaufgaben.

9.2 Intelligenz

9.2.1 Was ist Intelligenz?

Erfolgsintelligenz

Zwei Jungen gehen im Wald spazieren. Sie sind sehr unterschiedlich. Die Lehrer des ersten Jungen halten ihn für gescheit, seine Eltern halten ihn für gescheit, also hält auch er sich für gescheit. Er hat gute Zensuren, Zeugnisse und Empfehlungsschreiben, die ihm den Weg durch die Bildungseinrichtungen ebnen werden.
Der zweite Junge hat keine guten Noten, er ist seinen Lehrern bisher nicht durch besondere Leistungen aufgefallen. Auch seine Eltern halten ihn für durchschnittlich begabt.
Beide schlendern durch den Wald, als sie plötzlich einem Problem begegnen und zwar in Form eines riesigen und sehr hungrig wirkenden Grizzlybären, der sich bereit macht, die Jungen anzugreifen.
Der erste Junge rechnet aus, dass der Grizzly genau 17 Sekunden benötigen wird, um sie einzuholen und gerät in Panik. Er wirft einen verzweifelten Blick auf seinen Begleiter, der sich in aller Ruhe seiner Wanderschuhe entledigt und seine Joggingschuhe anzieht. Da sagt der erste Junge: „Bist du wahnsinnig? Wir können unmöglich schneller laufen als der Grizzly!" Der zweite Junge antwortet: „Ganz richtig. Aber ich muss ja nur schneller laufen als Du" (Knill, 2004).

Der erste Junge kann gut analysieren und rechnen. Auch seine Zeugnisse sprechen für seine Intelligenz. Jedoch ist er mit diesen Fähigkeiten hier nicht weit gekommen. Der zweite Junge hat nicht nur das Problem erkannt, er hat auch eine kreative, praktische Lösung dafür gefunden. Auch er ist intelligent, wenn auch auf andere Art und Weise. Es scheint also notwendig, den Begriff der Intelligenz genauer zu fassen: Menschen haben verschiedene kognitive Fähigkeiten, die bei der Bewältigung von Aufgaben und Alltagssituationen hilfreich sein können und die ihre Persönlichkeit kennzeichnen (**Abb. 9.9**).

█ Definitionen
David Wechsler, ein Psychologe, der sich bereits 1939 intensiv mit dem Intelligenzbegriff beschäftigte und einen bekannten Intelligenztest entwickelte (Hamburg Wechsler Intelligenztest), definierte Intelligenz wie folgt:

Intelligenz ist die zusammengesetzte Fähigkeit, vernünftig zu denken, zweckvoll zu handeln und sich mit der Umgebung wirkungsvoll auseinander zu setzen.

Es gibt viele weitere Versuche, Intelligenz zu definieren, z. B.:

Intelligenz ist die Fähigkeit, neuartige Probleme durch Denken zu lösen und sich in neuen Situationen durch Einsicht zurechtzufinden.

Cattell fasste dies 1987 in seiner „Investmenttheorie" zusammen: „Wissen ist investierte Intelligenz". Intelligenz stellt somit die kognitiven Voraussetzungen für den Erwerb von Wissen und für Handlungskompetenz dar.

Aufgabe 25 Lesen Sie das Märchen „Der Hase und der Igel" nach den Gebrüder Grimm (Anhang, S. 332). Inwiefern liegt nach den verschiedenen Definitionen beim Igel „Intelligenz" vor?

▮ Intelligenz im Alltag

Im Alltag zeigt sich Intelligenz z. B. in der Fähigkeit, sich aufgrund von erworbener Erfahrung oder erworbenem Wissen, Neues auszudenken und dadurch effektive Problemlösungsstrategien zu entwickeln. Entscheidend ist hierbei, das schnelle Erfassen von Situationen. Intelligente Menschen haben i.d.R. in neuen Situationen schneller den Überblick. So ist die wirkungsvolle Auseinandersetzung mit der Umwelt (wie der zweite Junge sie zeigte) eine Intelligenzleistung. Auch scheinen intelligentere Menschen in vielen Bereichen schneller aus Fehlern zu lernen (dies muss jedoch nicht für emotionale Bereiche gelten!).

Im Rahmen der Beurteilung eines Menschen darf Intelligenz jedoch nicht überbewertet werden. Sie ist eine Persönlichkeitseigenschaft von vielen, und darf nicht als alleiniger Maßstab zur Einschätzung einer Person herangezogen werden.

▮ Intelligenz und Schulleistung

Ein Zusammenhang besteht in sofern, als Intelligenz das Verstehen und Anwenden von Lerninhalten begünstigt. Ein intelligenter Schüler lernt i.d.R. leichter. Jedoch ist es nicht möglich, direkte Rückschlüsse von der Schulleistung auf die Intelligenz zu ziehen. So kann ein intelligenter Schüler schlechte Noten haben, wenn er unkonzentriert, uninteressiert, wenig motiviert und durch Probleme belastet ist oder wenn er sich körperlich nicht wohl fühlt. Gerade hochintelligente Schüler langweilen sich oft im Unterricht, wenn sie unterfordert werden, was zu deutlichem Leistungsabfall führen kann. Auch weniger intelligente Schüler können durch Fleiß gute Schulleistungen erreichen. Sie benötigen dazu jedoch mehr Einsatz.

Da einige Intelligenztests ursprünglich entwickelt wurden, um die Eignung von Kindern für bestimmte Schulformen festzustellen, stimmen Testergebnisse meist relativ gut mit Schulleistungen überein, wenn nicht Faktoren wie Motivationsverlust, Ängste oder Sorgen der Kinder störend wirken.

 Aufgabe 26 Schlagen Sie in verschiedenen Lexika den Begriff „Intelligenz" nach.

Aufgabe 27 Sammeln Sie verschiedene konkrete Alltagssituationen, in denen Intelligenzleistungen (im Sinne von Wechslers Intelligenzdefinition) gefordert werden.

9.2.2 Intelligenzmodelle

Intelligenz ist eine zusammengesetzte Fähigkeit. Sie setzt sich aus verschiedenen Faktoren zusammen. Diese Faktoren wurden in verschiedenen Modellen analysiert und dargestellt.

▮ Intelligenzmodell der kristallinen und fluiden Intelligenz (nach Cattell)

Cattell untergliedert Intelligenz in zwei große Bereiche:
- kristalline Intelligenz,
- fluide Intelligenz (auch als flüssige Intelligenz bezeichnet).

Kristalline Intelligenz. Zu kristallinen Intelligenzen gehören vor allem Erfahrungs- und Faktenwissen, Wortschatz und Sprachverständnis.

Fluide Intelligenz. Fluide Intelligenz beinhaltet verschiedene Verarbeitungs- und Verknüpfungsprozesse z. B.:
- Flexibilität des Denkens,
- Geschwindigkeit der Informationsverarbeitung bzw. der Denkprozesse,
- Fähigkeit, sich zu orientieren, zu kombinieren und Schlussfolgerungen zu ziehen.

Sie kann als Werkzeug verstanden werden, mit dem die kristalline Intelligenz auf- und ausgebaut und Alltags- wie auch Expertenwissen erreicht wird.

▮ Intelligenzmodell der 7 Primärfaktoren (nach Thurstone)

Thurstone entwickelte ein Modell, das Intelligenz zusammengesetzt aus 7 Faktoren beschreibt:
- **Wortverständnis:** Passiver Wortschatz, also wie viele Worte ein Mensch versteht.
- **Wortflüssigkeit:** Geschwindigkeit, mit der ein Mensch Worte zur Verfügung hat und sie sprechen kann.
- **Gedächtnisleistung:** Wird i.d.R. erfasst durch die Merkfähigkeitsleistung.
- **Rechenfertigkeit:** Geschwindigkeit, mit der Rechenaufgaben richtig gelöst werden können.
- **Logisches Denken:** Fähigkeit, Informationen zu verknüpfen, sie zu analysieren und richtige und nützliche Schlussfolgerungen zu ziehen.
- **Räumliches Vorstellungsvermögen:** Die Fähigkeit sich dreidimensional orientieren zu können.
- **Wahrnehmungsgeschwindigkeit:** Sie beeinflusst die Geschwindigkeit einer Problemlösung entscheidend.

Insgesamt ist das Modell von Thurstone als eine Präzisierung der Annahmen von Cattell zu verstehen.

9.2.3 Intelligenzmessung

Zur Intelligenzmessung dienen Intelligenztests. Um zu gültigen Ergebnissen zu kommen, müssen sie, wie andere wissenschaftliche psychologische Tests, bestimmte Gütekriterien erfüllen (S. 10).

▌ **Gütekriterien eines Intelligenztests**

In Anlehnung an die Intelligenzfaktoren wurden Intelligenztests entwickelt (**Abb. 9.10**). Intelligenztests müssen:

- möglichst objektiv durchgeführt werden, d. h. die Ergebnisse müssen unabhängig vom Testleiter sein (Objektivität),
- standardisiert und an großen Stichproben genormt sein (Normierung),
- tatsächlich das Merkmal Intelligenz erfassen (Validität),
- messgenaue Ergebnisse liefern (Reliabilität).

Nur dann genügen sie den testtheoretischen Gütekriterien (S. 10). Neben einer korrekten Durchführung des Tests sind in diesem Zusammenhang auch die Testsituation und die Motivation der Testperson zu beachten.

Fallbeispiel Fehlende Validität im Intelligenztest
Heinz ist 7 Jahre und wurde von seiner Lehrerin in Absprache mit seiner Mutter zu einem Intelligenztest geschickt. Heinz findet das „blöd", er hat keine Lust. Er malt ein paar Kreuze und Striche auf den Testbogen und wartet bis die Zeit um ist. Er erreicht 0 Testpunkte.

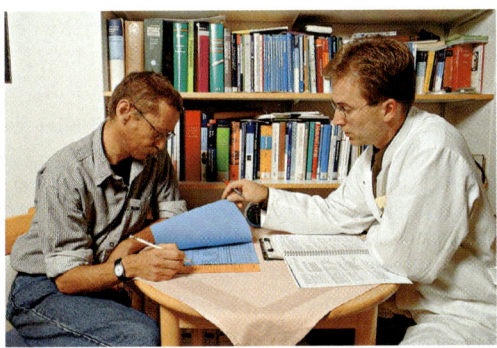

Abb. 9.10 Intelligenztests müssen bestimmte Gütekriterien erfüllen.

Dieses Ergebnis darf nicht als fehlende Intelligenz interpretiert werden. Die Auswertung eines Tests bei Weigerung der Testperson ist nicht sinnvoll, vielmehr gilt es zu hinterfragen, warum Heinz sich weigert; die Hintergründe müssen näher betrachtet werden.

Intelligenztests dürfen nur von dafür ausgebildeten Personen durchgeführt werden. Vor der Durchführung müssen die Ziele der Messung mit den Gefahren verantwortungsvoll abgewogen werden. Eine Testsituation kann für die Testperson belastend sein, ein weniger gutes Ergebnis kann zwar Fördermöglichkeiten aufzeigen, stellt jedoch möglicherweise auch den Selbstwert der getesteten Person in Frage.

💧 Es sollte also gelten: Nur wenn aus dem Testergebnis tatsächlich überwiegend positive Konsequenzen für die Testperson abgeleitet werden können, ist die Durchführung eines Tests sinnvoll.

▌ **Intelligenzfaktoren im Intelligenztest**

Intelligenztests bestehen aus verschiedenen Untertests und sollen die Intelligenzfaktoren erfassen. **Tab. 9.1** zeigt verschiedene Intelligenzfaktoren mit entsprechenden Untertest-Beispielen.

Tab. 9.1 Beim Intelligenzteste werden die verschiedenen Intelligenzfaktoren in entsprechenden Untertests erfasst

Intelligenzfaktor	Untertest-Beispiele
allgemeines Wissen	• Fragen zu Geschichte, Erdkunde, Politik
allgemeines Verständnis	• Fragen aus der Physik, Mechanik
Merkfähigkeit	• Zahlennachsprechen immer länger werdender Zahlenreihen (vorwärts und rückwärts) • Biografien merken
visuelle Wahrnehmung	• Bilder ergänzen, Fehler entdecken
visuomotorische Koordination	• Mosaiktest, Figurenlegen (Puzzle)
Erkennen von Zusammenhängen	• Zahlensymboltest, Analogien, Gemeinsamkeiten finden
rechnerisches Denken	• Schätzaufgaben, Textaufgaben
räumliche Vorstellung	• Würfelabwicklungen, Figuren spiegeln

Testauswahl. Es gibt Intelligenztests in sehr unterschiedlicher Zusammensetzung. So haben manche einen sehr hohen, andere einen sehr niedrigen Sprachanteil, manche legen viel Wert auf Geschwindigkeit, andere lassen den Testpersonen mehr Zeit. Bereits bei der Testauswahl trägt der Testleiter eine hohe Verantwortung, da schon hier entscheidende Benachteiligungen entstehen können, z.B. wenn ein ausländisches Kind mit schlechten Deutschkenntnissen mit einem Test mit hohem Sprachanteil getestet wird oder wenn ältere Menschen in Tests mit knapp bemessener Zeit getestet werden.

Aufgabe 28 Tauschen Sie sich über Erfahrungen mit Intelligenztests aus. Diskutieren Sie Sinn und Gefahren.

▎ **Werte der Intelligenzmessung**
Die Intelligenz wird ausgedrückt über:
- Intelligenzquotient,
- Testprofil,
- Prozentränge.

▎ **Intelligenzquotient**
Der Intelligenzquotient gibt die Höhe der Intelligenz der getesteten Person, verglichen mit dem Durchschnittswert der jeweiligen Altersgruppe an.

Der noch immer gängigste Wert der Intelligenzmessung ist der Intelligenzquotient (IQ). Hier ist der Vergleich mit der jeweiligen Altersgruppe ganz entscheidend. So werden die aufsummierten Testpunkte jeweils mit dem Durchschnittswert der Altergruppe verglichen, ein IQ wird errechnet. Der Durchschnittswert der jeweiligen Altersgruppe wird als IQ = 100 festgelegt. Damit verglichen, lassen sich (vorsichtig) Aussagen treffen, ob die getestete Person über oder unter dem Durchschnitt seiner Altersgruppe liegt.

Bedeutung bestimmter Intelligenzquotienten. Ist ein IQ kleiner als 80, wird von *verminderter Intelligenz* gesprochen. Liegt der IQ unter 50, ist die Sprache, wenn überhaupt, nur unvollständig ausgebildet, ein unabhängiges, selbstständiges Leben ist i.d.R. nicht möglich (**Tab. 9.2**).
Die Häufigkeitsverteilung des IQ in der Gesamtbevölkerung entspricht einer Normalverteilung: Am häufigsten kommt der Wert 100 vor, während Extremwerte eher selten sind. Es gibt ebenso viele

Tab. 9.2 Bedeutung der Intelligenzquotienten

Intelligenz-quotient	Bedeutung	Anteil der Gesamt-bevölkerung
> 130	extrem hohe Intelligenz	2,2%
120–129	sehr hohe Intelligenz	6,7%
110–119	hohe Intelligenz	16,1%
90–109	durchschnittliche Intelligenz	50,0%
80–89	niedrige Intelligenz	16,1%
70–79	sehr niedrige Intelligenz	6,7%
< 70	extrem niedrige Intelligenz	2,2%

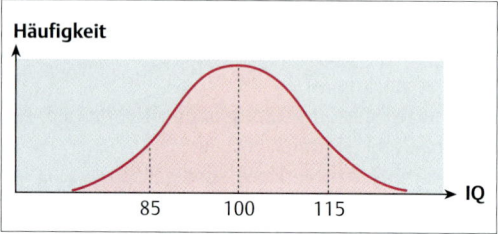

Abb. 9.11 Verteilung des Intelligenzquotienten eines großen Kollektivs (Normalverteilung).

Menschen, die einen unterdurchschnittlichen IQ haben, wie Menschen mit überdurchschnittlichem IQ (**Abb. 9.11**).

Fallbeispiel Intelligenzquotient
Petra ist 9 Jahre und hat Schwierigkeiten die geforderten Schulleistungen zu erbringen. Um herauszufinden, welche Schulart für Petra geeignet ist, wird sie getestet. Sie macht einen Intelligenztest mit verschiedenen Untertests. Insgesamt erreicht sie 20 Punkte. Diese Punktsumme wird mit der durchschnittlichen Punktsumme anderer 9jähriger Kinder verglichen. Durchschnittlich haben 9jährige Kinder in diesem Test 42 Punkte (entspricht einem IQ von 100). Mit 20 Punkten liegt Petras Intelligenzleistung deutlich unter dem Durchschnitt der Altergruppe, also unterhalb eines IQ von 100.

▎ **Testprofile**
Ein Intelligenzquotient will Aussagen über die Gesamtintelligenz einer Person, verglichen mit der jeweiligen Altersgruppe machen. Interessanter als die Gesamtintelligenz ist jedoch, in welchen Teilfähigkeiten die Testperson Stärken oder Schwächen hat. Diese werden in einem Testprofil dargestellt.

Fallbeispiel Testprofil

Bei der Erstellung von Petras Testprofil zeigt sich, dass Petra in Untertests, die einen hohen Sprachanteil und Allgemeinwissen fordern, deutlich unter dem Durchschnitt der 9jährigen liegt, während sie in mathematischen Aufgaben sogar überdurchschnittliche Leistungen zeigt. Hieraus lassen sich nun konkrete Fördermaßnahmen ableiten.

Die Erstellung eines Testprofils verdeutlicht Stärken und Schwächen der Testperson. Testprofile werden auch bei Berufseignungstests erstellt.

▍ Prozenträngе

In immer mehr Tests werden Ergebnisse in Form von Prozenträngen angegeben. Der Prozentrang besagt hier, wie viel Prozent der Gleichaltrigen schlechter als der Getestete sind. So bedeutet ein Prozentrang von 70, dass 70 % der Gleichaltrigen schlechter und nur 30 % gleich gut oder besser als die Testperson sind. Der Begriff Hochbegabung wird üblicherweise ab einem Prozentrang von 95 verwendet.

Aufgabe 29 Erklären Sie mit eigenen Worten die Begriffe Intelligenzquotient, Intelligenzprofil und Prozentrang.

9.2.4 Intelligenzentwicklung im höheren Lebensalter

Wie entwickeln sich fluide und kristalline Intelligenz im höheren Lebensalter? Untersuchungen zur Entwicklung der Intelligenz zeigen, dass die *Punktsummen* in Intelligenztests im höheren Lebensalter abnehmen (**Abb. 9.12**).

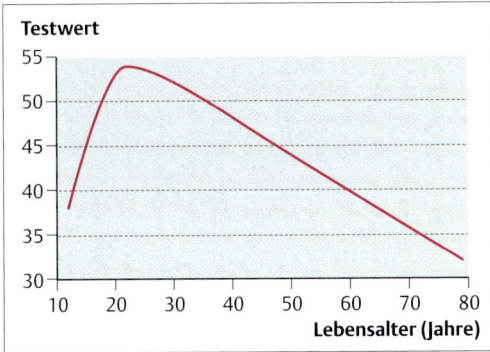

Abb. 9.12 Durchschnittliche Testpunkte in einem Intelligenztest in Relation zum Lebensalter.

Es wäre nun aber falsch pauschal zu sagen, dass Menschen im höheren Lebensalter weniger intelligent sind. Bei genauerer Betrachtung zeigt sich Folgendes:

- **Kristalline Intelligenz:** Im gesunden Alter kann sie weitgehend erhalten bleiben oder sogar ansteigen; schließlich erwirbt ein Mensch täglich neues Wissen und macht Erfahrungen.
- **Fluide Intelligenz:** Sie nimmt im höheren Lebensalter i.d.R. ab, da der Geschwindigkeitsfaktor hier einen großen Anteil hat.

▍ Ursachen für die Abnahme der fluiden Intelligenz im Alter

Für die nachlassende Geschwindigkeit älterer Menschen bei Testaufgaben in Intelligenztests gibt es verschiedene Erklärungen:

- **Einschränkungen der Sinnesorgane:** Sie führen dazu, dass ältere Menschen mehr Zeit zur Informationsaufnahme brauchen. So gibt es z. B. in den meisten Intelligenztests Bildergeschichten auf kleinen Kärtchen, die in die richtige Reihenfolge sortiert werden sollen. Auf diesen Bildern kleine, wichtige Details zu erkennen, erfordert bei geringer Sehfähigkeit zumindest mehr Zeit, sofern es überhaupt möglich ist.
- **Unsicherheit:** Bei Älteren zeigt sich oft eine Unsicherheit im Umgang mit Tests. Sind sie doch Prüfungen, also auch Testsituationen nicht mehr gewöhnt, es fehlt das „Training" derartige Aufgaben unter Zeitdruck zu lösen.
- **Nachlassende Risikofreude:** Dazu kommt nachlassende Risikofreude mit verlängerter Entscheidungszeit. Jüngere Menschen haben mehr Routine im Ankreuzen und Ausfüllen von Formularen. So lässt sich beobachten, dass junge Menschen kurz vor Ablauf der vorgegebenen Zeit in Testsituationen noch schnell irgendetwas ankreuzen. Ein Verhalten, das ältere Menschen selten zeigen.
- **Grundstimmung:** Auch die Grundstimmung und die Motivation eines Menschen beeinflussen das Testergebnis. Wenn ein Mensch keine Lust hat, Sorgen hat oder depressiv ist, wird er i.d.R. schlechtere Ergebnisse erzielen.

Aufgabe 30 Herr Eissler ist depressiv. Als er bei der Aufnahme in eine gerontopsychiatrische Rehabilitationseinrichtung einen Intelligenztest machen soll, sagt er: „Bleiben Sie mir doch weg mit Ihrem neumodischen Zeug." Schließlich füllt er den

Testbogen dennoch – wenn auch lustlos – aus. Wie ist dieses Ergebnis zu bewerten?

▌ Unterschiede in der Intelligenzleistung bei älteren Menschen

Es sei noch darauf hingewiesen, dass Geschlechterunterschiede in der kristallinen Intelligenz bei der heute älteren Generation recht häufig auftreten. So fällt auf, dass Frauen bei Fragen zu Politik, Wirtschaft und Erdkunde meist schlechter sind, waren dies doch Gebiete, mit denen eine Frau sich früher weniger auseinander zu setzen hatte. Männer haben hingegen geringeres Wissen im „Management" von Familienbeziehungen, in den Bereichen Haushaltsführung und Erziehungslehre und schneiden meist im Bereich der Wortflüssigkeit schlechter ab.

Neben diesen allgemeinen Entwicklungen gibt es jedoch – wie in jeder Altersgruppe – individuelle Unterschiede in der Intelligenzleistung. Hier spielen Gesundheitszustand, Interesse und Motivation eine Rolle. Auch die Biografie des Menschen wirkt mit: Welche Schulausbildung hatte der Mensch? Welchen Beruf hat er ausgeübt? Wie lange war er berufstätig? Wird er noch gefordert, Neues zu lernen? In welcher Umgebung lebt er?

▌ Intelligenztraining

Bis ins hohe, gesunde Alter besteht die Möglichkeit, auf die Intelligenzentwicklung Einfluss zu nehmen. Wenn die fluide Intelligenz und das Kurzzeitgedächtnis nachlassen, kann eigenes Üben oder angeleitetes Training die intellektuelle Leistungsfähigkeit

erhalten und sogar verbessern. Hier gibt es viele Möglichkeiten:

- Erinnerungsarbeit,
- Aktivierungsangebote, z.B. Gedächtnistraining, Rätselrunden,
- Kreuzworträtsel lösen,
- Gesellschaftsspiele mit Wissens- oder Denkaufgaben,
- sich über Medien für Neues interessieren oder vorhandenes Wissen vertiefen,
- neugierig sein, was die Kinder/die Enkel so unternehmen,
- Nachdenken über Gehörtes.

Durch eine Steigerung des Erfahrungswissen (kristalline Intelligenz) ist in einem bestimmten Umfang der Abbau der fluiden Intelligenz im Alter abzumildern. Das trifft auf jeden Fall für den Bereich des Expertenwissens im Alter zu (S. 92).

 Wichtig ist es, Menschen in jedem Lebensalter Möglichkeiten zu geben, ihre kognitiven Fähigkeiten weiter zu entwickeln oder zu trainieren, denn diese Fähigkeiten bestimmen die Fremd- und Selbsteinschätzung und dadurch Kontakte zu Mitmenschen und eigenes Wohlbefinden.

Aufgabe 31 Warum ist es wichtig, kognitive Fähigkeiten zu trainieren?

Aufgabe 32 Welche Möglichkeiten gibt es, Intelligenz bei Langzeitpatienten oder bei Heimbewohnern zu fördern? Was können Sie dazu unter Beachtung des Wohlbefindens des Betroffenen beitragen?

10 Gedächtnis und Erinnerung

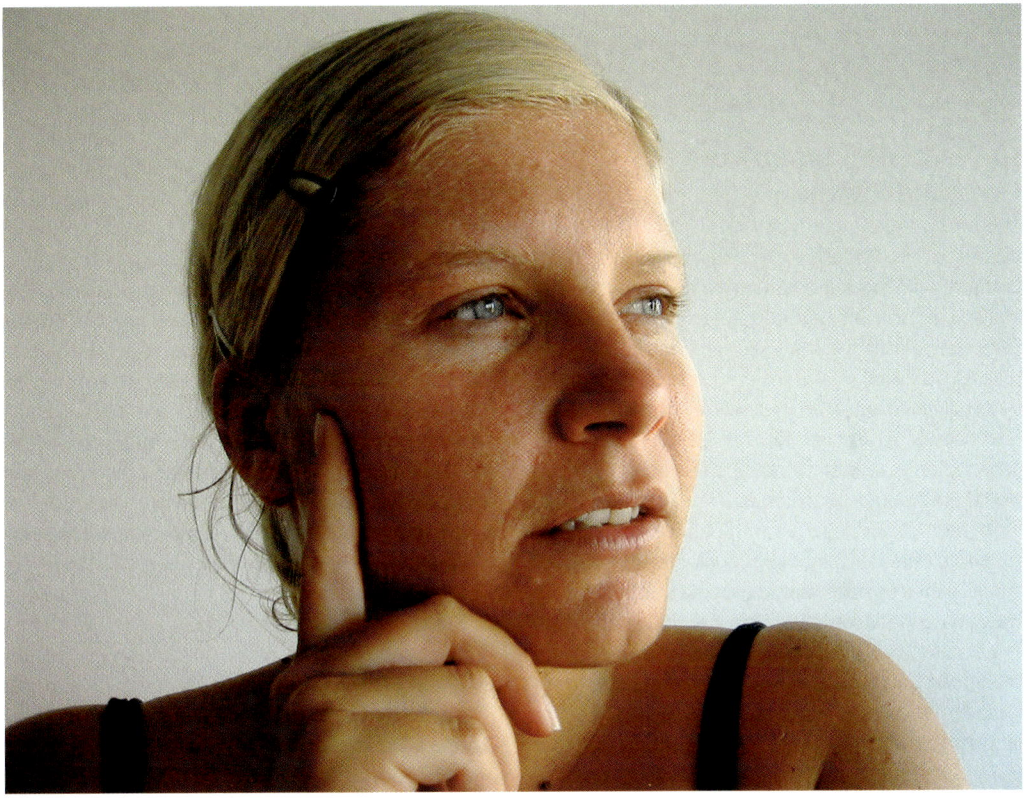

10.1   Vorstellungen vom Gedächtnis · 138
10.1.1   Mehr-Speicher-Modell · 138
10.1.2   Vier Gedächtnissysteme · 140
10.1.3   Physiologie des Gedächtnisses · 141
10.2   Gedächtnisentwicklung · 143
10.2.1   Gedächtnisentwicklung bei Kindern und
        Jugendlichen · 143
10.2.2   Gedächtnisentwicklung im höheren
        Lebensalter · 143
10.3   Steigerung der Gedächtnisleistung · 144
10.3.1   Verbesserung der
        Informationsaufnahme · 144
10.3.2   Verbesserung der
        Informationsspeicherung · 145
10.3.3   Verbesserung der
        Informationsabrufung · 145
10.3.4   Gedächtnistraining · 146

10.3.5   Verbesserung der Gedächtnisleistungen
        bei Kindern · 146
10.4   Gedächtnisstörungen · 146
10.5   Pflegeschwerpunkt Biografiearbeit · 148
10.5.1   Einführung · 148
10.5.2   Methoden der Biografiearbeit · 150
10.5.3   Funktionen der Biografiearbeit · 151

 Examensschwerpunkte
*Gedächtnismodelle, Gedächtnissysteme,
Physiologie des Gedächtnisses (S. 138),
Gedächtnisentwicklung (S. 143), Steigerung
der Gedächtnisleistung (S. 144), Gedächt-
nisstörungen (S. 146), Biografiearbeit
(S. 148)*

> *„Wenn auch die Jahre enteilen,*
> *bleibt die Erinnerung doch."*
>
> Paul Lincke, in der Operette „Im Reich des Indra"

10.1 Vorstellungen vom Gedächtnis

Was wäre der Mensch ohne sein Wissen und seine Erinnerungen? Es vergeht kaum eine Stunde, in der Menschen nicht ihr Gedächtnis benötigen. Viele Erfahrungen, unser gesamtes Wissen und viele motorische Abläufe sind im Gehirn gespeichert. Ohne diese Informationen wird eine Bewältigung des Alltags sehr schwierig, ein großer Teil der Persönlichkeit geht verloren, wie es z. B. bei Patienten mit Alzheimer Demenz zu beobachten ist.

Gerade dieser enge Zusammenhang von Erinnerung und Persönlichkeit, aber auch die stark ansteigende Zahl der Patienten mit Gedächtnisstörungen rückten die Gedächtnisforschung in den letzten Jahren ins Zentrum psychologischer Forschung. Diese Forschung führte dazu, dass viele Vorstellungen vom Gedächtnis verändert und neue Perspektiven möglich wurden.

- Unter dem Gedächtnis wird eine Speicherinstanz für Wahrgenommenes und Erlerntes verstanden. Gedächtnistätigkeit beinhaltet Aufnehmen, Speichern und Abrufen von Informationen.

Der griechische Philosoph Platon lehrte bereits vor über 2400 Jahren, dass sich in den Seelen der Menschen etwas befinde, das die Eigenschaften von Wachs hätte: „Was sich nun abdrückt, daran erinnern wir uns. Wurde es aber gelöscht oder konnte es gar nicht eingedrückt werden, so vergessen wir die Sache und wissen sie nicht". Dieses Wachs sei die Voraussetzung für die Fähigkeit zu genießen: Töne, die sofort vergessen werden, könnten nicht zu Melodien werden, ebenso wenig wie Worte, die sofort vergessen werden, zu Reimen werden könnten.

Inzwischen wurden viele bildliche Vorstellungen herangezogen: Ein Lagerraum mit Regalen, ein Schubladensystem, ein Album mit Erinnerungen, und neuerdings ein Computer, bestehend aus Fest-

platte und Arbeitsspeicher, der bei Überlastung abstürzen kann.

10.1.1 Mehr-Speicher-Modell

Das derzeit wohl bekannteste psychologische Gedächtnismodell ist das Mehr-Speicher-Modell. Es geht von drei Ebenen des Gedächtnisses mit unterschiedlichen Speicherzeiten aus. Bezüglich der Speicherzeiten werden in der Literatur sehr unterschiedliche Angaben gemacht, so dass die folgenden Angaben lediglich als Orientierungswerte zu verstehen sind (**Abb. 10.1**):

- Ultrakurzzeitgedächtnis (sensorisches Gedächtnis),
- Kurzzeitgedächtnis,
- Langzeitgedächtnis.

▌ Ultrakurzzeitgedächtnis (sensorisches Gedächtnis)

Das Ultrakurzzeitgedächtnis speichert für etwa 200 bis 300 Millisekunden Reize, die an den Sinnesorganen eintreffen. Es wird angenommen, dass das Ultrakurzzeitgedächtnis über verschiedene Sinneskanäle eintreffende Informationen getrennt voneinander erfasst, so etwa Geräusche im sogenannten „Echo-Gedächtnis", Bilder im so genannten „ikonischen Gedächtnis".

Jeder kennt folgende Situation: Man geht eine Einkaufsstraße entlang und geht dabei an vielen Menschen vorbei. Es kann nun passieren, dass man erst nach einigen Metern bemerkt, dass da ein Bekannter war, obwohl man ihn schon gar nicht mehr sehen kann. Das bedeutet, man hat ihn erst erkannt, nachdem er schon vorbeigegangen ist, das Bild von ihm war noch im „Sinnesspeicher", dem sensorischen Gedächtnis.

Das Ultrakurzzeitgedächtnis ist wichtig, um überhaupt aus verschiedenen Einzelreizen ein Muster zu erkennen. Bereits bei den eingehenden Sinneseindrücken muss entschieden werden, welche Informationen wichtig sein können. Deshalb werden Rei-

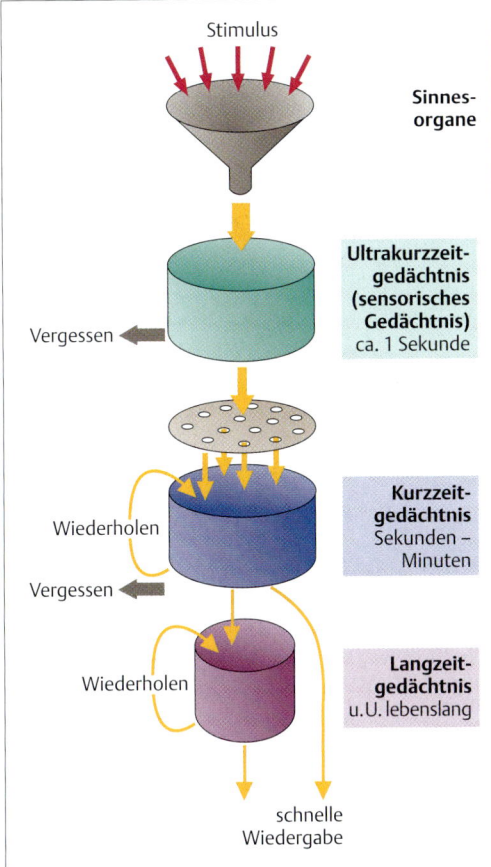

Abb. 10.1 Mehr-Speicher-Modell. Das Ultrakurzzeitgedächtnis hält die aus den Sinnesorganen einströmenden Daten für kurze Augenblicke fest und filtert mögliche wertvolle Informationen heraus. Unter Einbeziehung der Sprachzentren wird hiervon wiederum ein großer Teil ausgesiebt. Erst jetzt ist die Information im Kurzzeitgedächtnis gespeichert und wird bewusst. Durch häufiges Wiederholen gelangen wichtige Informationen ins Langzeitgedächtnis.

ze, die Aufmerksamkeit wecken – das sind oft bekannte Reize oder Signalreize (wie rote Warnzeichen) – an das Kurzzeitgedächtnis weitergeleitet. Andere Reize werden vergessen, bevor sie richtig bewusst wurden. Dies ist ein Schutzmechanismus, der den Menschen vor Reizüberflutung schützt. Es muss eine sinnvolle Reizauswahl getroffen werden, um eine Effizienz des Denkens und schnelle Reaktionen zu ermöglichen.

▌ **Kurzzeitgedächtnis**

Das Kurzzeitgedächtnis ist eine Art „Arbeitsspeicher". Hier werden die aus dem Ultrakurzzeitge-

dächtnis kommenden Informationen weiter auf ihre Wichtigkeit überprüft. Sie werden organisiert und überarbeitet. Es handelt sich um eine Vorschaltstelle, die Informationen vorübergehend speichert, die zu einer Orientierung oder einer Reaktion in der aktuellen Situation notwendig sind. Anschließend werden viele dieser Informationen vergessen.

Speicherzeit. Die Speicherkapazität des Kurzzeitgedächtnisses wird im Unterschied zu der des Langzeitgedächtnisses als sehr begrenzt angenommen. Die Zeitgrenze für die Speicherung im Kurzzeitgedächtnis wird unterschiedlich angegeben, die Speicherzeit liegt im Bereich von wenigen Sekunden bis zu einigen Minuten.

🔖 **Fallbeispiel Kurzzeitgedächtnis**

Schwester Anke wird im Stationszimmer aufgefordert, die Patientin Frau Gerber daran zu erinnern, dass sie morgen früh nüchtern sein muss. Schwester Anke merkt sich dies bis sie es Frau Gerber mitgeteilt hat; anschließend kann sie diese Information für sich löschen, sie fährt morgen für drei Wochen in den Urlaub.

Art der Speicherung. Manche Schüler haben die Angewohnheit, Klausurstoff kurz vor der Klassenarbeit anzuschauen, einige Einzelinformationen für die Klausur zu speichern, um sie nach der Klausur zu vergessen (dabei wäre es von hier mit der richtigen Technik nur noch ein kleiner Schritt bis zur Speicherung im Langzeitgedächtnis). Im Kurzzeitgedächtnis wird vor allem akustisch oder visuell gespeichert. Telefonnummern oder Einkaufslisten sagt man sich so lange vor, bis man sie beim Abrufen hört. Einen kurz vor der Klausur geschriebenen „Spickzettel" benötigt man meist gar nicht, weil man sich daran erinnert, wie er aussah, was auf ihm stand. Informationen im Kurzzeitgedächtnis können durch ständiges Wiederholen (Memorieren) länger im Kurzzeitgedächtnis verweilen. Es wird davon ausgegangen, dass die Speicherung in Form von relativ instabilen Proteinen erfolgt.

▌ **Langzeitgedächtnis**

Für das Langzeitgedächtnis wird eine unbegrenzte Speicherkapazität angenommen. Um ins Langzeitgedächtnis zu gelangen, müssen die Informationen von besonderem Interesse sein. Sie müssen „kodiert" werden: Durch wirkliches Verstehen, d.h. über Anknüpfung an bereits vorhandenes Wissen oder an Erfahrungen wird die Information gespeichert.

Art der Speicherung. Im Langzeitgedächtnis findet Speicherung vorwiegend in Form von Begriffen oder Bedeutungen statt (*semantische Speicherung*). Es sind meist zusammenhängende Informationen oder Situationen. Physiologisch geschieht die Speicherung in Form von relativ stabilen Eiweißmolekülen.

Es kommt vor, dass gespeicherte Informationen nicht abgerufen werden können, z.B. bei starker Angst oder Aufregung oder durch Überlagerung mit neuen Informationen. Nach wie vor ist ungeklärt, ob derartige Vergessensvorgänge darauf hinweisen, dass auch beim gesunden Menschen im Langzeitgedächtnis gespeicherte Informationen zerstört werden können oder ob sie lediglich darauf hinweisen, dass „Abrufspuren" nicht mehr gefunden werden.

Sprache und Gedächtniskapazität. Die Forschung zeigt, dass sowohl im Kurzzeitgedächtnis als auch im Langzeitgedächtnis ein enger Zusammenhang zwischen Sprache und Gedächtniskapazität besteht. Die Tatsache, dass Speicherung sehr oft durch sprachliche Verknüpfungen erfolgt, führt dazu, dass die Artikulationsgeschwindigkeit eines Menschen in engem Zusammenhang mit seiner Gedächtniskapazität steht. Hier wird deutlich, wie wichtig die Schulung der Artikulationsfähigkeit gerade bei Kindern mit Lese-Rechtschreibschwächen ist, um Störungen der Konzentration, der Aufmerksamkeit und des Gedächtnisses entgegenzuwirken.

10.1.2 Vier Gedächtnissysteme

Die neuere Gedächtnisforschung erforscht und beschreibt inzwischen weniger zeitabhängige, dafür vermehrt inhaltsabhängige Gedächtnisformen, die sich vor allem auf die Struktur des Langzeitgedächtnisses beziehen. Derzeit wird von vier verschiedenartigen Gedächtnissystemen ausgegangen, die bei der Speicherung und Abrufung von Informationen unterschiedliche Vorgehensweisen haben. Unterschieden werden:

- bewusstes Gedächtnis (deklaratives Gedächtnis):
  - semantisches Gedächtnis (Wissenssystem),
  - episodisches Gedächtnis,
- unbewusstes bzw. vorbewusstes Gedächtnis:
  - prozedurale Gedächtnis,
  - Priming.

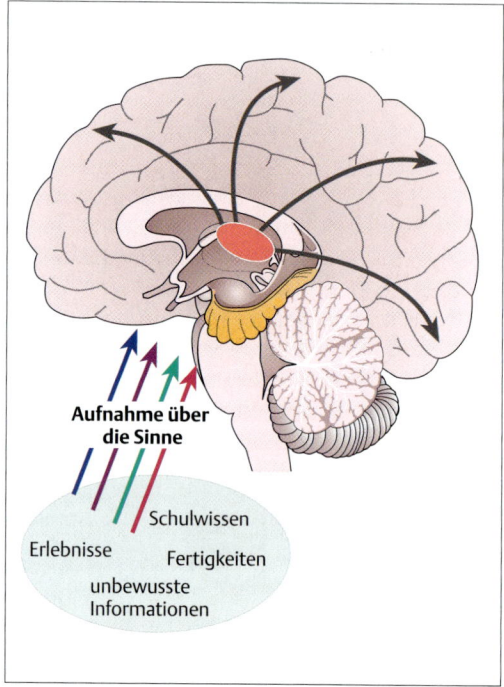

Aufnahme über die Sinne

Schulwissen
Erlebnisse
Fertigkeiten
unbewusste
Informationen

Abb. 10.2 Informationen werden über die Sinnesorgane aufgenommen, deren Nervenbahnen im limbischen System münden. Das limbische System überprüft den Inhalt und verteilt die Informationen auf die verschiedenen Gedächtnissysteme. Die Speicherplätze verteilen sich über das gesamte Gehirn und sind miteinander vernetzt.

Alle Systeme stehen in Verbindung miteinander (**Abb. 10.2**).

Semantisches Gedächtnis (Wissenssystem). Hier werden Fakten und Regeln gespeichert, die meist bewusst aufgenommen wurden, z.B. Hauptstädte, Formeln, Vokabeln, Kochrezepte usw.

Episodisches Gedächtnis. Selbst erfahrene Ereignisse, die oft mit Gefühlen verknüpft sind, werden hier gespeichert. Der Langzeitspeicher des episodischen Gedächtnisses scheint vor allem in der medial-frontalen Hirnregion sowie im Bereich des Hippocampus der rechten Hemisphäre zu liegen.

Prozedurales Gedächtnis. Das prozedurale Gedächtnis ist zuständig für die Speicherung von Bewegungsabläufen: Laufen, Tennis spielen, Auto fahren, also für Abläufe, die oft nicht im Detail bewusst sind. Es verwendet „alte", d.h. früh angelegte Hirnstrukturen wie die Basalganglien und das Kleinhirn. Speicherung erfolgt hier vor allem durch Training, ohne dass viel Nachdenken notwendig ist.

Priming („vorbereiten"). Dieses Gedächtnissystem nimmt viele Reize auf, die uns nicht wirklich bewusst sind (Vorbewusstsein), die also nicht direkt abgerufen werden können. Tauchen ähnliche Reize oder Situationen auf, werden die gespeicherten Inhalte ins Bewusstsein gerückt.

Während prozedurales Gedächtnis und Priming eher unbewusst sind und weitgehend unabhängig von Hippocampus und neokortikalen Strukturen ablaufen, sind das Wissenssystem und das episodische Gedächtnis unserem Bewusstsein zugänglich. Ihre Inhalte sind oft im Bereich der Großhirnrinde gespeichert.

Mit Gefühlen verknüpfte Inhalte werden einfacher ins Wissenssystem übernommen und darüber hinaus im episodischen Gedächtnis gespeichert. Dieses Wissen wird im Bereich der Pädagogik inzwischen vermehrt angewendet.

10.1.3 Physiologie des Gedächtnisses

Die medizinische Forschung suchte lange Zeit im Gehirn nach dem Gedächtnis, und kam schließlich zu dem Schluss, dass es dafür keine klar abgrenzbare Struktur (wie etwa eine bestimmte Drüse) gibt.

▌ Neuronales Netzwerk

Vielmehr handelt es sich um ein Netzwerk von Nervenzellen (Neuronen), das sich über ganz verschiedene Hirnareale erstreckt. Man spricht von einem „neuronalen Netzwerk". Bei Gedächtnisprozessen zeigt sich deshalb Aktivität in verschiedenen Gehirnbereichen gleichzeitig.

 Aufgabe 1 Informieren Sie sich in Ihren Büchern über den Bau einer Nervenzelle.

Synapsen. Nervenzellen haben viele Verzweigungen (Dendriten), die Kontakte zu anderen (Nerven-)Zellen herstellen. Diese Kontaktstellen heißen *Synapsen* und stellen für Gedächtnisprozesse wichtige Strukturen dar. An ihnen wird die Information chemisch durch Überträgerstoffe (Neurotransmitter) zur folgenden Zelle übertragen. So zeigt sich, dass bei häufiger Nutzung des Gedächtnissystems mehr Synapsen gebildet werden, dass die Verknüpfungen fester werden und die Geschwindigkeit der Reizleitung erhöht wird (**Abb. 10.3**).

Informationsleitung. Die Informationsleitung im Nervensystem umfasst:
- elektrische Prozesse (entlang einer Nervenzelle),
- chemische Prozesse (zwischen den Nervenzellen).

Damit sind diese Prozesse auch für Gedächtnisleistungen von Interesse. Es wird vermutet, dass Gedächtnisleistung durch mechanische oder elektri-

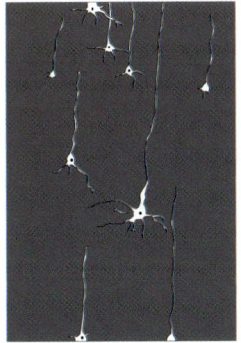 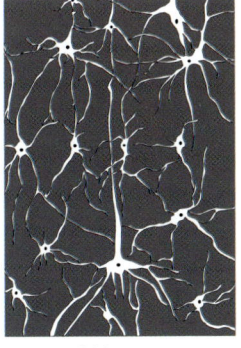 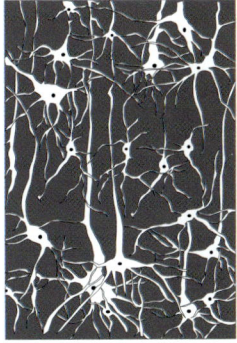 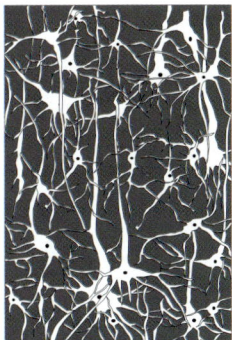

| Geburt | 3 Monate | 15 Monate | 3 Jahre |

Abb. 10.3 Je mehr das Gedächtnis genutzt wird, umso mehr Synapsen werden gebildet. Die Verknüpfungen werden fester und die Reizleitung wird schneller.

sche Einwirkung beeinträchtigt werden kann. Dafür sprechen verschiedene Beobachtungen:

- Ratten, die gerade etwas gelernt haben und anschließend Stromstößen ausgesetzt werden, können sich nicht mehr an das Gelernte erinnern, sie müssen es neu lernen.
- Patienten nach einer starken Gehirnerschütterung haben häufig partielle Gedächtnisausfälle.

Biochemische Spurentheorie. Die Theorie geht davon aus, dass im Langzeitgedächtnis Information durch relativ feste Proteinketten kodiert wird. Die Synthese dieser Proteine dauert nach neuen Erkenntnissen mindestens einen Tag. Im Kurzzeitgedächtnis scheinen vor allem elektrische Prozesse von Bedeutung zu sein, aber auch eine Bildung von weniger festen Proteinverbindungen ist anzunehmen.

Emotionen und Gedächtnis

Aufgabe 2 Welches sind ihre frühesten Erinnerungen an die Kindheit? Waren diese Erinnerungen mit starken Gefühlen verbunden (**Abb. 10.4**)?

Die Bedeutung von Emotionen für Gedächtnisprozesse ist nicht zu übersehen. So können schon Schulkinder Inhalte besser behalten, wenn sie damit eindrückliche Erlebnisse verknüpfen.

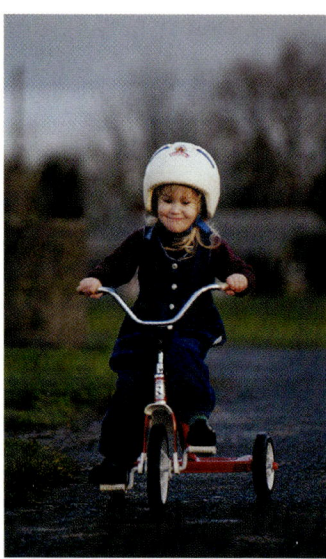

Abb. 10.4 Erinnerungen, die mit starken Gefühlen verbunden sind, bleiben lange erhalten.

Limbisches System. Wichtig ist in diesem Zusammenhang das limbische System, eine Gehirnregion, die sowohl für die Reizselektion als auch für Gefühle zuständig ist. Der Mandelkern (Amygdalae) ist ein Teil des limbischen Systems. Er scheint für die Unterscheidung von Wichtigem und Unwichtigem sowie für Bewertungsprozesse (gut oder böse usw.) zuständig zu sein. So kann dieser Zusammenhang auch physiologisch erklärt werden.

Depression. Untersuchungen zeigen, dass depressive Patienten sowohl in der Reizaufnahme als auch in der Abrufung von gespeichertem Wissen eingeschränkt sind. Auch hier hängen Emotionen mit Aufmerksamkeits- und Gedächtnisprozessen zusammen.

„Blackout". Beim so genannten „Blackout" handelt es sich um ein vermutlich den meisten Menschen bekanntes Phänomen, bei dem in einer Stresssituation Gedächtnisinhalte plötzlich nicht mehr abrufbar sind. Physiologisch lässt sich dieser „Blackout" erklären: Ist ein Mensch erregt, werden Stresshormone freigesetzt. Diese können die Wirkung von Neurotransmittern an den Synapsen herabsetzen, so dass eine Informationsübertragung blockiert werden kann. Wenn die Erregung nachlässt (z. B. wenn der Schüler den Prüfungsraum verlässt), kann die Information meistens wieder abgerufen werden.

Neurogenese. Entgegen der früheren Annahme, Zellen des Gehirns könnten sich nicht regenerieren, sind Wissenschaftler inzwischen der Meinung, dass es auch beim Menschen eine Neubildung von Nervenzellen im Gehirn (Neurogenese) gibt. Diese Neurogenese werde vor allem durch ständige Nutzung des Gehirns begünstigt. Einige Befunde deuten auf die Richtigkeit dieser Annahme hin, auch wenn sie noch nicht endgültig bewiesen ist. Das Ausmaß der daraus hervorgehenden therapeutischen Möglichkeiten könnte erheblich werden. Dennoch scheint das Gehirn nicht generell regenerationsfähig zu sein, wie viele Patienten mit schweren Hirnerkrankungen zeigen.

Eine wichtige Botschaft der Gedächtnisforschung ist: Training ist in jedem Alter für die Aufrechterhaltung oder die Steigerung von Gedächtnisleistungen von großer Bedeutung.

10.2 Gedächtnisentwicklung

10.2.1 Gedächtnisentwicklung bei Kindern und Jugendlichen

Lange Zeit war unklar, ab welchem Alter Kinder über Gedächtnisfähigkeiten verfügen. Die Tatsache, dass bereits bei Neugeborenen bei der Darbietung neuer Reize die Aufmerksamkeit zunimmt, weist darauf hin, dass bereits Neugeborene erkennen, ob Informationen bekannt oder neu sind. Über Wiedererkennungsvermögen zu verfügen ist eine sehr frühe Form der Gedächtnisleistung. Außerdem können Kinder nur auf dieser Grundlage bereits im Säuglingsalter lernen, indem sie Zusammenhänge herstellen.

▮ Gedächtnisentwicklung im ersten Lebensjahr

Untersuchungen zeigen, dass selbst wenige Monate alte Kinder, denen am Fußgelenk ein Band befestigt wurde, das mit einem für sie sichtbaren Mobile verbunden war, vermehrt strampelten und dies auch noch nach Intervallen von bis zu acht Tagen der Fall war. Die Kinder lernten eine Verknüpfung von Strampeln und Bewegung des Mobiles, konnten diese Verknüpfung jedoch nur maximal acht Tage speichern, danach musste sie neu gelernt werden.

Im Alter von neun bis zwölf Monaten scheinen solche erlebten Episoden über einen Zeitraum von etwa einem Jahr gespeichert zu werden. Die Speicherdauer im Langzeitgedächtnis steigt somit bereits zum Ende des ersten Lebensjahrs stark an. Inwieweit traumatische Erfahrungen in dieser Lebensphase gespeichert werden können, ist umstritten, jedoch muss davon ausgegangen werden, dass sich bereits sehr frühe traumatische Erfahrungen störend auf die Entwicklung des Kindes auswirken können.

Zusammenfassend lässt sich sagen: Die Fähigkeit der Wiedererkennung ist bereits kurz nach der Geburt vorhanden und steigert sich im ersten Lebensjahr beträchtlich (**Abb. 10.5**).

Reproduktionsleistungen setzen erst nach den ersten Lebensmonaten ein und beziehen sich zunächst ausschließlich auf das prozedurale Gedächtnis, bevor sie sich auf das bewusste, deklarative Gedächtnis ausdehnen.

▮ Gedächtnisentwicklung ab dem dritten Lebensjahr

Im frühen Kindergartenalter haben Kinder vor allem bei Reproduktionsaufgaben ohne Gedächtnishilfen

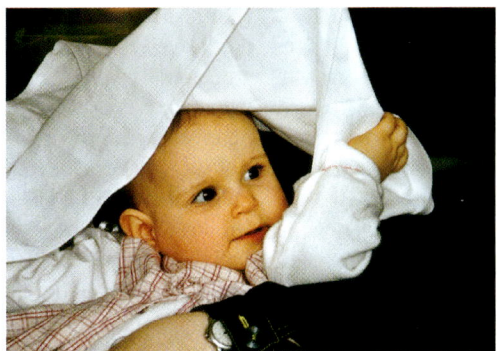

Abb. 10.5 Dem beliebten Versteckspiel „Guck! Guck!" liegt die Fähigkeit des Wiedererkennens zugrunde.

Schwierigkeiten, während sie i.d.R. erstaunliche Rekognitionsleistungen (Wiedererkennungsleistungen) aufbringen. Ältere Kindergartenkinder oder Schulkinder benötigen weit weniger Erinnerungshilfen.

5 bis 15 Jahre. Im Alter von 5 bis etwa 15 Jahren bilden sich unterschiedliche Gedächtnisfunktionen aus und stabilisieren sich. Der enorme Anstieg der Gedächtnisleistung in diesem Lebensabschnitt beruht auf einem starken Anstieg der Gedächtniskapazität, dem Erwerb von Lern- und Gedächtnisstrategien, dem bereichsspezifischen Wissensanstieg (Lieblingsthema und Lieblingsfach in der Schule) und der Neugier der Kinder bzw. der Jugendlichen.

Jugend, Erwachsenenalter. In der späten Jugend und im Erwachsenenalter können sich diese Fähigkeiten der Gedächtnisleistung zwar noch steigern, jedoch in vergleichsweise geringerem Ausmaß.

10.2.2 Gedächtnisentwicklung im höheren Lebensalter

Mit zunehmendem Alter verändern sich die Gedächtnisleistungen, wenn auch nicht zwangsläufig in dem oft befürchteten Ausmaß. Teilweise sind dafür physiologische Faktoren ausschlaggebend, doch die meisten Unterschiede sind psychologischer Art.

▮ Physiologische Faktoren für veränderte Gedächtnisleistung

Zu den physiologischen Faktoren gehören z. B.:
- längere Refraktärzeit der Sinneszellen,
- abnehmende Speicherkapazität,
- veränderte Proteinsynthese.

Längere Refraktärzeit. Im Ultrakurzzeitgedächtnis bleiben einzelne Sinneseindrücke etwas länger bestehen, so dass die „Mustererkennung" länger dauert. Ein schneller Wechsel von Reizen kann dadurch für die Aufnahme ins Gedächtnis erschwerend wirken. Ursächlich hierfür ist z. B. die Regenerationszeit der Zellen; das ist die Zeitdauer, die einzelne Sinneszellen benötigen, bis sie neu erregbar sind (*Refraktärzeit*). Im Umgang mit älteren Menschen ist also darauf zu achten, Reize länger anzubieten, damit sie aufgenommen werden können.

Abnehmende Speicherkapazität. Im Kurzzeitgedächtnis nimmt die spontane Speicherkapazität leicht ab. Gegebenenfalls sollte älteren Menschen das zu Merkende in kleineren Einheiten mitgeteilt werden.

Fallbeispiel Kurzzeitgedächtnis im Alter
Schwester Ina informiert eine neue Patientin, Frau Keller, 80 Jahre alt, über den heutigen Tagesablauf in der Klinik: „Jetzt gehen Sie erst nach Raum 213 zum Röntgen, anschließend melden sie sich in Raum 424 zur Blutentnahme. Gehen Sie anschließend zur Verwaltung um die Formalitäten zu erledigen, Raum 520. Dann kommen sie wieder zurück, bis dahin bereite ich ihr Zimmer vor, das ist Raum 222." Selbst für einen jungen Menschen wären das zu viele Informationen auf einmal.

Veränderte Proteinsynthese. Ein Problem kann in der Überführung von Informationen des Kurzzeitgedächtnisses ins Langzeitgedächtnis bestehen. Hier sind vermutlich Veränderungen der Proteinsynthese mitverantwortlich. Hilfreich kann hier das Erlernen von Gedächtnisstrategien sein, wie z. B. die Technik der kognitiven Landkarte (S. 145).

Weitere körperliche Ursachen für Veränderungen der Gedächtnisleistungen sind Einschränkungen der Sinnesorgane und Beeinträchtigungen durch Medikamente.

▌ Psychologische Faktoren für veränderte Gedächtnisleistung
Tatsache ist, dass die meisten Unterschiede zwischen den Gedächtnisleistungen gesunder älterer und jüngerer Menschen eher auf psychologische Faktoren zurückzuführen sind. So zeigen Untersuchungen, dass diese Unterschiede weitgehend verschwinden, wenn:

- Lernmaterial strukturiert vorgegeben wird,
- kein Leistungsdruck besteht,
- keine Ablenkung vorhanden ist,
- keine negativen Selbsteinschätzungen über die eigenen Gedächtnisleistungen bestehen,
- ausreichend Zeit für das Einprägen und das Abrufen gegeben ist.

10.3 Steigerung der Gedächtnisleistung

Wie bereits erwähnt, beinhaltet die Gedächtnisleistung Prozesse auf drei Ebenen:
- Informationsaufnahme,
- Informationsspeicherung,
- Informationsabruf.

Eine Verbesserung der Gedächtnisleistung kann auf allen drei Ebenen erfolgen.

10.3.1 Verbesserung der Informationsaufnahme
Für die Informationsaufnahme sind die Konzentrationsfähigkeit und die Sinnesleistungen maßgeblich.

Konzentration. Konzentration ist die Fähigkeit zur gezielten Informationsaufnahme. Eine gute Konzentration ist unter anderem abhängig von:
- Stimmungs- oder Gefühlslage,
- Interesse,
- Umgebung und evtl. ablenkenden Reizen,
- Gesundheitszustand,
- Beeinträchtigung durch Medikamente,
- Bedürfnislage,
- Trainingseffekten.

Sinnesleistungen. Darüber hinaus ist die Informationsaufnahme abhängig von den Sinnesleistungen. So kann ein Mensch sich nur das merken, was seine Sinne aufgenommen haben: Ein schwerhöriges Kind kann sich manche Unterrichtsinhalte nicht merken, wenn es sie nicht gehört oder anderweitig wahrgenommen hat. Ein älterer Mensch mit nicht korrigierter Beeinträchtigung des Sehvermögens kann sich die bei einem Gedächtnistraining gezeigten Bilder nicht merken, hat er sie doch ohne Sehhilfe gar nicht richtig erkennen können.

10.3.2 Verbesserung der Informationsspeicherung

Die Informationsspeicherung ist abhängig von der:

- Organisation der Information,
- Verknüpfung mit anderen Ereignissen oder Gefühlen,
- Verwendung von Eselsbrücken und anderen Merktechniken,
- Art der Speicherung,
- vorhandenem bereichspezifischem Wissen.

▌ Organisation der Information

Geordnetes lässt sich leichter behalten als Ungeordnetes: Techniken der Gruppierung zu Themenbereichen oder das Paarlernen setzen hier an. So kann man sich z. B. die Einkaufsliste leichter merken, wenn man sie nach Einkaufsläden geordnet speichert: Beim Bäcker ein Brot und zwei Brötchen, beim Metzger zwei Schnitzel und eine Streichwurst, im Drogeriemarkt usw.

▌ Verknüpfung mit Ereignissen oder Gefühlen

Seit der Hausschlüssel einmal in der Wohnung eingeschlossen wurde und der Schlüsseldienst bezahlt werden musste, vergisst man den Schlüssel nicht mehr so schnell in der Wohnung.

▌ Verwendung von Eselsbrücken

Dazu gehören Merksätze, Merkworte, Reime und Rhythmen usw.

Beispiele. Beispiele für Eselsbrücken sind z. B. Merksätze wie: **M**ein (Merkur) **V**ater (Venus) **e**rklärt (Erde) **m**ir (Mars) **j**eden (Jupiter) **S**onntag (Saturn) **u**nsere (Uranus) **n**eun (Neptun) **P**laneten (Pluto).

Aufgabe 3 Welche „Eselsbrücken" kennen Sie? Welche Gedächtnisstrategien nutzen Sie im Pflegealltag?

▌ Merktechniken

Gelingt es, sich Informationen bildlich vorzustellen (Visualisierung), kann meist sehr effektiv gespeichert werden. Besonders gut lassen sich phantasievolle, humorvolle oder gefühlsstarke Bilder merken. Eine oft verwendete Technik ist hier die *doppelte Kodierung*, bei der Informationen sowohl sprachlich als auch bildlich kodiert werden. Das wird z. B. bei der Einführung der Buchstaben in der Grundschule genutzt.

Kognitive Landkarte. Auch die Technik der „kognitiven Landkarte" (Loci-Technik) setzt hier an. So ist es günstig, sich die zu merkenden Begriffe im Raum oder entlang eines Spaziergangs mental zu platzieren. So können z. B. fünf verschiedene Theorien entlang eines Spazierganges gelernt werden: Theorie 1 auf dem großen Baumstamm, Theorie 2 am See, Theorie 3 an der Kuhweide usw. In der Prüfung kann die Wegstrecke gedanklich abgelaufen werden, und die mit den Orten verknüpften Theorien können leichter abgerufen werden als aus dem Schulheft, in dem eine Seite aussieht wie die andere. Ähnlich können Begriffe, Definitionen usw. auch in einem Zimmer oder einer Wohnung platziert werden.

▌ Bereichsspezifisches Wissen

Reichhaltiges Wissen über das entsprechende Gebiet kann die Gedächtniskapazität sowie die Nutzung von Gedächtnisstrategien stark verbessern. Diese Wissenskomponente wurde in der Gedächtnisforschung lange Zeit zu wenig berücksichtigt.

Aufgabe 4 Versuchen Sie, sich folgende Wörter mittels der Technik der „kognitiven Landkarte" zu merken. Prägen Sie sich die Begriffe 3 Minuten lang ein. Warten Sie dann eine Minute, bevor sie die eingeprägten Begriffe niederschreiben: Bär, Glas, Schuh, Bleistift, Hut, Brille, Taschentuch, Schlüssel, Kartenspiel, Fenster, Hose, Tüte, Blume, Radio, Kuchen, Auto, Ente, Ball, Bild.

10.3.3 Verbesserung der Informationsabrufung

Für das Abrufen der Informationen gilt alles, was bereits bei der Informationsaufnahme unter „Konzentration" besprochen wurde.

Abruftechniken Freies Erinnern und Wiedererkennung. Das *freie Erinnern* ohne konkrete Anhaltspunkte ist i.d.R. schwieriger als die Methode der *Wiedererkennung*. Bei der Abruftechnik der Wiedererkennung ist das zu Erinnernde unter verschiedenen Möglichkeiten auszuwählen. Das Prinzip der Wiedererkennung wird z. B. bei sogenannten „Multiple-Choice-Aufgaben" eingesetzt, bei dem die richtige Antwort aus verschiedenen Antwortmöglichkeiten herausgesucht werden soll.

Aufgabe 5 Fällt es Ihnen leichter, sich an die Namen der Mitschüler der vierten Grundschulklasse zu erinnern, wenn sie dazu ein Klassenfoto vorgelegt bekommen? Versuchen Sie zunächst die Namen ihrer Mitschüler frei zu reproduzieren (freies Erinnern). Ergänzen Sie anschließend anhand eines Klassenfotos (Wiedererkennung).

10.3.4 Gedächtnistraining

Gedächtnistraining setzt einerseits an den besprochenen konkreten Merkstrategien an, andererseits gibt es Übungen im Bereich des sogenannten „Gehirnjoggings": Tätigkeiten, die beide Hemisphären aktivieren, Rechenaufgaben, Kopfrechnen, Quizspiele, Knobelaufgaben usw. (**Abb. 10.6**). All diese Tätigkeiten „trainieren" die Nervenzellen des Gehirns. Es hat sich außerdem gezeigt, dass auch das Spielen von Musikinstrumenten positiv auf die Gehirnleistung wirkt.

Bei der Durchführung von Gedächtnistrainings ist darauf zu achten, dass die Beteiligten sich wohl fühlen und Erfolgserlebnisse haben. Dazu soll das Training alltagsorientiert und mit Freude verbunden sein und die Teilnehmer in angemessener Weise fördern ohne sie zu überfordern.

Aufgabe 6 Informieren Sie sich über verschiedene Formen von Gedächtnistraining.

Aufgabe 7 Welche Konsequenzen können für den Umgang mit Menschen mit Beeinträchtigungen des Gedächtnisses hergeleitet werden?

10.3.5 Verbesserung der Gedächtnisleistungen bei Kindern

Die im vorausgehenden Abschnitt beschriebenen Erkenntnisse sind auch für Kinder und jüngere Erwachsene von Bedeutung. Bei Kindern mit Konzentrationsschwierigkeiten ist es besonders wichtig, Lern-

material zu ordnen. Dazu gehört auch, dass Kinder lernen, ihre Schulsachen in Ordnung zu halten, dass sie einen aufgeräumten Arbeitsplatz haben. Sie müssen lernen einen sauberen Aufschrieb anzufertigen, ihn sinnvoll zu gliedern und zu unterstreichen. Ebenso sollten Lehrer einen strukturierten Unterricht halten und somit die Konzentration des Schülers verbessern. Eine ruhige Umgebung und eine Lernatmosphäre ohne Angst steigern langfristig die Leistungsmöglichkeiten: Stress, Blockaden und Ablenkungsmöglichkeiten werden reduziert, das Selbstvertrauen gefördert.

Alltagsprobleme sollten das Kind nicht blockieren, für eine gute körperliche Verfassung (ausreichend Schlaf usw.) sollte gesorgt werden. Auf Medikamente, die Konzentration und Gedächtnisleistung beeinträchtigen, sollte möglichst verzichtet werden.

Aufgabe 8 Erläutern Sie die Faktoren, die Gedächtnisleistungen bei Kindern häufig beeinträchtigen.

10.4 Gedächtnisstörungen

Der Begriff **Gedächtnisstörung** bezeichnet globale oder partielle Beeinträchtigungen der Aufnahme, der Speicherung und/oder der Wiedergabe von Daten. Treten Gedächtnisstörungen oder Erinnerungslücken aufgrund einer Hirnschädigung oder eines schweren emotionalen Traumas auf, spricht man von **Amnesie**.

Klassifikation. Gedächtnisstörungen werden nach zeitlichen Aspekten unterteilt in:
- Störungen des Ultrakurzzeitgedächtnisses: Gedächtnislücken über wenige Sekunden,
- Störungen des Kurzzeitgedächtnisses (Merkfähigkeit): Neue Eindrücke der letzten Minuten können nicht eingeprägt werden, vor allem bei dementiellen Erkrankungen gilt dies als Leitsymptom.
- Störungen des Langzeitgedächtnisses: Merkinhalte, die längere Zeit zurückliegen werden nicht erinnert.

Art der Beeinträchtigung. Gedächtnisstörungen werden weiter unterteilt in:
- quantitative Gedächtnisstörungen,
- qualitative Gedächtnisstörungen.

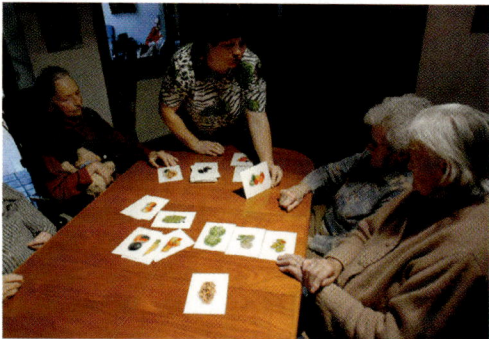

Abb. 10.6 Gedächtnistraining soll mit Freude verbunden sein.

■ **Quantitative Gedächtnisstörungen**

⬭ Quantitative Gedächtnisstörungen sind da-
⬭ durch gekennzeichnet, dass die Menge der erin-
nerten Informationen reduziert ist.

Man unterscheidet:
- retrograde Amnesie,
- anterograde Amnesie,
- psychogene Amnesie.

Retrograde Amnesie. Bezieht sich die Erinnerungslü-
cke auf den Zeitraum vor der Hirnverletzung (bzw.
vor dem die Amnesie auslösenden Ereignis) spricht
man von *retrograder Amnesie*.

Anterograde Amnesie. Erstreckt sich die Erinne-
rungslücke auf den Zeitraum nach dem schädigenden Ereignis, spricht man von *anterograder Amnesie*.
So können sich viele Patienten nicht erinnern, was
zwischen dem Alkoholkonsum und dem Erwachen
in der Klinik geschehen ist, wie sie in die Klinik gelangt sind usw.

Retrograde und anterograde Amnesien können
z.B. durch Hirnschädigungen und Intoxikation,
durch Enzephalitis oder im Zusammenhang mit dem
so genannten Durchgangssyndrom auftreten. Auch
bei transitorischen ischämischen Attacken (TIA)
kommt es häufig zu amnestischen Episoden.

Psychogene Amnesie. Ist die Amnesie nicht organisch sondern psychisch durch Schock oder traumatische Erlebnisse ausgelöst, spricht man von *psycho-
gener Amnesie*. So kann die Amnesie als Selbstschutz
dienen, eine Beobachtung, die man häufig bei in der
Kindheit sexuell missbrauchten Patienten machen
kann: Viele dieser Patienten können sich über viele
Jahre gar nicht an diese Ereignisse erinnern.

■ **Qualitative Gedächtnisstörungen**

⬭ Handelt es sich nicht um Beeinträchtigungen
⬭ der Menge der zu erinnernden Informationen,
sondern um inhaltliche Veränderungen, spricht man
von qualitativen Gedächtnisstörungen, auch Para-
mnesien genannt.

Sie treten vor allem auf bei:
- schizophrenen Störungen,
- in der epileptischen Aura,
- unter Drogenkonsum,
- im Traum oder in traumähnlichen Zuständen.

Unterschieden werden z.B.:
- wahnhafte Erinnerungsentstellungen: Erinnerungen werden nachträglich im Sinne der Wahnsymptomatik verändert,
- Pseudologia phantastica: Erinnerungen werden
  durch Hinzufügen von Phantasien inhaltlich verfälscht, es kann nicht mehr zwischen Phantasie
  und Wirklichkeit unterschieden werden. Tritt vor
  allem bei Patienten mit Persönlichkeitsstörungen
  auf.

🖎 **Fallbeispiel wahnhafte Erinnerungsentstellung**

Herr Wörner leidet seit einem Jahr unter Verfolgungswahn. Befragt, seit wann er verfolgt werde äußert er: „Wenn ich genau darüber nachdenke, war
das schon immer so. Selbst als ich noch in die Grundschule ging, liefen unheimliche Leute hinter mir her
und versuchten sich zu verstecken, wenn ich mich
umdrehte."
Herr Wörner deutet Ereignisse vor der Erkrankung
im Sinne der Verfolgungswahnthematik.

■ **Diagnostik von Gedächtnisstörungen**
Zur Diagnostik von Gedächtnisstörungen stehen verschiedene psychologische und psychiatrische Testverfahren zur Verfügung (z.B. die Mini-Mental-Sca-
le-Examination als Instrument zur Erkennung einer
möglichen Demenz). Dabei ist es wichtig zu beachten, dass Testverfahren nur einen Teil der für eine Diagnose nötigen Informationen liefern können. Zur
Erstellung einer Diagnose werden außerdem Anam-
nese, körperliche Befunde (z.B. bildgebende Verfahren) und Verhaltensbeobachtungen herangezogen.

Um einen ersten Eindruck über die Gedächtnisleistung eines Patienten zu bekommen, können verschiedene Fragen gestellt werden (**Abb. 10.7**). Aus
solchen Fragen oder aus Gesprächen resultierende
Vermutungen einer Gedächtnisstörung müssen dem
Arzt mitgeteilt werden.

■ **Pflegerische Aufgaben**
Die Feststellung, dass Erinnerungen fehlen oder neue
Informationen nicht gut behalten werden können, ist
für den Patienten äußerst beängstigend. In der Pflege
bedeutet das, dass man es mit verunsicherten Patienten zu tun hat, die befürchten, dass dieser Zustand so bleibt oder sich sogar verschlechtern könnte.

Handelt es sich um organische Grunderkrankun-
gen oder um durch Medikamentenverabreichung er-

Langzeitgedächtnis
• In welchem Jahr sind Sie geboren?
• Wo sind Sie geboren?
• Wie war der Name Ihres Lehrers in den ersten Schuljahren?
• Erzählen Sie mir etwas aus der Zeit der Lehre/Ausbildung?
• Wie haben Sie die Zeit des Krieges verbracht?

Kurzzeitgedächtnis
• Was haben Sie heute zu Mittag gegessen?
• Hatten Sie heute schon Besuch?
• Wie heißt Ihr Arzt?
• Wie lange sind Sie schon hier?

Abb. 10.7   Fragen zur Prüfung der Gedächtnisleistung.

zeugte Zustände, die zu einer vorübergehenden Gedächtnisstörung führen, gilt es zunächst, den Patienten darüber zu informieren und ihn zu beruhigen. Je nach Patient kann es sinnvoll sein, ihn bei seinen Erinnerungsversuchen zu unterstützen oder auch ihn zu ermutigen, einfach abzuwarten, um die Symptomatik nicht durch zusätzlichen Stress zu verstärken.

Wichtig ist es, ihm bei der Kompensation der entstandenen Lücken und deren Folgen zu helfen. Es gilt herauszufinden, wer benachrichtigt werden muss, ob zu versorgende Kinder, Haustiere usw. warten oder ob andere dringende Angelegenheiten geregelt werden müssen.

Unterstützung im Pflegealltag beinhaltet oft ein häufiges Erinnern, den Einsatz von Merkhilfen, und immer wieder Mut zu vermitteln, beeinträchtigte Fähigkeiten zu trainieren bzw. neu zu erlernen.

Bei dauerhaften Beeinträchtigungen der Gedächtnisleistung, wie sie bei dementiellen Erkrankungen vorkommen, gilt es in erster Linie für Sicherheit zu sorgen, Geborgenheit zu vermitteln, durch biografisches Arbeiten an vorhandene Inhalte anzuknüpfen und Orientierungshilfen zur Bewältigung des Alltags zu geben.

Gerade beim Umgang mit älteren Menschen wird deutlich, wie wichtig Erinnerungen sind. Sie stellen einen Teil des Lebens dar, auf den zurückzugreifen in schweren Zeiten oft hilfreich ist. Auch wenn in der Erinnerung manches anders erscheint, als es vielleicht tatsächlich war.

10.5 Pflegeschwerpunkt Biografiearbeit

10.5.1 Einführung

Die mündliche oder schriftliche Beschreibung einer Lebensgeschichte heißt Biografie (bio-, griechisch: Leben) (-grafie, griechisch: Schreiben). Man spricht von Autobiografie, wenn jemand seine eigene Geschichte darstellt (auto, griechisch: selbst). Die Lebensgeschichte eines Menschen umfasst seine körperliche, psychische, soziale, kurz seine *biopsychosoziale Entwicklung*. Sie kommt in kontinuierlichen Verläufen und in einschneidenden Ereignissen zum Ausdruck.

Fallbeispiel Biografiearbeit

Schwester Anna, 35 Jahre alt, ist in ihrem Stationsteam dafür bekannt, dass sie immer wieder mit Informationen über die Patienten überrascht, über die nur sie verfügt. Heute berät man in der Stationsbesprechung, wie am besten mit Frau Kröger von Zimmer 16 umzugehen sei, die seit der Aufnahme in das Pflegeheim nur kleinste Mengen des Essens annimmt, sich aber nicht beklagt.

Schwester Dora: „Ich verstehe es nicht, denn sie hat sich gut eingelebt. Ich habe sogar den Eindruck, dass es ihr ganz gut bei uns gefällt. Sie hat auch schon Bekanntschaften geschlossen. Einmal in der Woche kommt die Tochter, einmal kommt der Sohn."

Schwester Anna: „Es könnte daran liegen, dass Frau Kröger viele Jahre ihres Lebens mit sehr wenig Geld auskommen musste. Und ich habe den Eindruck, sie ist eine bescheidene Person, die ihre Wünsche lieber zurücksteckt als irgendwie aufzufallen." Die Kolleginnen fragen erstaunt, woher sie das alles wisse.

Schwester Anna: „Während des Pflegens interessierte mich, wie sie früher lebte, sie erzählte, sie erinnerte sich an immer mehr Einzelheiten. Wir werden das fortsetzen."

Das Interesse von Schwester Anna an der Lebensgeschichte der Heimbewohner hat sich bewährt. Sie betreibt Biografiearbeit. Später verrät sie, wie sie zu ihrem Wissen über einen Menschen kommt: „Ich bleibe für einen kurzen Moment stehen, schaue zuerst das Gesicht, dann den ganzen Menschen, die Haltung, die Kleidung, die Hände an. Dann frage ich mich im Stillen:

- Wer ist dieser Mensch eigentlich?
- Wie sah bisher sein Leben aus?
- Welche Geschichte gehört zu ihm? Gab es „Meilensteine" in diesem Leben?
- Welche Menschen waren in den Lebensabschnitten um ihn herum (**Abb. 10.8**)?

Wenn ich auf diese Weise neugierig geworden bin, ergibt sich das Weitere meistens von selbst."

Chronologischer Ablauf. Bei einer Biografie kann der chronologische Ablauf im Vordergrund stehen, eine Zeitlinie, auf der erinnerte Ereignisse zugeordnet werden: Trifft dieser Verlauf für die meisten Menschen, die in einem bestimmten Zeitabschnitt leben zu, spricht man von einer „Normalbiografie" (**Abb. 10.9**).

Thematischer Ablauf. Das Erinnern kann sich auch anhand von Themen abspielen, die entlang des Lebenslaufs betrachtet werden können:
- meine Ausbildung und Bildung,
- meine Gesundheit und Krankheiten,
- Freunde in meinem Leben,
- Orte, an denen ich gelebt habe,
- wie bei uns Feste gefeiert wurden (**Abb. 10.10**).

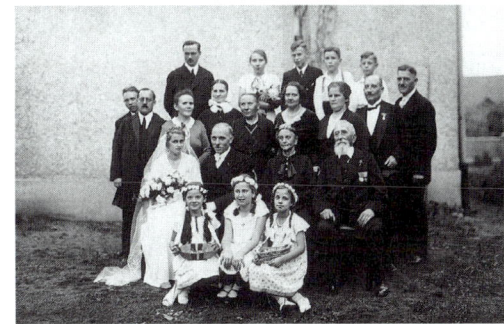

Abb. 10.10 Thematisch orientierte Biografiearbeit geht zum Beispiel der Frage nach: Wie wurden in der Familie Feste gefeiert?

Um die eigene oder eine fremde Lebensgeschichte verstehen zu können, ist es interessant, die Zeitgeschichte zu kennen, die das individuelle Leben begleitete und begleitet. Sie bildet den Rahmen und gibt Aufschluss über Lebensmöglichkeiten und Grenzen. Diese historischen Daten bilden für alle individuellen Leben in einem Zeitabschnitt (Kohorte) den Hintergrund.

⬤ Eine Kohorte sind alle Menschen, die im glei-
⬤ chen Zeitabschnitt der Geschichte leben (**Abb. 10.11**).

Aufgabe 9. Stellen Sie mit Hilfe von Geschichtsbüchern, Zeitungsarchiven, Zeitzeugen eine Zeittafel für Menschen zusammen, die ihr Leben in Deutschland verbracht haben und heute etwa achtzig Jahre alt sind.
- Welche Ereignisse haben sie erlebt?
- Was war Mode, als sie jung waren, welche Filme, Bücher, Musik waren „in"?
- Welche Werte, insbesondere Erziehungsideale galten während der betreffenden Zeitspanne?

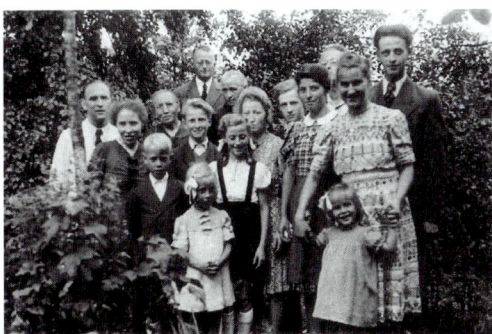

Abb. 10.8 Während einer Biografiearbeit wird von den Menschen erzählt, die ein Leben begleiten.

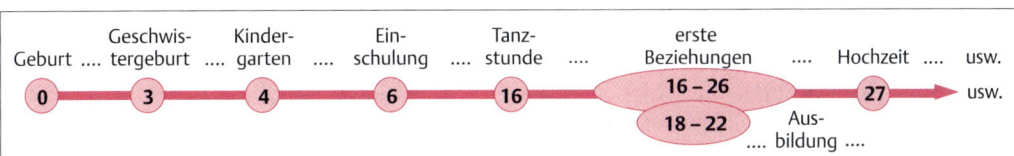

Abb. 10.9 Ereignisse, die für die meisten Menschen zu ähnlichen Zeitpunkten auftreten, zeigt die Normalbiografie.

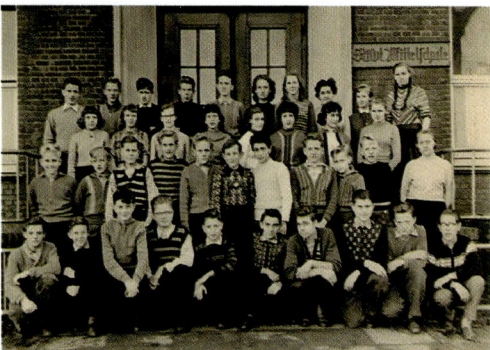

Abb. 10.11 Personen eines Jahrgangs erleben etwa den gleichen geschichtlichen Zeitabschnitt.

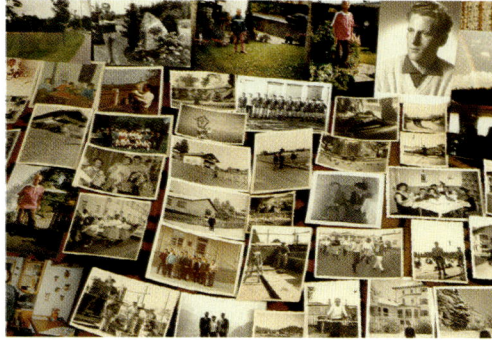

Abb. 10.12 Fotografien können ein Schlüssel zur Vergangenheit sein.

10.5.2 Methoden der Biografiearbeit

Biografiearbeit kann geleistet werden durch:

- freies Erzählen,
- Fragebogen und Interviews,
- Fotografien und Erinnerungsgegenstände.

Freies Erzählen. Weil viele ältere Menschen gerne über ihre Erinnerungen reden, ist das freie Erzählen einzeln oder in einer dafür geeigneten Gruppe eine beliebte Methode. Mit Aktivem Zuhören und den Erzählprozess unterstützenden Impulsen leitet der Betreuende das Gespräch. Biografiearbeit kann auch pflegebegleitend durchgeführt werden, weil entsprechende Gespräche immer wieder beendet, neu aufgenommen und fortgesetzt werden können. Mit Heimbewohnern, Langzeitpatienten und in Rehabilitationskliniken sind Gesprächsgruppen mit biografischer Thematik ein die medizinische Behandlung begleitendes Angebot, wobei Zeit, Dauer, Anzahl der Treffen und der Ort festgelegt werden.

Fragebogen und Interviews. Fragebogen oder strukturierte Interviews können zur Erfassung der Lebensgeschichte eingesetzt werden. Sie können als Ausgangspunkte für biografisch orientierte Gespräche dienen.

Fotografien und Erinnerungsgegenstände. Mit Hilfe von Fotografien, Erinnerungsgegenständen oder Tagebuchnotizen können sowohl mit einer einzelnen Person als auch in der Gruppe Erinnerungen geweckt und ausgetauscht werden. Fotografien können Vergessenes wieder aufrufen. Sie können ein Schlüssel zur Vergangenheit, bei dementen Menschen ein Schlüssel zur „Verlorengegangenheit" sein (**Abb. 10.12**).

Beispiel für die Handhabung einer Biografiearbeit

Für eine kleine Gruppe von 6 bis 8 Personen kann auf folgende Weise mit Heimbewohnern oder Langzeitpatienten eine etwa einstündige Gesprächsrunde gestaltet werden (nach Kerkhoff, 2002):

- Die Teilnehmer bringen je drei Fotos aus verschiedenen Zeiten ihres Lebens mit.
- Verdeckt werden die Bilder in Reihen auf dem Tisch ausgelegt, eine Figur beliebig auf einem Foto aufgestellt.
- Es wird reihum gewürfelt und die Figur um die Anzahl der Würfelaugen auf den Fotos bewegt. Wo sie landet, wird das Bild umgedreht.
- Der Spieler, der gewürfelt hat, soll nun raten, um welchen Mitspieler es sich handelt. Die anderen dürfen helfen.
- Danach erzählt die fotografierte Person zu dem Bild, wann und wo und aus welchem Anlass es aufgenommen wurde.
- Man tauscht Erfahrungen mit der Kleidung und der Frisur von damals aus und fügt das eine oder andere Erlebnis hinzu.
- Danach ermittelt ein neuer Spieler das nächste Foto.
- Wenn alle Bilder aufgedeckt und besprochen sind, haben die Teilnehmer eine Menge Informationen voneinander gewonnen.

▌ **Thematisch orientierte Biografiearbeit**

Thematisch orientierte Biografiearbeit hat sich in Gesprächsgruppen bewährt: „Bräuche und Traditionen in der Familie", „Weihnachten bei uns zu Hause", „Wenn ich als Kind krank war" und andere Themen. Die Gruppenteilnehmer erzählen, tauschen sich aus und erinnern sich an immer mehr Details.

Aufgabe 10 Gehen Sie in Gedanken unter dem Motto „Wenn ich krank war" in die vergangenen Jahre ihrer Lebensgeschichte zurück. Rufen Sie sich verschiedene Situationen in Erinnerung. Wie war das bei uns? Wo war ich untergebracht? Wer kümmerte sich um mich und wie? Wer kam zu Besuch? Brachte die Erkrankung auch Vorteile? Setzen Sie sich zu fünf bis sechs Personen zusammen und tauschen Sie die Erinnerungen aus. Wenn Ihnen im Laufe des Gesprächs noch mehr Einzelheiten einfallen, ergänzen Sie Ihre Erzählung. Insgesamt sollten Sie sich etwa 50 Minuten Zeit nehmen.

Am Ende werden Sie mehr voneinander wissen als vorher. Sie wissen nun wie man in den verschiedenen Familien mit Krankheit umging. In einem kleinen Bereich haben Sie sich näher kennen gelernt.

10.5.3 Funktionen der Biografiearbeit

Wer die Arbeit mit Lebensgeschichten im Umgang mit Patienten und Heimbewohnern einsetzt, bemerkt ihre Wirksamkeit und ihren Nutzen im pflegerischen Alltag im Krankenhaus, im Pflegeheim sowie in Rehabilitationseinrichtungen. Biografiearbeit kann hier mehrere Funktionen haben:

- Kennen lernen, Identität bewahren,
- Zugang finden,
- Hilflosigkeit und Ausgeliefertsein vorbeugen,
- Gedächtnisfunktionen aktivieren,
- Wissen weitergeben,
- soziale Kontakte fördern.

Kennen lernen und Identität bewahren. Sie dient dem besseren Kennen lernen und Verstehen. Ein Gefühl der Vertrautheit und der Geborgenheit kommt da auf, wo ein Mensch weiß: Hier kennt man mich, hier werde ich mit meinem Namen angeredet, und hier sind Einzelheiten aus meinem Leben bekannt. Sich selbst darstellen heißt für den älteren oder kranken Menschen Identität mit zu bringen in eine wechselnde Umgebung. Schon in wenigen Gesprächen baut der Heimbewohner oder Patient ein Gefühl von Beheimatung auf: Hier kennt man mich.

Zugang finden. Dem betreuenden Pflegepersonal verschafft sie einen besseren Zugang zum Gegenüber. Über die Kenntnis des Namens, einiger persönlicher Daten und des Aussehens hinaus entfaltet biografisches Arbeiten ein plastisches, buntes und lebendiges Bild vom anderen Menschen. Das wiederum hat Gedächtnis unterstützende Wirkung: Die pflegende Person weiß sofort, wer z. B. Frau Kröger in Zimmer 16 ist, wenn ihr Name bei der Stationsbesprechung erwähnt wird. Eine Fülle von Assoziationen aus der Lebensgeschichte fallen ihr ein.

▌ **Hilflosigkeit und Ausgeliefertsein vorbeugen.**

Erinnerung an Vergangenes kann zur Bewältigung von Gegenwärtigem und Zukünftigen führen. Bewährte Bewältigungsstrategien (*Coping*) in problematischen Lebenssituationen können für gegenwärtige kritische Situationen (Krankheit und Krankenhausaufenthalt, Eintritt in ein Heim, Ende der Berufstätigkeit, Konfrontation mit eigener Erkrankung oder Behinderung) genutzt werden. Die Erinnerung verschiedener gelungener Gelegenheiten von Coping kann auch für zukünftig bevorstehende Belastungen mögliche Problemlösungen bereitstellen. Damit kann dem Gefühl von Hilflosigkeit und Ausgeliefertsein eines kranken oder alten Menschen vorgebeugt werden. An seine Stelle tritt das Bewusstsein von Kompetenz und das Gefühl von Sicherheit.

Fallbeispiel Hilflosigkeit und Ausgeliefertsein vorbeugen

Frau Dorothea Hallhuber beschäftigt sich in Gedanken mit einem notwendig gewordenen Wechsel aus dem betreuten Wohnen auf die Pflegestation. Als am Sonntagabend Pfleger Hans bei ihr vorbei kommt, klagt sie ihm ihre Sorgen. Er hört ihr in Ruhe zu und meint schließlich: „Frau Hallhuber, Sie haben doch in Ihrem Leben bestimmt schon manches Problem gemeistert."

„Ja, da haben Sie wohl Recht: Als unsere Firma geschlossen werden musste, als mein Sohn damals als junger Mann schwer erkrankte und behindert blieb, als ich aus meinem geliebten Häuschen ausziehen musste," zählt die alte Dame nachdenkend auf.

„Wie haben Sie das jedes Mal geschafft, Frau Hallhuber, was hat Ihnen geholfen?" interessiert sich Pfleger Hans weiter.

„Wie ich das geschafft habe? Mir fällt jetzt ein, dass ich ganz intensiv jeden Abend auf der Bettkante in mein Tagebuch geschrieben habe. Ich habe da

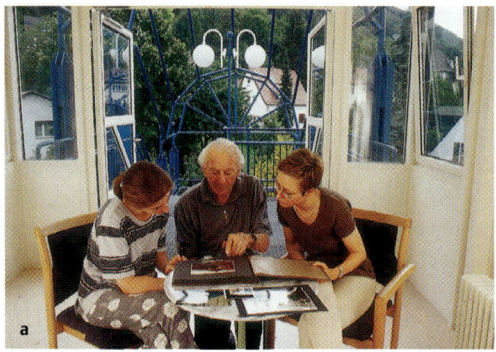

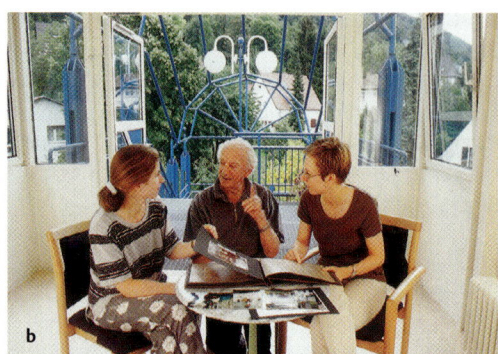

Abb. 10.13 **a** Biografien sind gelebte Geschichte. Die Weitergabe von Wissen erhöht den Selbstwert. **b** Biografiearbeit fördert die Geselligkeit.

wohl meine bedrückenden Gedanken ablegen können. Manchmal sind mir auch nützliche Einfälle in den Sinn gekommen, die mir weiter geholfen haben."

Als der Pfleger das Zimmer verlässt, verabschiedet sich Frau Hallhuber: „Ich will es wieder mit dem Schreiben versuchen. Morgen lege ich mir ein dickes Heft hier in den Nachttisch. Gute Nacht, Hans, ich danke Ihnen."

Gedächtnisfunktionen aktivieren. Bei der biografischen Erinnerungsarbeit findet eine Aktivierung von Gedächtnisfunktionen statt. Wenn es nicht bei den ersten, spontanen Einfällen bleibt, sondern gezielt angeregt wird, Vergangenes neu zu erinnern, findet ein mentales Training in Form von Erinnern statt (**Abb. 10.13**).

Wissen weitergeben. Ältere Menschen fühlen sich oft in der Vergangenheit sicherer als in der Gegenwart. Ihre Kenntnisse über die Vergangenheit geben ihnen Gelegenheit, Informatives mitzuteilen. Biografien sind gelebte Geschichte. Weitergabe von Wissen an die folgende Generation ist eine wichtige Funktion von Biografiearbeit. Mit dem so genannten „Ko-

hortenwissen", den Kenntnissen über Lebensumstände eines Zeitabschnitts, können sich Pflegende ein Bild von der Zeit machen, die ein alter Mensch durchlebt hat. Die Kenntnis der individuellen Lebensgeschichte im übergreifenden geschichtlichen Rahmen bietet eine Vielzahl an Gesprächsinhalten und trägt wesentlich zu einer guten pflegerischen Beziehung und Betreuung bei.

Soziale Kontakte fördern. Biografiearbeit fördert Geselligkeit und unterstützt soziale Kontakte auch bei Menschen, die auf ihre gewohnten Bekannten, Freunde und Familienmitglieder verzichten müssen. Wird eine Gruppe behutsam angeleitet, Lebenserinnerungen zu äußern, öffnen sich auch zurückhaltendere Personen.

Biografiearbeit ist heute in Pflegeberufen eine beliebte und bewährte Methode, um das Wohlbefinden von Kindern und erwachsenen Menschen zu fördern, den Pflegeprozess zu vertiefen und die Beziehung zwischen Pflegenden und Patienten/Bewohnern lebendig und wohltuend zu gestalten.

11 Bedürfnisse und Motivation

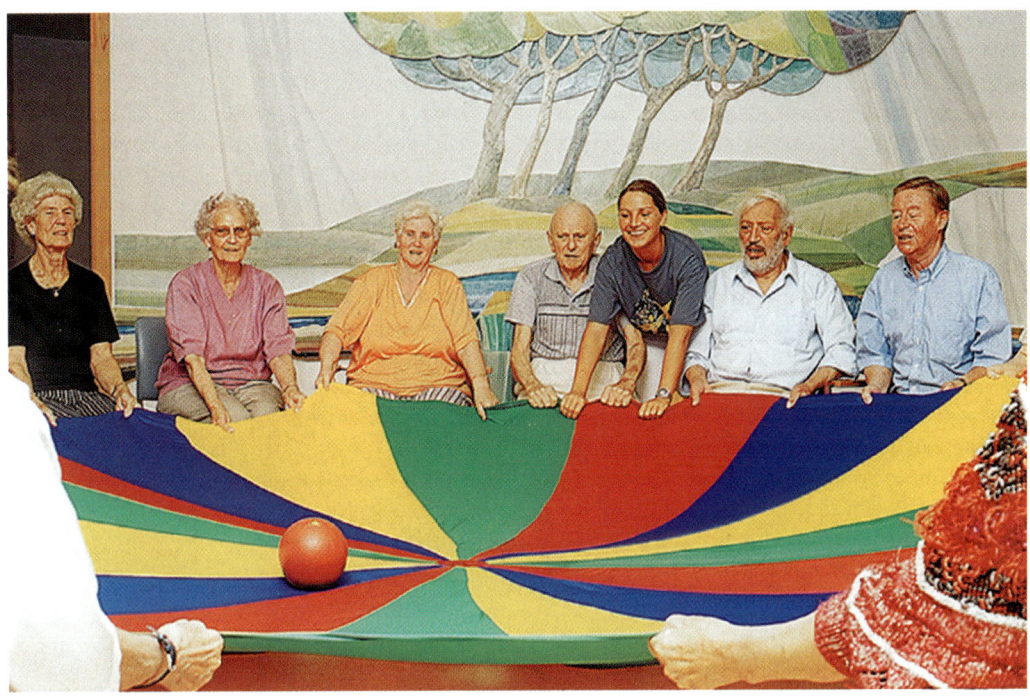

11.1   **Einführung und Grundlagen** · 154
11.1.1   **Bedürfnispyramide nach A. Maslow** · 154
11.1.2   **Verhaltensanalyse in der Praxis** · 155
11.2   **Leistungsmotivation** · 156
11.2.1   **Leistungsmotivation bestimmende Faktoren** · 156
11.2.2   **Leistungsmotivation von Patienten und Heimbewohnern** · 158
11.2.3   **Leistungsmotivation der Pflegenden** · 159
11.3   **Unbewusste Motive und Abwehrmechanismen** · 160

11.3.1   **Topografisches Modell von S. Freud** · 160
11.3.2   **Instanzenmodell von S. Freud** · 161
11.3.3   **Abwehrmechanismen** · 162

 Examensschwerpunkte

Bedürfnispyramide nach A. Maslow (S. 154), Verhaltensanalyse in der Praxis (S. 155), Leistungsmotivation (S. 156), Topografisches Modell von S. Freud (S. 160), Instanzenmodell von S. Freud (S. 161), Abwehrmechanismen (S. 162)

> *„Der höchste Lohn für unsere Bemühungen*
> *ist nicht das, was wir dafür bekommen,*
> *sondern das, was wir dadurch werden."*
>
> John Ruskin
> (1819–1900), englischer Kunstkritiker, Sozialökonom und Sozialreformer

11.1 Einführung und Grundlagen

Fallbeispiel Motivation

Frau Albrecht, Bewohnerin eines Pflegeheimes, läuft immer wieder den diensthabenden Pflegenden hinterher und stellt Fragen, deren Antwort sie genau kennt. Dies fällt den Pflegenden auf. Sie fragen sich, warum Frau Albrecht dieses Verhalten zeigt, welchen Grund sie dafür haben könnte.

Motiv. Täglich beobachten wir, wie andere Menschen sich oder auch wir selbst uns verhalten. Manchmal fragen wir uns erstaunt: „Warum tut er oder sie gerade das?" Dies ist eine zentrale Frage der Motivationspsychologie, es handelt sich um die Frage nach dem Motiv. Geläufig ist in Kriminalromanen die Frage nach dem „Tatmotiv", aber auch bei der Entstehung von Krankheiten oder Verhaltensauffälligkeiten lohnt es sich, die psychologische Frage nach den Beweggründen zu stellen.

Grundsätzlich braucht menschliches Verhalten einen Antrieb. Dieser entsteht durch Motive. Sie beeinflussen unser eigenes Verhalten ebenso wie das Verhalten anderer Menschen.

Bedürfnisse. Ganz wichtige Motive stellen die Bedürfnisse dar. Bedürfnisse drücken ein Verlangen aus. So könnte hinter Frau Albrechts Verhalten das Bedürfnis nach Nähe oder Ansprache stehen.

Mit dem Begriff Motiv wird der Beweggrund für ein Verhalten bezeichnet. Unter Motivation versteht man den aus den Motiven entstehenden Antrieb, ein Verhalten zu zeigen. Ein Bedürfnis ist das Verlangen, einen Mangel zu beseitigen, bzw. den Wunsch, etwas zu erreichen.

Aufgabe 1 Schreiben Sie 5 Bedürfnisse auf, die Sie im Moment haben.
Aufgabe 2 Wie stark war heute früh Ihr Antrieb (Ihre Motivation) zum Unterricht zu kommen? Welche Beweggründe (Motive) haben zu der Entscheidung geführt aufzustehen?
Aufgabe 3 Überlegen Sie, welche Motive Sie bei Ihrer Berufswahl hatten.

11.1.1 Bedürfnispyramide nach A. Maslow

Wird versucht, alle Bedürfnisse, die Menschen haben können, aufzuzählen, wird das einige Zeit in Anspruch nehmen und vermutlich werden immer wie-

der neue Bedürfnisse hinzukommen. Abraham Maslow (1902 – 1970), ein amerikanischer Psychologe, entwickelte ein Modell, das einen Überblick über alle menschlichen Bedürfnisse darstellt (**Abb. 11.1**). Maslow teilte die menschlichen Bedürfnisse nach einer bestimmten Rangordnung ein und stellte sie als Stufen einer Pyramide dar:

- **Stufe 1 – physiologische Grundbedürfnisse:** Zu den physiologischen Bedürfnissen gehören z. B. Essen, Trinken, Schlafen, Schmerzfreiheit, Temperaturregulation, Atmen, Ruhe, Bewegung, Ausscheidung.
- **Stufe 2 – Sicherheit:** Die Sicherheitsbedürfnisse können sich z. B. auf finanzielle Absicherung oder auf körperliche Sicherheit beziehen. Da ist das Bedürfnis, einen sicheren Arbeitsplatz zu haben, oder auch das Bedürfnis kranker oder hilfebedürftiger Menschen zu wissen, dass Hilfe in der Nähe ist.
- **Stufe 3 – soziale Bedürfnisse:** Dazu zählen Liebe, Zuneigung, Freundschaft oder Gruppenzugehörigkeit.

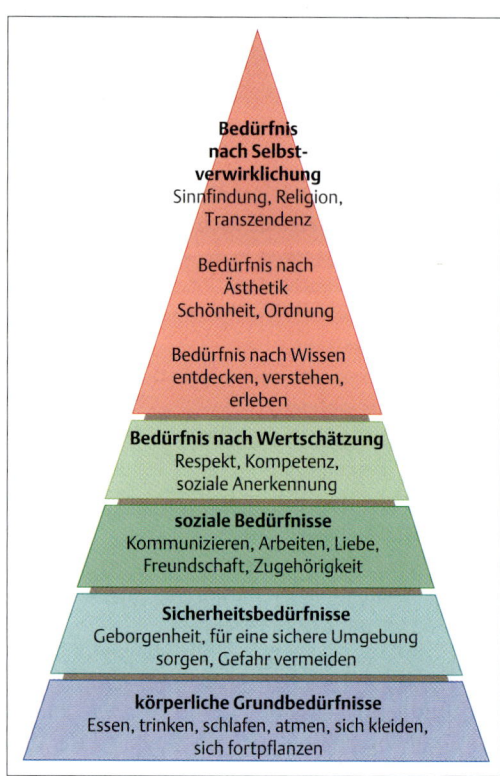

Abb. 11.1 Bedürfnispyramide nach A. Maslow.

- **Stufe 4 – soziale Anerkennung:** Anerkennung und Wertschätzung sind ebenfalls menschliche Bedürfnisse, sei es das Lob vom Chef oder die Achtung durch Kollegen, Freunde, Mitpatienten, Mitbewohner und Pflegende.
- **Stufe 5 – Selbstverwirklichung:** Hierzu gehören Bedürfnisse nach Information, Wissen und neuen Erfahrungen, nach Schönheit und Ordnung und das Bedürfnis einen Sinn im Leben zu haben oder zu finden.

Die Stufen 1 und 2 werden auch als *existenzielle Bedürfnisse* bezeichnet. Sie sichern zunächst das Überleben. Stufe 3 und 4 sind *soziale Bedürfnisse*, die sich auf das Leben des Menschen in der Gesellschaft beziehen. Insgesamt werden die Stufen 1 – 4 als *Defizitbedürfnisse* bezeichnet. Stufe 5 – 7 beinhalten die *Wachstumsbedürfnisse*, die für die Selbstverwirklichung des Menschen sehr wichtig sein können, aber nicht unmittelbar notwendig für das Überleben sind.

Hierarchische Ordnung. Maslow ordnete die Bedürfnisse in Stufen als Hierarchie an, d. h. er ging davon aus, dass die Bedürfnisse einer Stufe erst dann zum Tragen kommen, wenn die darunter liegenden Bedürfnisse befriedigt sind. Es hat sich jedoch gezeigt, dass diese hierarchische Ordnung zwar oft gilt, dass es aber auch viele Situationen gibt, in denen Bedürfnisse höherer Stufen bestehen, auch wenn darunter liegende nicht erfüllt sind.

Fallbeispiel Bedürfnisse

Herr Hachinger liegt in einem Einzelzimmer auf der inneren Station. Er weiß, dass ihm nicht mehr viel Zeit zu leben bleibt. Heute hat er unvorhergesehen am Nachmittag heftige Schmerzen. Trotzdem empfängt er seinen Notar, um mit ihm endlich sein Testament aufzusetzen. Dieser Wunsch hat heute vor allen anderen Bedürfnissen Vorrang. In diesem Beispiel stimmt die von Maslow angenommene Hierarchie nicht.

Maslows Bedürfnishierarchie wird in verschiedenen Anwendungsfeldern diskutiert und genutzt. In der Pflege ist sie von großer Bedeutung, denn hier gilt es, angemessen mit den anvertrauten Menschen umzugehen. Eine Voraussetzung dafür ist das Wissen um die Bedürfnisse der Betroffenen. Ebenso ist es für Pflegende sehr wichtig, auch die eigenen Bedürfnisse im Auge zu behalten.

Aufgabe 4 Erstellen Sie eine Bedürfnispyramide (nach Maslow) für die Bedürfnisse eines (ganz bestimmten) Bewohners bzw. Patienten.

Aufgabe 5 Erstellen Sie eine Bedürfnispyramide für die Bedürfnisse Pflegender.

Aufgabe 6 Nennen Sie Motive, die bei der Entscheidung eines Patienten für eine stationäre Krankenhausbehandlung eine Rolle spielen können. Ordnen Sie diese Motive den verschiedenen Bedürfnisstufen von Maslows Bedürfnishierarchie zu.

Aufgabe 7 Maslow ordnete die menschlichen Bedürfnisse hierarchisch an. Nennen Sie Beispiele, die für die von ihm festgelegte Reihenfolge sprechen sowie Beispiele, die diese Reihenfolge in Frage stellen.

Aufgabe 8 Schreiben Sie einen ausführlichen Bericht, in dem Sie reflektieren, welche Bedürfnisse von Patienten/Bewohnern in Ihrer Einrichtung (oft) erfüllt werden und welche Bedürfnisse eher selten oder gar nicht. Reflektieren Sie dabei Möglichkeiten und Grenzen. Gehen Sie dabei unter anderem auch auf folgende Bedürfnisse ein:

- Bedürfnis nach Schmerzfreiheit,
- Bedürfnis nach Bewegung,
- Bedürfnis nach Achtung der Intimsphäre,
- Bedürfnis nach sozialem Kontakt,
- Bedürfnis nach Wertschätzung,
- Bedürfnis, sich als Mann oder Frau zu fühlen,
- Bedürfnis nach Beschäftigung wie Hobbys, Musik, Information usw.

11.1.2 Verhaltensanalyse in der Praxis

Fallbeispiel Verhalten

Herr Brenner, der sonst eher ruhig und freundlich ist, verhält sich plötzlich aggressiv, er wirft mit Gegenständen und schlägt nach der Krankenschwester.

Wie bereits oben dargestellt, geht es in der Pflege auch um das Hinterfragen von bestimmten Verhaltensweisen. Oft soll ein (störendes) Verhalten verändert werden. Dabei muss häufig festgestellt werden, dass es keinen Sinn macht, direkt an diesem Verhalten anzusetzen, sinnvoller ist das Ansetzen am Motiv.

Motiv ermitteln. Welche Motive könnten also zu Herrn Brenners ungewöhnlichem Verhalten führen? Während der Übergabe wird im Team über mögliche Motive gesprochen. Es stellt sich heraus, dass Herr Brenner seit einigen Tagen nicht den gewohnten Besuch seines Sohnes bekommt, da dieser im Urlaub ist.

Die Unzufriedenheit darüber scheint Herr Brenner auf das Pflegeteam zu projizieren.

Am Motiv ansetzen. Hier wäre es nicht sinnvoll, nur direkt am Verhalten anzusetzen, Herrn Brenner das Werfen mit Gegenständen oder das Schlagen zu verbieten. Eine solche Aufforderung würde das Problem als solches nicht lösen. Wirksamer ist es, an dem Motiv anzusetzen: Gelingt es den Pflegenden, Herrn Brenners Bedürfnis nach Gesellschaft oder Unterhaltung in irgendeiner Form nachzukommen, bleibt das unerwünschte Verhalten vermutlich aus.

Soll ein Verhalten verändert werden, ist es sinnvoll das Motiv zu berücksichtigen, das hinter dem Verhalten steht.

Aufgabe 9 In der Nachttischschublade von Frau Mertens wird eine große Anzahl gesammelter Tabletten gefunden. Welche Motive könnten zu diesem Verhalten geführt haben? Welche Möglichkeiten gibt es, dieses Verhalten durch Ansetzen am Motiv zu beseitigen?

Aufgabe 10 Beweggründe sind für Außenstehende oft schwer erkennbar und selten eindeutig. Überlegen Sie verschiedene Möglichkeiten, um an Informationen über die Beweggründe eines Verhaltens zu kommen.

Aufgabe 11 Nennen Sie Situationen aus den Bereichen Pflege, Erziehung und Psychotherapie, bei denen es sinnvoll ist, eine Verhaltensänderung durch Ansetzen am Motiv herbeizuführen.

11.2 Leistungsmotivation

Unter Leistungsmotivation wird das Bestreben verstanden, Tätigkeiten zu einem positiven Ergebnis zu bringen.

Das Leistungsmotiv spielt in unserer Leistungsgesellschaft eine große Rolle. Das fängt schon in der Kindheit an, wenn Kinder „gut sein" wollen. Leistung ist ein gesellschaftlicher Wert; es wird schon früh vermittelt, dass der Wert eines Menschen (unter anderem) von seiner Leistung abhängt. Die erbrachte Leistung beeinflusst, wie ein Mensch von anderen beurteilt wird. Und, was mindestens genauso wichtig ist: wie er sich selbst bewertet. Denn der Selbstwert einer Person hängt auch von der Bewertung der eigenen Leistung ab.

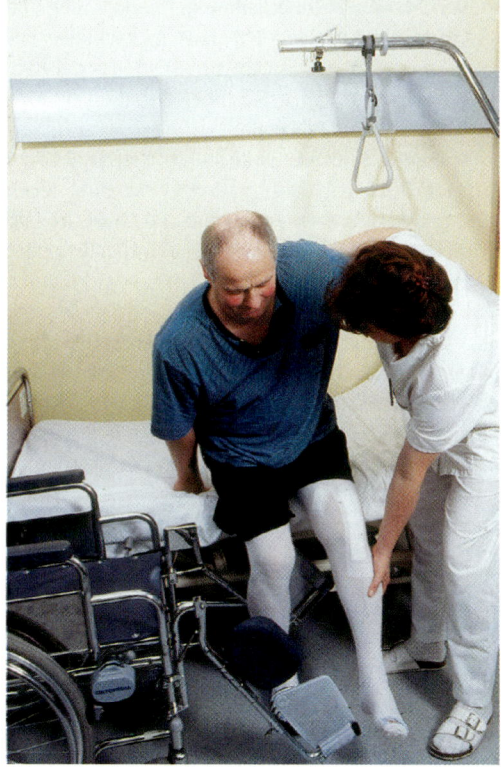

Abb. 11.2 Die Motivation des Patienten ist wichtig für Therapie und Rehabilitation.

Fallbeispiel Leistungsmotivation
Herr Roth wurde vor wenigen Tagen am Hüftgelenk operiert. Er strengt sich trotz Schmerzen sehr an, um schnell wieder laufen zu können. Als er nach einiger Übung mit der Physiotherapeutin ins Badezimmer gehen kann, ist er froh und auch etwas stolz und sagt zur Schwester: „Durchhaltevermögen hatte ich schon immer!" (**Abb. 11.2**)

11.2.1 Leistungsmotivation bestimmende Faktoren

Faktoren, die die Leistungsmotivation beeinflussen sind z.B.:

- Anreiz,
- Erfolgschancen und subjektive Erfolgswahrscheinlichkeit,
- Attribution.

Anreiz

Anreize bestimmen das menschliche Handeln ganz wesentlich. Unterschiedlich ist jedoch, was für den einzelnen Menschen einen Anreiz darstellt, da dies stark von den individuellen Bedürfnissen abhängt. Manche Menschen strengen sich an, wenn sie dafür Anerkennung, Lob oder Geld bekommen. Andere strengen sich an, weil sie selbst Spaß an der Sache haben, ihnen die Tätigkeit als solche wichtig ist. Manche Kinder wollen selbst gut in einem bestimmten Bereich sein und lernen deshalb. Andere lernen nur, wenn die Mutter sie zum Lernen „antreibt".

Anreize können gegeben sein, wenn ein Mensch Hoffnung auf einen Erfolg hat, der ihm wichtig ist. Ebenso kann aber auch die Furcht vor Misserfolg motivierend wirken. Ein Anreiz ist dann die Vermeidung von Misserfolg.

Fallbeispiel Anreiz
Peter lernt, weil er eine gute Note möchte, er will den Erfolg erleben. Max lernt, weil er nicht noch einmal sitzen bleiben möchte. Er ist motiviert, weil er einen weiteren Misserfolg vermeiden möchte.

Wenn Menschen durch äußere Anreize motiviert werden, spricht man von extrinsischer Motivation, wenn die Motivation aus eigenem Antrieb heraus erfolgt, spricht man von intrinsischer Motivation.

Aufgabe 12 Suchen Sie Beispiele für extrinsische und intrinsische Motivation bei Pflegenden und bei Patienten/Bewohnern.
Aufgabe 13 Welche Möglichkeiten haben Pflegende, Anreize für Patienten/Bewohner zu setzen? Berücksichtigen Sie dabei auch die Bedürfnispyramide nach Maslow.

Erfolgschancen und subjektive Erfolgswahrscheinlichkeit
Fallbeispiel Erfolgschancen
Frau Schwarz hatte, wie Herr Roth, eine Hüftgelenksoperation. Obwohl die Ärzte ihr gute Heilungsprognosen geben, verweigert sie die Teilnahme an der Krankengymnastik und übt auch nicht alleine. Sie äußert sich mit den Worten „Ich bin schon zu alt, das schaffe ich sowieso nicht mehr."
Frau Schwarz traut sich nicht zu, das Laufen wieder zu erlernen. Dementsprechend niedrig ist ihre Motivation, an der Krankengymnastik teilzunehmen oder selbst zu üben.

Ob jemand sich anstrengt oder nicht, hängt stark davon ab, ob er einen Erfolg für wahrscheinlich hält. Dabei werden zwar äußere Einschätzungen miteinbezogen, letztlich entscheidend ist aber die eigene Einschätzung, also die *subjektive Erfolgswahrscheinlichkeit*. Frau Schwarz scheint den Aussagen der Ärzte hier wenig Bedeutung zuzumessen. Bedeutsam ist hier die subjektive Einschätzung der:
- Aufgabenschwierigkeit,
- eigenen Fähigkeiten.

Optimale Motivation. Es ergibt sich folgender Zusammenhang: Wird die Aufgabe als zu leicht eingestuft, fühlt die Person sich unterfordert, die Motivation ist gering. Glaubt man, die Aufgabe sei zu schwierig, wird man sie wahrscheinlich erst gar nicht versuchen; hier handelt es sich um eine Überforderung. Die optimale Motivation kann erreicht werden, wenn die Person interessiert ist und sich zutraut, die Aufgabe mit einer gewissen Anstrengung lösen zu können und dies als Anspruch an sich selbst stellt (**Abb. 11.3**).

Aufgabe 14 Überlegen Sie Beispiele, in denen die Motivation der Pflegenden durch Überforderung sinkt.
Aufgabe 15 Überlegen Sie Beispiele, in denen die Motivation der Pflegenden durch Unterforderung sinkt.
Aufgabe 16 Überlegen Sie Beispiele, in denen die Motivation der Patienten/Bewohner durch Überforderung oder Unterforderung sinkt.
Aufgabe 17 Zeigen Sie anhand von Beispielen, dass Menschen ganz unterschiedliche subjektive Erfolgswahrscheinlichkeiten haben.

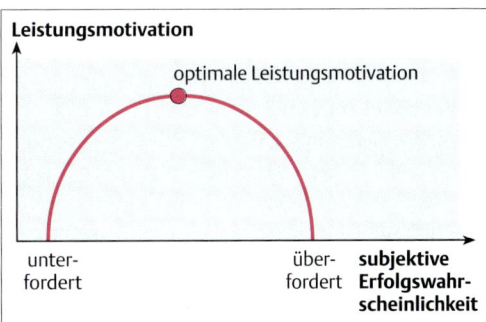

Abb. 11.3 Leistungsmotivation (LM) in Abhängigkeit von der subjektiven Erfolgswahrscheinlichkeit.

Aufgabe 18 Zeigen Sie anhand von Beispielen, dass das Anspruchsniveau von Menschen ganz unterschiedlich sein kann.

Attribution

Fallbeispiel Attribution

Schwester Petra versucht trotz Abwehr von Frau Schwarz, diese zu mobilisieren. Tatsächlich kommt Frau Schwarz – mit Unterstützung – bis zum Waschbecken. Petra versucht, sie mit den Worten zu motivieren „Sehen Sie, Frau Schwarz, es geht doch". Frau Schwarz ist jedoch nicht überzeugt: „Das war Ihre Leistung, Schwester Petra, nicht meine".

Ganz entscheidend für die Motivation ist die Ursachenzuschreibung für ein Resultat (= Attribution). Wem wird der Erfolg (oder auch der Misserfolg) zugeschrieben, wer wird dafür verantwortlich gemacht? Man unterscheidet:

- **erfolgsorientierte Personen:** Sie schreiben Erfolge sich selbst zu, für Misserfolge machen sie ihre Umwelt oder die Situation verantwortlich,
- **misserfolgsorientierte Personen:** Sie fühlen sich für Ihre Misserfolge verantwortlich. Sollten sie einmal Erfolg haben, schreiben sie dies der Umwelt oder der Situation zu.

Frau Schwarz scheint misserfolgsorientiert eingestellt zu sein. Den Erfolg, an das Waschbecken gelangt zu sein, schreibt sie ausschließlich Schwester Petra zu. Sie wird sich in der Zukunft vermutlich weiterhin wenig motiviert für die Mobilisation zeigen, da sie sich wenig Einflussmöglichkeiten zutraut. Anders Herr Roth: Er schreibt sich den Erfolg zu (obwohl die Physiotherapeutin sicher auch daran beteiligt war) und wird sich voraussichtlich auch in Zukunft motiviert zeigen, da er seinen eigenen Anteil an der Zielerreichung sieht. Verstärkt werden beide Prognosen dadurch, dass die eigenen Einstellungen im Sinne einer „sich selbst erfüllenden Prophezeiung" wirken können (S. 100).

In der Psychologie wird Erfolgsorientierung als Persönlichkeitsmerkmal betrachtet. Zu Grunde liegt dabei die Selbsteinschätzung. Es wäre nun aber falsch, alle Erfolge nur sich oder nur anderen zuzuschreiben. Das entspräche nicht der Realität. Die Attribution sollte möglichst realistisch sein, jedoch vor einem positiven Selbstbild.

Für die Motivation ist es günstig, wenn Menschen ihren eigenen Anteil am Erfolg sehen.

Aufgabe 19 Überlegen Sie sich Situationen, in denen Sie Erfolg oder Misserfolg sich selbst zugeschrieben haben. Überlegen Sie außerdem Situationen, in denen Sie Erfolg oder Misserfolg anderen zugeschrieben haben.

Aufgabe 20 Wie können Sie pflegerisch die Erfolgsorientierung der Patienten/Bewohner stärken bzw. nutzen?

11.2.2 Leistungsmotivation von Patienten und Heimbewohnern

Erfreulich ist es, wenn Patienten/Bewohner (im Sinne guter Zusammenarbeit) intrinsische Motivation zeigen: Wenn sie sich selbst anziehen wollen, aufstehen wollen. Wenn diese Motivation wegfällt, muss auf äußere Anreize zurückgegriffen werden.

> **Wichtige Richtlinien für die Motivation von Patienten und Bewohnern sind:**
>
> - Grundlage für eine gelungene Motivation ist die Beziehungsebene. Zunächst muss eine gute, tragfähige Beziehung hergestellt werden. Erst dann ist Motivation sinnvoll und aussichtsreich (**Abb. 11.4**).
> - Die Aufgabenschwierigkeit muss der subjektiven Erfolgswahrscheinlichkeit und dem Anspruchsniveau des Bewohners/Patienten angepasst werden. Die Aufgabeschwierigkeit kann dann in angemessenen Schritten gesteigert werden.
> - Es sollte das Gefühl vermittelt werden, dass der Erfolg mit der eigenen Anstrengung des Patienten/Bewohners zusammenhängt. Dem Patienten soll der Anteil an dem Erfolg verdeutlicht werden.
> - Widerstände sollen als hilfreiche Hinweise aufgefasst werden; vielleicht schützt der Patient/Bewohner sich vor einer Überforderung oder die Bedürfnislage wurde falsch eingeschätzt. Der Blick sollte noch einmal darauf gerichtet werden.

Welche Anreize gibt es für Patienten und Heimbewohner, wie kann deren Antrieb gesteigert werden?

Patient. Ein Patient mit Rückenschmerzen wird motiviert sein etwas dagegen zu tun, wenn er sich davon einen Erfolg verspricht und der Aufwand, also die zu erbringende Leistung, nicht zu hoch ist. Schmerzfreiheit wird ihm ein Bedürfnis sein. Jetzt geht es darum, die subjektive Erfolgswahrscheinlichkeit zu erhöhen. Der Patient kann darauf hingewiesen werden, dass bestimmte gymnastische Übungen schon vielen

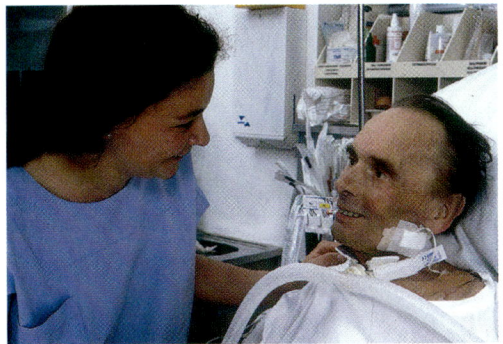

Abb. 11.4 Eine gute, tragfähige Beziehung hilft, den Patienten zu motivieren.

Patienten Schmerzfreiheit gebracht haben, also auch ihm helfen können. Wenn der Patient nach den ersten Übungsstunden merkt, dass er selbst Einfluss auf den Erfolg hat, wird er die Übungen wahrscheinlich weiter fortführen, seine Erfolgsorientierung steigt.

Heimbewohner. Analoges gilt für den Heimbewohner. Um hier den eigenen Antrieb zu fördern, sollte man die Bewohner und möglichst deren Biografie kennen, da man ansonsten auf „Versuch und Irrtum" angewiesen ist. Manche Bewohner strengen sich an, wenn sie den Pflegenden damit eine Freude machen können, andere lassen sich mit einem zweiten Nachtisch oder einem zusätzlichen Spaziergang motivieren. Entscheidend bei der Suche nach dem richtigen Anreiz ist die Bedürfnislage des Bewohners.

Kinder. In der Kinderklinik werden Kinder mit einer Diabeteserkrankung motiviert, sich selbst Insulin zu spritzen, indem ihr Mut und ihre erreichte Selbstständigkeit gelobt werden. Die Motivation kann noch gesteigert werden, wenn spielerische Anreize gesetzt werden oder wenn eine frühere Entlassung in Aussicht gestellt wird.

> Ein wirksamer Anreiz ist i.d.R. der, der den aktuellen Bedürfnissen und Zielen des Menschen entspricht.

Aufgabe 21 Zeigen Sie am Beispiel der Mobilisation eines bestimmten Bewohners/Patienten, wie Sie unter Einbeziehung von Anspruchsniveau, subjektiver Erfolgswahrscheinlichkeit, Aufgabenschwierigkeit und Attribution vorgehen. Diskutieren Sie diese Vorgehensweisen anschließend in der Gruppe.

11.2.3 Leistungsmotivation von Pflegenden

Wenn Pflegende Spaß an der Arbeit haben und sich für ihren Beruf interessieren – also intrinsisch motiviert sind – kann die Freude am Gelingen einer Handlung zu weiterem Engagement führen (**Abb. 11.5**).

Fallbeispiel intrinsische Motivation
Schwesternschülerin Maja freut sich täglich auf ihre Arbeit mit den Patienten. Sie ist freundlich, hilfsbereit und interessiert. Dem vierjährigen Thomas erzählt sie oft schöne Geschichten. Das macht ihr selbst viel Spaß. Manchmal denkt sie sich schon abends im Bett eine neue Geschichte für den nächsten Tag aus.

▮ Extrinsische Motivation
Extrinsische Motivation ist in Pflegeberufen – wie auch in anderen Berufen – wichtig. So steigert ein Lob durch Vorgesetzte, Bewohner und Angehörige die Freude an der Arbeit. Ein Lächeln, ein Händedruck oder andere Zeichen von Dankbarkeit und Zufriedenheit können die Motivation erhöhen.

Materielle Anreize geben. Diese sind in Pflegeberufen seltener als in der „freien Wirtschaft". Beförderungen, Gehaltserhöhungen, Prämien und freie Tage werden selten als Anreiz eingesetzt. Wenn es materielle Anreize gibt, beschränken diese sich meist auf Betriebsausflüge, Weihnachtsfeiern oder ein Abteilungsessen. Individuelle materielle Anreize sind (leider) zu selten, was unter anderem mit dem traditio-

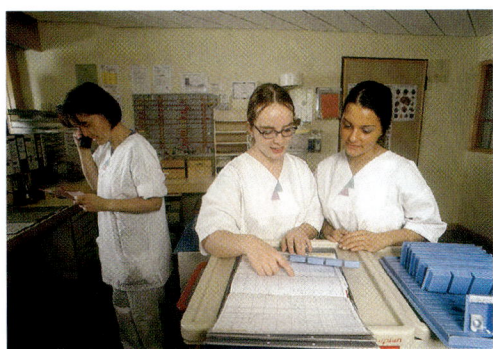

Abb. 11.5 Freude an gelungener Arbeit führt zu weiterem Engagement.

nellen Berufsbild der Pflegeberufe zusammenhängt (S. 300).

Bedürfnisse berücksichtigen. Aus Sicht der Führungskräfte gilt es, die Bedürfnisse der Pflegenden zu berücksichtigen, um deren Motivation langfristig zu erhalten oder zu steigern. Anerkennung zu äußern, ein persönliches, ehrlich gemeintes Lob auszusprechen, sich zu bedanken für gezeigtes Engagement oder Flexibilität sind nur einige, eigentlich einfache Möglichkeiten, die Motivation der Mitarbeiter und das Betriebsklima zu verbessern. Auch Versuche, Wünsche in der Dienstplangestaltung zu berücksichtigen und nach einer anstrengenden Arbeitsphase auch freie Tage einzuplanen ist wichtig als Anerkennung für geleistete Arbeit. Das Übertragen von Verantwortungsbereichen und Kompetenzen kann das Engagement von Pflegenden steigern, wenn es deren Bedürfnissen entspricht.

💡 **Fallbeispiel extrinsische Motivation**
Schwester Tanja ist seit zwei Jahren auf der chirurgischen Kinderstation. Sie hat sich sehr gut eingearbeitet. Eines Tages schlägt Abteilungsschwester Hilde ihr eine Ausbildung zur Intensivschwester vor. Tanja ist darüber sehr erfreut. Sie informiert sich über die Bedingungen und nimmt in Kauf, dass sie einen Teil der Ausbildung in ihrer Freizeit absolvieren muss. Sie geht die neue Herausforderung ein und eröffnet sich eine interessante Perspektive für ihre berufliche Zukunft.

💧 Die Kunst der Mitarbeiterführung liegt (unter anderem) darin, die Bedürfnisse und Ressourcen der einzelnen Mitarbeiter zu erkennen und entsprechende, individuelle Anreize einzusetzen.

Anerkennung im Team. Unabhängig von der Führungsebene wird die Motivation der Mitarbeiter auch gesteigert, wenn Kollegen sich untereinander Anerkennung für gute Ideen oder Engagement geben, und dies auch in der täglichen Arbeit umsetzen (**Abb. 11.6**). Dies ist insbesondere dann wichtig, wenn das Lob und die Anerkennung aus der Führungsebene nicht oder nur sehr knapp erfolgt, und sich das Gefühl „wir werden mit unseren Problemen alleine gelassen" ausbreitet. Und letztendlich sollten Menschen lernen, sich selbst gelegentlich (realistisch) zu loben, sich zu sagen „das habe ich gut gemacht."

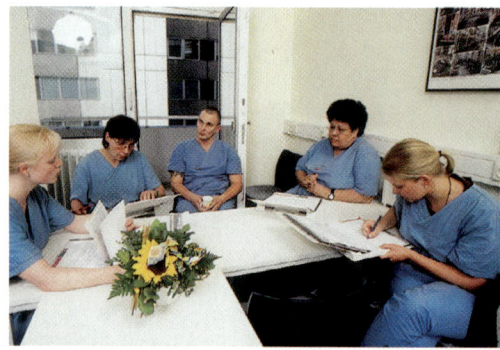

Abb. 11.6 Die Motivation der Mitarbeiter wird gesteigert, wenn sich Kollegen untereinander loben und anerkennen.

❓ **Aufgabe 22** Welche Möglichkeiten werden auf Ihrer Station genutzt, um Mitarbeiter zu motivieren? Welche weiteren Möglichkeiten gibt es?
Aufgabe 23 Wie motivieren Sie sich für Ihre Arbeit?

11.3 Unbewusste Motive und Abwehrmechanismen

Ein wichtiger Verdienst Sigmund Freuds (1856–1939) liegt in seiner Forschung über des Unbewusste. Er entwickelte um die Jahrhundertwende das so genannte „Topographische Modell", das seine Vorstellungen von der Seele wiedergab. Später präzisierte er seine Vorstellungen im Instanzenmodell.

11.3.1 Topografisches Modell von S. Freud
Das Modell besagt, dass die „Seele" sich aus drei Teilen zusammensetzt:
- **Bewusstes:** Alles, was der Mensch wahrnimmt, denkt oder fühlt, sofern er es weiß oder benennen kann.
- **Vorbewusstes:** Inhalte können oft nicht direkt benannt werden, können aber leicht bewusst gemacht werden.
- **Unbewusstes:** Alles, was wahrgenommen wurde, ohne dass es der Mensch wirklich weiß.

Dies zu bedenken ist bei der Betrachtung der Bedürfnisse und Motive wichtig. Nicht alle Bedürfnisse und Motive sind bewusst. Hier setzt z. B. die Werbung an, die versucht, unbewusste Bedürfnisse hervor treten zu lassen. Ein Werbespot mit prickelnder, eisgekühlter Limonade lässt deutlich werden, dass zumindest unterschwellig der Wunsch etwas zu trinken vorhanden ist, ohne dass dies vorher bewusst war.

 In der Pflege heißt das zu berücksichtigen, dass nicht jeder Patient oder Bewohner tatsächlich weiß oder benennen kann, welche Bedürfnisse oder welchen Grund er für eine Handlung hat. Hier müssen Pflegende genau hinsehen.

Fallbeispiel 1 Unbewusste Motive
Frau Bertram leidet unter einer Demenz. Als ihre Tochter eines Nachmittags nicht wie gewohnt zu Besuch kommt, ist sie sehr wütend und beschimpft stundenlang ihre Bettnachbarin.
Frau Bertram macht dies nicht gezielt, sie ist sich vermutlich nicht einmal bewusst, dass sie hier die falsche Person „straft". Ähnliches passiert jedem Menschen gelegentlich: da bekommt die Mutter, der kleine Bruder oder der Partner eine Wut zu spüren, die eigentlich nicht dorthin gehört.

Fallbeispiel 2 Unbewusste Motive
Schwester Anna merkt erst nach einigen Wochen, dass sie zu der neuen Kollegin viel unfreundlicher war als zu den anderen Kolleginnen. Erst als sie von einer Kollegin darauf aufmerksam gemacht wird, denkt sie darüber nach und muss ihr Recht geben. Sie muss sich eingestehen, dass sie etwas neidisch war, weil die neue Kollegin die Stelle der Schichtleitung bekommen hat, die eigentlich sie selbst haben wollte.
Auch Schwester Anna war das Motiv für ihr Verhalten nicht bewusst. Dabei ist das Erkennen des Motivs oft entscheidend, wenn Verhalten verstanden und verändert werden soll.

Aufgabe 24 Überlegen Sie Situationen, in denen Motive oder Bedürfnisse nicht bewusst waren.

11.3.2 Instanzenmodell von S. Freud
Freud präzisierte die zunächst sehr einfachen Vorstellungen des topographischen Modells später in dem sogenannten *Instanzenmodell* (**Abb. 11.7**). Es handelt sich dabei um ein Persönlichkeitsmodell. Freud stellte sich vor, dass in jeder Person drei Instanzen wirken, die nach bestimmten Prinzipien vorgehen:
- **Es:** Lustprinzip,
- **Über-Ich:** Moralitätsprinzip,
- **Ich:** Realitätsprinzip.

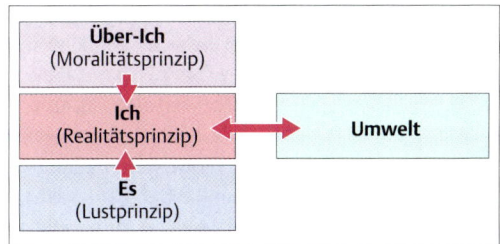

Abb. 11.7 Instanzenmodell der Persönlichkeit nach S. Freud.

Welche Instanz überwiegt, hängt von der Persönlichkeit, aber auch von der Situation ab.

Es – Lustprinzip. Das Es repräsentiert die Wünsche, Triebe und Bedürfnisse des Menschen und funktioniert nach dem Lustprinzip. Es ist ab der Geburt vorhanden und stellt den Teil des Menschen dar, der sagt „ich will, möglichst sofort und ohne Rücksicht auf andere".

Über-Ich – Moralitätsprinzip. Dem entgegen wirkt das Über-Ich. Es beinhaltet das so genannte Gewissen, es weiß von Geboten und Verboten und vertritt das, was man tun sollte. Es arbeitet nach dem Moralitätsprinzip. Die Instanz des Über-Ichs wird im Laufe der Erziehung erworben.

Ich – Realitätsprinzip. Entscheiden, ob die Wünsche des Es oder die Vorstellungen des Über-Ichs sich durchsetzen, muss das Ich. Es arbeitet nach dem Realitätsprinzip, d. h., es muss sich an den Umweltgegebenheiten orientieren und zwischen beiden abwägen. Das Ich entscheidet über das aktuelle Verhalten und den Entscheidungsprozess.
Was hier recht abstrakt klingt, soll an einem Beispiel verdeutlicht werden.

Fallbeispiel Instanzenmodell
Frau Eberle und Frau Klein sind Patientinnen einer inneren Station. Auf der Station herrscht Personalmangel und die Patientinnen wissen, dass die anwesenden Schwestern und Pfleger im Stress sind. Da der Zivildienstleistende erkrankt ist, wurde noch kein Mineralwasser in die Zimmer gestellt. Beide Patientinnen haben Durst. Frau Eberle klingelt „Sturm", um das Mineralwasser zu fordern. Frau Klein bleibt still im Bett liegen, sie möchte die Schwestern nicht noch zusätzlich belasten.

Es handelt sich hier um zwei Personen, die das gleiche Bedürfnis haben, und die sich dennoch ganz unterschiedlich verhalten. Dies lässt sich mit Freuds Persönlichkeitsmodell der Instanzen so erklären:

- Frau Klein: Das Über-Ich überwiegt. Auch wenn das Es das Bedürfnis nach einem Getränk meldet, entscheidet das Ich, sich an die Gebote des Über-Ichs zu halten: Man darf gestresste Krankenschwestern nicht noch mehr belasten.
- Frau Eberle: Sie hat Durst und dieses Bedürfnis überwiegt alle Vorstellungen darüber, ob es sich gehört, zu klingeln oder nicht. Hier entscheidet das Ich zu Gunsten des Es, das Moralitätsprinzip kommt hier nicht zum Tragen.

Aufgabe 25 Schwester Ina und Schwester Ruth wissen, dass die Materialien für die nächste Schicht noch nicht aufgefüllt sind. Schwester Ina geht trotzdem bei Dienstschluss nach Hause, während Schwester Ruth, die auch gerne nach Hause gehen würde, noch bleibt und das Material auffüllt. Erklären Sie diese Verhaltensunterschiede anhand des Instanzenmodells.

11.3.3 Abwehrmechanismen

Unter Abwehrmechanismen versteht man unbewusste Selbstschutzmechanismen des Ichs, die eingesetzt werden, um Unbehagen oder Angst zu reduzieren.

Wenn nun der Druck, der von Über-Ich und Es auf das Ich ausgeübt wird, zu stark wird, und das Ich keine realitätsbezogene, angemessene Lösung findet, entsteht Angst. Auf diese Angst wird dann häufig mit Abwehrmechanismen reagiert. Wichtig ist dabei, dass das Verhalten eine unbewusste Reaktion auf das Erlebte ist. Nur wenn die eigentliche Absicht des Verhaltens unbewusst ist, darf es als Abwehrmechanismus bezeichnet werden. Zu den Abwehrmechanismen gehören z. B. die (**Abb. 11.8**):

- Verdrängung,
- Verschiebung,
- Sublimierung,
- Rationalisierung,
- Identifikation,
- Projektion,
- Konversion,
- Regression.

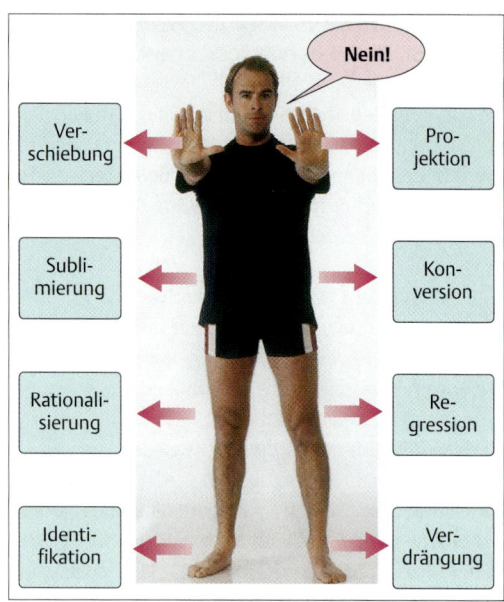

Abb. 11.8 Abwehrmechanismen dienen unbewusst dem Selbstschutz.

Verdrängung. Am bekanntesten ist die Verdrängung. Da werden unangenehme oder unerlaubte Gefühle aus dem Bewusstsein ausgegrenzt.

Fallbeispiel Verdrängung
Herr Beier hat vor zwei Tagen erfahren, dass er an Krebs erkrankt ist. Da er diese Diagnose nicht sofort verarbeiten kann, grenzt er das Wissen um die Krankheit aus dem Bewusstsein aus und geht seiner Arbeit und seinem Alltag nach, als sei nichts geschehen.

Herr Beier versucht, die Diagnose zu verdrängen, bis sein Ich eine andere Lösung findet, mit ihr umzugehen.

Verschiebung. Hier werden unerlaubte Gefühle, wie z. B. Wut, unbewusst auf ungefährlichere Personen oder Objekte umgeleitet.

Fallbeispiel Verschiebung
Schwester Sabine hat sich sehr über ihre Chefin geärgert. Wütend verlässt sie deren Zimmer. Auf dem Flur begegnet sie der Praktikantin und lässt ihren Ärger zunächst an dieser aus.

Sublimierung. Empfindungen oder Energien werden unbewusst in von der Gesellschaft akzeptierte Verhaltensweisen umgewandelt.

Fallbeispiel Sublimierung

Angekommen in ihrem Dienstzimmer fängt Sabine ganz wild an zu putzen. Sie leitet ihre Wut um in eine Verhaltensweise, die gesellschaftlich akzeptiert wird. Ebenso könnte sie joggen gehen oder ein Stück Ton bearbeiten und dabei ihre Wut abreagieren.

Bewohner oder Patienten drücken ihren Ärger oftmals in Form von Bewegung aus. So drückt ein Bewohner seinen Ärger über das Ausfallen der Nachmittagsveranstaltung im Heim aus, indem er stundenlang den Gang auf und ab läuft.

Rationalisierung. Hier handelt es sich um die unbewusste Rechtfertigung oder Begründung eines nicht akzeptablen Verhaltens durch angeblich rationale – also vernünftig erscheinende – Argumente.

Fallbeispiel Rationalisierung

Pfleger Rainer ist unsicher im Umgang mit Sterbenden. Nun liegt Herr Schwarz auf Rainers Station im Sterben. Obwohl Rainer Gelegenheit gehabt hätte, in Herrn Schwarz Zimmer zu gehen, tat er es nicht. Am Abend rechtfertigt er dieses Versäumnis vor sich selbst, indem er sich sagt, wie viel Arbeit auf der Station war, und dass er keine Zeit dafür gehabt hätte.

Identifikation. Eine weitere Möglichkeit, besser mit inakzeptablem Verhalten oder Denken umzugehen, ist die Identifikation. Indem man sich mit bestimmten Autoritäten (z.B. dem Mentor), mit Regeln, Gesetzen identifiziert, können unbewusst Konfrontationen vermieden oder ein schlechtes Gewissen beruhigt werden.

Fallbeispiel Identifikation

Schülerin Beate fühlte sich immer schlecht, wenn sie Frau Bäuerle, eine Schmerzpatientin, um sieben Uhr zum Waschen weckte. Inzwischen hat sie sich die Regeln des Hauses zu eigen gemacht: Alle Bewohner müssen bis acht Uhr dreißig gewaschen sein. Die Kolleginnen machen es schließlich auch, und die müssen es ja wissen, schließlich haben sie Erfahrung.

Hier entlastet sich Beate, indem sie sich mit den Regeln des Hauses und dem Verhalten der anderen identifiziert.

Projektion. Eigene Unzulänglichkeiten werden unbewusst auf andere Menschen übertragen, so dass diese für ihr Verhalten (anstatt man selbst) verurteilt werden können.

Fallbeispiel Projektion

Schwester Ina geht ungern in das Zimmer von Frau Braun. Sie hält dies aber für unprofessionell. Anstatt sich einzugestehen, dass sie ein Problem mit Frau Braun hat, denkt sie: „Frau Braun hat ein Problem mit mir und möchte sich nicht von mir waschen lassen".

Konversion. Wenn das Ich keine Lösungen findet, kann es zu Reaktionen des Körpers kommen, die den Menschen in der akuten Situation schützen sollen. Nicht akzeptable Gefühle werden in körperliche Symptome umgewandelt.

Fallbeispiel Konversion

Schwester Anna kann das ständige Rufen einiger Patienten nicht mehr ertragen. Eingestehen kann sie sich das nicht; sie erleidet einen Hörsturz.

Regression. Kann das Ich keine angemessenen Verhaltensweisen zur Verfügung stellen, wird unbewusst auch auf Verhaltensweisen früherer Entwicklungsstufen zurückgegriffen.

Fallbeispiel Regression

Frau Klein fällt beim Essen immer wieder etwas von der Gabel. Sie wirft die Gabel trotzig auf den Boden und sagt, sie werde gar nichts mehr essen.

Trotzverhalten ist oft eine unbewusste Schutzreaktion in Überforderungssituationen. Das kann auch im hohen Alter der Fall sein.

∎ Sinn und Gefahren der Abwehrmechanismen

Alle diese Strategien schützen den Menschen zunächst. Sie stellen zumindest kurzfristig Reaktionsmöglichkeiten dar, die Ängste oder Unbehagen im Moment reduzieren. Demnach sind Abwehrmechanismen oft als sinnvoll und gesund zu betrachten, sofern sich dies in einem gewissen Rahmen abspielt. Kommt es jedoch so weit, dass ein Mensch alles Unangenehme verdrängt und die Realität zunehmend aus seinem Blickwinkel verschwindet, kann es zu Schwierigkeiten im Alltag oder sogar zu psychosomatischen oder psychiatrischen Störungen kommen.

Aufgabe 26 Finden Sie weitere Beispiele, in denen Patienten, Bewohner oder Pflegende Abwehrmechanismen einsetzen.

Abschließend lässt sich feststellen: Die Erkenntnisse der Motivationspsychologie dienen dem Verstehen von Verhaltensweisen. Sie können zu einer Reduzierung von Konflikten führen, gezielt zur Modifikation von Verhalten eingesetzt werden und das Wohlbefinden der Patienten durch die Berücksichtigung ihrer Bedürfnisse steigern.

12 Emotionen

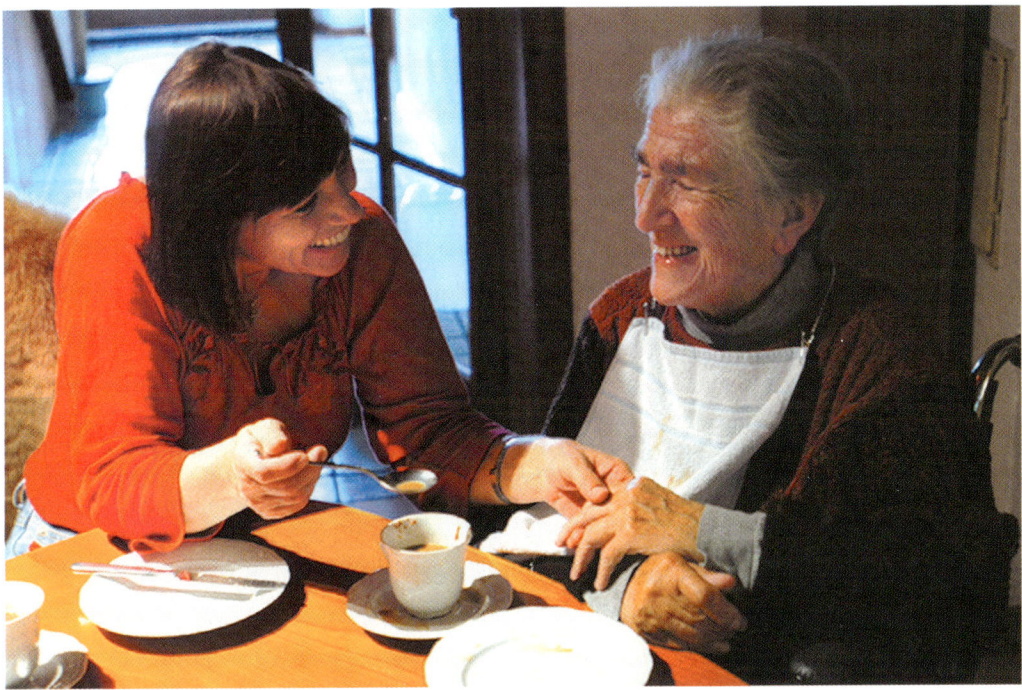

12.1	Grundlagen · 166	
12.1.1	Entstehung und Äußerung von Gefühlen · 166	
12.2	Aggression und Gewalt · 169	
12.2.1	Grundlagen · 169	
12.2.2	Aggressionstheorien · 170	
12.2.3	Aggressionen im Pflegealltag · 171	
12.3	Angst · 172	
12.3.1	Grundlagen · 172	
12.3.2	Umgang mit Angst · 173	
12.4	Ekel · 174	
12.4.1	Grundlagen · 174	
12.4.2	Ekel auslösende Faktoren · 174	
12.4.3	Umgang mit Ekel · 174	
12.5	Scham · 175	
12.5.1	Grundlagen · 175	
12.5.2	Scham auslösende Faktoren · 176	
12.5.3	Umgang mit Scham · 178	
12.6	Schmerz · 178	
12.6.1	Grundlagen · 178	
12.6.2	Subjektivität der Schmerzwahrnehmung · 181	
12.6.3	Psychologische Aspekte bei der Pflege von Schmerzpatienten · 181	
12.7	Pflegeschwerpunkt Sexualität im Alter · 182	
12.7.1	Tabuisierung der Alterssexualität · 182	
12.7.2	Physiologisch bedingte Veränderungen der Sexualität im Alter · 183	
12.7.3	Erkrankungen und Sexualität · 184	

 Examensschwerpunkte
Entstehung und Äußerung von Gefühlen (S. 166), Aggression und Gewalt (S. 169), Angst (S. 172), Ekel (S. 174), Scham (S. 175), Schmerz (S. 178), Pflegeschwerpunkt Sexualität im Alter (S. 182)

> *„Was wäre der Mensch ohne Empfindung?*
> *Sie ist die musikalische Macht im Menschen."*
>
> Ludwig Feuerbach
> (1804–1872)

12.1 Grundlagen

Was wäre der Mensch ohne seine Gefühle? Freude, Glück, Angst, Furcht, Einsamkeit, Schmerz, Zufriedenheit und Unzufriedenheit, Wut und Trauer, sie sind nur ein kleiner Ausschnitt aus dem breiten Spektrum der Gefühle, die Menschen erleben.

Gefühle, auch als Emotionen bezeichnet, haben weitreichende Auswirkungen auf das Verhalten des Menschen, sowie auf körperliche und kognitive Prozesse, die sich gegenseitig beeinflussen. Deshalb werden sie in der Psychologie mit großem Interesse erforscht und beschrieben.

Fallbeispiel Gefühle

Frau Berger, eine sonst sehr ruhige Bewohnerin eines Pflegeheimes, ist ganz aufgeregt. Heute wird sie seit Jahren zum ersten Mal von ihrer in Australien lebenden Tochter besucht. Sie läuft im Zimmer auf und ab, räumt Gegenstände vom Tisch auf die Kommode und dann wieder von der Kommode zurück auf den Tisch. Als Schwester Sabine ihr den Blutdruck misst, ist dieser gegenüber ihren sonstigen Werten stark erhöht, sie hat rosige Wangen, einen erhöhten Muskeltonus und feuchte Hände. Frau Berger ist heute sehr gesprächig, sie wiederholt mehrfach, wie sie sich auf das Kommen der Tochter freut. Frau Bergers Gedanken scheinen sich zu „überschlagen": Was sie ihrer Tochter alles erzählen und zeigen muss, wie es wohl den Enkeln geht usw.

12.1.1 Entstehung und Äußerung von Gefühlen

Wie kommt es, dass Menschen bestimmte Gefühle entwickeln? Bei der Entstehung von Gefühlen spielen sowohl körperliche Prozesse als auch Denkprozesse eine Rolle. Den Zusammenhang zwischen Fühlen und Denken greift die kognitive Verhaltenstherapie auf. Sie geht davon aus, dass Menschen nicht durch die Dinge selbst, sondern durch die Einstellungen, die sie zu diesen Dingen haben, beunruhigt werden.

Emotionen werden von bewussten und unbewussten Denkweisen und Einstellungen und durch verinnerlichte Werturteile und Einschätzungen beeinflusst. Das Gehirn verarbeitet aber auch Informationen aus dem Körper. Den Veränderungen der Gesichtsmuskulatur kommt dabei eine besondere Bedeutung zu. So konnte experimentell gezeigt werden, dass die Reizung bestimmter Gesichtsmuskelgruppen relativ spezifische Gefühle auslösen kann.

> Gefühle entstehen aus einem Zusammenspiel von relativ unspezifischen körperlichen Veränderungen und der subjektiven Interpretation der Situation.

Gefühlsäußerungen können verbal oder nonverbal erfolgen. So äußerte Frau Berger verbal ihre Freude über das Kommen der Tochter. Nonverbal zeigte sich ihre Aufregung in einer erhöhten motorischen Aktivität und in vegetativen Veränderungen.

Es kommt jedoch auch häufig vor, dass Menschen ihre Gefühle nicht verbal äußern. Dabei wäre es manchmal sehr wichtig, Freude oder auch Unwohlsein oder Ärger auf diese Weise auszudrücken.

Um den anvertrauten Menschen das Äußern von Gefühlen zu erleichtern, sollten Pflegende hier als Beispiel vorangehen. Wenn Pflegende selbst bei verschiedenen Gelegenheiten ihre Gefühle äußern („Ich fühle mich gerade nicht so wohl", „ich freue mich", „ich bin auch traurig", „ich ärgere mich") wird der Patient/Bewohner auch ermutigt, über seine Gefühle zu sprechen. Wenn Gefühlsäußerungen durch aktives Zuhören (S. 204) bemerkt und ernstgenommen werden, fühlen sich manche Patienten oder Bewohner ermutigt, mehr mitzuteilen. Sie werden in einer ehrlich gemeinten Frage nach dem Befinden – „Wie geht es Ihnen heute?" – eher die Chance ergreifen, auch über ihre Gefühle zu sprechen.

▌ Sinn und Gefahren von Gefühlen

Emotionen sind für den Menschen lebenswichtig. So sichert sich schon ein Säugling die für das Überleben notwendige Versorgung, indem er durch sein Lächeln oder Schreien die Eltern motiviert, sich weiter um ihn zu kümmern.

Emotionen dienen der Kontaktaufnahme und somit der Erhaltung der menschlichen Art; sie stellen einen Antrieb für das menschliche Verhalten dar und sind eine wesentliche Basis der zwischenmenschlichen Beziehungen.

Manche Gefühle haben eine Schutzfunktion. Wie leicht würde man sich in Gefahr begeben, wäre da nicht das oft sehr sinnvolle Gefühl der Angst. Ungünstig hingegen können Gefühle sein, wenn sie das Denken oder wichtige Handlungen blockieren. Verminderte Konzentration, eingeengtes Denken, ein „Blackout" in der Prüfung sind in diesem Zusammenhang sehr wohl bekannt.

Gefühle stehen in engem Zusammenhang mit (**Abb. 12.1**):
- Verhaltensweisen,
- körperlichen Prozessen,
- kognitiven Prozessen.

▌ Gefühle und Verhalten

Gefühle können sich im Verhalten äußern. Das bedeutet, dass das Verhalten eines Patienten oder Heimbewohners Hinweise auf dessen Gefühlslage geben kann. Emotionen sind Motive, also Beweggründe für ein Verhalten. Sie sind für die *Art* der Handlung und die *Stärke* der Motivation bedeutsam.

So stellen die Freude an einer gelungenen Handlung oder die Angst zu versagen, entscheidende Antriebe dar. Das bedeutet, wie schon in Kapitel 11 (S. 156 u. 159) dargestellt, dass Pflegende die Chance

haben, durch eine Verbesserung der Gefühlslage, den Antrieb und das Verhalten der Pflegebedürftigen zu beeinflussen.

Emotionen wahrzunehmen ist ein wesentlicher Bestandteil der Krankenbeobachtung und Voraussetzung für einen professionellen pflegerischen Umgang. Die Berücksichtigung der Gefühlslage eines Patienten ist hilfreich für den Aufbau einer tragfähigen pflegerischen Beziehung und für die Therapiemotivation des Patienten.

Nun handelt es sich hier nicht um eine einseitige Beeinflussung, sondern um eine wechselseitige: Ebenso wie Gefühle das Verhalten beeinflussen können, ist es auch über das Verhalten möglich, Gefühle zu beeinflussen: So lässt sich oft beobachten, dass sich Bewohner, die sich aktiv beschäftigen, wohler fühlen.

Fallbeispiel Gefühle und Verhalten

Petra war den ganzen Tag schlecht gelaunt. Nach einer Stunde Klavierspielen fühlt sie sich wesentlich besser.

Aufgabe 1 Geben Sie Beispiele dafür, dass Gefühle das Verhalten von Menschen beeinflussen. **Aufgabe 2** Beschreiben Sie Möglichkeiten, die Gefühlslage durch das Ausüben bestimmter Tätigkeiten zu verbessern.

▌ Gefühle und körperliche Prozesse

Wie eng Gefühle mit körperlichen Prozessen verknüpft sind, zeigen viele Redensarten:
- Angst schnürt die Kehle zu.
- Bei Furcht stehen die Haare zu Berge.
- Das Herz schlägt vor Freude bis zum Hals.
- Eine ständige Sorge geht an die Nieren.

Es lässt sich beobachten, wie der Körper bei bestimmten Gefühlen reagiert. So steigt bei Wut der Blutdruck, der Muskeltonus ist erhöht, die Pupillen verändern sich, die Herz- und Atemfrequenzen steigen, es wird vermehrt Schweiß produziert. Erstaunlich ist nun, dass bei einem vollkommen anderen Gefühl, z. B. bei Freude, ganz ähnliche Veränderungen geschehen. So zeigt Frau Berger bei der Vorfreude auf den Besuch der Tochter sehr ähnliche körperliche Veränderungen wie ein wütender Mensch, z. B. erhöhten Blutdruck und vermehrte Schweißproduktion.

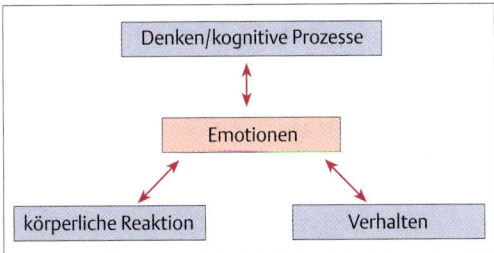

Abb. 12.1 Gefühle stehen im Zusammenhang mit Denkprozessen, mit Verhalten und körperlichen Reaktionen.

Ebenso wie Gefühle körperliche Reaktionen erzeugen können, kann durch physiologische Veränderungen die Gefühlslage beeinflusst werden: So wird z.B.
in der Therapie bei depressiven Patienten viel mit
Bewegung gearbeitet. Und tatsächlich ist es möglich,
durch das Anregen bestimmter Stoffwechselprozes-
se das Wohlbefinden durch Bewegung zu steigern.

> Emotionen führen zu körperlichen Reaktionen.
> Außerdem lassen sich Emotionen über körperli-
> che Veränderungen beeinflussen.

Aufgabe 3 Suchen Sie nach weiterer Redensarten, die einen Zusammenhang zwischen körperlichen und emotionalen Prozessen beschreiben.

Aufgabe 4 Welche körperlichen Veränderungen lassen sich beim Verliebtsein oder bei Trauer feststellen?

Gefühle und kognitive Prozesse

Gefühle verändern unsere Wahrnehmung und unser
Denken. Ist es nicht herrlich, verliebt durch den Regen zu gehen? Sieht doch die ganze Welt auf einmal
so freundlich aus, und die Arbeit geht wie von alleine.
Anders bei Menschen in einer depressiven Stimmung, in der alles Denken von Leere, Trostlosigkeit
und Hoffnungslosigkeit geprägt ist.

Man unterscheidet bei Denkprozessen zwischen
inhaltlichen und formalen Aspekten.

Inhaltliche Aspekte. Sie beschreiben, *was* gedacht
wird, z.B.:

- was man alles tun möchte,
- wie nett jemand ist,
- was man sich vorgenommen hat, in einem Vor-
  stellungsgespräch zu sagen,
- wie der gestrige Abend verlaufen ist.

Formale Aspekte. Sie beschreiben die Art und Weise
wie gedacht wird, z.B.:

- schnell,
- langsam,
- in Ruhe,
- zusammenhängend,
- sprunghaft.

Man kann in aller Ruhe zufrieden an einen gelungenen Abend denken, oder man kann bei einer plötzlichen Bedrohung blitzschnell seine Chancen zu entkommen überdenken.

Aufgabe 5 Zeigen Sie am Beispiel der Emotionen
Wut und Furcht, dass Gefühle inhaltliche und
formale Denkprozesse beeinflussen können.

Dass auch das Denken die Gefühle beeinflusst, zeigt
folgendes Beispiel.

Fallbeispiel Gefühle und Denken

Ein Arzt kommt in das Zimmer von Frau Klein.
Sie weiß, er kommt um ihre Entlassung zu besprechen, also freut sie sich, ihn zu sehen. Vor zwei Wochen kam der Arzt, um mit ihr über die anstehende
Operation zu sprechen. Damals erzeugte sein Kommen Angst.

Das Beispiel zeigt, dass das Denken über eine Situation, also deren Einschätzung entscheidend dafür
ist, wie ein Mensch sich fühlt. In der Praxis bedeutet
das, den Patienten bzw. den Bewohnern die Situationen so zu erklären, dass keine unnötigen Ängste entstehen. Termine sollten so eingeteilt werden, dass
keine zu langen Wartezeiten entstehen. Vorherseh-
bare und berechenbare Situationen reduzieren für
die Kranken das Gefühl des Ausgeliefertseins. Lernt
ein Patient, dass er seine Lebensbedingungen beeinflussen und mitgestalten kann, wird er seine Lage anders beurteilen und sich besser fühlen.

12.2 Aggression und Gewalt

12.2.1 Grundlagen

Unter aggressivem Verhalten versteht man Verhaltensweisen, die eine Schädigungsabsicht beinhalten (**Abb. 12.2**). Richtet sich dieses Verhalten gegen die eigene Person spricht man von Autoaggression.

Fallbeispiel Aggression

Frau Gebauer gilt auf der Station als „aggressive Patientin". Es ist keine Seltenheit, dass sie mit Gegenständen nach den Pflegenden wirft. Bei der Körperpflege kommt es vor, dass sie nach ihnen schlägt und sie lautstark beschimpft. Es kommt auch vor, dass Frau Gebauer sich selbst verletzt, wenn sie sich ärgert.

Aufgabe 6 Frau Gebauer wirft mit Gegenständen und schlägt. Kennen Sie weitere aggressive Verhaltensweisen?

Aufgabe 7 Beschreiben Sie potentielle körperliche Veränderungen sowie inhaltliche und formale Veränderungen des Denkens, zu denen es bei Aggressionen kommen kann.

▌ Gewaltempfindung und Aggressivität

Es muss unterschieden werden zwischen Gewaltempfindung und Aggressivität. Gewaltempfindung wird aus der Sicht des Opfers definiert, Aggressivität wird als Schädigungsabsicht vom Täter her definiert.

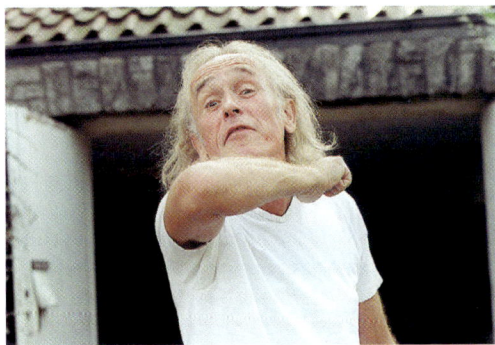

Abb. 12.2 Zu aggressivem Verhalten gehört eine Schädigungsabsicht.

Fallbeispiel 1 Gewaltempfindung

Eine Pflegende kommt sehr früh in das Zimmer der an Demenz erkrankten Frau Gebauer und spricht sie an: „Guten Morgen, Frau Gebauer, ich möchte Sie waschen". Sie deckt Frau Gebauer auf und beginnt sie zu waschen. Aus Frau Gebauers Perspektive sieht die Situation so aus: Sie liegt tief schlafend im Bett, die Schwester kommt, zieht die Bettdecke weg und macht sie nass. Sie empfindet dieses Verhalten als störend und glaubt, man wolle ihr etwas antun. Frau Gebauer möchte jetzt nicht gewaschen werden.

Frau Gebauer empfindet die pflegerische Handlung als Gewalt, obwohl von Seiten der Pflegenden keinerlei Schädigungsabsicht (Aggression) vorliegt. Dies ist in der Pflege häufig der Fall: Absicht des Handelnden und Empfindung des „Opfers" stimmen oft nicht überein.

Fallbeispiel 2 Gewaltempfindung

Herr Weber leidet an der Huntington'schen Krankheit. Diese Erkrankung geht mit schweren Störungen der Bewegung und Koordination einher. Es geschehen unwillkürliche, plötzlich ausfahrende Bewegungen der Extremitäten, in der Mimik zeigen die Patienten oft unangenehm wirkende Grimassen. Als Pfleger Bodo Herrn Weber anziehen möchte, verletzt Herr Weber ihn bei einer plötzlich ausfahrenden Bewegung seines Armes. Pfleger Bodo interpretiert diesen Schlag in Verbindung mit der Grimasse als Aggression. Er glaubt, Herr Weber wollte ihn schlagen.

Pfleger Bodo empfindet das Verhalten von Herrn Weber als aggressiv, obwohl dieser keinerlei Schädigungsabsicht hatte, sondern lediglich seine Motorik nicht kontrollieren konnte. Auch dies ist wieder ein Beispiel für Gewaltempfindung ohne tatsächliche Schädigungsabsicht. In der Praxis sollte scheinbar aggressives Verhalten hinterfragt werden: War es wirklich so gemeint?

▌ Personelle und institutionelle Gewalt

Wird Gewalt als von einer Person ausgehend empfunden, spricht man von personeller Gewalt. Werden Vorgaben der Einrichtung als mit einer Schädigungsabsicht verbunden erlebt, spricht man von institutioneller Gewalt. Diese geht nicht von einer einzelnen Person aus, sondern von den Strukturen und Regeln einer Einrichtung.

Bestimmte Regeln der Hausordnung und der Tagesstruktur eines Krankenhauses bzw. eines Pflegeheimes können als Gewalt erlebt werden. So kann es als Gewalt empfunden werden, wenn es nur zu bestimmten Zeiten Essen gibt, wenn man zu bestimmten Zeiten schlafen soll bzw. wenn man zu bestimmten Zeiten geweckt wird oder wenn ein Patient eine geschlossene Abteilung nicht verlassen darf. Auch die Verabreichung von Medikamenten kann als Gewalt empfunden werden.

Aufgabe 8 Überlegen Sie weitere Situationen, in denen Gewalt empfunden werden kann, ohne dass eine Schädigungsabsicht vorliegt.

Aufgabe 9 Finden Sie weitere Beispiele für institutionelle Gewalt.

12.2.2 Aggressionstheorien

Aggression ist eine Emotion, die sich oft in auffallenden Verhaltensweisen äußert. In der Pflege werden solche Verhaltensweisen zwar häufig beobachtet, aber oft nicht ausreichend hinterfragt. Um aggressives Verhalten jedoch zu verstehen und verändern zu können, ist es wichtig, die Motive für ein Verhalten zu kennen. Es stellt sich somit die Frage: Wie entsteht Aggression? In der Psychologie gibt es verschiedene Ansätze, die Entstehung von Aggression zu erklären:

- psychoanalytische Aggressionstheorie,
- psychohydraulische Triebtheorie,
- Frustrations-Aggressionstheorie,
- lerntheoretische Aggressionsmodelle,
- Theorie des Werkzeugverlustes.

▌ Psychoanalytische Theorie

Schon Sigmund Freud (1856 – 1939) entwickelte eine psychoanalytische Theorie zur Entstehung von Aggression. Aufgrund der Feststellung, dass es zu jeder Zeit auf der Welt Kriege gab, nahm Freud an, dass alle Menschen einen „Todestrieb" besitzen. Dieser erzeuge fortlaufend Triebenergie, die – wenn sie nicht in kleinen Mengen auf sozial akzeptable Weise abgebaut werden könnte – zu aggressivem Verhalten führen würde. Ein wie von Freud beschriebener angeborener Aggressionstrieb konnte bisher nicht nachgewiesen werden.

▌ Psychohydraulische Triebtheorie

Konrad Lorenz (1903 – 1989) modifizierte diese Theorie zu seinem „Psychohydraulischen Modell", einer Triebtheorie: Aggressivität sei ein Instinkt zur Arterhaltung. Dieser Instinkt sei ein Trieb, der immer

wieder entladen werden müsse. Auslöser für diese Entladungen könnten Umweltreize sein. Man spricht hier auch von dem „Dampfkesselmodell": Die Triebenergie erzeugt Druck, der entladen werden muss. „Heizt" die Umwelt dem Kessel ein, kommt es schneller zur Entladung.

Positiv an dieser Theorie ist, dass die Bedeutung der Umwelt bei der Auslösung des aggressiven Verhaltens aufgezeigt wird. Einen Beweis für den angeborenen Aggressionstrieb und die fortlaufend erzeugte Triebenergie gibt es nicht.

▌ Frustrations-Aggressionstheorie

Von Dollard und Miller wurde 1939 die Frustrations-Aggressionstheorie entwickelt. Sie besagt, dass bei Menschen, die an der Erreichung eines Zieles gehindert werden und Enttäuschungen erfahren, Frustrationen entstehen. Frustration führe immer zu irgendeiner Form der Aggression und Aggression sei immer die Folge von Frustration. Da sich diese Thesen nicht halten ließen, wurden sie erweitert: Aggressives Verhalten kann gehemmt werden und nicht jede Frustration ist stark genug, um Aggression auszulösen.

Stellung nehmend muss gesagt werden, dass dies sicher oft zutrifft. Frustrationen lösen tatsächlich oft Aggressionen aus. Aber nicht immer. Häufig können Frustrationen mit angemessenen Strategien verarbeitet werden. Gelingt dies nicht, können Frustrationen auch zu Resignation, zu Rückzug oder sogar zu depressiven Störungen führen.

▌ Lerntheoretische Aggressionsmodelle

Sie gehen davon aus, dass aggressives Verhalten gelernt wird. Aggressive Verhaltensweisen können abgeschaut (Modelllernen) oder durch eigene Erfahrungen (instrumentelles Lernen) gelernt werden, wenn sie „erfolgreich" waren (S. 121).

 Fallbeispiel Lernen aggressiver Verhaltensweisen

Der kleine Christian hat im Sandkasten wichtige Beobachtungen gemacht: Als der dicke Bastian Brunos Eimer haben wollte, dieser ihn aber nicht freiwillig hergab, haute Bastian ihn mit der Schaufel auf den Kopf und – bekam den Eimer. Als Christian am folgenden Tag zum Bau seiner Sandburg Brunos Eimer braucht, macht er es genauso: Er haut Bruno mit der Schaufel auf den Kopf und bekommt den Eimer. Die Sandburg kann gebaut werden.

▌ **Theorie des Werkzeugverlustes**

Beobachtungen von aggressivem Verhalten bei dementen Personen führte zur Entwicklung der Theorie des Werkzeugverlustes: Häufig sind die „Werkzeuge" für gesellschaftlich akzeptable Ausdrucksweisen durch die Erkrankung nicht mehr vorhanden. Das Fehlen verbaler Ausdrucksmöglichkeiten führt dazu, dass der Demente auf früher erlernte, nonverbale Ausdrucksformen zurückgreift: So wirft Frau Gebauer (s. Fallbeispiel S. 169) mit Gegenständen oder schlägt nach dem Personal. Sie kann aufgrund ihrer Erkrankung ihren Willen nicht mehr mit Worten ausdrücken, es bleiben ihr nur diese nonverbalen Mittel.

Aufgabe 10 Geben Sie die Aggressionstheorien mit eigenen Worten wieder, erarbeiten Sie Beispiele für das Zutreffen der jeweiligen Theorie und nehmen Sie Stellung.

Stärke der Aggression. Wie stark entstehende Aggressionen sind, hängt von verschiedenen Faktoren ab. Es kommt darauf an, wie wichtig das angestrebte, (vereitelte) Ziel war, wie stark das Bedürfnis der Zielerreichung. Auch die Häufigkeit der Frustrationen und die Frustrationstoleranz als Persönlichkeitseigenschaft sind hier zu nennen.

12.2.3 Aggressionen im Pflegealltag

Vollständig vermeiden lassen sich aggressive Verhaltensweisen von Patienten/Bewohnern nicht, dazu ist die Pflegesituation zu sehr mit Emotionen beladen. Dennoch kann die Entstehung von Aggressionen oft verhindert werden.

▌ **Prävention von Aggression durch bedürfnisorientierte Pflege**

Ausgehend von dem Grundgedanken, dass Aggressionen entstehen, wenn Bedürfnisse nicht befriedigt werden, scheint eine bedürfnisorientierte Pflege eine gute Prävention darzustellen. Dazu gehört, dass die zu Pflegenden:

- respektvoll behandelt werden,
- an Entscheidungen, die sie betreffen, zumindest beteiligt werden,
- über bevorstehende Handlungen informiert werden und dass
- ihre Wünsche, soweit möglich, berücksichtigt werden.

Damit sind viele Gefahrenquellen gebannt. Freundliche Begrüßungsrituale und freundlicher Blickkontakt können zudem ausgleichend wirken.

Kommt es dennoch zu kritischen Pflegesituationen, gilt es, die Notwendigkeit der nicht erwünschten Pflegehandlung zu überdenken: Muss das Bad heute wirklich sein? Sollte ich einen „erwünschteren" Kollegen hinzuziehen, oder es einfach später noch einmal versuchen? Es gilt, möglichst keine Machtkämpfe entstehen zu lassen.

So anstrengend und unangenehm aggressives Patientenverhalten im Pflegealltag auch sein mag, wenn es gelingt, das Verhalten als eine zwar oft unangenehme und anstrengende, aber energiereiche und lebendige Art zur Verteidigung der eigenen Persönlichkeit zu betrachten, wird der respektvolle Umgang mit dem Patienten/Bewohner leichter (Patientenverhalten, S. 228).

▌ **Aggressive Verhaltenstendenzen bei professionell Pflegenden und pflegenden Angehörigen**

Aggressionen gegenüber Patienten, Bewohnern oder zu pflegenden Angehörigen sind weitgehend ein Tabuthema, weil man sie nicht wahr haben möchte. Diese Tabuisierung entsteht vor allem durch die gesellschaftlichen Rollenerwartungen an Pflegende und Angehörige. Das traditionelle Rollenbild der Pflegenden ist das der gütigen, geduldigen und selbstlosen Schwester, der dankbaren Tochter oder Schwiegertochter.

Dass Pflegende aber auch nur begrenzt belastbar sind, und dass diese Belastungsgrenze häufig überschritten wird, kommt in diesen Rollenbildern nicht zum Ausdruck. So entstehen sehr hohe Erwartungen. Aggressivität wird in Pflegeberufen als unprofessionell betrachtet, bei pflegenden Angehörigen als nicht akzeptabel und undankbar.

▌ **Umgang mit aggressiven Verhaltenstendenzen**

Grenzen eingestehen. Wirkliche Professionalität beinhaltet auch, sich Grenzen einzugestehen. Gelingt es, mit diesen Grenzen gut umzugehen, ist ein hohes Maß an Professionalität erreicht. Doch gut damit umgehen kann man nur, wenn diese Grenzen auch erkannt werden.

Ursache für Frustration finden. Wie kann mit diesen negativen Gefühlen umgegangen werden? Zunächst ist herauszufinden, wodurch Frustrationen ausgelöst werden: Fehlende Anerkennung von den zu Pflegenden, den Angehörigen oder den Kollegen kann sicher frustrieren. Sind da Befürchtungen, von den Kollegen für unfähig gehalten zu werden, wenn man nicht in der erwarteten Zeit eine bestimmte Anzahl von Patienten oder Bewohnern versorgt hat? Nimmt man sich selbst zu viel vor und will in Familie und Beruf „perfekt" sein? Hier gilt es, manche Einstellung und manche Zielsetzung zu überdenken.

Tätigkeiten delegieren. Wird die Belastungsgrenze erkannt, sollen Tätigkeiten delegiert oder abgelehnt werden, bevor aus Überforderung Frustration und Aggression entsteht. „Nein" zu sagen muss manchmal erst gelernt werden.

Humor einsetzen. Wenn es gelingt, Situationen humorvoller zu betrachten und mit viel Toleranz die zu Pflegenden auch mit ihren Eigenarten gern zu haben oder zumindest zu akzeptieren, entsteht eine entspanntere Atmosphäre.

Raum schaffen. Ist die Lage schon so verschärft, dass eine Einstellungsänderung im Moment nicht mehr möglich ist, muss die Pflegende sich Raum schaffen und nach Möglichkeiten suchen, die Situation zu entschärfen ohne eine ihr anvertraute Person zu gefährden. In einer akuten Situation den Raum verlassen, Zuständigkeiten tauschen, einen Spaziergang oder Urlaub machen kann notwendig werden.

Aufgabe 11 Diskutieren Sie in der Gruppe, wie in ihrer Einrichtung versucht wird, aggressives Verhalten der Patienten/Bewohner präventiv zu vermeiden.
Aufgabe 12 Tauschen Sie Erfahrungen bezüglich des Umgangs mit „aggressiven" Bewohnern/ Patienten aus.
Aufgabe 13 Hatten Sie selbst schon einmal aggressive Verhaltenstendenzen? Wie gehen Sie mit solchen Gefühlen um?

12.3 Angst

12.3.1 Grundlagen

▮ Entstehung der Angst

Angst entsteht in sehr unterschiedlichen Situationen. Manche haben Angst vor Hunden, andere vor dem Zahnarzt, manche vor hohen Brücken, vor dem Alleinsein oder vor dem Tod. Bei näherem Hinsehen zeigt sich, dass alle diese Situationen etwas gemeinsam haben: Es sind Situationen, die für „unkontrollierbar" gehalten werden, es besteht Hilflosigkeit, da sie nicht vollständig gesteuert werden können: Woher weiß man, ob der Hund beißt? Was tun, wenn der Schmerz beim Zahnarzt nicht mehr auszuhalten ist? Was geschieht bei der Operation, wird alles gut gehen?

Angst entsteht in als bedrohlich empfundenen Situationen, in denen Kontrollverlust und Hilflosigkeit erlebt werden, also in Situationen, in denen man glaubt, dass der Handlungsausgang nicht den eigenen Einflussmöglichkeiten unterliegt.

▮ Symptome der Angst

Physiologisch. Angst zeigt sich physiologisch, etwa durch Veränderungen der Herzfrequenz und des Blutdrucks, durch Schwitzen, Blässe, Pupillenerweiterung oder erhöhten Muskeltonus.

Kognitiv. Kognitive Veränderungen zeigen sich in Einschränkungen der Wahrnehmung und der Erlebnisverarbeitung, Gedankenjagen oder Denkblockaden kommen vor.

Verhalten. Und schließlich drückt Angst sich auch im Verhalten aus: Stumm vor Angst sein oder ganz viele Fragen stellen, weglaufen, sich verkriechen oder weinen (**Abb. 12.3**).

▮ Angst und Ängstlichkeit

In der Psychologie unterscheidet man:
- Angst als situativen Zustand, also Angst, die sich auf eine spezielle Situation bezieht,
- Ängstlichkeit als Persönlichkeitseigenschaft, die sich als recht überdauernde Verhaltensbereitschaft, generell eher ängstlich zu reagieren ausdrückt.

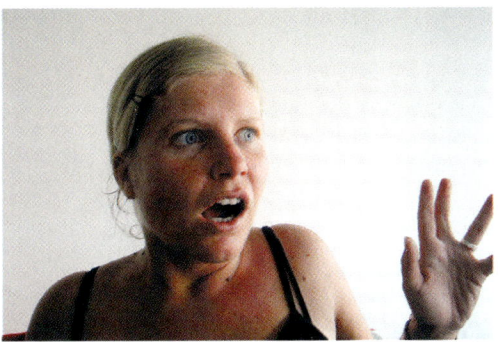

Abb. 12.3 Angst tritt auf, wenn Situationen für unkontrollierbar gehalten werden.

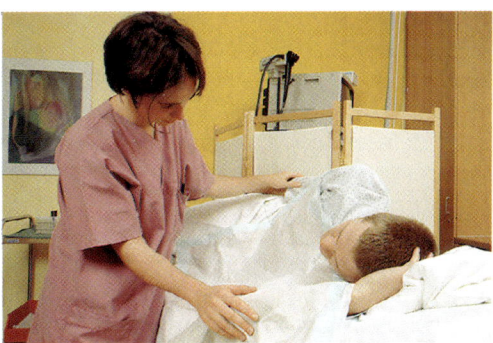

Abb. 12.4 Patienten sollen in ihrer Angst nicht alleine gelassen werden.

Angst ist ein sinnvolles Gefühl, solange sie vor Gefahren schützt oder der Motivation dient. Ungünstig ist sie, wenn Sie sinnvolle Verhaltensweisen und die eigene Leistungsfähigkeit hemmt.

Aufgabe 14 Erinnern Sie sich an Situationen, in denen Sie Angst hatten. Wie hat sich ihr Verhalten verändert, welche physiologischen oder kognitiven Veränderungen haben Sie erlebt?
Aufgabe 15 Erklären Sie mit eigenen Worten den Unterschied zwischen Angst und Ängstlichkeit.
Aufgabe 16 Sammeln Sie Situationen, in denen Angst hilfreich ist und solche, in denen sie hemmend oder schädigend sein kann.

12.3.2 Umgang mit Angst
Grundsätzlich gibt es zwei Möglichkeiten, die Emotion Angst zu verändern:
- physiologisch: Körperliche Angstsymptome reduzieren,
- kognitiv: Das Denken über die angstauslösende Situation, also die Bewertung der Situation verändern.

Physiologisch. Physiologisch hilft die Entspannung des Körpers. Es ist unmöglich, Angst zu haben und gleichzeitig entspannt zu sein; Angst und Entspannung sind Verhaltensweisen, die sich gegenseitig ausschließen. Hier bieten sich die progressive Muskelentspannung nach Jacobsen oder das Autogene Training an, aber auch jede andere individuelle Möglichkeit, eine Entspannung herbeizuführen (S. 334, 335).

Kognitiv. Kognitive Veränderungen können darin bestehen, die Angst zu akzeptieren, ohne das Gefühl zu haben, sie unterdrücken zu müssen. Vielleicht gelingt es auch, der Angst positive Aspekte zuzuschreiben. Es können Argumente gesammelt werden, die zeigen, dass die Angst übersteigert oder unbegründet ist. In Gesprächen über die Angst kann der Mensch sich mit seinen Gefühlen konfrontieren und neue Argumente oder Sichtweisen der Situation erhalten.

Auch durch Erfahrungslernen kann z. B. im Zuge einer Verhaltenstherapie die Denkweise verändert werden, wenn selbst erlebt wurde, dass das Angstobjekt nicht wirklich gefährlich ist und dass die Angst ausgehalten oder bewältigt werden kann (S. 318).

Was dem Patienten hilft, muss behutsam herausgefunden werden. Keinesfalls soll ihm eine begründete Angst ausgeredet werden. Es kann helfen, ihm Ablenkungsmöglichkeiten zu verschaffen oder ihn in seiner Angst nicht alleine zu lassen (**Abb. 12.4**). Hier gilt es, den Patienten in seiner Angst ernst zu nehmen.

Aufgabe 17 Wie gehen Sie mit Angst um? Was empfinden Sie als hilfreich?
Aufgabe 18 Tauschen Sie sich über ihre Erfahrungen mit Angst von Patienten oder Bewohnern aus.
Aufgabe 19 Frau Petersen wird morgen operiert, sie bekommt einen Herzschrittmacher. Bei der Grundpflege äußert sie, Angst vor der Operation zu haben: „Was ist, wenn es nicht gut geht"? Spielen Sie die Situation zu zweit als Rollenspiel. Diskutieren Sie, welche Reaktionen der Pflegenden als hilfreich empfunden wurden und welche nicht.

12.4 Ekel

Zu den unangenehmen Seiten des Pflegeberufs gehört der Ekel. Ebenso wie die Scham ist Ekel bei vielen Pflegehandlungen gegenwärtig, wird aber selten angesprochen.

12.4.1 Grundlagen

Ekel ist ein starkes abwehrendes Gefühl, das leicht mit körperlichen Reaktionen wie Übelkeit, Erbrechen, Würgen und schlechtem Geschmack im Mund einhergeht.

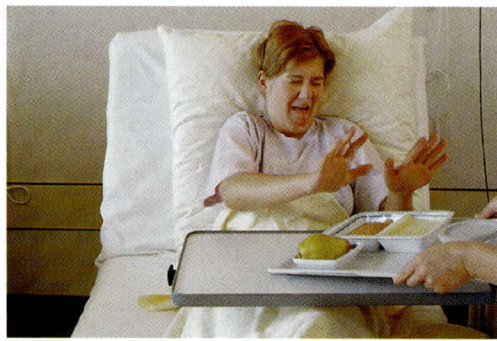

Abb. 12.5   Ekel ist ein starkes, abwehrendes Gefühl.

Ekel beeinflusst aber auch unser Denken und das Verhalten. Unangenehme Assoziationen treten auf, Fluchtgedanken, Veränderung der Mimik und eventuell auch der Sprache. Meistens wird mit aller Kraft versucht, den Ekel zu vertuschen und die eigenen Reaktionen zu kontrollieren, damit niemand etwas merkt.

Pflegende werden vor Beginn der Berufstätigkeit i.d.R. darüber informiert, dass ekelerregende Situationen auf sie zu kommen werden. Trotzdem erleben sie nicht nur am Anfang der Berufstätigkeit heftige spontane Ekelgefühle. Deshalb muss im Krankenpflegeunterricht thematisiert werden, dass:

- man sich ekeln darf,
- es normal ist und anderen auch so geht
- Ekel jedoch nicht für den Patienten erkennbar gezeigt werden soll.

Während der Ausbildung, aber auch später im Team soll Gelegenheit geschaffen werden, das Tabu zu brechen und sich über Ekelerfahrungen und den Umgang mit Ekel auszutauschen.

Aufgabe 20 Haben Sie persönlich schon einmal während einer Pflegesituation Ekel empfunden? Wodurch wurde das Gefühl ausgelöst? Welche Reaktionen konnten Sie an sich beobachten?

12.4.2 Ekel auslösende Faktoren

Ekel auslösende Faktoren sind für Pflegende und Pflegebedürftige unangenehme bis unerträgliche Sinnesreize, vor allem im Bereich der optischen (Anblick), olfaktorischen (Geruch) und haptischen (Tasten) Wahrnehmung, weniger im akustischen Bereich (Geräusche). Wovor ein Mensch sich ekelt, ist jedoch sehr unterschiedlich (**Abb. 12.5**). Pflegende mit langjähriger Berufserfahrung berichten, dass in vielen – wenn auch nicht in allen – Bereichen Gewöhnung

eintritt, die den Umgang mit ursprünglich ekelerregenden Situationen erleichtern.

Fallbeispiel Ekel

Die Schwesternschülerin Jana hat ihren ersten praktischen Einsatz auf der Kinderstation. Als sie am Morgen das Krankenzimmer betritt, schlägt ihr ein widerlicher Geruch entgegen. Noch bei der Nachtbeleuchtung bemerkt sie, dass der dreijährige Konrad in seinem Bettchen steht, während die anderen beiden kleinen Patienten noch schlafen. Dann knipst sie das Licht an – und es bietet sich ihr ein ekelerregender Anblick: Konrad hat sich Schlafhose und Windel ausgezogen und das ganze Bett und sich selbst, einschließlich Gesicht und Ohren, mit Kot beschmiert.

Jana spürt eine Übelkeit in sich aufsteigen, macht sich aber tapfer daran, Konrad aus dem Bett zu heben und ihn auf den Wickeltisch zu setzen. Bei der Reinigung des Mundes, in dem Stuhl zu finden ist, wird ihr so übel, dass sie Konrad zurück in das Bettchen setzen und den Raum verlassen muss.

Pflegende, die nicht lernen, mit Ekel angemessen umzugehen, sondern über lange Zeit viel Energie darauf verwenden, die starken Gefühle zu beherrschen oder zu verdrängen, geraten emotional aus dem Gleichgewicht. Sie stumpfen bis zur Gefühllosigkeit den Patienten gegenüber ab, denen sie eigentlich mit Liebe und Fürsorge begegnen wollen.

12.4.3 Umgang mit Ekel

Erfahrene Pflegende und Mentoren können berichten, was hilft, um mit Ekel in der Krankenpflege zurechtzukommen und diese starke, oft überwältigende Emotion so zu integrieren, dass die Pflegequalität und die Beziehung zum Patienten nicht darunter leiden:

- Ekelerregendes möglichst schnell beseitigen oder reduzieren, z. B. bei Gerüchen schnell lüften,
- Handschuhe, Mundschutz und Überkittel zum Schutz der eigenen Sinneswahrnehmung und zur eigenen Abgrenzung tragen,
- Behandlungsmaßnahmen zügig durchführen, um z. B. die Dauer eines schlimmen Anblicks zeitlich zu begrenzen,
- nach Möglichkeit zu zweit arbeiten, da man durch Austausch untereinander den entstandenen Stress leichter abbauen kann,
- gedanklich kann ein Perspektivewechsel hilfreich sein: Die Situation aus der Sicht des zu Pflegenden zu betrachten, kann helfen, von den eigenen Empfindungen abzulenken und diese zu relativieren.

Fallbeispiel Umgang mit Ekel

Als Schwesternschülerin Laura die erste Stomaversorgung durchführen soll, will sie am liebsten alles stehen lassen und den Raum verlassen. Sie sieht das offenliegende Darmende und den mit Stuhlgang gefüllten Beutel. Ihre Mentorin bemerkt Lauras Ekel und übernimmt das Wechseln des Beutels. Als sie das Zimmer verlassen haben, gibt die Mentorin zu bedenken: „Weißt du, Laura, wir müssen das nur sauber machen. Was meinst du aber, wie schlimm es für einen Patienten ist, mit der Situation umzugehen? Wir können dabei helfen, indem wir den Wechsel zügig und professionell durchführen."

Aufgabe 21 Wie äußert sich Ekel in den beschriebenen Fallbeispielen körperlich, emotional und kognitiv?

Aufgabe 22 Wie können Pflegende in den geschilderten Fallbeispielen die Situation gestalten, um den Patienten/Bewohner gut zu versorgen?

12.5 Scham

Zu den grundlegenden Emotionen des Menschen gehört die Scham. Jeder kennt sie, aber kaum jemand spricht von ihr. Gerade im Bereich der Pflege kann man beobachten, dass Scham oft vorhanden ist, aber nicht angesprochen wird.

12.5.1 Grundlagen

Scham bezeichnet ein Gefühl des Bloßgestelltseins oder die Furcht, bloßgestellt zu werden (Brockhaus).

Scham ist ein komplexes emotionales Geschehen. Es dient in erster Linie dazu, die Würde eines Menschen zu schützen und Verletzungen in einem ganz persönlichen Bereich zu vermeiden. Verletzungen der körperlichen Intimsphäre lösen Scham aus. Aber auch das Selbstwertgefühl einer Person will unversehrt bleiben.

Das Schamgefühl erfasst die ganze Person, ihr Denken, Handeln und Fühlen. Man schämt sich vor anderen und vor sich selbst, weil man den Anforderungen der anderen oder dem Anspruch an sich selbst nicht gerecht wird. Scham kann die Person aber auch davor schützen, sich auffällig zu verhalten und sich in entwürdigende Situationen zu bringen.

Fallbeispiel 1 Scham

Wenn der Dozent im Krankenpflegeunterricht in die Runde schaut und die Klasse auffordert, zu einem Thema Stellung zu nehmen, schaut der Schüler Tobias vor sich auf seine Unterlagen. Er verbirgt nach Möglichkeit sein Gesicht hinter dem Nachbarn, um einen Blickkontakt mit dem Lehrer zu vermeiden. Tobias, der im schriftlichen und praktischen Bereich sehr gute Leistungen erbringt, beteiligt sich nicht an Diskussionsrunden. Tobias stottert und befürchtet deshalb, sich durch einen mündlichen Beitrag zu blamieren und von den anderen ausgelacht zu werden.

Entwicklung des Schamgefühls

Scham wird im Verlauf der Sozialisation gelernt. Kleine Kinder bewegen sich im Schwimmbad zunächst nackt, später tragen sie Badehose und Badeanzug und schämen sich, wenn Fremde sie nackt sehen. Im Rahmen der Persönlichkeitsentwicklung treten im Alter zwischen zwei und vier Jahren erste Anzeichen von Scham auf: Das Kind wird verlegen und schämt sich, z. B. wenn es etwas Unerlaubtes angestellt hat (S. 25). So bedienten sich über lange Zeit Eltern und Erzieher der Drohung: „Der liebe Gott sieht alles!" Damit schufen sie unnötigerweise bei kleinen und kleinsten Vergehen für Kinder zahlreiche Anlässe sich zu schämen.

Geradezu eine Lektion, das Schämen zu erlernen, war die erzieherische Maßnahme, die Pädagogen früherer Zeiten einsetzten: Kinder, die etwas angestellt hatten, wurden nach vorne gerufen und mit der Anordnung: „Stell dich in die Ecke und schäm dich" aus dem Klassenverband herausgelöst und auf diese Weise bloßgestellt.

Die individuelle Schamentwicklung hängt von den Wertevorstellungen des sozialen Umfelds ab. Der jeweiligen Erziehung entsprechend ist Scham unterschiedlich ausgeprägt.

Fallbeispiel 2 Scham

Frau Klose ist 42 Jahre alt. Sie war bisher gesund und noch nie in einem Krankenhaus. Da sie das Bett nicht verlassen kann, ist es ihr nicht möglich, die Toilette aufzusuchen. Skeptisch betrachtet sie die ungewohnte Bettschüssel. Es ist ihr sehr peinlich, sie in Gegenwart der Mitpatientinnen zu benutzen und so ist sie beim Wasserlassen ängstlich bemüht, keine Geräusche aufkommen zu lassen. Es war ihr noch nicht möglich, eigentlich nicht einmal vorstellbar, auf der Bettschüssel Stuhlgang zu verrichten (**Abb. 12.6**).

Fallbeispiel 3 Scham

Der siebenjährige Oliver wurde am Abend in die Kinderklinik gebracht. Am nächsten Morgen stellt er fest, dass das Bett nass ist. Er ist sehr erschrocken, denn das ist ihm schon seit Jahren nicht passiert. Als die Schwester ins Zimmer kommt, schaut er betreten weg und schämt sich.

Fallbeispiel 4 Scham

Schwester Tina erzählt: „Mir ist einmal etwas furchtbar Peinliches passiert. Wir waren im „Midnight", unserer Lieblingsdisko. Ein gut aussehender Mann hatte mich zum Tanzen aufgefordert. Plötzlich riss die Naht an meinem Top! Ich konnte es vorne gerade noch zusammenraffen. Es war schrecklich. Ich bekam einen knallroten Kopf. Am liebsten wäre ich in das nächste Mauseloch gekrochen…"

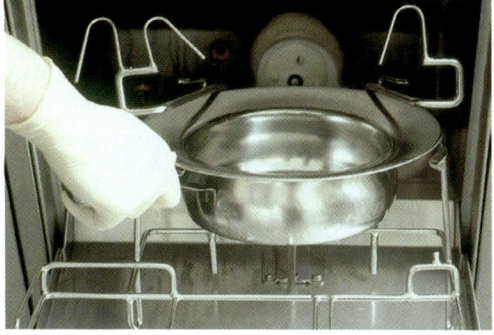

Abb. 12.6 Viele Patienten schämen sich, die Bettschüssel zu benutzen.

◼ Symptome des Schamgefühls

Scham äußert sich in Erröten, Änderungen des Muskeltonus und Herzklopfen. Es kann zu Schwindelgefühlen, Sprachproblemen wie Stottern und zittriger Stimme, eventuell auch zu Blutdruckveränderungen und Gefühlsausbrüchen kommen.

Oft geht das Schamgefühl einher mit dem Wunsch, sich zu verstecken, zu verschwinden oder sogar zu sterben. Dies zeigt sich auch in der Körperhaltung und in einem gesenkten Blick. Scham lässt sich von Angstgefühlen nicht eindeutig abgrenzen und führt dadurch immer wieder zu übermäßiger Anpassung an die Normen anderer und damit zum Verlust eigener Identität. Bei besonders stark ausgeprägtem Schamgefühl können Minderwertigkeitsgefühle und extrem kritische Selbstbeobachtung auftreten. So können über die typischen Schamsymptome hinaus psychosomatische Erkrankungen entstehen, oder zwanghaftes Verhalten und Depressionen auftreten.

12.5.2 Scham auslösende Faktoren

Es sind vor allem drei Ursachen, die Schamgefühle auslösen können:
- Normabweichungen,
- Leistungsabfall,
- besondere Pflegesituationen.

◼ Normabweichungen

Um Scham hervorzurufen, genügt es manchmal schon, anders zu sein als andere. Besonders groß oder klein zu sein oder einen anderen Dialekt zu sprechen wird oft schon als unangenehm und beschämend empfunden. Gesellschaftliche Erwartungen nicht erfüllen zu können und dadurch unangenehm aufzufallen, kann zu Scham führen. Auch Krankheiten stellen oft deutlich sichtbare Normabweichungen dar und werden schamvoll erlebt.

Fallbeispiel Normabweichung

Thea Kerner kauft sich anlässlich einer Einladung zum Geburtstagsfest ihres Chefs ein neues Cocktailkleid. Bei der Party angekommen, bemerkt sie – zu spät –, dass alle Gäste leger gekleidet sind und sie selbst gänzlich unangemessen „overdressed" ist. Sie empfindet die Situation als sehr peinlich. Krampfhaft überlegt sie, wie sie sich aus der unangenehmen Situation befreien könnte.

Aufgabe 23 Welche Krankheiten werden oft durch Normabweichungen als beschämend erlebt?

Leistungsabfall

Bemerken Menschen, dass sie, bedingt durch Krankheit oder Alter, nicht mehr die bisherigen Leistungen erbringen können, kommt es vor, dass sie oder auch ihre Angehörigen sich schämen. Hier handelt es sich um eine spezielle Form von Normabweichung, nämlich um Abweichungen von der persönlichen oder gesellschaftlichen Leistungsnorm.

Hilfe bei alltäglichen Handlungen zu benötigen, wird von vielen Menschen als beschämend erlebt. Besonders schamvoll wird es erlebt, wenn Menschen inkontinent werden. Das Gefühl, die grundlegenden Körperfunktionen nicht unter Kontrolle zu haben, führt zu Scham. Unvollständige und fehlerhafte Anamnesen sind oft die Folge solcher Schamgefühle.

Fallbeispiel Scham während des Anamnesegesprächs

Bei der Aufnahme in ein Pflegeheim wird Herrn Wilhelm Stamm, 91 Jahre alt, und seinen beiden Töchtern ein Fragebogen vorgelegt. Obwohl allen Dreien das regelmäßige Einnässen des alten Herrn bekannt ist, kreuzen sie die Antwort „kommt gelegentlich vor" an.

Besondere Pflegesituationen

Pflegende und Gepflegte jeder Altersgruppe erleben Scham in unterschiedlichen Pflegesituationen, z. B.:
- Kinder schämen sich häufig, wenn man bei ihnen rektal Fieber misst.
- Manche erwachsenen Patienten schämen sich, bei der Intimpflege oder wenn sie nach einer Operation Hilfe bei der Körperpflege benötigen.
- Viele ältere Patienten schämen sich, wenn sie Hilfe bei der Nahrungsaufnahme oder beim Waschen und Anziehen benötigen.

Aufgabe 24 Bei welcher Gelegenheit haben Sie im Krankenhaus oder im Pflegeheim schon einmal Scham selbst erlebt oder bei Pflegebedürftigen bemerkt? Wie haben sich diese Schamgefühle geäußert?

Intimpflege

Pflege kranker oder älterer Menschen beinhaltet häufig, dass intime Bereiche berührt, gewohnte Tabuzonen überschritten werden müssen. Eine besonders schambelastete Situation ist die Intimpflege. Einerseits ist sie für den Pflegenden eine alltägliche Angelegenheit, die oft routinemäßig durchgeführt wird, für den Gepflegten dagegen ist sie eine beschämende, durch Ohnmacht, Hilflosigkeit und Abhängigkeit gekennzeichnete Pflegemaßnahme, die erduldet werden muss.

Kleinkinder empfinden es nicht als anstößig, gewaschen zu werden. Die Durchführung der Körperpflege durch eine andere Person ist hingegen im Jugend- und Erwachsenenalter nicht nur völlig ungewohnt, sondern problematischer als man im Allgemeinen denkt. Oft muss der ganze Körper berührt werden, auch Tabuzonen, die in unserer Kultur – außer in intimen, sexuellen Zusammenhängen – als unberührbar gelten. Interviews zum Thema Intimpflege belegen eindrücklich heftige Schamgefühle bei Pflegenden und Gepflegten. Es zeigte sich auch, dass besonders in der Ausbildung erhebliche Informationslücken bestehen. Dazu folgende Geschichte.

Scham

Eine 40-jährige Krankenschwester erzählte, dass sie sich am Anfang ihrer Pflegetätigkeit unheimlich geschämt hat. „Ich war extrem gehemmt und wusste nicht hin und nicht her, wie ich das (Intimpflege) machen sollte. Ich habe mich sehr geschämt dabei und war erschrocken, wie abgemagert die Frau war und wie anders ihr Körper im Gegensatz zu meinem – ich war damals 18 – aussah. Ich fand es so schlimm, dass das so gemacht wurde, dass so etwas Intimes und teilweise Entwürdigendes einfach en passant vorausgesetzt wurde. Ich wusste auch nicht, was ich mit ihr reden sollte und ob ihr das recht war... Ich hatte mir etwas Professionelleres vorgestellt. Ich dachte, man kriegt eine Anleitung, wie man das genau machen soll, worauf man achten sollte. Und was immer vermittelt wird, ist ja immer, dass man bei Frauen beim Genital von vorne nach hinten wäscht, also nie umgekehrt, nie vom Gesäß nach vorne, aber mehr wusste ich nicht, es war also sehr unangenehm" (nach Sowinski, 2000).

12.5.3 Umgang mit Scham

Fallbeispiel Umgang mit Scham

Thea, die junge Frau mit dem Kleidungsproblem auf der Party (S. 176), erwägt verschiedene Möglichkeiten:

1. Sie tut so, als sei alles in Ordnung, übersieht die Blicke der anderen Gäste, überspielt ihre unangenehmen Gefühle und hofft, irgendwie den Abend zu überstehen.

2. Sie spricht der Gastgeberin gegenüber an, dass sie die Angelegenheit wohl falsch eingeschätzt habe und sich für eine halbe Stunde entschuldigen möchte. Sie fährt nach Hause, zieht sich um und kehrt auf das Fest zurück, wo sie gut gelaunt einen wunderschönen Abend verbringt.

3. Sie erhebt bei Tisch das Glas, ergreift das Wort und sagt humorvoll: „Ich bin wohl die Einzige, die heute Abend unbedingt ihr neues Kleid anziehen wollte! Auf einen schönen Abend und vielen Dank für die Einladung!"

Auch im Pflegealltag müssen Patienten und Pflegende lernen, mit schamauslösenden Situationen angemessen umzugehen. Pflegende können durch einen guten Umgang mit schambelasteten Situationen für sich selbst und für die zu Pflegenden eine erträgliche Atmosphäre schaffen. Das Ziel dabei ist, dass die Pflegenden Scham und Ekel nicht unterdrücken müssen. Es soll vermieden werden, dass sie langfristig beeinträchtigende Abwehrmechanismen entwickeln und in eine unpersönliche, unterkühlte Arbeitsweise übergehen (S. 307). Damit wird auch erreicht, dass die Patienten das Unangenehme nicht ohnmächtig erdulden müssen.

▮ Pflege in schambelasteten Situationen

Zu einer möglichst entspannten Situation trägt eine taktvolle Pflege bei, die folgende Hinweise beachtet:

- Grundsätzlich wird in angemessener Sprache erklärt, was geplant ist und welche Handlungsschritte erforderlich sind.
- Mit Hilfe einer Trennwand und Entblößen des Körpers nur soweit es momentan nötig ist, wird signalisiert, dass die Intimsphäre so weit wie möglich gewahrt bleibt.
- Durch Nachfragen wird geklärt, was der Patient selbst übernehmen kann und möchte. „Möchten Sie den Intimbereich selbst waschen? Ich helfe Ihnen dann beim Rücken?"

- Mögliche Schamgefühle können von der Pflegenden angesprochen werden. Die Situation entspannt sich dabei häufig. „Nicht wahr, das ist völlig ungewohnt, sich den ganzen Körper waschen zu lassen?", „Immer geht man alleine auf die Toilette und schließt noch die Tür zu. Und jetzt soll man hier auf die Bettschüssel sitzen!"
- Die Durchführung der Maßnahmen sollte zügig erfolgen. Entlastend erleben Patienten, wenn die Intimpflege eher nebenbei erfolgt. Hier kann es günstig sein, sich mit dem Patienten über etwas anderes zu unterhalten, ihm auch ins Gesicht zu sehen und den Blick nicht nur auf den Intimbereich zu richten.

Aufgabe 25 Lesen Sie noch einmal die Fallbeispiele 2 und 3 am Anfang des Kapitels und helfen Sie Frau Klose und dem siebenjährigen Oliver über die peinlichen Situationen hinweg.

12.6 Schmerz

Schmerzen gehören zu den Gefühlen, unter denen kranke Menschen häufig leiden und die die Lebensqualität und den Lebenswillen erheblich beeinträchtigen können.

12.6.1 Grundlagen

Schmerzen sind unangenehme, emotionale Wahrnehmungserfahrungen, die mit autonomen Reflexen und individuellen Verhalten verbunden werden und durch vorliegende oder potentielle Gewebsverletzungen bedingt sind.

Während Schmerzen lange Zeit in erster Linie unter physiologischen Aspekten betrachtet wurden, liegt inzwischen eine biopsychosoziale Betrachtungsweise vor: Schmerzen wirken sich auf physischer und psychischer Ebene aus und können die sozialen Beziehungen beeinträchtigen. Ebenso können alle drei Ebenen am Schmerzerleben beteiligt sein.

Bei allen unangenehmen Eigenschaften des Schmerzes beinhaltet er aber auch eine lebenswichtige Funktion: Der Schmerz warnt den Menschen und signalisiert, dass etwas nicht mehr in Ordnung ist, dass Gefahren drohen. Der Mensch bekommt so die Chance auf eine Bedrohung zu reagieren, möglicherweise Schaden zu begrenzen oder abzuwenden.

Physiologie des Schmerzes

Gewebsverletzungen führen zur Freisetzung von verschiedenen chemischen Substanzen, die untereinander und mit verschiedenen freien Nervenendigungen reagieren (biologische Kernreaktion). Entscheidend sind hier vor allem die myelinisierten a-Delta-Fasern, die für die Leitung des unmittelbaren, stechenden Schmerzes bedeutsam sind und die unmyelinisierten c-Fasern, die den eher dumpfen Schmerz weiterleiten. Werden die freien Nervenendigungen der a-Delta-Fasern bzw. der c-Fasern durch diese chemischen Substanzen erregt, wird die Erregung über das Hinterhorn des Rückenmarks bis zur Hirnrinde weitergeleitet, wo es zu einer bewussten Schmerzwahrnehmung kommt.

Auswirkungen des Schmerzes

Schmerzen wirken sich auf verschiedenen Ebenen aus:

- physische Ebene,
- psychische Ebene,
- soziale Ebene.

Physische Ebene

Schmerzen wirken Tag und Nacht, sie stören den Schlaf. Gerade nachts erscheinen Schmerzen oft stärker, was unter anderem auf fehlende ablenkende Reize zurückzuführen ist. Lange andauernde Schmerzen führen zu erheblichen Störungen des Allgemeinbefindens wie Müdigkeit, Appetitlosigkeit und Kraftlosigkeit; sie können zu Verkrampfungen und Fehlbelastungen führen, die langfristig erneut Schmerzen hervorrufen. Akute Schmerzen können zu Übelkeit und Erbrechen führen.

Psychische Ebene

Schmerzen erzeugen das Gefühl, die Situation nicht mehr unter Kontrolle zu haben. Das erzeugt Angst. Die eigene Wahrnehmung ist eingeschränkt, auf den Schmerz und die Krankheit fokussiert. Dies führt dazu, dass viele Patienten weder lesen noch Musik hören oder sich für anderes interessieren können. Der eigene Antrieb sinkt, entstehende Leistungseinbußen können zu depressiven Verstimmungen, zu Beeinträchtigungen des Selbstwertes und zu Schuldgefühlen führen. Bisherige Einstellungen und Werte können in Frage gestellt werden.

Soziale Ebene

Da die Wahrnehmung meist auf die Schmerzen und die Krankheit fokussiert wird, führt das häufig zum Verlust der sozialen Kontakte, denn irgendwann möchten Angehörige auch über andere Themen sprechen. Die zunächst häufig erlebte Zuwendung kann im Sinne einer positiven Verstärkung zu einer Verfestigung der Passivität bzw. der depressiven Verstimmungen führen. Die anfangs erlebte Zuwendung wandelt sich bei länger anhaltender Erkrankung häufig in Gleichgültigkeit oder sogar in Aggressivität, was die negativen Gefühle des Patienten weiter verstärkt.

Hinzu kommt der oft eingeschränkte Bewegungsradius (bedingt durch körperliche Beeinträchtigungen oder Ängste) der die Kontaktpflege zudem erschwert. Arbeitsunfähigkeit führt meist zu gravierenden finanziellen Einbußen und zu weiteren Kontaktverlusten. Die Vermeidung von schmerzhaften Bewegungen kann Einschränkungen im Alltag erzeugen, die zu einer Abhängigkeit von anderen Personen führen kann. Innerhalb der Familie oder der Partnerschaft können Veränderungen der Rollen entstehen, oft verbunden mit der Erkenntnis des Patienten, nicht mehr gebraucht zu werden oder für andere eine Last zu sein.

Ausdrucksformen von Schmerzen

Versuche Außenstehender, Schmerzen anderer einzuschätzen, schlagen häufig fehl. Beobachtbare Zeichen, die für das Vorhandensein von Schmerzen sprechen können sein:

- **Mimik:** schmerzverzerrte Mimik,
- **Körperhaltung:** Schonhaltungen, sich „krümmen" vor Schmerzen (**Abb. 12.7**),

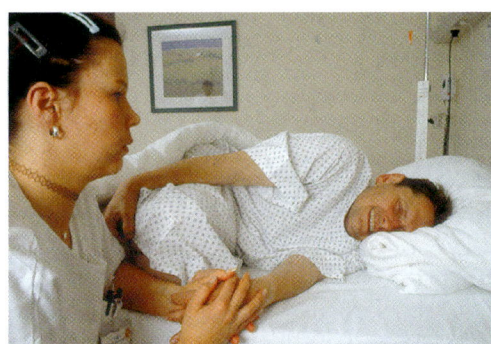

Abb. 12.7 Schmerzen beeinträchtigen die Lebensqualität oft erheblich.

- **Verhalten:** verbale oder paraverbale Schmerzäußerungen, Vermeidungsverhalten, z. B. Verweigerung der Nahrungsaufnahme bei Schmerzen im Mundbereich oder Schonhaltung bei Schmerzen im Bewegungsapparat.

Befragung. Solche sichtbaren Hinweise müssen, wenn möglich, durch Nachfragen ergänzt werden. Manchen Patienten fällt es jedoch schwer, Schmerzempfindungen „realistisch" zu äußern, weil sie sich schämen oder weil sie aufgrund Ihrer Erkrankung nicht dazu in der Lage sind. Ist eine Befragung möglich, können folgende Fragen gestellt werden:
- Ist der Schmerz schwach, stark, stechend, dumpf, brennend, klopfend, erträglich, unerträglich, zunehmend, gleich bleibend, unterschiedlich stark oder anhaltend?
- Gibt es schmerzfreie Phasen?
- Hat sich die *Schmerzstärke* seit Beginn der Schmerzen verändert?
- Hat sich die *Art des Schmerzes* seit dem Beginn des Schmerzes verändert?
- Sind die Schmerzen zu bestimmten Zeiten oder bei bestimmten Ereignissen stärker oder weniger stark?

Befragung von Kindern. Bei der Befragung von Kindern muss berücksichtigt werden, dass Kinder bis zu einem Alter von etwa ein bis zwei Jahren nicht in der Lage sind, die Schmerzlokalisierung zu beschreiben („Alles tut weh"). Fragen müssen dem Alter entsprechend formuliert sein. Ist eine Befragung nicht möglich, können lediglich durch die Beobachtung von Mimik, Körperhaltung, paraverbalen Äußerungen (Schreien usw.) oder durch messbare physiologische Parameter, z. B. Muskelverspannungen oder Bewegungsverweigerung, Informationen gewonnen werden.

Schmerzskalen und Schmerztagebuch. Hilfreich bei der Beschreibung des Schmerzes kann auch der Einsatz von Schmerzskalen sein (**Abb. 12.8**). Eine weitere Möglichkeit, detaillierte Informationen über Art, Stärke, Zeitpunkt und Kontext des Schmerzes zu erhalten, kann die Erstellung eines Schmerztagebuches sein (**Abb. 12.9**).

Aufgabe 26 Versuchen Sie zwei verschiedene, selbst erlebte Schmerzen mit verschiedenen Adjektiven zu beschreiben. Gehen Sie dabei auf Lo-

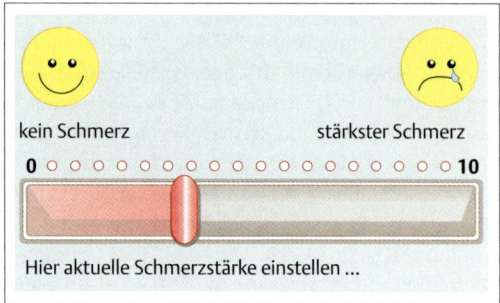

Abb. 12.8 Schmerzskalen helfen dabei, Schmerzempfindungen zu erfassen.

Schmerztagebuch

Name: ....   Datum: ....

Uhrzeit	Schmerz-intensität	Schmerz-therapie	Bemerkung/ Aktivität/ Beobachtungen
6.00 Uhr			
7.00 Uhr			
8.00 Uhr			
9.00 Uhr			
10.00 Uhr			
11.00 Uhr			
12.00 Uhr			
13.00 Uhr			
14.00 Uhr			
15.00 Uhr			
16.00 Uhr			
17.00 Uhr			
18.00 Uhr			
19.00 Uhr			
20.00 Uhr			
21.00 Uhr			
22.00 Uhr			
23.00 Uhr			
24.00 Uhr			
1.00 Uhr			
2.00 Uhr			
3.00 Uhr			
4.00 Uhr			
5.00 Uhr			

Abb. 12.9 Mit einem Schmerztagebuch werden detaillierte Kenntnisse über Schmerzen gewonnen.

kalisation, Qualität, Quantität und Dauer des Schmerzes ein.

12.6.2 Subjektivität der Schmerzwahrnehmung

Der Grad einer Verletzung korreliert nicht immer mit der Intensität der Schmerzen. Wie eine Person Schmerzen empfindet, kann vollkommen unterschiedlich sein. Was der eine als „nicht auszuhalten" beschreibt, ist für einen anderen „nicht so schlimm". So unterscheiden sich z. B. die Schmerzempfindungen bei (nach äußeren Aspekten recht ähnlichen) Geburten oft beträchtlich.

Die Unterschiedlichkeit der Schmerzempfindung verschiedener Menschen zeigt sich auch beim Zahnarzt. Während ein Patient schon für ein kleines „Loch" eine Spritze verlangt, empfindet ein anderer während einer gravierenderen Behandlung ohne Betäubung wenig Schmerzen. Bereits bei kleinen Kindern lassen sich große Unterschiede in der Schmerzwahrnehmung feststellen:

 Fallbeispiel Schmerzwahrnehmung
Die Mütter der vierjährigen Anna und des zweijährigen Johannes sitzen am Sandkasten, als Anna weinend zu ihrer Mutter gerannt kommt und ihr einen kleinen Kratzer am Arm zeigt, den sie sich beim Spiel mit der Katze zugezogen hat. Gleichzeitig ertönt ein lautes Scheppern, denn Johannes ist von seinem Fahrzeug gestürzt, als er mit überhöhter Geschwindigkeit einen asphaltierten Weg herunterfahren wollte. Seine Mutter erschrickt und will gerade aufspringen, um ihrem Sohn zu helfen. Johannes steht jedoch schon wieder und tritt trotz blutender Knie und aufgeschürften Armen wütend auf sein Fahrzeug ein. Anschließend nimmt er sich ein anderes Spielzeug und beschäftigt sich damit.

▎ **Beeinflussende Faktoren der subjektiven Schmerzwahrnehmung**

Die psychologische Forschung untersucht, welche Faktoren die subjektive Schmerzempfindung beeinflussen. Dabei sind insbesondere folgende Faktoren bedeutsam:
- Art und Lokalisation des Schmerzes,
- Assoziationen, die der Patient mit den Schmerzen verbindet (z. B. zerstörender oder heilender Schmerz),
- Wissen über die Ursachen der Schmerzen,
- bisherige Schmerzerfahrungen und Schmerzgedächtnis,

- Reaktionen des Umfeldes auf den Ausdruck des Schmerzes,
- kulturelle Einflüsse,
- Gefühl, etwas gegen den Schmerz tun zu können bzw. den Schmerz kontrollieren zu können (eine Erkenntnis, die in der Schmerztherapie bei der patientenkontrollierten Analgesie genutzt wird),
- Absehbarkeit der Schmerzen.

 Fallbeispiel Wissen über die Ursache des Schmerzes
Die dreizehnjährige Madeleine klagt über Schmerzen in den Knien. Nachdem der Arzt ihr erklärt hat, dass sie gerade einen Wachstumsschub hat, freut sie sich, weil sie bisher eher zu den kleineren Kindern der Klasse gehörte. Die Knie schmerzen plötzlich fast gar nicht mehr.

12.6.3 Psychologische Aspekte bei der Pflege von Schmerzpatienten

Neben medikamentöser Schmerztherapie und schmerzlindernden pflegerischen Maßnahmen können Pflegende, die über fundiertes psychologisches Wissen verfügen, die Situation der Patienten oft entscheidend verbessern, indem sie:
- Schmerzäußerungen ernst nehmen (nicht bagatellisieren),
- emotionalen Rückhalt gewähren durch Pflegende oder Angehörige,
- Sicherheit vermitteln, denn Angst steigert die Schmerzempfindung,
- über organisatorische Abläufe, Wartezeit usw. informieren, um die Situation antizipierbarer zu machen,
- wenn möglich, Angaben über die voraussichtliche Dauer der Schmerzen machen,
- das Gefühl der Kontrollierbarkeit des Schmerzes beim Patienten fördern, z. B. durch Einbeziehen des Patienten beim Verbandwechsel („Sagen Sie STOPP, wenn ich aufhören soll", „Halten Sie bitte die Bandage") oder nach Möglichkeit durch Mitbestimmen des Patienten bei der Dosierung der Schmerzmedikation,
- hilfreiche Strategien wie Imagination, Ablenkung, Umdeutung vermitteln:
  - *Imagination*: Vermitteln von hilfreichen Assoziationen und Vorstellungen (z. B. bei Kindern: „Die Flüssigkeit in der Spritze brennt ein bisschen, weil sie die bösen Bakterien kaputtmacht.")

- *Ablenkung:* Ablenkungsmöglichkeiten bieten, um den Fokus der Aufmerksamkeit vom Schmerz weg zu verlagern,
- *Umdeutung:* Den Patienten informieren über die positiven Aspekte des Schmerzes (Schmerz im Rahmen der Wundheilung, Schmerz als Warnsignal usw.),
- positive Bewältigungsmechanismen des Patienten verstärken,
- Entspannungsverfahren anbieten (z. B. progressive Muskelrelaxation nach Jacobsen), da durch Verringerung der Anspannung auch auf physiologische Weise Schmerzen verringert werden.

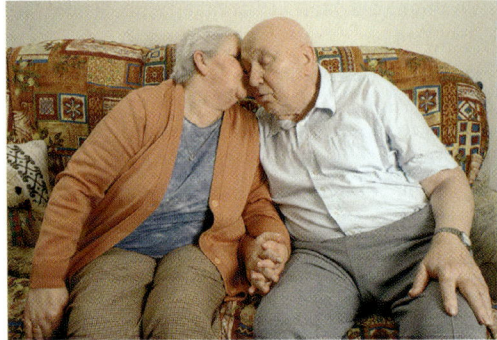

Abb. 12.10   Sexualität hat mit Berührungen, Vertrauen und Geborgenheit zu tun.

 Fallbeispiel Einbeziehen des Patienten

Die 10-jährige Jana sitzt in der chirurgischen Ambulanz auf dem Behandlungstisch. Ihr sollen sieben Fäden gezogen werden. Der behandelnde Arzt vereinbart mit ihr, zwischen den einzelnen Handlungen Pausen einzulegen, wenn sie das möchte. Laut zählt sie mit dem Arzt die gezogenen Fäden und weiß dadurch: „Gleich ist es vorbei!" Jana hat so nicht das Gefühl des Ausgeliefertseins, sie kann den Prozess mit steuern. In diesem Zusammenhang ist auch die sitzende Körperhaltung hilfreich, kommt sie sich doch nicht so „unterlegen" vor, wie in liegender Position.

12.7 Pflegeschwerpunkt Sexualität im Alter

„Alter" und „Sexualität", passen diese Begriffe zusammen? In der Gesellschaft wird vielfach von einem eher „geschlechtslosen Alter" ausgegangen. Während Sexualität oft mit Jugend, Familiengründung, Liebe und Attraktivität assoziiert wird, ist sie im Alter weitgehend ein Tabuthema.

Sexualität wird sehr unterschiedlich definiert, so z. B. als „die Gesamtheit dessen, was mit dem Geschlechtsleben zusammenhängt". Aber was hängt mit dem Geschlechtsleben zusammen? Vielfach wird Sexualität fast ausschließlich mit dem Geschlechtsakt in Verbindung gebracht. Das ist zu eng gedacht. Denn mit dem Geschlechtsleben hängt noch viel mehr zusammen. Sein Geschlecht zu leben bedeutet, sich als Mann oder Frau zu fühlen und diese Rolle auch innerhalb der Gesellschaft einzunehmen, möglicherweise auch zu genießen.

Sicher hat Sexualität etwas mit Zärtlichkeit, Berührungen, Umarmungen, Streicheln, Küssen und Erotik zu tun. Aber sie ist viel mehr. Sexualität ist ein Teil der Persönlichkeit, sie beinhaltet Gefühle und Nähe und sollte viel mit Geborgenheit, Vertrauen, Hingebung, Selbstbestimmung und Würde zu tun haben.

Folgt man diesem Gedanken, passen „Alter" und „Sexualität" sehr gut zueinander, denn auch – und vielleicht gerade – im Alter bekommen das liebevolle Miteinander und das Gefühl der Geborgenheit eine zentrale Bedeutung, angesichts der im sozialen Umfeld insgesamt abnehmenden Kontakte. Der Lebensradius wird enger, die Partnerschaft bekommt – sofern sie existiert – mehr Raum (**Abb. 12.10**).

Aufgabe 27 a Was wissen Sie über die Sexualität Ihrer Großeltern?
b Bearbeiten Sie den Fragebogen in Abb. 12.**11**.
Aufgabe 28 In welchen Situationen werden Sie im Heim oder im Krankenhaus mit der Sexualität der Patienten/Bewohner konfrontiert?

12.7.1   Tabuisierung der Alterssexualität
Wie lässt sich diese Tabuisierung der Alterssexualität aus soziologischer Sicht erklären? Hier ist es nötig, Rollen, Normen und Werte unserer Gesellschaft in Bezug auf das Alter zu betrachten: Zunächst scheint hier vielfach ein Rollentausch stattzufinden. Pflegende übernehmen (vor allem bei dementen Patienten) häufig eine Elternrolle, indem sie die alten Menschen vor „unwürdigem" Verhalten schützen wollen. Nun untersagen die Jüngeren den Älteren das, was ihnen früher von den Älteren untersagt wurde. Hier handelt es sich oft um eine Gratwanderung zwischen Schutz und Bevormundung.

Moralische und religiöse Vorstellungen kommen dazu: „Das tut man nicht in diesem Alter". Auch Vorstellungen von ewiger Treue verbieten älteren Menschen häufig, neue Bindungen einzugehen.

Die Problematik muss auch vor dem Hintergrund der Zeit, in der diese Generation aufgewachsen ist, betrachtet werden. Eine Zeit, in der vorehelicher Geschlechtsverkehr moralisch verwerflich war, sollte dieser doch der Fortpflanzung dienen, in der das Küssen in der Öffentlichkeit schon fast skandalös war. Ein Mädchen, das allein mit verschiedenen Männern alleine gesehen wurde, verlor seinen guten Ruf.

Heute wird Sexualität zunehmend mit Ästhetik und Attraktivität assoziiert; sie scheint jungen, schönen Körpern vorbehalten zu sein. Sicher ein Grund für die Ängste älterer Menschen, neue Beziehungen einzugehen. Ist der eigene Körper doch nicht mehr so schön, wie er einmal war.

Aufgabe 29 Welche Gründe gibt es aus soziologischer Sicht dafür, dass einige Menschen im Alter keine sexuellen Aktivitäten mehr ausüben?

12.7.2 Physiologisch bedingte Veränderungen der Sexualität im Alter

Auch Vorurteile über physiologische Veränderungen der Erregungs- und Empfindungsfähigkeit führen zu der (fehlerhaften) Annahme, dass Sexualität im Alter kein Thema mehr sei. Noch immer sind die Vorstellungen weit verbreitet, dass mit dem Klimakterium nicht nur die Fortpflanzungsfähigkeit, sondern auch Lust und Empfindungsfähigkeit verloren gehen, und dass im Alter die Erektionsfähigkeit der Männer physiologisch bedingt nachlässt.

Tatsache ist, dass die Produktion von Sexualhormonen im Alter abnimmt (bei Frauen deutlicher als bei Männern), was zu einer verlängerten anfängli-

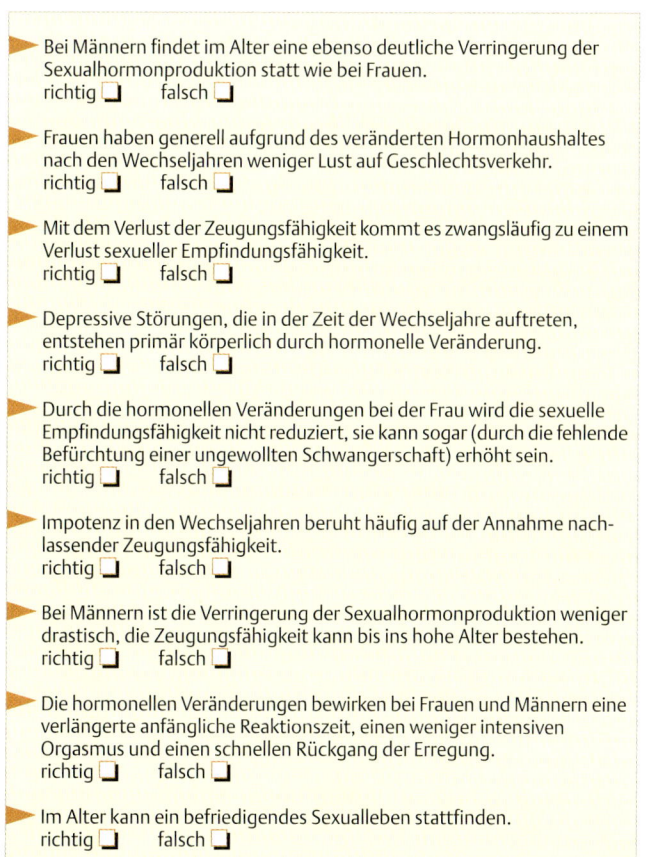

▶ Bei Männern findet im Alter eine ebenso deutliche Verringerung der Sexualhormonproduktion statt wie bei Frauen.
richtig ☐   falsch ☐

▶ Frauen haben generell aufgrund des veränderten Hormonhaushaltes nach den Wechseljahren weniger Lust auf Geschlechtsverkehr.
richtig ☐   falsch ☐

▶ Mit dem Verlust der Zeugungsfähigkeit kommt es zwangsläufig zu einem Verlust sexueller Empfindungsfähigkeit.
richtig ☐   falsch ☐

▶ Depressive Störungen, die in der Zeit der Wechseljahre auftreten, entstehen primär körperlich durch hormonelle Veränderung.
richtig ☐   falsch ☐

▶ Durch die hormonellen Veränderungen bei der Frau wird die sexuelle Empfindungsfähigkeit nicht reduziert, sie kann sogar (durch die fehlende Befürchtung einer ungewollten Schwangerschaft) erhöht sein.
richtig ☐   falsch ☐

▶ Impotenz in den Wechseljahren beruht häufig auf der Annahme nachlassender Zeugungsfähigkeit.
richtig ☐   falsch ☐

▶ Bei Männern ist die Verringerung der Sexualhormonproduktion weniger drastisch, die Zeugungsfähigkeit kann bis ins hohe Alter bestehen.
richtig ☐   falsch ☐

▶ Die hormonellen Veränderungen bewirken bei Frauen und Männern eine verlängerte anfängliche Reaktionszeit, einen weniger intensiven Orgasmus und einen schnellen Rückgang der Erregung.
richtig ☐   falsch ☐

▶ Im Alter kann ein befriedigendes Sexualleben stattfinden.
richtig ☐   falsch ☐

Abb. 12.11   Welche der folgenden Aussagen sind richtig, welche falsch?

chen Reaktionszeit, einem weniger intensiven Orgasmus und einem schnelleren Erregungsrückgang führen kann.

Vermehrte Schmerzempfindung kann bei Frauen durch eine Abnahme der Lubrikation (Feuchtwerden im Vaginalbereich) und eine verdünnte Haut, mit leichterer Rissigkeit entstehen. Trotzdem kann bis ins hohe Alter ein genussreiches und befriedigendes Sexualleben stattfinden.

Fehlende und unangenehm erlebte Sexualität im Alter hängt häufiger mit Krankheiten, Schmerzen, Medikamenteneinnahme und psychischen Faktoren zusammen. So beruht Impotenz im Alter oft auf der fehlerhaften Erwartung, sie sei eine unumgängliche Alterserscheinung; schon die Furcht, impotent zu werden, kann – im Sinne einer sich selbst erfüllenden Prophezeiung – zu Impotenz führen.

12.7.3 Erkrankungen und Sexualität

Während depressive Störungen und Angststörungen meist zu einer Abnahme sexueller Aktivität führen, kann diese bei Manien gesteigert sein. Hier kann es ebenso wie bei hirnorganischen Erkrankungen zu zunehmender Enthemmung und somit zu Belästigung von Mitpatienten, Mitbewohnern oder Pflegenden kommen.

Problematisch kann auch die Sexualität demenzkranker Menschen werden, da Sexualität als Grundbedürfnis auch noch bei nachlassenden kognitiven Fähigkeiten auftreten kann. So kann es sein, dass der demente Mensch eine fremde Person für seinen Ehepartner hält, dass er seinen sexuellen Bedürfnissen ungeschützt in der Öffentlichkeit, z.B. durch Selbstbefriedigung nachgeht, oder vulgäre Ausdrücke verwendet. Solche demenzbedingten Wesensveränderungen stellen für Angehörige und Pflegende schwierige Situationen dar.

Abgesehen von den Erkrankungen selbst können Veränderungen der Libido auch durch Medikamenteneinnahme hervorgerufen werden. Eine Steigerung der Libido ist z.B. eine häufige Begleiterscheinung einiger gegen Parkinson eingesetzter Medikamente. Dies kann auch die Beziehung zu dem Partner stark belasten.

▌ Sexualität in Pflegeheimen und im Krankenhaus

Kommt ein Mensch ins Krankenhaus oder ins Pflegeheim, muss gelernt werden, anders mit der Sexualität umzugehen. Beim Waschen z.B. greift ein Pflegender oft bedenkenlos und routiniert in die Intim-

sphäre des zu Pflegenden ein. (Vielleicht wissen Sie aus eigener Erfahrung, was es für ein Gefühl ist, von Pflegenden oder Ärzten im Intimbereich angesehen oder berührt zu werden).

In Krankenhäusern oder stationären Einrichtungen der Altenhilfe fehlt häufig eine ausreichende Privatsphäre. Von innen abschließbare Zimmertüren gibt es außer in Einrichtungen des Betreuten Wohnens nur selten. Wird vor dem Eintreten in ein Pflegezimmer angeklopft, so wird oft nicht auf ein „Herein" gewartet (vielfach ist der zu Pflegende dazu auch nicht in der Lage). Insgesamt besteht vor allem bei Doppelzimmern kaum die Möglichkeit, ungestört für sich allein zu sein, schließlich kann jederzeit jemand kommen.

Obgleich in den Leitbildern der Einrichtungen oft von „bedürfnisorientierter Pflege" gesprochen wird, scheinen dabei in der Realität Bedürfnisse wie Zuneigung, Zärtlichkeit und Sexualität oft eher unzureichend berücksichtigt. Für diese Situation sind sicher einerseits die Rahmenbedingungen zuständig, teilweise aber auch die Einstellungen mancher Pflegenden.

Aufgabe 30 Gibt es in Ihrer Einrichtung für Patienten oder Bewohner die Möglichkeit ungestört, allein zu sein? Wird das Bedürfnis nach Zärtlichkeit berücksichtigt? Welche Möglichkeiten gibt es?

Aufgabe 31 Welche Maßnahmen könnten zu einer Verbesserung der Situation führen?

Die Akzeptanz der Pflegenden gegenüber sexuellen Handlungen der Patienten und Bewohner ist noch immer recht gering, geht sie doch mit viel Unsicherheit einher, insbesondere, wenn Mitpatienten/Mitbewohner oder Pflegende selbst miteinbezogen werden.

Gefühle von Peinlichkeit und Scham führen zu gespannten und distanzierteren Beziehungen. Nicht selten wird versucht, dies durch Antipathie oder Spott zu kompensieren. Sich zuspitzende Situationen können sich ergeben, wenn Bewohner berührt werden wollen, beim Waschen anfangen zu stöhnen oder anzügliche Andeutungen machen. Durch die fehlende Intimsphäre in Institutionen kann es auch passieren, dass Pflegende in Situationen kommen, in denen sich Bewohner oder Patienten selbst befriedigen.

Fallbeispiel Konfrontation mit anzüglichen Bemerkungen

Herr Scholl ist 57 Jahre alt. Er leidet unter dem Korsakow-Syndrom. Schwester Lena fordert Herrn Scholl auf, sich am Waschbecken zu waschen. Nachdem er sich Gesicht und Hals gewaschen hat, fordert Sie ihn auf, sich die Brust zu waschen. Herr Scholl erwidert: „Ich möchte viel lieber Ihre Brust waschen, Schwester!" (**Abb. 12.12**).

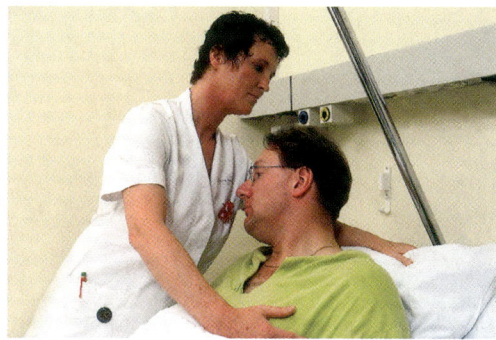

Abb. 12.12 Pflegende werden mit sexuellen Bedürfnissen der Patienten konfrontiert.

Aufgabe 32 Suchen Sie sich in Kleingruppen zwei der folgenden Situationen aus. Entwickeln Sie Ansätze, mit der Situation angemessen umzugehen und diskutieren Sie Erfahrungen mit ähnlichen Situationen.

a In Herrn Bauers Einlagen befindet sich fast täglich Sperma. Während Sie Herrn Bauer waschen und seine Einlage wechseln, grinst er Sie an.

b Ein älterer Bewohner wendet sich an Sie, weil er Interesse an einer Mitbewohnerin hat. Er sei einsam seit dem Tod seiner Frau und bittet Sie, ihm bei der Kontaktaufnahme behilflich zu sein.

c Herr Claus begehrt eine demente Mitbewohnerin, die sich auf ihn einlässt. Beide sitzen im Flur der Einrichtung, Herr Claus knöpft die Bluse der Frau auf.

d Herr Schneider genießt es, sich im Intimbereich waschen zu lassen. Obwohl er durchaus in der Lage ist, sich zu melden, wenn er auf die Toilette möchte, uriniert er in die Einlage und verlangt anschließend, gewaschen zu werden. Herr Schneider leidet unter einer Pilzinfektion im Intimbereich. Sich selbst wäscht er nur unzureichend.

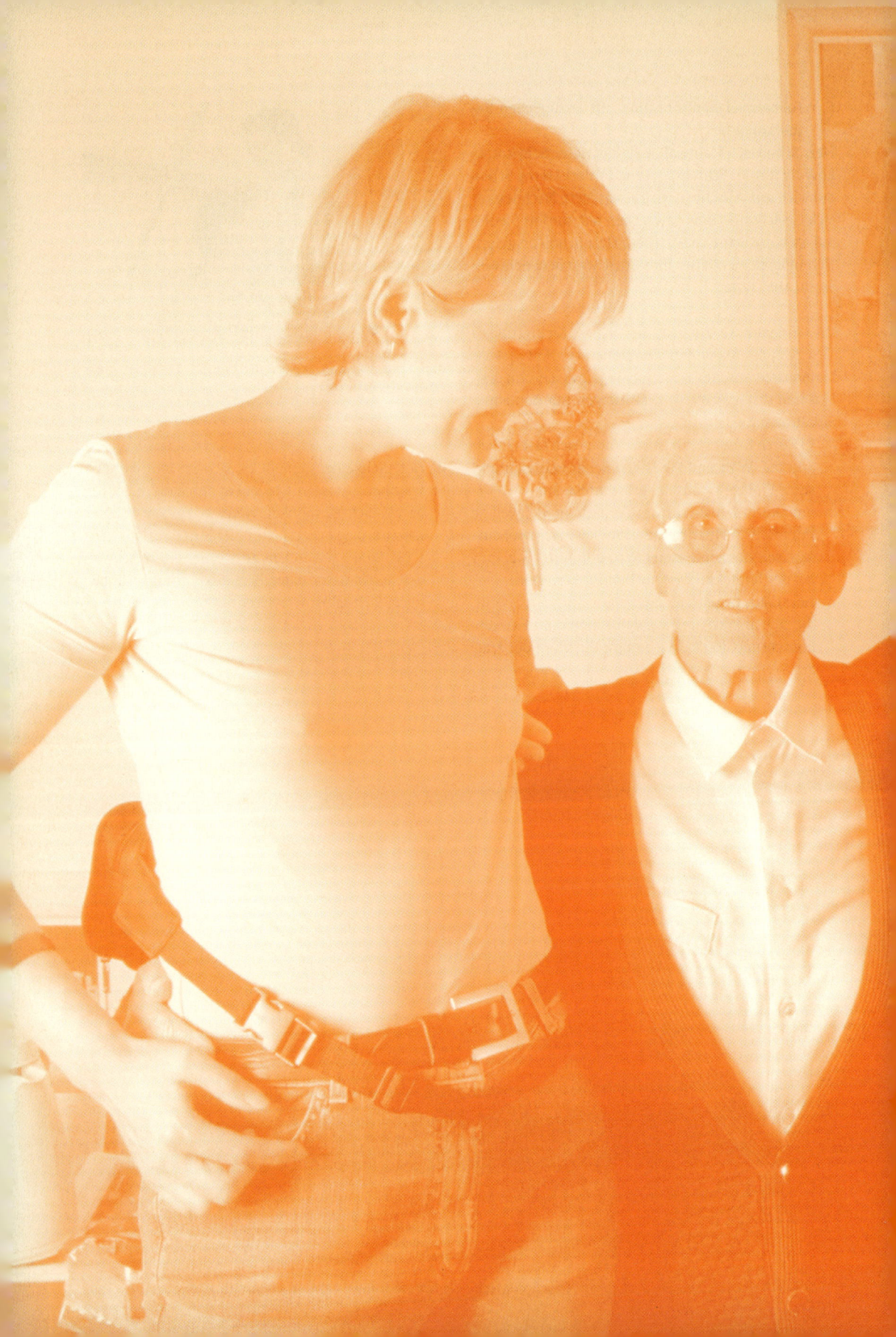

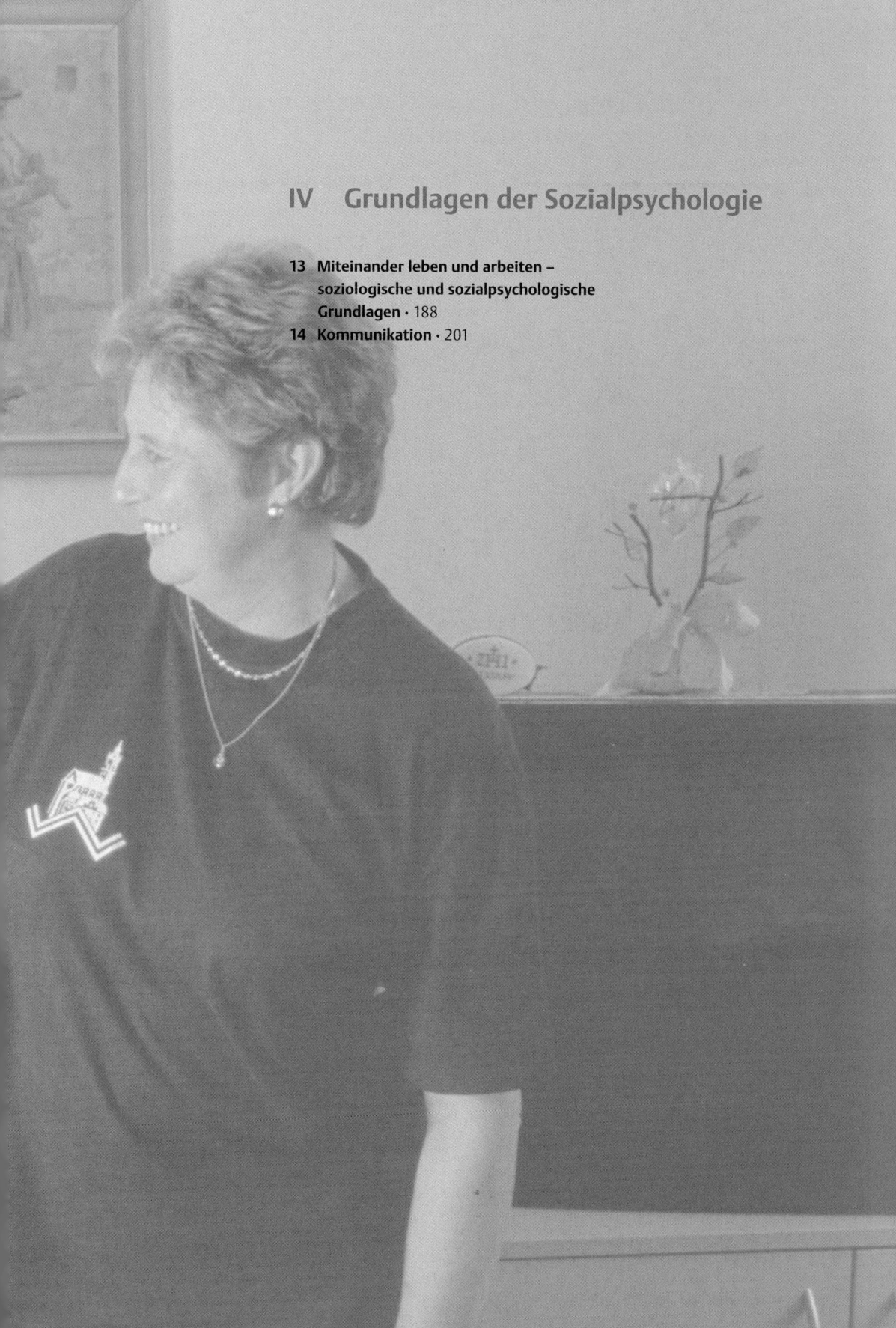

IV Grundlagen der Sozialpsychologie

**13 Miteinander leben und arbeiten –
soziologische und sozialpsychologische
Grundlagen** · 188
14 Kommunikation · 201

13 Miteinander leben und arbeiten – soziologische und sozialpsychologische Grundlagen

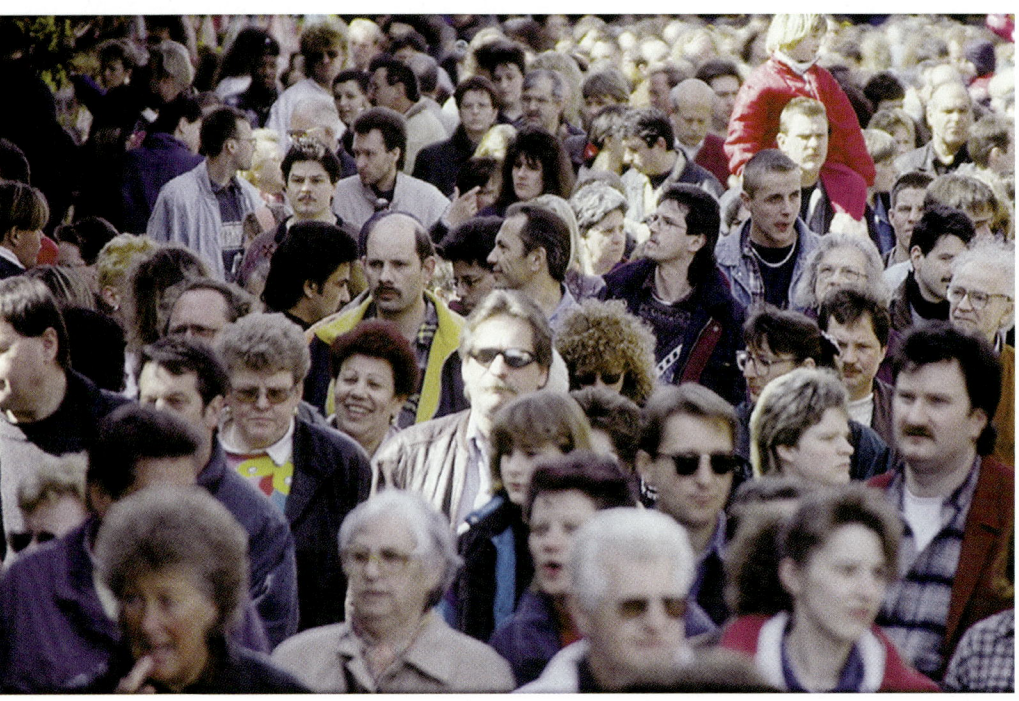

Einführung · 189

13.1 Normen und Werte · 189

13.1.1 Normen · 189

13.1.2 Werte · 190

13.2 Soziologische Rollen und Rollenkonflikte · 191

13.2.1 Soziologische Rollen · 191

13.2.2 Rollenkonflikte · 192

13.2.3 Umgang mit Rollenkonflikten · 195

13.3 Soziale Gruppe · 197

13.3.1 Gruppenphänomene · 197

13.3.2 Führungsstile · 198

 Examensschwerpunkte

Normen und Werte (S. 189), Soziologische Rollen und Rollenkonflikte (S. 191), Soziale Gruppe (S. 197), Gruppenphänomene (S. 197), Führungsstile (S. 198)

> *„Einer mag überwältigt werden, aber zwei können widerstehen, und eine dreifache Schnur reißt nicht leicht entzwei."*
>
> Die Bibel, Prediger 4, 12

Einführung

Jeder Mensch hat seine eigenen Bedürfnisse, Motive, Persönlichkeitsmerkmale und seine eigene Lerngeschichte. Alles zusammen wirkt mitbestimmend auf sein Verhalten und Erleben. Verhalten wird aber auch von den Sichtweisen und Erwartungen der Menschen, die uns umgeben, beeinflusst. Vom Anfang des Lebens bis zum Ende umgeben uns Menschen, wir stehen in sozialen Beziehungen, die von Anfang an ein notwendiges Lebenselement sind, ohne das ein Mensch sich nicht gesund entwickeln kann. Der Mensch muss also als Teil eines sozialen Systems betrachtet werden. Seine Gedanken, Gefühle, Motive und Wahrnehmungen werden von der jeweiligen sozialen Situation mitbestimmt. Schon eine einzige Person kann das Verhalten eines oder mehrerer Gruppenmitglieder verändern.

Fallbeispiel Sozialpsychologie

Sobald Frau Krieg anwesend ist, spricht niemand mehr frei und offen. Übernimmt Herr Fröhlich die Gesprächsleitung, beteiligen sich alle, auch die Schüchternen, und es kommt zu einer erfreulichen Gesprächsrunde.

Wie menschliches Verhalten von verschiedenen sozialen Faktoren beeinflusst wird, erforscht und lehrt die Sozialpsychologie. Begriffe wie z. B. „Gruppen", „Normen", „Rollen", „Konflikte" beschreiben solche sozialen Faktoren. Auf diese Themen soll im Folgenden näher eingegangen werden.

Aufgabe 1 Beschreiben Sie, inwiefern Pflegende Teil von sozialen Systemen sind.
Aufgabe 2 Erläutern Sie Beispiele dafür, dass Menschen sich anders verhalten, je nachdem, welche Menschen sie umgeben.
Aufgabe 3 Zeigen Sie, dass Menschen unterschiedlicher Kulturen zum Teil sehr verschiedenartige Verhaltensweisen aufweisen.

13.1 Normen und Werte

13.1.1 Normen

 Unter Normen versteht man Richtlinien, Verhaltensregeln, die normales bzw. akzeptables Verhalten beschreiben.

Fallbeispiel Normen

Krankenpflegeschülerin Gabriela bereitet sich auf ihren ersten Arbeitstag auf der Station vor. Sie betritt in weißer Dienstkleidung das Stationszimmer und wird von Schwester Hanna begrüßt und informiert: „Seien Sie pünktlich, ordentlich, freundlich und fragen Sie, wenn Sie etwas nicht wissen oder nicht verstehen."

Schwester Hanna teilte Schülerin Gabriela mit, wie sie sich zu verhalten hat. Diese Normen dienen Gabriela zur Orientierung und sollen auf Station für einen geordneten Ablauf sorgen. Solche Richtlinien können von verschiedenen Gruppen oder Personen vorgegeben werden.

Arten von Normen

Man unterscheidet verschiedene Arten von Normen:
- gesellschaftliche Normen,
- institutionelle Normen,
- Gruppennormen,
- eigene, persönliche Normen.

Gesellschaftliche Normen. Darunter versteht man z. B. Umgangsformen und das Einhalten von Gesetzen. So erwartet die Gesellschaft, dass Menschen sich ihren Unterhalt verdienen, sich an Verkehrsregeln halten und nicht stehlen.

Institutionelle Normen. Dies sind Richtlinien, die von einer Einrichtung ausgehen. In der Schule gelten Unterrichts- und Pausenzeiten und Verhaltensregeln, die beschreiben, was erlaubt oder verboten ist. Im Krankenhaus gelten Arbeitszeitbestimmungen, Hygienevorschriften und Besuchszeiten.

Gruppennormen. Auch Gruppen haben ihre eigenen Regeln. So gelten in manchen Jugendgruppen Richtlinien für Kleidung, Frisur und Verhalten.

Persönliche Normen. Außerdem hat jeder Mensch noch seine eigenen, persönlichen Normen. Für manche Menschen ist absolute Pünktlichkeit „normal", andere finden eine halbstündige Verspätung in Ordnung. Für viele junge Menschen ist tägliches Duschen normal, für manche ältere Menschen ist es normal, lediglich einmal in der Woche ein Bad zu nehmen. Manche Frauen haben es sich zur Regel gemacht, nie ungeschminkt aus dem Haus zu gehen.

Aufgabe 4 Finden Sie verschiedene Beispiele für gesellschaftliche Normen.

Aufgabe 5 Welche institutionellen Normen gibt es in Ihrer Einrichtung? Geben Sie Beispiele für Normen in anderen Institutionen.

Aufgabe 6 Nennen Sie Gruppennormen, die in Ihrem Team gelten.

Aufgabe 7 Tauschen Sie sich über eigene, persönliche Normen aus.

▌ Altersnormen

Sind Normen an eine bestimmte Altersgruppe gerichtet, spricht man von Altersnormen.

Normen sind häufig an bestimmte Lebensphasen gebunden. So gelten je nach Lebensphase unterschiedliche Vorstellungen darüber, wie sich ein Mensch zu verhalten hat:

Kleinen Kindern ist Vieles erlaubt, was Erwachsenen verboten ist. Sie dürfen Erwachsene mit „Du" anreden und sich auf deren Schoß setzen. Auch für Jugendliche gelten Regeln, so darf unter 16 Jahren nicht in der Öffentlichkeit geraucht werden, und auch der Diskobesuch ist an bestimmte Altersvorgaben gebunden. Erwachsene sollen arbeiten, aber spätestens mit 65 Jahren in Rente gehen. Auch für ältere Menschen gibt es Richtlinien für akzeptables Verhalten. So gibt es z. B. bestimmte Vorstellungen, wie ein älterer Mensch sich kleiden sollte und wie nicht (s. Anhang: Film „Harold and Maude").

💡 Fallbeispiel Altersnormen

Als Katrins Oma das Haus in einem tief ausgeschnittenen roten Minikleid und Schuhen mit hohen Absätzen verlassen will, ist Katrin entsetzt: „Oma, das geht nun wirklich nicht!"

 Aufgabe 8 Suchen Sie weitere Beispiele für Altersnormen bei Kindern, Jugendlichen, Erwachsenen und älteren Menschen.

Aufgabe 9 Mit einem Wechsel der Umgebung ändern sich häufig auch die Normen und die an die Person gestellte Erwartungen. Dies geschieht z. B. beim Einzug in ein Pflegeheim oder bei der Aufnahme in ein Krankenhaus. Beschreiben Sie wie sich Normen verändern, wenn ein Mensch in ein Pflegeheim eintritt bzw. in ein Krankenhaus kommt.

13.1.2 Werte

Unter Werten versteht man Vorstellungen über erstrebenswerte Zustände.

💡 Fallbeispiel Werte

Die Pflegeschülerin Gabriela hat ihre Berufswahl getroffen, weil es ihr wichtig ist, anderen Menschen zu helfen. Sie hat sich vorgenommen, den Menschen bei ihrer Arbeit respektvoll zu begegnen und die Würde kranker Menschen zu wahren. Hilfsbereitschaft, Respekt und ein würdevoller Umgang sind für Gabriela wichtige Werte.

▌ Arten von Werten und Wertehierarchie

Man unterscheidet zwischen materiellen und ideellen Werten:

- **materielle Werte:** In unserer Gesellschaft sind z. B. Geld, Schmuck, Immobilien, Wertpapiere, ein teures Auto, eine Segelyacht oder andere Statussymbole materielle Werte.
- **ideelle Werte:** Dies können z. B. Freiheit, Demokratie, Selbstbestimmung, Unabhängigkeit, Liebe, Treue, Familie sein.

Jeder Mensch hat eine persönliche Rangfolge seiner Werte: Für viele Menschen sind Geld, Besitz, Gesundheit, Partnerschaft oder Freundschaft höchste Werte. Nonnen und Mönche hingegen verzichten beim Eintritt in einen Orden auf persönlichen Besitz, dieser hat für sie einen niedrigen Stellenwert.

Unter einer Wertehierarchie versteht man die Rangfolge der Werte.

💡 Fallbeispiel Wertehierarchie

Frau Peters leidet unter einem starken Tremor. Infolgedessen hat sie Schwierigkeiten bei der Nahrungsaufnahme. Sie möchte trotzdem gerne selbstständig essen. Wenn ihre Tochter da ist, reicht sie ihrer Mutter das Essen. Sie gibt es ihr mit dem Löffel, mit den Worten: „Ich mache das schon, dann bist du nachher schön sauber!". Frau Peters ist dabei sehr unglücklich.

Während für Frau Peters Selbstständigkeit ein ganz hoher Wert ist, steht Sauberkeit hoch in der Wertehierarchie der Tochter. In unterschiedlichen Werten kann Konfliktpotential liegen.

 Aufgabe 10 Häufig verändern sich Werte mit zunehmendem Alter. Erläutern Sie dies anhand von Beispielen. Haben sich auch Ihre eigenen Werte im Verlauf Ihres Lebens gewandelt?

Aufgabe 11 Erläutern Sie anhand von Beispielen, wie sich die Wertehierarchien von Mensch zu Mensch unterscheiden können.

Aufgabe 12 Welche Werte sollten Pflegende bezogen auf den Pflegeberuf Ihrer Meinung nach haben?

13.2 Soziologische Rollen und Rollenkonflikte

13.2.1 Soziologische Rollen

In der Sozialpsychologie versteht man unter dem Begriff „Rolle" alle Erwartungen, die an den Inhaber einer bestimmten Position gerichtet werden.

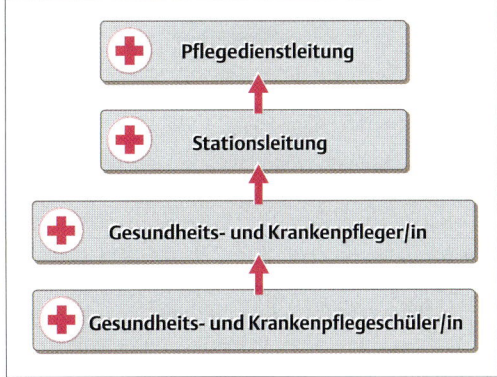

Abb. 13.1 Rangrollensequenz im Beruf Gesundheits- und Krankenpflege.

Fallbeispiel Rollen
Auf dem Stationsflur wird Gabriela von einer Patientin angesprochen: „Sie können mir doch sicher sagen, wann der Arzt kommt!"

Aufgrund der weißen Dienstkleidung erwartet die Patientin, dass ihr Gabriela Auskunft geben kann.

Rollenverhalten und Rollenattribute. Die Erwartungen beziehen sich auf das Verhalten des Rolleninhabers (Rollenverhalten) und auf seine Erscheinung (Rollenattribute). Von dem Verhalten eines Polizisten wird z. B. erwartet, dass er sicher auftritt, den Straßenverkehr regelt und sich an Gesetze hält. Zu seinen Rollenattributen gehören Uniform, Waffe, Streifenwagen.

Rollenverhalten beinhaltet Erwartungen an das Verhalten eines Rolleninhabers, Rollenattribute sind Erwartungen an die äußere Erscheinung eines Rolleninhabers.

Altersrollensequenz. Im Laufe des Lebens nimmt ein Mensch verschiedene Rollen ein. Er ist Kind, Jugendlicher, Erwachsener, alter Mensch. Diese Abfolge heißt Altersrollensequenz.

Rangrollensequenz. Zudem wechseln die Rollen während der beruflichen Laufbahn. Begonnen wird als Schüler, während der Ausbildungszeit ist man Auszubildender oder Student, schließlich Fachkraft, manchmal Inhaber einer Leitungsposition. Diese Abfolge von Rollen innerhalb der beruflichen Laufbahn wird als Rangrollensequenz bezeichnet (**Abb. 13.1**).

Aufgabe 13 Beschreiben Sie Rollenverhalten und Rollenattribute für verschiedene Berufe.

Aufgabe 14 Zeigen Sie, wie sich die Erwartungen an eine Person verändern innerhalb:
a der Altersrollensequenz und
b der Rangrollensequenz.

Rollenset und Rollenselbstbild
Die Vielzahl von eigenen und fremden Erwartungen an den Inhaber einer Rolle bezeichnet man als Rollenset. Das Rollenselbstbild enthält die Erwartungen, die der Rolleninhaber selbst an die eigene Rolle stellt.

Die Erwartungen, die an einen Rolleninhaber gerichtet werden, können von verschiedenen Personengruppen ausgehen, z. B. von Patienten oder Bewohnern, Angehörigen, von der Stationsleitung, dem Einrichtungsträger oder von Kollegen. Sie alle haben Erwartungen an die Pflegende (**Abb. 13.2**).

Fallbeispiel Rollenset und Rollenselbstbild
Gabriela erwartet von sich als angehender Krankenpflegerin einen guten Umgang mit den Patienten. Sie will eine fachlich korrekte, bedürfnisorientierte Pflege leisten und sich auch Zeit für Gespräche nehmen. Sie merkt schon bald, dass sie sich viel vorgenommen hat und strengt sich sehr an. Es kommt zu Konflikten mit anderen Mitarbeitern, da diese erwarten, dass Gabriela schnell die ihr aufgetragenen Tätigkeiten erledigt. Sie stellt fest: „Für Gespräche mit den Patienten ist hier keine Zeit." Manchmal ist sie sehr entmutigt und weiß nicht, ob sie weiter in die-

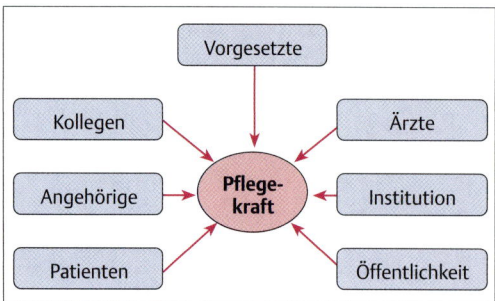

Abb. 13.2 An die Rolle der Pflegekraft werden verschiedene Erwartungen gestellt.

sem Beruf arbeiten will. Dennoch bemüht sie sich, ihre Vorstellungen beizubehalten.

Dem Rollenselbstbild kommt eine große Bedeutung zu. Es wirkt sich aus auf:

- *Das eigene Verhalten und die Motivation:* Es dient zur Orientierung, indem es eigene Verhaltensrichtlinien beinhaltet. Die eigenen Erwartungen können ein großer Ansporn sein, sie können die Grundlage für das Herbeiführen von Veränderungen sein oder bei Nichterfüllbarkeit zu Resignation und Motivationsverlust führen.
- *Entstehung von Konflikten und Stress:* Oft sind es vor allem die persönlichen Erwartungen, die Menschen unter Druck setzen; kommt es zu Situationen, in denen sich der Rolleninhaber überfordert fühlt, entsteht Stress, möglicherweise kommt es zu Konflikten. Zum Beispiel wenn eigene Ansprüche nicht erfüllt werden bzw. sich mit den Vorstellungen des Umfeldes nicht vereinbaren lassen.
- *Das Rollenfremdbild:* Wie Pflegeberufe von der Gesellschaft betrachtet werden, hängt auch davon ab, wie Pflegende selbst ihre Rolle sehen und darstellen.

Aufgabe 15 Ergänzen Sie das Rollenset in **Abb. 13.2** für eine Pflegende um die jeweiligen Erwartungen.

Aufgabe 16 a Schildern Sie aus Ihren Erfahrungen verschiedene Rollenselbstbilder von Pflegekräften. **b** Welche Auswirkungen kann das Rollenselbstbild der Pflegenden auf die Patienten und die Angehörigen haben?

Aufgabe 17 Welche Erwartungen haben Patienten oder Bewohner an ihre eigene Rolle? Schildern Sie diesbezüglich Ihre Beobachtungen.

Konsequenzen bei nicht erfüllten Erwartungen

Wenn Erwartungen nicht erfüllt werden, hat das häufig negative Konsequenzen. Wie gravierend diese Konsequenzen sind, hängt auch davon ab, welche Art der Erwartung nicht erfüllt wurde. Man unterscheidet dabei zwischen:

- Muss-Erwartungen,
- Soll-Erwartungen,
- Kann-Erwartungen.

Muss-Erwartung. Dies sind Erwartungen, die unbedingt erfüllt werden müssen, z. B. die korrekte Medikamentengabe. Kommt es hier zu Verstößen, können schwerste Sanktionen wie Abmahnung, Kündigung oder sogar Strafverfolgung die Konsequenzen sein.

Soll-Erwartung. Hierzu gehören z. B. kollegiales Verhalten oder Freundlichkeit. Auch hier kommt es bei Nichterfüllung zu Sanktionen wie Ablehnung oder Tadel.

Kann-Erwartungen. Hierunter versteht man Erwartungen, die nicht grundsätzlich vorausgesetzt werden, die bei Erfüllung aber zu Wertschätzung oder Sympathie führen. Ein Beispiel wäre hier zum Geburtstag einer Kollegin (unerwartet) einen Geburtstagstisch zu decken oder einen Kuchen mitzubringen.

13.2.2 Rollenkonflikte

Fallbeispiel Rollenkonflikte

Schwester Sonja steht in ihrem Beruf oft vor schwierigen Entscheidungen. So brauchen häufig mehrere Bewohner gleichzeitig Hilfe oder Zuwendung, doch die Zeit erlaubt nicht, allen Bewohnern gerecht zu werden. Manchmal bleibt Sonja nach Dienstschluss noch auf der Station, um sich um eine Bewohnerin zu kümmern. Doch zu Hause wartet ihr Freund und ist enttäuscht, wenn der gemeinsame Abend wieder einmal verkürzt wird.

Wenn an einen Rolleninhaber Erwartungen gerichtet werden, die sich für ihn subjektiv gegenseitig ausschließen, entsteht ein Rollenkonflikt (**Abb. 13.3**).

Intrarollenkonflikt. Entsteht ein Konflikt durch Erwartungen, die an *eine* Rolle des Rolleninhabers gerichtet werden, spricht man von einem Intrarollenkonflikt. Dies ist der Fall, wenn eine Altenpflegerin gleichzeitig verschiedene Bewohner zur Toilette bringen soll, ein Angehöriger informiert werden will

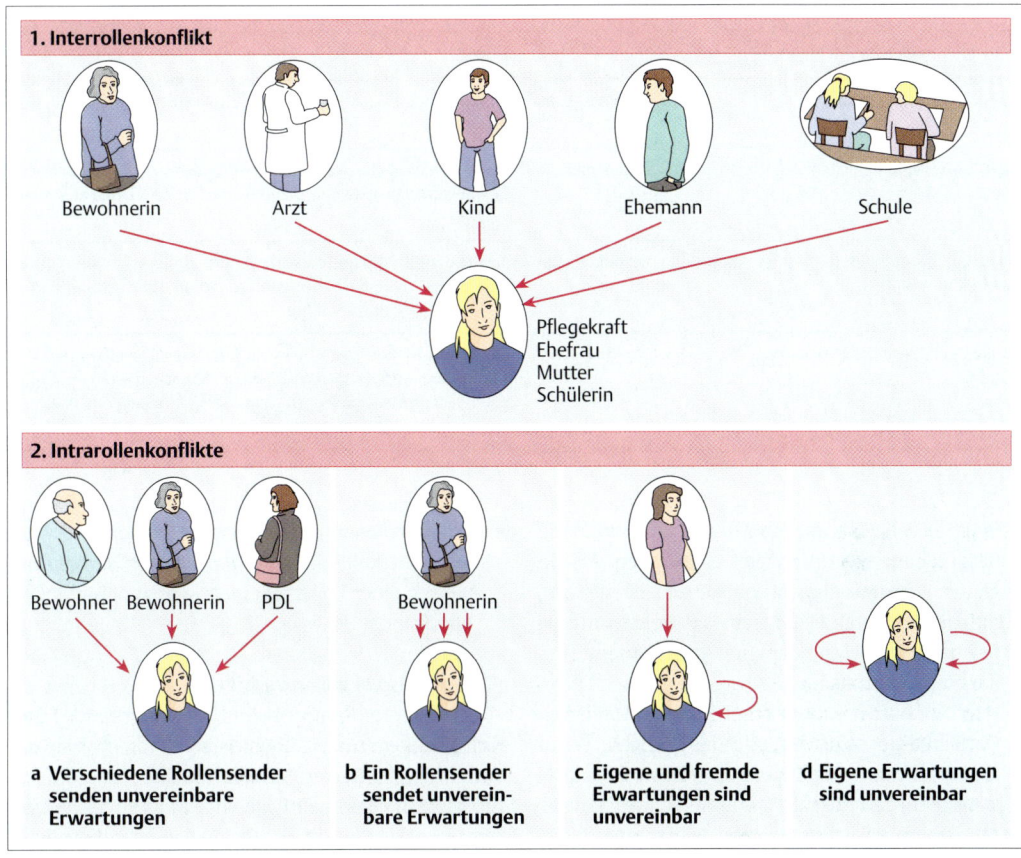

Abb. 13.3 Unvereinbare Erwartungen führen zu Konflikten.

und der Arzt Assistenz von ihr erwartet. Alle Erwartungen werden hier an *eine* Rolle – die der Pflegenden – gestellt.

Interrollenkonflikt. Ein Konflikt, der durch unvereinbare Erwartungen an *verschiedene* Rollen einer Person entsteht, heißt Interrollenkonflikt. Dies ist der Fall, wenn Sonja einerseits Erwartungen in ihrer Rolle als Pflegende erfüllen soll, gleichzeitig aber Erwartungen an ihre Rolle als Partnerin bestehen und sie beides nicht miteinander vereinbaren kann.

🔴 Ein Konflikt, der durch (subjektiv) nicht mitei-
🟠 nander zu vereinbarende Erwartungen an *eine*
Rolle eines Rolleninhabers entsteht, wird als Intrarollenkonflikt bezeichnet (**Tab. 13.1**).

Ein Konflikt, der durch (subjektiv) nicht miteinander zu vereinbarende Erwartungen an *verschiedene* Rollen eines Rolleninhabers entsteht, wird als Interrollenkonflikt bezeichnet.

Der Mensch steht also im Spannungsfeld zwischen eigenen Erwartungen und den Erwartungen des Umfeldes, zwischen dem Bedürfnis nach Selbstverwirklichung und der von dem Umfeld geforderten Anpassung.

Aufgabe 18 Finden Sie weitere Beispiele für Intrarollenkonflikte und Interrollenkonflikte.
Aufgabe 19 Entscheiden Sie für die folgenden Konflikte, ob es sich jeweils um einen Interrollenkonflikt oder einen Intrarollenkonflikt handelt. Begründen Sie Ihre Entscheidung.

Tab. 13.1   Verschiedene Typen von Intrarollenkonflikten

Intrarollenkonflikt-Typ	Beispiel
Typ I: Verschiedene Rollensender senden unvereinbare Erwartungen.	Ein Bewohner, ein Angehöriger und ein Arzt rufen gleichzeitig die Pflegende.
Typ II: Ein Rollensender stellt widersprüchliche Erwartungen.	Die Heimleitung erwartet eine gute Wundversorgung, jedoch soll die Pflegende auch Kosten sparend arbeiten. Dies ist nicht immer möglich.
Typ III: Die Erwartungen des Rollensenders sind unvereinbar mit dem Rollenselbstbild.	Die Pflegende erwartet von sich eine Grundpflege, bei der sich der Patient wohl fühlt, die Kolleginnen erwarten, dass sie bis acht Uhr fünf Patienten gewaschen hat.
Typ IV: Der Rolleninhaber stellt unvereinbare Erwartungen an seine Rolle.	Eine Schülerin möchte im Heim bei Engpässen aushelfen, sie möchte aber auch in allen anstehenden Klassenarbeiten sehr gute Noten haben. Sie kann jedoch nicht für die Arbeiten lernen, wenn sie so viel Zeit im Heim verbringt.

a Tina muss für die in zehn Minuten stattfindende Besprechung die Unterlagen vorbereiten. Als sie gerade damit anfangen will, bittet ein Arzt sie, ihm bei der Untersuchung eines Patienten zu helfen. Im gleichen Moment klingelt ein Patient. Tina hat einen Konflikt.

b Herr Krämer ist Patient einer inneren Abteilung. Die Schwester sagte ihm, er müsse klingeln, wenn er zur Toilette muss. Einerseits möchte er selbstständig zur Toilette gehen, andererseits möchte er die Schwester nicht verärgern. Er hat einen Konflikt.

c Schwester Tanja kommt immer in eine Konfliktsituation, wenn Sie Frau Schneiders Wünsche erfüllen will. Am Nachmittag, wenn Frau Schneider vom Mittagschlaf aufsteht, will sie sich nicht anziehen, gleichzeitig aber ist sie traurig, da sie gerne an der Gymnastik teilnehmen will, was ihr dadurch aber nicht möglich ist.

d Vor dem Eintritt ins Heim war Frau Gerte jahrzehntelang in ihrer eigenen Wäscherei tätig. Nun ist sie Heimbewohnerin und würde gerne auch im Heim in der Wäscherei mithelfen, was jedoch nicht erlaubt ist.

Rollentransfer. Rollenkonflikte können auch entstehen, wenn Verhaltensweisen einer Rolle auf eine andere Rolle derselben Person übertragen werden. Das nennt man Rollentransfer. Unterschieden wird:

- *interner Rollentransfer:* Der Rolleninhaber überträgt von sich aus Verhaltensweisen von einer seiner Rollen auf eine andere seiner Rollen,

- *externer Rollentransfer:* Andere Personen erwarten vom Rolleninhaber, dass er die Verhaltensweisen einer Rolle auf eine seiner anderen Rollen überträgt.

Fallbeispiel Rollentransfer

Schwester Sibylle ist Mutter zweier Kinder und Krankenpflegerin. Häufig passiert es ihr, dass sie die Patienten „bemuttert". Diese möchten das oft gar nicht. Nach Feierabend „pflegt" sie ihren Mann und reibt ihm den Rücken. Er möchte das eigentlich nicht, würde lieber mit seiner Frau etwas unternehmen. Die Nachbarin erwartet von Schwester Sibylle, dass diese nach Dienstschluss nach ihrer kranken Mutter sieht.

Schwester Sybille erlebt beides: Zunächst handelt es sich um einen internen Rollentransfer; sie selbst überträgt die Verhaltensweisen einer Rolle in eine andere Rolle und bemuttert die Patienten und pflegt ihren Mann. Externer Rollentransfer findet statt, wenn die Nachbarin erwartet, dass sie nach Feierabend nach deren kranker Mutter schaut.

Rollenambiguität. Häufig entstehen Rollenkonflikte auch dann, wenn die Erwartungen nicht eindeutig festgelegt sind. Man spricht von *Rollenambiguität* oder Rollenunsicherheit (**Abb. 13.4**). Rollenunsicherheit besteht heute bezüglich vieler Rollen: Die Rolle der Frau ist heute unklarer als früher. Was zu den Aufgaben einer Frau gehört, ist oft umstritten. Auch die Rolle der Mutter ist nicht eindeutig festgelegt. Soll eine Mutter arbeiten gehen oder nicht? Wenn eine neue Schülerin an ihrem ersten Tag nicht ausrei-

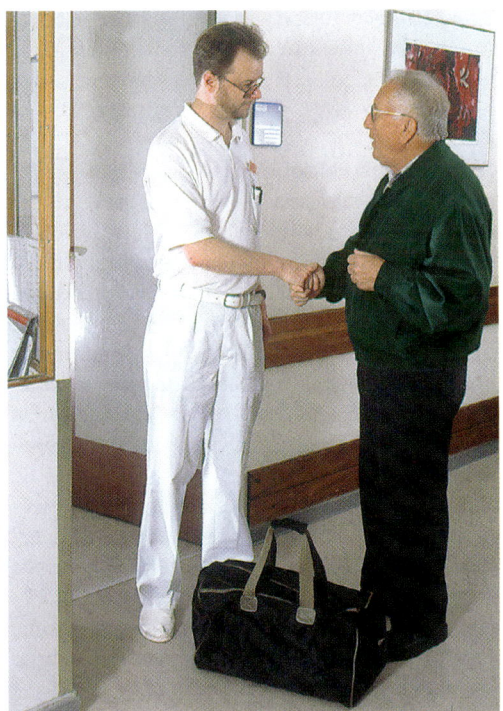

Abb. 13.4 Am ersten Tag auf der Station besteht noch Rollenunsicherheit.

chend eingewiesen wird, sie also gar nicht weiß was sie tun darf, soll oder muss, und vor allem was sie nicht darf, besteht Rollenunsicherheit.

Aufgabe 20 Schildern Sie Beispiele für einen internen und einen externen Rollentransfer und erläutern Sie mögliche, daraus entstehende Konflikte.
Aufgabe 21 Überlegen Sie Situationen, in denen Rollenambiguität zu Konflikten führen kann.

13.2.3 Umgang mit Rollenkonflikten
Grundsätzlich gibt es verschiedene Möglichkeiten, mit Rollenkonflikten umzugehen:
- Kommunizieren,
- eigene Einstellung ändern,
- Fremdhilfe einbeziehen,
- Umgebung verändern.

Kommunizieren
Rollenkonflikte können häufig vermieden werden, wenn Menschen rechtzeitig das Gespräch suchen und dabei Feedback einholen und Erwartungen und eigene Vorstellungen formulieren. Auch wenn bereits ein Konflikt besteht, können Rollenerwartungen im Gespräch geklärt werden. Gelegentlich ist es sinnvoll, andere Personen hinzu zu ziehen. Das kann die Stationsleitung oder eine Kollegin sein, möglichst jemand, der dem Konflikt objektiv gegenübersteht. Auch Supervision kann zur Klärung von Rollenkonflikten genutzt werden. Das Ziel solcher Gespräche könnte ein Kompromiss sein, oder – wenn dieser nicht erreichbar ist – das Erreichen gegenseitiger Akzeptanz.

Eigene Einstellung ändern
Leider kommt es vor, dass auch ein klärendes Gespräch die Situation nicht verändern kann. In diesem Fall kann die Veränderung der inneren Einstellung eine Möglichkeit darstellen, mit dem Konflikt umzugehen oder ihn zu lösen.

Zunächst kann es hilfreich sein, zu versuchen, das Verhalten des anderen zu verstehen. Wenn verstanden wird, dass ein Bewohner aufgrund von Schmerzen aggressiv wird, kann anders mit ihm umgegangen werden, als wenn die Aggressivität persönlich genommen wird. Es ist dann möglich, dem Patienten mit einer anderen Einstellung gegenüber zu treten.

Darüber hinaus gibt es weitere Möglichkeiten, durch die Änderung der eigenen Einstellung einen Rollenkonflikt zu lösen. Dazu gehören:
- Rollendistanz und Ritualisierung,
- Rollenkonformität
- Rollentoleranz,
- Prioritäten setzen und Rollentrennung.

Rollendistanz und Ritualisierung
Innerhalb einer Rolle müssen manchmal Tätigkeiten ausgeführt werden, von denen man nicht vollkommen überzeugt ist. Um die dadurch entstehenden emotionalen Belastungen zu reduzieren, kann eine verstärkte Distanzierung von der Rolle (Rollendistanz) eingesetzt werden.

Fallbeispiel Rollendistanz
Schwester Andrea arbeitet seit fünf Jahren auf der chirurgischen Station. Morgens muss sie einige Patienten wecken, was ihr bei manchen sehr Leid tut, da diese vor Schmerzen nachts kaum schlafen konnten. Trotzdem muss sie es tun, da sonst der Stationsablauf nicht aufrechterhalten werden kann. Früher stand sie mit schlechtem Gewissen vor der Zimmer-

tür, bevor sie eintrat, um die Patienten zu wecken. Heute denkt sie nicht mehr darüber nach, sondern geht gewohnheitsmäßig in das Zimmer, wünscht einen guten Morgen und beginnt mit der Morgentoilette der Patienten. Der Vorgang ist zur Routine geworden.

Schwester Andrea schützt sich durch die Entwicklung einer gewissen Routine. Da der Vorgang zu einer sozialen Verhaltensgewohnheit geworden ist, handelt es sich hier um eine Ritualisierung.

Rollendistanz kann sich neben Ritualisierung auch durch Körpersprache, Ironie oder Sarkasmus äußern. So kann ein beim Naschen erwischter Diabetiker augenzwinkernd darauf hingewiesen werden, dass ihm das nicht gut tut. So hat die Pflegende ihre Pflicht getan, gleichzeitig jedoch zu verstehen gegeben, dass sie sich für einen Moment von ihrer Rolle distanziert.

🔴 Rollendistanz bedeutet von den Rollenerwartungen Abstand zu nehmen. Diese Distanzierung kann innerlich erfolgen oder auch nach außen hin sichtbar sein. Unter Ritualen versteht man soziale Verhaltensgewohnheiten.

▎ Rollenkonformität
Um Konflikte zu vermeiden oder zu reduzieren, passen sich manche Menschen so an die gestellten Erwartungen an, dass sie genau das erwartete Verhalten zeigen. Dies kann durch Überzeugung erfolgen oder aber auch entgegen der eigenen Einstellung. Man spricht hier von Rollenkonformität, wenn das gezeigte Verhalten mit den Erwartungen übereinstimmt. Dies ist mittlerweile auch bei Schwester Andrea der Fall, sie macht, was von ihr erwartet wird.

🔴 Rollenkonformität bedeutet die Übereinstimmung des gezeigten Verhaltens mit den Rollenerwartungen.

▎ Rollentoleranz
Eine weitere Möglichkeit, Konflikte zu reduzieren oder zu vermeiden besteht in der Erhöhung der Rollentoleranz: Manche Abweichungen von den Rollenerwartungen können sanktionslos hingenommen werden, es werden größere Verhaltensspielräume zuerkannt.

🔴 Unter Rollentoleranz versteht man Abweichungen von einer Rollenerwartung sanktionslos zu tolerieren, also größere Verhaltensspielräume zuzulassen.

💡 Fallbeispiel Rollentoleranz
Petra kommt heute 3 Minuten nach Schichtbeginn auf die Station. Während das auf anderen Stationen schon mehrmals zu Konflikten geführt hat, wird es hier toleriert, da Petra nach Schichtende häufig etwas länger bleibt. Die Toleranz der Stationsleitung gegenüber der Abweichung von der Rollenerwartung entspannt hier die Situation. Auch wird eigentlich erwartet, dass Pflegende keinen Schmuck an den Händen tragen, ein Ehering wird jedoch meist toleriert.

Rollentoleranz kann jedoch nicht immer eine Lösung sein. Insbesondere dann nicht, wenn es zu gefährdenden Situationen kommen würde: Über einen kleinen Fleck auf der Dienstkleidung, der beim Waschen nicht mehr rausgeht, kann hinweggesehen werden, nicht aber über unsaubere Hände bei der Versorgung einer Wunde.

▎ Prioritäten setzen und Rollentrennung
Im Zuge einer Einstellungsänderung gilt es immer wieder, Prioritäten zu setzen oder zu verschieben und Rollen klar zu trennen (Rollentrennung). Immer wieder muss man sich entscheiden, ob Partnerschaft, Familie oder Beruf im Moment Vorrang hat. Und es sollte gelernt werden, klar zu unterscheiden, in welcher Rolle man sich gerade befindet.

💡 Fallbeispiel Rollentrennung
Die Mutter von Schwester Andrea liegt im Krankenhaus. Sie erwartet von ihrer Tochter nicht nur täglichen Besuch, sondern will auch im Krankenhaus von ihr gepflegt werden. Versucht Andrea dem Wunsch nachzukommen und ihrer Mutter beim Waschen zu helfen, ist es der Mutter auch nicht recht. Andrea hat daraufhin beschlossen, lediglich als Tochter zu Besuch zu kommen, nicht aber die Rolle der Pflegenden zu übernehmen.

▎ Fremdhilfe einbeziehen
Mancher Konflikt lässt sich leichter lösen, wenn eine unparteiische Person dabei hilft. So können Vorgesetzte oder Kollegen hinzugezogen werden, die moderierend das Konfliktgespräch steuern und helfen, Eskalationen zu vermeiden. Die Unparteilichkeit ei-

nes schlichtenden Moderators kann den streitenden Parteien das Gefühl geben, dass ihre Interessen gehört und so weit wie möglich beachtet werden. Außerdem kann er aus seiner Erfahrung Anregungen zu neuen Lösungsmöglichkeiten geben.

Zu einer Veränderung von Einstellungen können auch Selbsthilfegruppen, psychologische Beratung oder Supervision beitragen. Hier kann gelernt werden, andere Perspektiven, die von den verschiedenen Teilnehmern oder von dem Supervisor eingebracht werden, einzunehmen und evtl. für sich anzunehmen. So kann die eigene Sichtweise verändert oder erweitert werden und Verständnis für andere Ansichten erreicht werden. Das Erlernen von Gesprächsführungstechniken ermöglicht, den Konflikt in angemessener Weise auszutragen.

▌ Umgebung verändern

Wenn ein Rollenkonflikt weder durch Kommunikation noch durch Einstellungsänderung aufgelöst werden kann, bleibt oft nur die Möglichkeit, die konfliktauslösende Situation an eine Kollegin abzugeben, oder die Konfliktsituation zu verlassen.

So kann eine Kollegin gebeten werden, die Pflege bei einem Bewohner zu übernehmen, mit dem man selbst Schwierigkeiten hat. Eskaliert eine Konfliktsituation, bleibt manchmal nur die Möglichkeit, sie zu verlassen. Das kann bedeuten, den Raum zu verlassen, den Arbeitsplatz zu kündigen oder auch eine Partnerschaft zu beenden. Das Verlassen einer Konfliktsituation ist meist die letzte Möglichkeit, nachdem alles andere erfolglos blieb.

🔆 Fallbeispiel Veränderung der Umgebung

Silke hat seit längerer Zeit Schwierigkeiten mit ihrer Vorgesetzten. Sie hatte viele Gespräche mit ihr, auch unter Einbeziehung der Pflegedienstleitung. Sie hat versucht, sich von ihrer Arbeit zu distanzieren und ihre Einstellung zu verändern, was ihr jedoch nicht gelang. Als sie das Angebot bekam, auf eine andere Station zu wechseln, entschloss sie sich, es anzunehmen. Jetzt arbeitet sie seit einigen Monaten zufrieden auf der neuen Station.

13.3 Soziale Gruppe

🔶 Wenn zwischen mehreren Personen wechsel-
🔶 seitige Beziehungen bestehen, sie ein gemeinsames Ziel haben und sich selbst als zu der Gruppe ge-

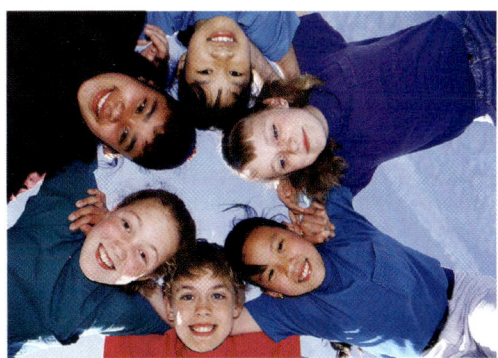

Abb. 13.5 Das Gefühl der Zusammengehörigkeit ist ein Merkmal einer sozialen Gruppe.

hörend wahrnehmen, spricht man von einer sozialen Gruppe (**Abb. 13.5**).

🔆 Fallbeispiel soziale Gruppe

Pfleger Tim staunt über sich selbst. Er hat drei Wochen auf Gruppe 25 gearbeitet. Obwohl die Versorgung der Schwerkranken und die Personalknappheit ihn an manchem Tag an die Grenzen seiner Leistungsfähigkeit brachten, tat er seinen Dienst gerne und wurde mehr als einmal wegen seines guten Einsatzes von den Kollegen gelobt. Nun ist er seit einer Woche auf der chirurgischen Gruppe 15. Er weiß nicht, warum, aber es gefällt ihm nicht. Die Arbeit ist machbar, die Patienten sind in Ordnung. Mehrmals fällt ihm auf, dass er nach wenigen Stunden Dienstzeit auf die Uhr schaut, den Feierabend sehnlichst erwartet und pünktlich zum Dienstschluss, sozusagen mit dem Glockenschlag die Arbeit abbricht und die Station verlässt. Dieses Verhalten kannte er nicht, als er noch auf Gruppe 25 war. Dort machte er die angefangene Arbeit fertig, und es kam ihm auf eine halbe Stunde nicht an. „Was ist mit mir los?", fragt er sich.

Wer in seiner beruflichen Laufbahn schon Arbeitsgruppen gewechselt hat, konnte bemerken, dass er in einer Gruppe leistungsfähig ist und Freude an der Arbeit hat, in einer anderen geht es ihm schlecht, er macht Fehler, ist froh, wenn die Arbeitszeit beendet ist. Um dieses merkwürdige Verhalten und Erleben zu verstehen, lohnt es sich, einen Blick auf das Phänomen „Gruppe" zu werfen.

13.3.1 Gruppenphänomene

Menschen leben in Gruppen. Die Gruppe beeinflusst das Verhalten des einzelnen Mitglieds und der Einzelne hat oft Einfluss auf das Gruppenverhalten. Personen, die sich zur gleichen Zeit am gleichen Ort befinden, bilden im psychologischen Sinne noch keine Gruppe. Treten sie aber miteinander in soziale Interaktion, um einem gemeinsamen Ziel oder einem gemeinsamen Interesse nachzugehen, dann bilden sich über kurze oder lange Zeit Strukturen heraus: Rollen werden verteilt, und es entstehen Kommunikationsmuster.

Primärgruppen. Primärgruppen sind kleine Gruppen, deren Mitglieder sich sehen können, wenn sie es wünschen, deshalb werden sie auch „face-to-face-groups" genannt. Familie, Spielgruppe, Freunde, Interessengruppe, Schulklasse und Arbeitsteam sind Primärgruppen (**Abb. 13.6**).

Sekundärgruppen. Darunter versteht man Großgruppen wie Deutsche, Amerikaner, Christen, Muslime oder politische Gruppen und größere Parteien.

Jeder Mensch ist zugleich Mitglied von Primär- und von Sekundärgruppen. Die Primärgruppen üben

als sogenannte Bezugsgruppen den größeren Einfluss auf Verhalten und Erleben des einzelnen Mitglieds aus. Eine Sekundärgruppe kann zur Primärgruppe werden, wenn sich jemand persönlich in ihr engagiert; sie gewinnt dann an Bedeutung für das eigene Verhalten.

Aufgabe 22 Zählen Sie einmal alle Primärgruppen auf, zu denen Sie gehören sowie einige Sekundärgruppen. Finden Sie ein Beispiel für die Umwandlung einer Sekundärgruppe in eine Primärgruppe.

Gruppenstrukturen. Gruppen haben meistens eine offizielle Struktur. So hat ein Dorf den Bürgermeister, Verwaltung, Bürger; ein Krankenhaus hat eine Leitungsebene, verschiedene Abteilungen, eine ganz bestimmte Hierarchie; eine Schulklasse setzt sich aus Lehrern und Schülern, aus einheimischen und auswärtigen, evangelischen, katholischen und vielleicht muslimischen Schülern zusammen. Sind Personen über einige Zeit Mitglied in einer Gruppe, bildet sich eine inoffizielle Struktur heraus. Sie ist gekennzeichnet durch eine eigene Rollenverteilung und eigene Normen.

Gruppenatmosphäre. Gruppen unterscheiden sich durch ihr „Klima". Die „Gruppenatmosphäre" schlägt sich in Arbeitsgruppen in Zufriedenheit und Leistungsfähigkeit der Mitglieder nieder. Sie hängt oft eng mit dem Führungsstil zusammen, der in einer Gruppe praktiziert wird.

13.3.2 Führungsstile

Fallbeispiel Führungsstile

Herr Steiner unterrichtet eine vierte Klasse im Werkunterricht. Die Kinder sitzen frontal nach vorne ausgerichtet in Reihen hintereinander. Vorne in der Mitte des Klassenzimmers steht sein Tisch. Wenn er zum Unterricht kommt, setzt er sich auf seinen Stuhl hinter den Tisch. Die Kinder sind es gewohnt, sich zu melden, ehe sie sprechen. Herr Steiner erteilt dann das Wort. Sie reden nicht untereinander. Wenn ein Junge einen anderen etwas fragen möchte, fragt er erst den Lehrer: „Herr Steiner, darf ich von Peter einen Pinsel leihen?"

Heute bringt der Lehrer verschiedene Materialien mit, die er auf seinen Tisch legt. „Nehmt euch alle ein paar Zeitungen und weicht sie in Wasser ein", beginnt er den Unterricht. Die Schüler handeln nach

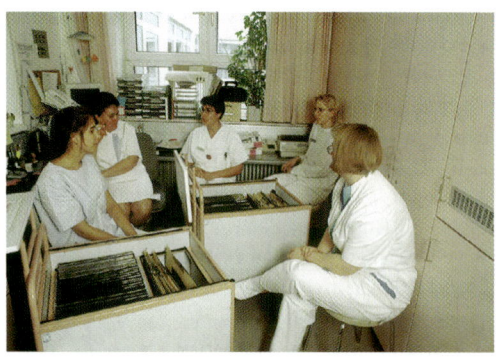

a

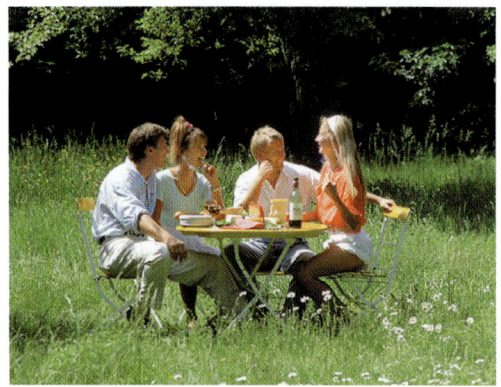

b

Abb. 13.6 Arbeitsteam und Freunde zählen zu den Primärgruppen.

seinen Anweisungen. Erst als alle Kinder soweit fertig sind, geht es weiter: „Jetzt drückt das nasse Papier aus und formt Puppenköpfe daraus." Wieder führen es alle durch. So geht es schrittweise weiter.

Herr Schulz hält sich im Werkunterricht in der vierten Klasse selten an seinem Tisch auf, er wandert herum und steht den Schülern als Berater zur Verfügung. Die Schüler sitzen in Gruppen im Raum verteilt. Er beginnt: „Heute basteln wir im Werkunterricht Kasperlepuppen. Wenn man Zeitungspapier einweicht und ausdrückt, ist es formbar, daraus können die Köpfe entstehen. Hier sind Stoffreste, Garn und Nadeln, daraus näht ihr die Kleider. Ihr könnt anfangen." Die Schüler holen sich Material, sie können beim Basteln mit dem Lehrer oder den Tischnachbarn reden.

Die beiden Lehrer unterrichten in zwei unterschiedlichen Führungsstilen:
- autokratischer Führungsstil (**Abb. 13.7**),
- demokratischer Führungsstil (**Abb. 13.8**).

Autokratischer Führungsstil. Zu diesem gehört, dass:
- sich die leitende Person äußerlich und räumlich abgrenzt, sich von den Gruppenmitgliedern unterscheidet,
- die Kommunikation über die Führungsperson läuft,
- Informationen schrittweise weitergegeben werden,
- individuelle Unterschiede nicht berücksichtigt werden, z.B. dass das Arbeitstempo vorgegeben wird.

Demokratischer Führungsstil. Er ist dadurch gekennzeichnet, dass:
- die leitende Person als kompetenter Berater und Partner auftritt,
- eine natürlichere und persönlichere Kommunikation in der Gruppe möglich ist,
- Informationen am Anfang umfassend gegeben werden, z.B. über Programm und Material,
- individuelle Verschiedenheiten berücksichtigt werden, z.B. das persönliche Arbeitstempo oder individuelle Interessen.

Fallbeispiel 2 Führungsstile
Während des Unterrichts verlassen beide Lehrer für eine bestimmte Zeit den Klassenraum. Herrn Steiners Schüler lassen sofort die Arbeit fallen, toben herum und zerstören schon gebastelte Teile. In der

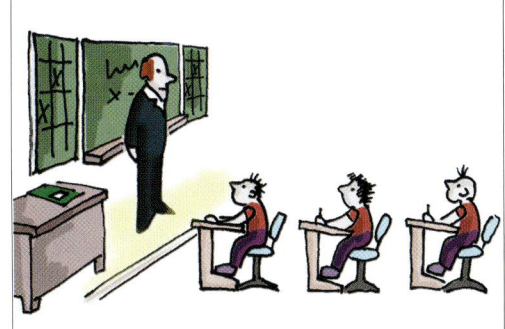

Abb. 13.7   Autokratischer Führungsstil.

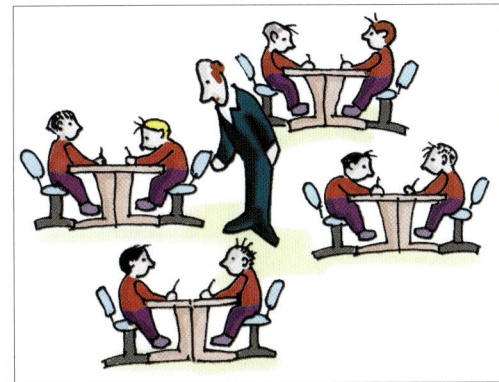

Abb. 13.8   Demokratischer Führungsstil.

Klasse von Herrn Schulz wird das Fehlen des Lehrers kaum bemerkt. Die Schüler arbeiten weiter. Am Ende des Schuljahres zeigen sie bessere Leistungen.

Auswirkungen des Führungsstils
In einer klassischen Studie (nach Lewin, 1963) wurde untersucht, wie sich ein demokratischer und ein autokratischer Führungsstil auf das Verhalten der Gruppenmitglieder auswirkt. Die Ergebnisse dieser Studie wurden in weiteren Untersuchungen immer wieder bestätigt.

Autokratischer Führungsstil. Danach verhalten sich Gruppenmitglieder in einer autokratisch geführten Gruppe eher:
- aggressiv,
- an der Sache selbst wenig interessiert,
- insgesamt erbringen sie schlechtere Leistungen.

Demokratischer Führungsstil. In einer im demokratischen Stil geleiteten Gruppe sind die Mitglieder:

- eher in der Lage ihre Forderungen und Wünsche zu äußern,
- mehr an der Sache interessiert,
- sozial reifer, da sie sich gegenseitig helfen und sich auch untereinander loben.

Manche Gruppen benötigen eine Führung mit engen Vorgaben, andere bringen unter einer „lockeren Führung" bessere Leistungen. Der beste Führungsstil ist der, der je nach Situation und Gruppe Elemente des autokratischen und des demokratischen Führungsstils einsetzt (situativer Führungsstil). Die situationsangemessene Flexibilität in der Führung zeichnet eine gute Führung aus.

Aufgabe 23 Übertragen Sie die Erkenntnisse der sozialpsychologischen Studie zu verschiedenen Führungsstilen und dem dazugehörigen Verhalten der Personen in einer Gruppe auf Ihren Arbeitsbereich. Wie verhält sich eine Stationsleitung, die ihre Abteilung „demokratisch" bzw. „autokratisch" führt? Wie verhalten sich Schwestern und Pfleger möglicherweise in einer „demokratisch" und einer „autokratisch" geleiteten Station?

14 Kommunikation

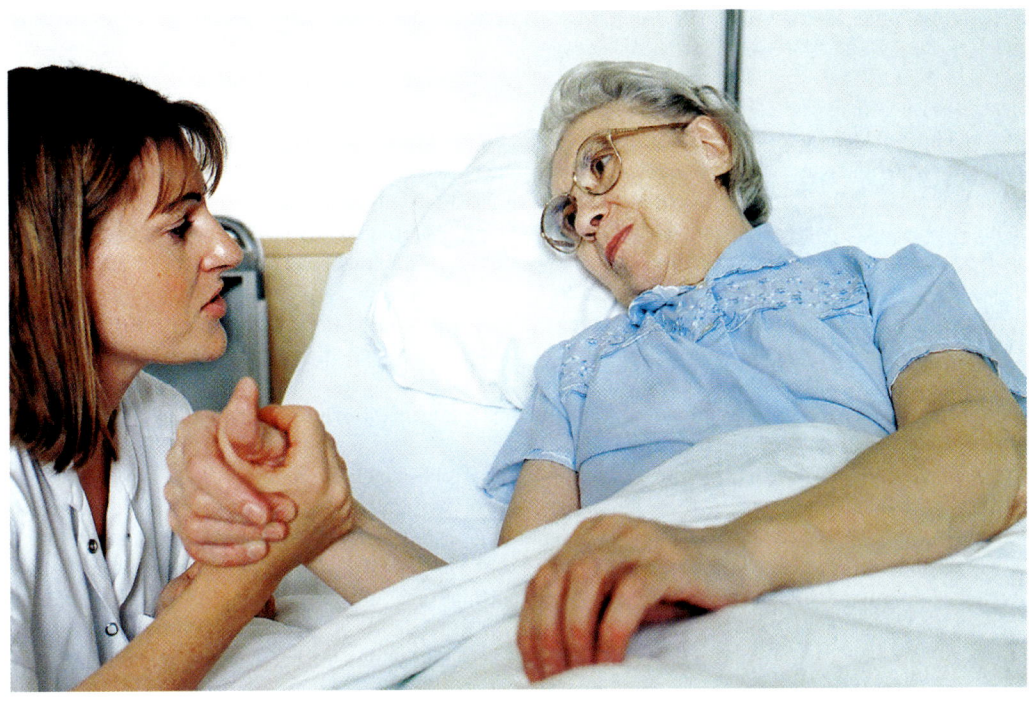

14.1 Einführung und Grundregeln · 202
14.1.1 Die Grundregeln der Kommunikation
(nach Watzlawick) · 202
14.1.2 Prinzipien der Gesprächsführung · 203
14.1.3 Rückmeldung und Feedback · 206
14.2 Gesprächsformen · 207
14.2.1 Persönliche Gespräche · 207
14.2.2 Informationsgespräche · 211
14.2.3 Alltagsgespräche („small talk") · 212
14.2.4 Gespräche am Telefon · 212

14.3 Pflegeschwerpunkt Mit Kindern reden · 213
14.3.1 Grundlagen · 213
14.3.2 Informationsgespräche mit Kindern · 214
14.3.3 Zuhören · 215

 Examensschwerpunkte
*Kommunikationsmodelle (S. 202), Grund-
regeln der Kommunikation (nach Watzlawick, S. 202), Vier-Ohren-Modell (S. 205),
Gesprächsführung (S. 203), Gesprächsformen (S. 207), Kommunikation mit Kindern
(S. 213)*

„Gedacht heißt nicht immer gesagt, gesagt heißt nicht immer richtig gehört, gehört heißt nicht
immer richtig verstanden, verstanden heißt nicht immer einverstanden, einverstanden heißt nicht
immer angewendet, angewendet heißt noch lange nicht beibehalten."

Konrad Lorenz
(1903–89), österreichischer Verhaltensforscher, 1973 Nobelpreis

14.1 Einführung und Grundregeln

Kommunikation ist die Übertragung von Informationen. Findet ein gegenseitiger Austausch von Informationen statt, spricht man von Interaktion.

Menschen sind die meiste Zeit ihres Lebens in Kontakt mit anderen Menschen. Viel Zeit wird damit verbracht, Informationen aufzunehmen oder weiterzugeben. Dieser Austausch ist vom Anfang des Lebens an für eine gesunde Entwicklung des Menschen nötig. Der große Bereich der menschlichen Kommunikation ist deshalb in verschiedener Hinsicht ein wichtiger Forschungsgegenstand der Psychologie.

In Pflegeberufen gehören Kenntnisse auf diesem Gebiet zum täglichen „Handwerkszeug". Sie erhöhen die soziale Handlungskompetenz und verringern zwischenmenschliches Fehlverhalten und damit verbundene Konflikte. Gute Kommunikationsstrukturen können die Liegezeiten in Krankenhäusern verringern, sie unterstützen das Wohlbefinden der Patienten und der Bewohner und unterstützen dadurch die Genesung.

14.1.1 Die Grundregeln der Kommunikation (nach Watzlawick)

Wichtige Erkenntnisse über die Kommunikation liefern die wissenschaftlichen Arbeiten von Paul Watzlawick (Psychologe, geb. 1921). Er befasst sich darin mit Fragen wie:
- Nach welchen Regeln verläuft menschliche Kommunikation?
- Wie führen Fehler bei der Verständigung zu Missverständnissen?

Er beschreibt die Grundregeln der Kommunikation auch in zahlreichen in Deutschland erschienenen Veröffentlichungen:
- **Grundregel 1:** Zwei Personen, die sich in einem Raum befinden, können nicht nicht kommunizieren. Jedes Verhalten hat Mitteilungscharakter.
- **Grundregel 2:** Kommunikation läuft auf verschiedenen Informationsebenen ab.
- **Grundregel 3:** Jeder Teilnehmer ist zugleich Sender und Empfänger. Das Verhalten des einzelnen Teilnehmers ist sowohl Reaktion auf das Verhalten des anderen, als auch gleichzeitig Reiz für das Verhalten des anderen.

Grundregel 1
Zwei Personen, die sich in einem Raum befinden, können nicht nicht kommunizieren (**Abb. 14.1**). Jedes Verhalten hat Mitteilungscharakter.

Ein Mann, der im Wartezimmer des Arztes steht und nur zum Fenster hinaus oder in die Zeitung schaut, kommuniziert. Er sagt durch sein Schweigen deutlich, dass er nicht angesprochen werden will.

Viele Menschen verbinden mit „Kommunikation" die Bedeutung, durch Sprache oder Mimik und Gestik aktiv Kontakt aufzunehmen oder zu erhalten. Kommunikation ist jedoch definiert als ein Prozess, bei dem Informationen übertragen werden. So genügt schon allein die Körperhaltung um zu kommunizieren, denn auch sie beinhaltet für andere sichtbare Information (Körpersprache).

Fallbeispiel Grundregel 1
Frau Margarete Mertens hat starke Schmerzen. Pfleger Johannes möchte sie auf ihre Schmerzen ansprechen, sie wendet sich jedoch von ihm ab und schließt die Augen. Mit diesem Verhalten vermittelt sie eine deutliche Information, die Johannes versteht: Sie will nicht mit ihm über ihre Schmerzen sprechen.

Grundregel 2
Kommunikation läuft auf verschiedenen Informationsebenen ab.

Verbal wird der Inhalt, die Information, die sachliche Aussage vermittelt. Das geschieht durch Wörter.

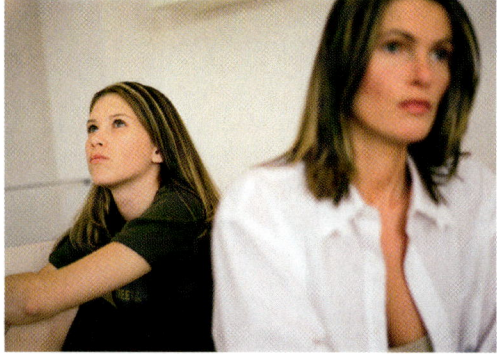

Abb. 14.1 Jedes Verhalten hat Mitteilungscharakter. Hier: „Ich möchte jetzt nicht mit dir reden!"

Nonverbal und paraverbal wird die Beziehung, innerhalb der die Kommunikation stattfindet, ausgedrückt. Es wird ausgedrückt, wie das Gesagte erlebt wird, und wie das Gesagte zu verstehen ist.

Nonverbale Kommunikation. Diese Form der Kommunikation drückt sich durch die Körpersprache aus. Es gibt viele Möglichkeiten des nonverbalen Ausdrucks: In Mimik, Gestik, Blickkontakt, Haltung, Gang, Berührung, Distanz, Lachen, Schweigen, in vegetativen Zeichen (z.B. Erröten), in Frisur, Kleidung, Schmuck oder in anderen Statussymbolen.

Paraverbale Ausdrucksformen. Menschen geben jedoch auch durch die Art und Weise **wie** etwas gesagt wird Informationen weiter. Dazu gehören Stimmmerkmale wie Lautstärke, Klangfarbe, Höhe, Tonfall und die Sprechgeschwindigkeit. Sie teilen mit, wie das Gesagte zu verstehen ist.

Fallbeispiel Grundregel 2

Frau Richter, eine ältere Patientin, freut sich am Besuch ihres Sohnes Konrad, den sie schon lange nicht gesehen hat. Sie erzählt schnell und aufgeregt, was sie erlebt hat. Nach fünfzehn Minuten bewegt sich der Sohn unruhig auf seinem Stuhl, schaut öfter zum Fenster hinaus und steht schließlich auf. Es gelingt ihm nicht wirklich, seine Mutter in ihrer Redefreude zu unterbrechen. Erst als er den Stuhl aufräumt und ihr zum Abschied die Hand hinhält, realisiert sie, dass er gehen möchte. So verabschieden sie sich. In dem Moment fällt Frau Richter noch eine Begebenheit ein, die sie unbedingt mitteilen will. Dabei macht der Sohn einige Schritte rückwärts auf die Türe zu. Erst als er die Hand auf die Türklinke legt, hört sie auf zu erzählen.

Aufgabe 1
Sie betreten ein Dreibett-Zimmer. Zwei der Frauen sitzen in den Betten und schauen Sie erwartungsvoll an: „Schön, dass Sie kommen," sagen sie wie aus einem Mund. Die Patientin im hinteren Bett hat sich zum Fenster hin gedreht, die Decke bis zum Kopf hochgezogen und liegt mit offenen Augen schweigend da. Welche Informationen der drei Frauen nehmen Sie wahr?

Aufgabe 2 Welche nonverbalen Signale sendet der Sohn (Fallbeispiel 2)?

Aufgabe 3 Ein Patient sagt: „Morgen werde ich entlassen." Unterlegen Sie den Satz mit Stimme (paraverbal) und Körpersprache (nonverbal) so, dass er

einmal als freudige und einmal als traurige, problematische Botschaft zu verstehen ist.

Grundregel 3

Jeder Teilnehmer ist zugleich Sender und Empfänger. Das Verhalten des einzelnen Teilnehmers ist sowohl Reaktion auf das Verhalten des anderen, als auch gleichzeitig Reiz für das Verhalten des anderen.

Wenn zwei Personen miteinander kommunizieren, verursacht nicht die eine Person das Verhalten der anderen, sondern jedes Verhalten ist zugleich Ursache und Folge des Verhaltens der anderen.

Fallbeispiel 1 Grundregel 3

Ein Ehepaar kann seine immer wieder auftretenden Streitigkeiten nicht lösen, weil es sich in einem Teufelskreis festgefahren hat. Er sagt: „Ich rede nicht mit dir, weil du so gereizt bist." Sie sagt: „Ich bin so gereizt, weil du nicht mit mir redest."

Fallbeispiel 2 Grundregel 3

Schwester Rita und Schwester Ruth, Unterrichtsschwestern an der Krankenpflegeschule, treffen sich zur wöchentlichen Schlussbesprechung. Schwester Rita erfasst rasch den aufgebrachten und verärgerten Gesichtsausdruck ihrer Kollegin und denkt „Wie unfreundlich und unkooperativ Schwester Ruth heute wieder ist". Daraufhin verhält sich Rita reserviert und wortkarg und beschließt, ihre neuen und kreativen Vorschläge für die Gestaltung der Unterrichtsräume heute nicht zu äußern. Ruth wundert sich über die heute so wortkarge Rita. Sie vermutet, dass Rita heute in Ruhe gelassen werden möchte und verlässt nach der Besprechung still den Raum.

Schwester Rita verhält sich – als Reaktion auf Ruths Gesichtsausdruck – abweisend. Dieses Verhalten ist zugleich die Folge und die Ursache von Ruths Verhalten.

14.1.2 Prinzipien der Gesprächsführung

Fallbeispiel Unbefriedigendes Gespräch

Zwei Frauen treffen sich auf dem Wochenmarkt. Die eine geht mühsam am Stock. Fragt die andere: „Ja, was haben Sie denn gemacht?" „Ich hatte eine Knieoperation, es klappt noch gar nicht gut mit dem Laufen…" „Ich hatte vor drei Jahren auch eine Knieoperation", unterbricht die erste und erzählt ausführlich die Details. Die andere wendet sich bald ab und verabschiedet sich.

Gespräche dieser Art sind wenig hilfreich und bringen niemanden weiter. Das Muster „Wie geht es dir? Mir geht es schlecht." verhindert einen Austausch der Gesprächspartner. Es läuft darauf hinaus, dass ein Gesprächsteilnehmer, zuerst aufgefordert wird, von sich zu erzählen, zugleich aber in die Rolle des Zuhörers gedrängt wird. Je stärker er diesen Verlauf als unbefriedigend erlebt, umso eher wird er das Gespräch abbrechen; bei häufigen Wiederholungen dieses Musters wird er dem Gesprächspartner sogar aus dem Weg gehen. Es gibt andere Möglichkeiten miteinander, für beide Partner befriedigend zu sprechen.

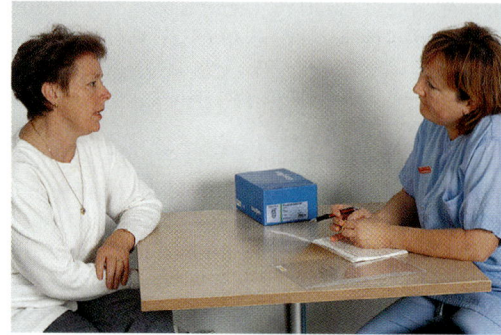

Abb. 14.2 Zu einer guten professionellen Gesprächsführung gehört das Aktive Zuhören.

▌ Aktives Zuhören

Wer professionell und hilfreich Gespräche führen will, kann sich einer Methode bedienen, die *Aktives Zuhören* genannt wird. Dabei kommt es darauf an, bewusst und konzentriert zwei Ebenen der Kommunikation wahrzunehmen, die:

- Inhaltsebene,
- Erlebens- oder Beziehungsebene, d. h. den emotionalen Anteil einer Botschaft.

Es ist sinnvoll, dem Gesprächspartner zu vermitteln, ihn auch auf dieser zweiten Ebene verstanden zu haben. Es kann auch sein, dass zurückgefragt werden muss, ob dieser Anteil der Aussage richtig verstanden wurde. So können falsche Interpretationen und Missverständnisse vermieden werden. Wer das Aktive Zuhören beherrscht und in diesem Sinne aufmerksam mit Menschen reden kann, baut eine gute, tragfähige Gesprächsbeziehung auf und erlebt Gespräche, die einen Menschen weiterbringen (**Abb. 14.2**).

In der Alltagssprache wird oft gefordert, sich in einen anderen einzufühlen. Jeder Mensch kann aber nur seine eigenen Gefühle fühlen, nicht die eines anderen. Wohl aber kann er sich von ihnen erzählen lassen und wiedergeben, was er verstanden hat.

💡 Fallbeispiel Aktives Zuhören

Frau Betzner berichtet, wie sehr sie sich vor der ersten Chemotherapie geängstigt hat, welche Befürchtungen sie hatte und wie sie schließlich versuchte, sich das Leben zu nehmen. Schwester Katja gibt wieder, was sie verstanden hat: „Also, Sie hatten wohl damals sehr große Angst. Wenn Sie Ihre Lebenssituation so aussichtslos erlebt haben, konnten

Sie ja nur so verzweifelt reagieren, das war wohl Ihr letzter Versuch zurechtzukommen…"„Ja", erwidert Frau Betzner, sie fühlt sich verstanden.

Kein Mensch kann sich „in einen Menschen hineinversetzen". Wie soll das gehen? Richtiger ist es, die Sichtweise des anderen einzunehmen, so wie er die Situation erlebt. Dann ist es möglich, dem Gegenüber ein Verständnis mitzuteilen: Menschen, mit denen so geredet wird, fühlen sich verstanden. Das bedeutet, das Gespräch kann weiter gehen und wird nicht wie im Beispiel der beiden Frauen auf dem Wochenmarkt abgebrochen.

❓ **Aufgabe 4** Rufen Sie sich die Ereignisse der vergangenen drei Tage ins Gedächtnis. Notieren Sie 5 kurze Sätze, die etwas Erlebtes ausdrücken, wie etwa: „Am Sonntag traf ich zufällig nach vielen Jahren eine Schulfreundin aus der Grundschule" oder „Freitag habe ich die ganze Nacht ferngesehen, was ich öfters tue". Lassen Sie unter jedem Satz einige Zeilen frei.

Bilden Sie nun Gruppen zu je zwei Personen, A und B. Nun soll A die fünf Sätze auf seinem Blatt mit emotionalem Anteil sprechen. Mit Stimme, Sprechweise, Mimik und Gestik soll er in die Aussage etwas von dem hineinlegen, wie er sie erlebt hat. B hört zu und notiert sich, welchen emotionalen Anteil er auf der Erlebensebene wahrgenommen hat. Danach gehen beide noch einmal Gesagtes und Verstandenes durch, dabei kann A bestätigen oder korrigieren, wo er nicht richtig verstanden wurde. Anschließend können die Rollen getauscht werden.

Vier-Ohren-Modell

Das Vier-Ohren-Modell ist ein Kommunikationsmodell von Friedemann Schulz von Thun. Es analysiert noch genauer, was geschehen kann, wenn Menschen miteinander kommunizieren. Das Vier-Ohren-Modell leitet zu vierfachem Hören an und hilft Kommunikationsstörungen zu erkennen und zu vermeiden (**Abb. 14.3**). Die zugrunde liegende Theorie sagt, dass jede Nachricht Botschaften auf verschiedenen Ebenen beinhaltet. Sie betreffen:

1. **Sachinhalt:** Die Sachebene gibt an, über welche Fakten informiert wird.
2. **Selbstoffenbarung:** Sie enthält Informationen über die Sichtweise oder die Gefühle des Senders.
3. **Beziehungsbotschaft:** Sie sagt aus, wie Sender und Empfänger zueinander stehen.
4. **Appell:** Er enthält eine Aufforderung. Er beinhaltet, was der Empfänger tun soll, was der Sender sich von ihm wünscht.

Fallbeispiel Vier-Ohren-Modell

Ein Ehepaar sitzt abends beim Fernsehen. Die Frau sagt zu ihrem Mann: „Es ist kalt hier."

So kurz dieser Satz auch ist, ist er keineswegs eindeutig zu verstehen. Theoretisch könnte er auf viererlei Weise verstanden werden. In diesem kurzen Satz stecken vier verschiedene Botschaften der Nachricht:

1. Der Sachinhalt gibt die Information an: „Die Zimmertemperatur ist zu niedrig."
2. Die Selbstoffenbarungsbotschaft teilt mit: „Ich friere."
3. Die Beziehungsbotschaft sagt: „Du bist für die Heizung zuständig."
4. Der Appell heißt: „Schalte die Heizung höher."

Aufgabe 5 Analysieren Sie die folgenden Aussagen bezüglich der vier Botschaften. Welche Aussagen könnten auf den verschiedenen Ebenen dahinter stehen?

a Chef zum Angestellten: „Beeilen Sie sich, der Auftrag muss fertig werden. Bei Ihrem Vorgänger ging das viel schneller!"
b Mutter zur Tochter: „Zieh dich warm an, draußen ist es kalt!"
c Heimbewohner zur Altenpflegerin: „Ich fühle mich heute nicht wohl."
d Ehefrau im Streit zu ihrem Mann: „Dann pack' doch deine Sachen und geh'!"
e Krankenpflegerin zu einem Kollegen: „Ich habe schon alles erledigt, du warst ja wieder nicht da."

Kommunikationsstörungen aus der Sicht des Vier-Ohren-Modells

Im beruflichen Alltag von Pflegeheim und Krankenhaus erschweren Kommunikationsstörungen das Zusammenleben und Zusammenarbeiten. Fehlinterpretationen und Missverständnisse ziehen oft weitere Kommunikationsstörungen nach sich.

Kommunikationsstörungen entstehen dadurch, dass Sender und Empfänger die vier Botschaften unterschiedlich gewichten. Die vier Botschaften sind meist gleichzeitig, jedoch unterschiedlich stark, wirksam. Zu Missverständnissen und Konflikten kommt es dadurch, dass der Zuhörer eine Ebene wichtig nimmt (z. B. die Beziehung), während der Sprecher auf eine andere Wert legt (z. B. den Inhalt). Die Frage aber ist: Wie gewichtet der Hörende? Und was antwortet er entsprechend auf dieser Ebene? Je nachdem welche Botschaft der Nachricht „gehört" wird und welches Gewicht ihr verliehen wird, fällt die Reaktion des Empfängers aus:

1. Wird vor allem der Sachinhalt herausgehört, bleibt man sachlich, reagiert auf der Sachebene.
2. Hört man mit dem Selbstoffenbarungsohr, dann geht man darauf ein, was der Sprecher über sich selbst sagt.
3. Versteht man die Aussage auf der Beziehungsebene, reagiert man auf der Beziehungsebene.
4. Versteht man das Gesagte als Appell, nimmt man zu dem Wunsch des Senders Stellung.

Es ist wichtig, immer wieder mit den verschiedenen „Ohren" zu hören, um so zu verstehen, wie die Nachricht gesendet wurde. Auch hier ist das Nachfragen eine gute Möglichkeit, Fehlinterpretationen und Missverständnissen vorzubeugen. Der Sprecher kann dann korrigieren: „Nein, so habe ich es nicht gemeint!" Oder bestätigen: „Ja, genau so ist es!" Der Hörer kann sich nun sicher sein, wie die Aussage gemeint war und das Gespräch kann ungestört weiter geführt werden.

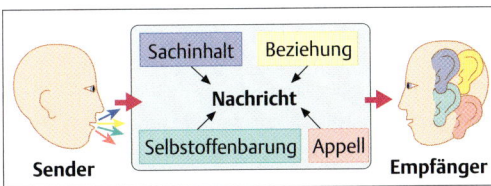

Abb. 14.3 Die vier Aspekte einer Botschaft.

Fallbeispiel 2 Vier-Ohren-Modell

Die Patientin sagt freudig: „Haben Sie schon gehört? Ich werde am Montag entlassen." Der Pfleger reagiert mit „allen vier Ohren":

1. **Sachinhalt:** „Verstehe ich das richtig? Der Termin steht also fest?"
2. **Selbstoffenbarung:** „Sie freuen sich, dass Sie es endlich geschafft haben und heim dürfen!"
3. **Beziehungsaspekt:** „Also, dann trennen sich ja unsere Wege. Wer betreut Sie zu Hause?"
4. **Appellaspekt:** „Ja, ich werde Ihre Papiere rechtzeitig fertig machen."

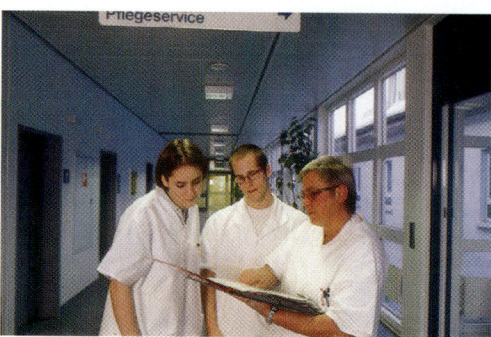

Abb. 14.5 Feedback auf der Inhaltsebene hilft, Irrtümer und Missverständnisse zu vermeiden.

14.1.3 Rückmeldung und Feedback

Ein wesentlicher Faktor einer gelingenden Kommunikation ist die Rückmeldung des Hörers auf die Nachricht des Sprechers (englisch: feedback). Der Sender muss sich vergewissern: Wie kommt das, was ich sage und wie ich mich verhalte, bei dem Empfänger an? Um Missverständnisse, also Kommunikationsstörungen zu vermeiden, sollte man immer wieder Feedback einholen und zwar auf der Sachebene und auf der Beziehungsebene. Das kann geschehen durch (**Abb. 14.4**):

- Rückfragen,
- Kommentieren.

Jeder Gesprächsteilnehmer kann ein Feedback geben und sich Feedbacks holen, um Kommunikationsstörungen zu vermeiden.

Feedback Sachinhalt

Es wird Feedback darüber eingeholt, ob die inhaltlichen Fakten der Aussage richtig verstanden wurden, z. B.:

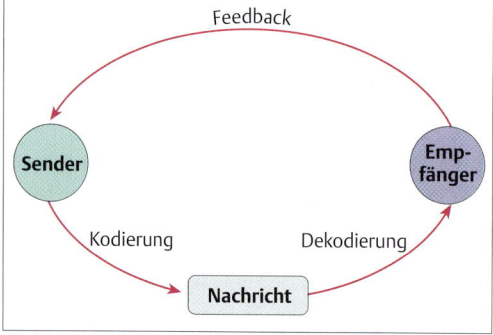

Abb. 14.4 Feedback beugt Kommunikationsstörungen vor.

- Ich soll also in das erste Untergeschoss fahren und dort links herum den Gang entlang gehen?
- Das Untersuchungszimmer ist dann Zimmer Nummer 144, ist das richtig?
- Sie sind also zum Bahnhof gerannt und haben im letzten Moment noch den Zug erreicht?

Kommt bei einem der Gesprächsteilnehmer ein Gefühl der Unsicherheit auf (Was meint der Sprecher genau?, „Ich weiß nicht, was jetzt gemeint ist, alle anderen wissen es vielleicht!"), ist es Zeit, inhaltliches Feedback einzuholen, um nicht von dem Punkt aneinander vorbei zu reden (**Abb. 14.5**).

Fallbeispiel Feedback Sachinhalt

Am Ende der Visite sagt der Arzt zum Patienten: „Dann kommen Sie morgen also zur Untersuchung." „Ja", sagt er. Dabei fühlt er sich aber nicht wohl, denn er weiß eigentlich nichts Genaues. So holt er sich noch die nötigen Informationen, ehe der Arzt das Zimmer verlässt. „Welche Untersuchung meinen Sie, Herr Doktor? Wann soll ich kommen und wohin?" Der Arzt gibt Auskunft, der Patient muss sich keine unnötigen Sorgen machen.

Mit Feedback auf der Inhaltebene lässt sich die Verständigung bezüglich der Fakten überprüfen. So können Missverständnisse und Unklarheiten beseitigt werden.

Feedback Selbstoffenbarung

Es wird ein Feedback darüber eingeholt, ob die Gefühle und das Erleben des Senders richtig verstanden wurden:

- Habe ich das richtig verstanden, dass Sie darüber traurig waren?

- Wollen Sie damit sagen, Sie freuen sich gar nicht auf ihre Entlassung?
- Das hört sich so an, als ob es Ihnen nichts ausmacht, ein paar Tage im Krankenhaus zu sein.

Um sicher zu gehen, die Gefühle des anderen richtig verstanden zu haben, kann das Verstandene mit eigenen Worten wiederholt werden, so dass der Sprecher verbessernd eingreifen kann. Unklarheiten werden durch Kommentieren, wie es verstanden wurde, geklärt.

Feedback Beziehungsbotschaft

Rückmeldung kann klären, wie Gesprächspartner zu einander stehen, was sie voneinander halten, z.B.:

- Bei mir kommt das so an, als ob Ihnen die Arbeit nicht gefällt und Sie lieber auf einer anderen Station eingesetzt werden möchten. Sehe ich das richtig?
- Ich habe den Eindruck, es gefällt Ihnen bei uns.

Fallbeispiel Feedback Beziehungsbotschaft

Im Altenwohnheim ist heute besonders viel zu tun. Mehrere Bewohner werden neu aufgenommen. Frau Herta Heim wird für einige Tage zu ihrer Familie gehen, um die Konfirmation ihres Enkels zu feiern.

Schwester Paula, die Pflegedienstleitung, schaut kurz ins Stationszimmer: „Ich kann Ihnen ein wenig helfen, Schwester Kati." „O nein danke, Schwester Paula. Trauen Sie mir so wenig zu?" „Ich weiß, wie viel Sie leisten können. Ich dachte nur: Der Tag ist noch lang und ich habe gerade etwas Zeit." Schwester Kati freut sich und nimmt nun die Hilfe gerne an.

Feedback zur Verbesserung der Selbstwahrnehmung

Neben dem Feedback über die 4 Ebenen der Kommunikation kann es hilfreich sein ein Feedback über das eigene Verhalten einzuholen. Wer die Gelegenheiten wahrnimmt, eine Rückmeldung über sein eigenes Verhalten zu bekommen, kann mehr über sich selbst erfahren. Er erweitert dadurch sein Wissen darüber, wie er auf andere wirkt, und das ist nicht selten Anlass zum Staunen. Feedback kann die Selbstwahrnehmung verbessern.

Fallbeispiel Verbesserung der Selbstwahrnehmung

Im Stationszimmer ist folgender Dialog zu hören. Schwester Anna, die Stationsleitung, sagt: „Schwester Marie, ich möchte Ihnen gerne sagen, was mir eben im Zimmer 18 aufgefallen ist: Die Patientin hat sich mehrmals an Sie gewendet und wollte etwas mit Ihnen besprechen. Sie schienen ganz in das Betten und Waschen vertieft zu sein." „Oh, das habe ich gar nicht bemerkt. Es stimmt, ich war mit meinen Gedanken bei dem Unfall, den ich heute früh erlebt habe." „Ach so, das war es. Ich würde mir wünschen, dass Sie beim nächsten Mal Ihre Arbeit kurz unterbrechen und vor allem mit der Patientin Blickkontakt halten." „Ich habe mich auch nicht wohl gefühlt, aber danke für den Hinweis. Ich werde darauf achten."

> Feedback hilft, Beziehungen zu klären und trägt zu einer guten Kommunikation bei. Feedback kann auch die eigene Wahrnehmung verbessern.

Feedback-Regeln. Wer seinen Gesprächsstil verbessern möchte, kann folgende Feedback-Regeln beachten:

- eigene Wahrnehmung ins Gespräch bringen,
- eigene Gefühle äußern,
- in der Ich-Form sprechen (Ich-Botschaften),
- Wünsche formulieren,
- sich echt und ehrlich verhalten,
- Interesse an der anderen Person und den Gesprächsinhalten rückmelden,
- durchgehend eine Haltung der Achtung und Wertschätzung des Partners einnehmen.

14.2 Gesprächsformen

Verschiedene Gesprächsformen können unterschieden werden:

- persönliche Gespräche,
- Informationsgespräche,
- Alltagsgespräche,
- Gespräche am Telefon.

14.2.1 Persönliche Gespräche

Aufgabe 6 Intensivpfleger Bruno Becker hat heute einen Gesprächstermin mit seiner Chefin, der Pflegedienstleiterin Schwester Klara. Er möchte mit ihr eine persönliche Angelegenheit, die ihm berufliche Probleme verursacht, in aller Ruhe besprechen. Bruno Becker kennt Schwester Klara schon seit Jahren, als sie noch beide auf einer Station arbeiteten.

Im Vorzimmer muss er zehn Minuten warten. Als sie sich endlich im Büro gegenübersitzen, will Bruno nach ein paar Minuten sein Thema ansprechen, als das Telefon klingelt. Schwester Klara murmelt eine Entschuldigung und bittet Bruno, einige Minuten draußen zu warten. Dort beschließt er, an diesem Tag sein Anliegen nicht vorzubringen.

Haben die beiden eine Chance, durch Feedback-Holen und Feedback-Geben das Gespräch doch noch in Gang zu bringen? Versuchen Sie es mit einem Rollenspiel (**Abb. 14.6**).

Voraussetzungen für persönliche Gespräche

Soll ein persönliches Gespräch erfolgreich sein, müssen sowohl äußere als auch innere Voraussetzungen gegeben sein.

Äußere Voraussetzungen

Wenn keine Zeit ist, muss ein Termin vereinbart werden. Im Gesprächszimmer sollte für Ordnung und eine gewisse Harmonie gesorgt sein. Dazu gehört es, den PC-Bildschirm abzuschalten, nicht über den voll beladenen Schreibtisch hinweg miteinander zu reden. Besser ist es, Gespräche in einer Sitzecke zu führen, die eine angenehme Atmosphäre ermöglicht. Für die Dauer des Gesprächs sollte Störungsfreiheit garantiert sein. Der Termin und die voraussichtliche Dauer sollten vorher klar abgesprochen werden. Das Ende des Gesprächs wird angekündigt, evtl. wird zusammengefasst, was erreicht wurde. Falls nötig, wird ein neuer Termin vereinbart.

Die in dieser Weise gestalteten äußeren Gegebenheiten eines Gesprächs haben einen deutlichen Aussagecharakter und spiegeln die innere Einstellung wider: „Ich habe Zeit für dieses Gespräch, es ist mir wichtig!"

Innere Voraussetzungen

Die Faktoren der inneren Haltung hat Carl Rogers (1902–1987) für die Gesprächstherapie herausgearbeitet. Danach ergeben sich folgende inneren Voraussetzungen für ein erfolgreiches Gespräch:

- **Akzeptanz:** Der Gesprächspartner wird ohne Bewertung so angenommen, wie er ist.
- **Positive Wertschätzung:** Dem Gesprächspartner wird mit Achtung und Höflichkeit begegnet. Er wird darin bestärkt, eigene Vorstellungen und Ideen zur Problemlösung zu entwickeln. Dadurch bleibt er eigenständig.

- **Empathie:** Die Gefühle des Gegenüber werden wahrgenommen und akzeptiert. Die Sichtweise des Gesprächspartners wird angenommen (nicht unbedingt übernommen!).
- **Emotionale Wärme:** Sie begleitet den ganzen Prozess, so dass ein Gefühl der Sicherheit und Geborgenheit geschaffen wird.
- **Echtheit:** Die das Gespräch leitende Person verhält sich ehrlich und echt, so dass auch der andere sich nicht verstellen muss.

Gute und hilfreiche Gespräche kann jeder führen, der die äußeren Faktoren der Gesprächssituation und die inneren Faktoren der eigenen Haltung beachtet und dazu passend gelernte Gesprächstechniken wie das Aktive Zuhören und das Vier-Ohren-Hören einsetzt.

„Wie geht es Ihnen?"

Die im Krankheitsfall wohl am häufigsten gestellte Frage leitet sehr unterschiedliche Gespräche ein.

Fallbeispiel „Wie geht es Ihnen?"

Als die beiden Patientinnen mit der Morgentoilette fertig und bereit für das Frühstück sind, beginnt ihre morgendliche Unterhaltung. Frau Riedinger: „Wie geht es Ihnen, Frau Seibold? Ich habe die ganze Nacht nicht geschlafen. Es war so warm im Zimmer und ich mache mir solche Sorgen um meinen Mann, der jetzt allein zu Hause ist. Wissen Sie, er kann ja nichts im Haushalt. Ich will ihm, wenn ich wieder zu Hause bin, unbedingt die Kaffeemaschine und die Mikrowelle erklären." Das Frühstück wird herein gebracht. Die beiden Damen konzentrieren sich erst einmal auf Kaffee und Brötchen.

Professionelles persönliches Gespräch

Das professionell geführte persönliche Gespräch darf nicht nach dem Muster „Wie geht es Ihnen, mir geht es schlecht (beziehungsweise gut)" geführt werden. Wer die Frage stellt, sollte dem Gegenüber eine echte Chance zum Antworten geben.

Setting. Die Frage „Wie geht es dir?" braucht ein bestimmtes „Setting". Dazu gehört:

- ausreichend Zeit für eine Antwort geben,
- räumliche Voraussetzung schaffen, um die Antwort auch ungestört hören zu können,
- Interesse an der Antwort zeigen.

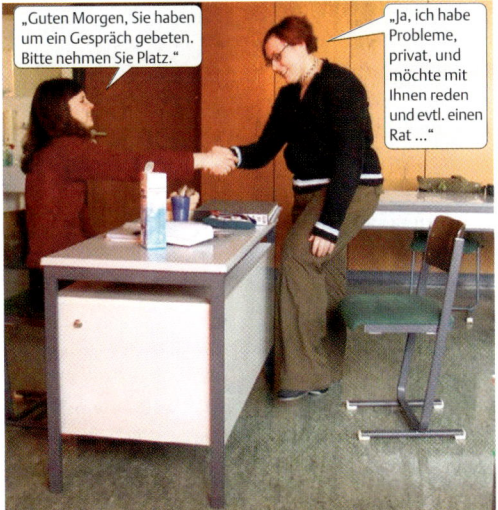

a

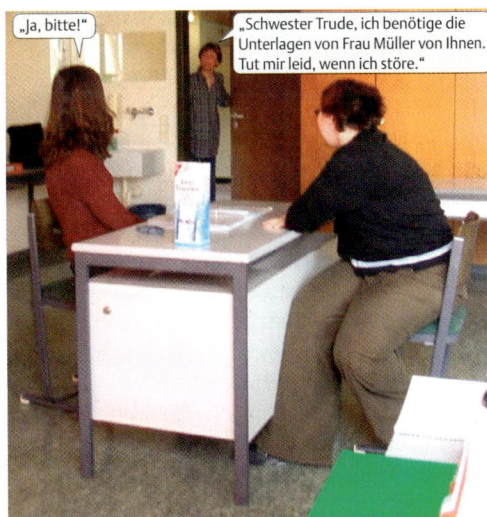

b Es klopft ...

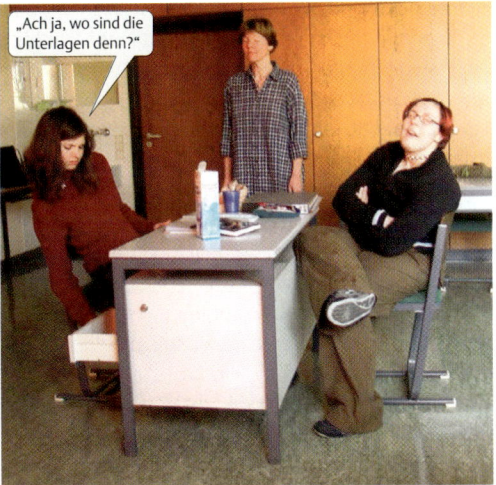

c Schwester Anja wartet. Schwester Sabine versucht, Ihre Ungeduld zu beherrschen.

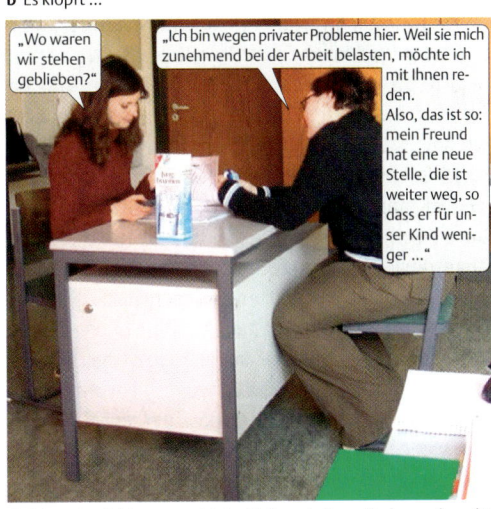

d Schwester Sabine versucht den Faden wieder zu finden und macht einen neuen Anfang ...

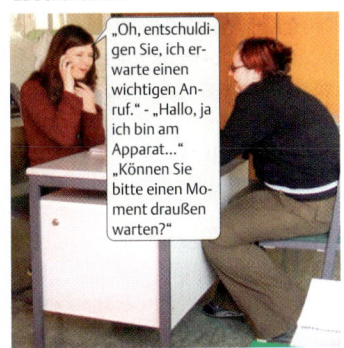

e Da klingelt das Handy von Schwester Trude.

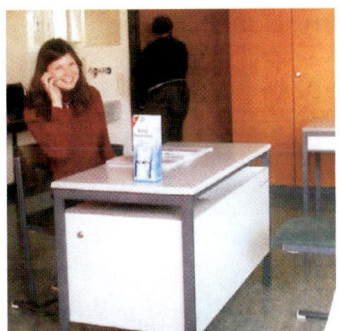

f Schwester Sabine verlässt verärgert den Raum. Schwester Trude bittet Sie nach einigen Minuten wieder herein.

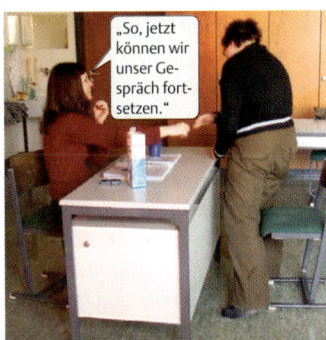

g Schwester Sabine möchte nicht noch einmal anfangen. Sie hat genug für heute. Sie verabschiedet sich und verlässt enttäuscht den Raum.

Abb. 14.6 Rollenspiel zu einem persönlichem Gespräch.

Mit Hilfe von Aktivem Zuhören kann das Gespräch weitergeführt werden.

Trösten

Die Wörter Trost, Treue, Trauen, Trauern gehören sprachlich zusammen. Wo Freunde in *Treue* viele Tage lang bei einem *traurigen*, verzweifelnden Menschen bleiben, ihm und auch sich selbst das Schweigen und die Stille *zutrauen*, da geschieht *Trost*. Trost ist keine spektakuläre Aktion. Es geschieht im Dasein und Mitgehen. Manchmal wird Trost gezielt und bewusst herbeigeführt, manchmal ist jemand getröstet, ohne dass man weiß, wie es geschah.

> Trösten heißt: Die Hoffnung vermitteln, etwas sehr Schlimmes wird nicht so bleiben.

Wer tröstet und was tröstet?

Im Krankenhaus und im Pflegeheim wird oft getröstet. Jeder kann in die Lage kommen, Trost zu spenden, Mitarbeiter aller Bereiche, Patienten und Bewohner, Angehörige und Besucher, und jeder kann einmal in die Lage kommen, Trost zu brauchen.

Meistens trösten Pflegende, Ärzte und Angehörige die Kranken, aber es kommt auch vor, dass ein Patient den Pfleger tröstet oder eine Frau vom Reinigungsdienst einen Pflegeheimbewohner. Sehr häufig trösten unheilbar kranke Menschen ihre Angehörigen.

Nicht nur im Todesfall wird Trost nötig. Ein Kind, wenn es im Krankenhaus bleiben muss und nicht mit den Eltern nach Hause gehen darf, ist traurig. Ein junges Mädchen, wenn es wegen einer Krankheit ein Fest versäumt, und so auf ein wichtiges Treffen mit einem Jungen, in den es sich verliebt hat, verzichten muss, ist traurig. Ein Patient, dem man ganz unerwartet eine gefährliche und weit fortgeschrittene Erkrankung mitteilte, braucht Trost. Ein älterer Mensch, der vom „Betreuten Wohnen" aus in eine Pflegestation verlegt wird, trauert um seine verlorene Unabhängigkeit.

Trost vermitteln. Auf sehr verschiedene Art kann Trost vermittelt werden. Tröstlich können sein:
- Worte und Gespräche,
- Gesten und viele andere Möglichkeiten der Körpersprache,
- eine Fernsehsendung,
- ein Artikel, den jemand liest, ein Buch, ein Gedicht,

- ein Lied, eine Musik,
- ein Bild im Krankenzimmer, ein Foto,
- ein Blumenstrauß,
- etwas Süßes,
- eine Erinnerung,
- ein Tier.

Aufgabe 7 Erinnern Sie sich einmal! Wer hat sie als Kind getröstet? Wie geschah es? Was hat Sie in jüngster Vergangenheit einmal getröstet?

Falsche Trostversuche

Bei so manchem Versuch zu trösten oder im Todesfall sein Mitleid auszudrücken, ist der Druck groß, irgendetwas sagen zu wollen; aber die Unsicherheit, was richtig ist, und die Angst etwas Falsches zu sagen, lassen einen die Hilflosigkeit und Befangenheit in dieser Situation spüren. Bleiben die Worte auf der Ebene des Verstandes in Form von logischen Erklärungen stecken, bleibt bei dem Betroffenen nur Kälte und Leere spürbar, und die Verlegenheit belastet die schwere Situation noch mehr.

Was man so sagt, nur um etwas zu sagen, hört sich zum Beispiel so an:
- „Das musste so kommen, der Aufprall war eben zu heftig."
- „Ihm konnte medizinisch nicht geholfen werden, weil noch kein wirksames Medikament entwickelt wurde."

Noch kränkender können Vertröstungen durch Bagatellisieren sein:
- „Das haben schon andere durchgestanden."
- „Es gibt schlimmeres Leid auf der Welt".
- „So schlimm kann es doch jetzt nicht mehr sein!"
- „Das ist der Lauf der Welt."
- „Das ist Schicksal."

Auch religiöse Trostversuche können verletzen, wenn sie unüberlegt und aus dem biblischen Textzusammenhang gerissen, einem Trauernden hingeworfen werden:
- „Wen Gott liebt, den züchtigt er."
- „Es ist eben Gottes Wille."
- „Es ist die Strafe Gottes."

Eine ungeheure Anmaßung liegt darin, den vermeintlichen Willen Gottes in einer Trauersituation zu erkennen und für die betroffenen Menschen zu deuten. Sie hinterlassen bei dem Traurigen Ärger und Wut statt Trost.

▌ **Gelingender Trost**

Soll Trost gelingen, muss Trösten herzlich sein, also von Herzen kommen und mit Gefühl einhergehen. Dazu braucht es Fantasie und Sensibilität für den in Trauer geratenen Menschen mit seinem speziellen Umfeld, seinen Lebensgewohnheiten und seinen Ressourcen. Die Methode des Aktiven Zuhörens ermöglicht, im Laufe der Zeit, immer besser herauszufinden, wer oder was diesem Menschen Trost spenden kann.

Kleine Gesten. Vielfach bewährt haben sich oft die „kleinen Gesten":
- regelmäßige Grüße,
- kleine Aufmerksamkeiten, Blumen, Süßigkeiten, ein Foto,
- wiederholte Anrufe,
- Besuche,
- Einladungen zum Kaffee,
- Gedankenaustausch bei einem Spaziergang,
- Ermutigung zum Erzählen oder zum Schreiben,
- Schweigen aushalten, nicht weglaufen,
- in den Arm nehmen, drücken, streicheln, Hand halten, sich anlehnen lassen.

🔆 **Fallbeispiel Hilfreicher Trost**

Frau Tannberg ist ins Pflegeheim gekommen, um von ihrem Vater, der hier im Alter von zweiundachtzig Jahren verstorben ist, Abschied zu nehmen. Sie ist sehr traurig und in Tränen aufgelöst. Ihr Sohn Timo legt spontan den Arm um sie und deutet damit an: Dein Vater ist gestorben, aber du hast noch mich. Ich bin da. Es ist eine herzliche, liebevolle Tröstung ohne Worte. Sichtlich getröstet verlässt Frau Tannberg schließlich das Zimmer.

14.2.2 Informationsgespräche

Zu den vielen sich alltäglich wiederholenden Aufgaben im Pflegeberuf gehört es, Informationen einzuholen und weiterzugeben.

Zu berücksichtigende Aspekte. Um ein Informationsgespräch mit einem Patienten erfolgreich zu führen, muss bezüglich des Patienten Folgendes berücksichtigt werden:
- Gesundheitszustand,
- Stimmung,
- Bildungsstand bzw. seine intellektuellen Fähigkeiten,
- Inhalt des Gespräches.

Der Inhalt der Information, ob sie eher allgemein oder folgenschwer für den Patienten ist, ist für die Gesprächsführung ausschlaggebend. Im Verlauf des Gesprächs ist darauf zu achten, dass Neues in angemessenen Schritten vermittelt wird (**Abb. 14.7**).

Die Person, die das Gespräch führt, muss sich überzeugen, ob die Information verstanden wurde, Teile evtl. wiederholen und Zeit zum Nachfragen geben. Sie kann Beispiele anführen und die Information veranschaulichen. Fachwörter sind gegebenenfalls zu vermeiden oder zu übersetzen.

🔆 **Fallbeispiel Informationsgespräch**

Ein junger Mann wird nach einem Reitunfall ins Krankenhaus eingeliefert. Der aufnehmende Arzt diagnostiziert einen Wadenbeinbruch. Der Patient verbringt die erste Nacht auf der chirurgischen Station mit hochgelagertem, schmerzendem Bein. Am nächsten Tag bei der Stationsvisite untersucht eine Oberärztin das Bein. Mit Blick auf die Röntgenbilder stellt sie fest: „Das ist keine dislozierte Fraktur!" Kaum ist die Visite vorbei, ruft der junge Mann bei seiner Mutter an und teilt ihr erfreut mit: „Das Bein ist doch nicht gebrochen!" Dass eine Fraktur ein Bruch ist, hatte er schon gelernt. Das Wort disloziert kannte er nicht und versteht deshalb nur: „Das ist doch keine Fraktur."

❓ **Aufgabe 8** Ein Patient soll am nächsten Vormittag mit Ultraschall untersucht werden. Der Pfleger soll ihn davon in Kenntnis setzen und ihn über Sinn und Ablauf der Maßnahme informieren.
Spielen Sie im Rollenspiel das Informationsgespräch nach, bei dem Sie auf die spezielle Situation des Pa-

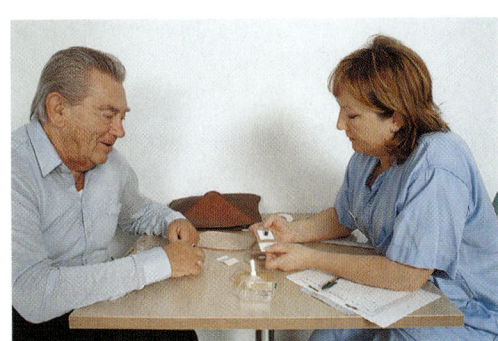

Abb. 14.7 Im Informationsgespräch wird Neues in kleinen Schritten vermittelt und Gelegenheit zu Rückfragen gegeben.

tienten eingehen. Beschreiben Sie dazu die Voraussetzungen des Patienten (Gesundheitszustand, Fähigkeiten usw.) sowie die Schritte, wie Sie im Gespräch vorgehen.

14.2.3 Alltagsgespräche ("small talk")

Schwestern und Pfleger sollten sich nicht scheuen, auch ganz alltägliche "kleine" Gespräche zu führen, wie es Menschen überall tun. Die Patienten im Krankenhaus und die Bewohner eines Pflegeheims bieten immer wieder das kleine Gespräch über Themen des täglichen Lebens wie Wetter, Fernsehen, Familie, Mode, Krankheiten oder Ernährung an.

Bedeutung von Alltagsgesprächen. Man darf diese Gespräche nicht unterschätzen, denn sie haben ihren eigenen Zweck und sind aus verschiedenen Gründen sinnvoll (**Abb. 14.8**):

- Alltagsgespräche dienen dazu, dass sich der Patient auch als Wissender geben kann. Er kann von Themen sprechen, bei denen er sich besser auskennt als der Pflegende. Sie dienen seinem Selbstwertgefühl. Hier kann er sich als gesunder und nicht nur als kranker Mensch darstellen.
- Alltagsgespräche können eine willkommene Ablenkung von den Sorgen und Ängsten eines Patienten sein. Sie können ein kleines bisschen Normalität in eine mit Anspannung und Angst verbundene Situation bringen.
- Sie können ein Gefühl der Nähe erzeugen und die Beziehung zwischen Pflegenden und Patienten verbessern. Hat man doch Themen, an die immer wieder angeknüpft werden kann.

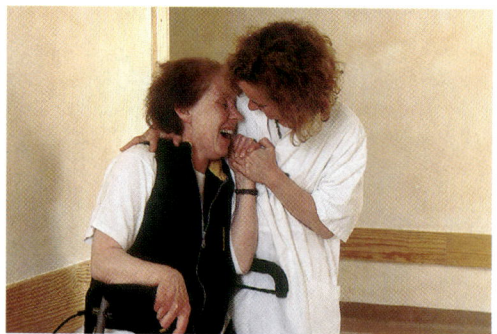

Abb. 14.8 Alltagsgespräche können ein Gefühl der Nähe erzeugen.

Fallbeispiel Alltagsgespräch

Schwester Anna liebt es, sich neue Frisuren zu machen. Mal sind die Haare blau, mal grün oder ganz bunt gefärbt, mal macht sie sich viele kleine Zöpfe, mal eine Hochsteckfrisur. Wenn Anna für die morgendliche Grundpflege zu Frau Bittner kommt, ist diese schon gespannt, wie Anna heute wohl aussieht: „Das sieht ja lustig aus, so viele Zöpfe! Wie lange haben Sie denn gebraucht um die alle zu flechten?" Anna: „Das hat in der Tat eine Weile gedauert. Fast eine Stunde haben meine Freundin und ich dazu gebraucht. Gefällt es Ihnen?" Frau Bittner: „So was gab es früher nicht. Aber es sieht lustig aus. Stecken Sie mir meine Haare heute hoch?"

Anna und Frau Bittner kommen sofort ins Gespräch. Frau Bittner interessiert sich für Anna und ist abgelenkt von ihrer Krankheit. Gemeinsame Themen erzeugen ein Gefühl der Nähe.

14.2.4 Gespräche am Telefon

Im Altenpflegeheim und im Krankenhaus laufen viele Kontakte über das Telefon. Bei dieser Kommunikation entfallen alle Begleitsignale der Körpersprache. Weder Mimik, noch Gestik, noch die Körperhaltung können wahrgenommen werden. Dafür kommt den paraverbalen Ausdrucksmöglichkeiten der Stimme und der Sprechweise große Bedeutung zu. Werden diese beachtet ist es auch am Telefon möglich, Menschen in der emotionalen Situation abzuholen, in der sie sich gerade befinden.

Fallbeispiel Telefongespräch

Das Telefon klingelt. Die Schwester meldet sich wie üblich: „Gruppe 18, Schwester Anja."

„Schwester Anja, Sie kennen doch meine Mutter, die gestern erst entlassen wurde. Hier spricht Frau Kläger", hört sie eine aufgeregte Stimme, „sie ist aus dem Bett gefallen, ich weiß nicht, was ich machen soll. Wir haben sie wieder hingelegt, aber sie spricht ganz wirr, ich bin allein zu Hause."

„Frau Kläger, Sie sind ja ganz aufgeregt. Ja, ich kenne Ihre Mutter. Sie haben sie gestern hier abgeholt."

„Ja, und jetzt ist das passiert."

„Frau Kläger, Sie machen sich sicher große Sorgen, aber beruhigen Sie sich ein wenig. Durch die Umstellung vom Krankenhaus, wo sie immerhin fünf Wochen war, auf zu Hause wird Ihre Mutter beunruhigt sein. Ältere Menschen brauchen Zeit dafür. Das Beste wird sein, Sie rufen Ihren Hausarzt an, er wird sich die alte Dame anschauen und wissen, was zu tun ist. Haben Sie eine Telefonnummer?"

„Ja, richtig, das mache ich, die Nummer finde ich. Warum habe ich daran nicht gedacht? Sie sind mir in meinem Schrecken zuerst eingefallen! Vielen Dank."

Schwester Anja entnimmt der Stimme am Telefon, dass Frau Kläger aufgebracht, in großer Sorge und im Moment hilflos ist. Indem sie die Anruferin immer wieder mit Namen anspricht, gewinnt sie deren Aufmerksamkeit. Indem sie formuliert, was sie vom emotionalen Zustand wahrgenommen hat, erreicht sie die Zustimmung und kann so helfen.

Beim Gespräch am Telefon kann das Aktive Zuhören so gut wie bei jedem anderen Gespräch eingesetzt werden. Da nonverbale Signale vom Gegenüber nicht wahrgenommen werden können gewinnen die paraverbalen Anteile der Kommunikation an Bedeutung.

14.3 Pflegeschwerpunkt Mit Kindern reden

14.3.1 Grundlagen

Kommunikation verläuft dann erfolgreich, wenn sich die Beteiligten verstehen, wenn Missverständnisse von vorne herein vermieden, oder während des Gesprächs erkannt und korrigiert werden.

Grundsätzlich gilt: Je jünger ein Kind ist, umso mehr geschieht Kommunikation über Körpersprache. Beim Neugeborenen und Säugling kommt es darauf an, die nonverbalen Zeichen für Wohlbefinden oder Unwohlfühlen wahrzunehmen und zu beantworten. Später wird entsprechend dem Sprachverständnis des Kindes Sprache eingesetzt. Dabei ist auf die Wahl einfacher Wörter und kurzer Sätze zu achten.

Verbale Informationen sollten mit möglichst vielen Anschauungsmöglichkeiten verbunden sein (**Abb. 14.9**). Materialien wie Spritze (ohne Kanüle), Handschuh oder Reflexhammer werden dem Kind zum Spielen und Erforschen in die Hände gegeben. Ein Stethoskop, das ein Kind selbst ausprobieren darf, macht ihm weniger Angst.

Immer ist der Entwicklungsstand des Kindes zu beachten. (S. 40 u. S. 242).

Um Kindern zu zeigen, dass man ihr Erleben und ihre Gefühle wahrnimmt und versteht, kann man das Aktive Zuhören einsetzen (S. 204).

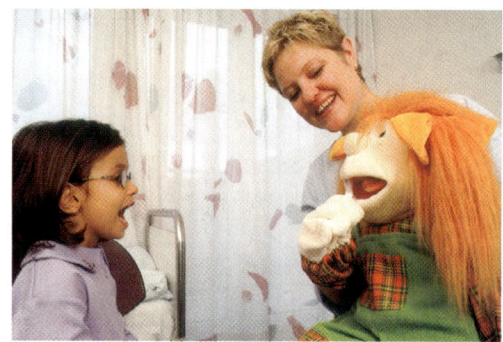

Abb. 14.9 Handpuppen erleichtern die Kommunikation mit Kindern.

Fallbeispiel Kommunikation mit Kindern

Hannelore ist sieben Jahre alt. Als Schwester Monika auf ihrer Runde am frühen Nachmittag im Zimmer ist, fragt das Mädchen mehrmals nach der Uhrzeit und schließlich sagt sie: „Meine Mama hat noch zu tun." Schwester Monika versteht, was in dem Kind vorgeht und bemerkt: „Nicht wahr, du wartest schon sehr auf die Mutti." „Ja", sagt Hannelore und fängt an zu weinen. Schwester Monika setzt sich zu ihr, legt ihren Arm um das Kind und nun reden die beiden miteinander. Nach einer Weile sagt Hannelore: „Liest du mir noch vor, Schwester Monika?"

Um sich Kindern verständlich zu machen, müssen im Bereich der Kinderkrankenpflege Pflegende und Ärzte, Eltern und Angehörige, Erzieherinnen und „grüne oder rosa Damen" einige Besonderheiten beachten:

- Aufmerksamkeit wecken,
- Blickkontakt herstellen,
- sich vorstellen,
- geeignete Sprache wählen,
- Kind einbeziehen (**Abb. 14.10**).

Aufmerksamkeit wecken. Kinder sind oft in ihr Spielen vertieft oder gerade in ihrer Fantasiewelt beschäftigt oder nach dem Schlafen in der Aufwachphase noch nicht aufnahmefähig. Um zu erreichen, dass sie hören können, was zu ihnen gesagt wird, empfiehlt es sich, ihre Aufmerksamkeit zu wecken. Das kann durch eine leichte Berührung und die Anrede mit dem Namen geschehen.

Blickkontakt herstellen. Besonders bei der Kontaktaufnahme ist zuerst einmal Blickkontakt herzustel-

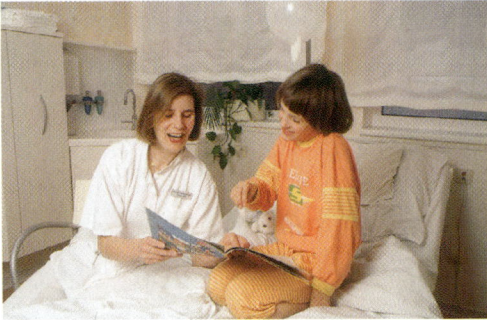

Abb. 14.10 Vorlesen ist eine gute Gelegenheit mit Kindern ins Gespräch zu kommen.

len. Dabei sorgt die erwachsene Person dafür, dass sich die Blicke auf einer Ebene begegnen können, d. h., entweder begibt sie sich hinunter auf die Ebene des Kindes, oder das Kind wird auf den Arm der Begleitperson hoch gehoben oder auf einen Tisch gestellt (**Abb. 14.11**).

Sich vorstellen. Beim ersten und – wenn nötig wiederholt bei weiteren Kontakten – erfolgt die Begrüßung mit Selbstvorstellung, Anrede des kleinen Patienten und erstem Smalltalk. Außer dem Entwicklungsstand des Kindes spielt bei jeder Kommunikation der krankheitsbedingte Zustand des Kindes eine Rolle.

Geeignete Sprache wählen. Die Wortwahl richtet sich nach Alter und Entwicklungsstand. Je jünger ein Kind ist, umso einfacher sollten die Begriffe und umso kürzer sollten die Sätze sein.

Kind einbeziehen. Auch die aktive Beteiligung des Kindes an den diagnostischen, pflegerischen und therapeutischen Maßnahmen ist wichtig. Hier kann die Neugier des Kindes genutzt werden um Angst abzubauen.

Aufgabe 9 Im Aufnahmezimmer begegnet Schwester Ulla zum ersten Mal der vierjährigen Mathilde, die von ihrem Vater wegen Fieber und Hautrötungen in das Kinderkrankenhaus gebracht wurde. Wie würden Sie die Kontaktaufnahme zur kleinen Patientin (mit Anrede, Selbstvorstellung und Smalltalk) gestalten?

14.3.2 Informationsgespräche mit Kindern

Es muss zwischen Informationen für die Begleitpersonen und solchen, die das Kind braucht, unterschieden werden (**Abb. 14.12**). Im Verlauf eines Krankenhausaufenthaltes werden dem Kind eine Menge verschiedener Informationen über diagnostische, pflegerische und therapeutische Maßnahmen gegeben, wie z. B. über:

- Tagesablauf in der Klinik,
- Räumlichkeiten,
- Personen, die dort arbeiten,
- Schwesternruf (**Abb. 14.13**),
- Gegenstände und ihre Funktionen,
- Regeln im Stationsbetrieb.

Damit solche Informationen gelingen, müssen sie jeweils dem Alter des Kindes entsprechend gestaltet werden. Das Pflegepersonal in der Kinderklinik benötigt spezifische Kenntnisse der intellektuellen Entwicklung des Kindes, die hier zur Anwendung kommen (S. 40).

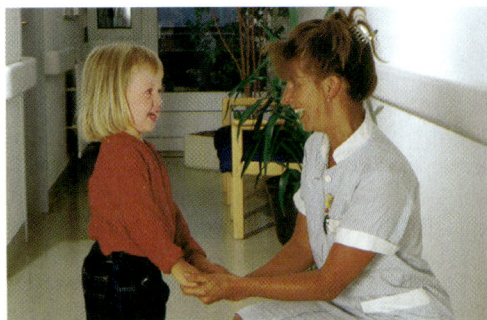

Abb. 14.11 Kind und Pflegeperson können sich auf einer Ebene anschauen.

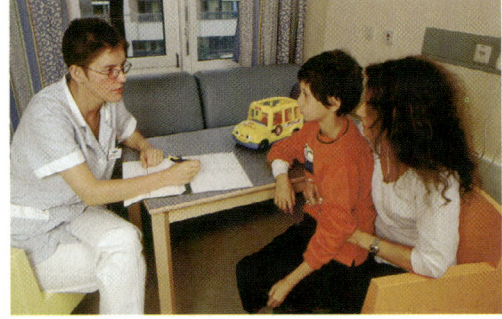

Abb. 14.12 Die Schwester unterscheidet zwischen Informationen für das Kind und solchen für die Mutter.

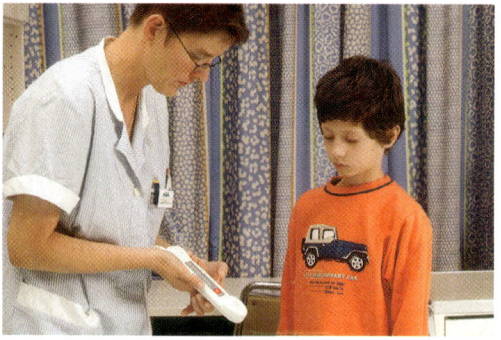

Abb. 14.13 Dem Kind wird der Schwesternberuf erklärt.

Sehr viele Informationen werden dem Kind handlungsbegleitend gegeben. „Wenn ich jetzt den Verband hier wegmache, kann ich sehen, wie schön die Wunde heilt." Dabei holt sich die Pflegende zuerst die Aufmerksamkeit des Kindes durch ein kurzes: „Hör mal", „Guck mal hier", oder „Ich will dir etwas zeigen", gegebenenfalls unterstützt sie dies durch eine leichte Berührung.

Auch bei Kindern ist es wichtig Compliance herzustellen. So legen Pflegende Wert darauf, auch beim Kind eine „Ja-Haltung" zu erreichen, indem sie, so oft wie es möglich ist, hinzufügen: „Bist du einverstanden?" oder im obigen Beispiel: „Möchtest du das auch sehen?"

Fallbeispiel Informationsgespräch

Schwester Ulla kommt in das Zimmer des 5jährigen Simon: „Ich bringe dir hier eine Medizin, es sind Tropfen. Die schmecken nicht besonders gut. Sie helfen aber, dass dein Bauch nicht mehr so weh tut. Du kannst gleich danach von dem süßen Saft trinken, den magst du doch?".

14.3.3 Zuhören

Wer sich verstanden fühlt, gewinnt Vertrauen und Sicherheit. Das gilt für Kinder genauso wie für Erwachsene. Ein aufmerksames und verständnisvolles Zuhören hilft dem Kind über die fremde, manchmal schmerzliche und bedrohliche Situation des Krankseins in einem Krankenhaus hinweg. So teilt die Schwester dem Kind nicht nur Informationen mit, sondern auch, was sie von seinem Erleben verstanden hat.

Fallbeispiel Compliance

„Hallo, Peter", spricht Schwester Lisa den fünf Jahre alten Patienten an. „Ich habe dir ja schon erzählt, dass wir heute einen kleinen Ausflug hier im Krankenhaus machen. Jetzt will ich dich abholen. Willst du die Spielsachen so liegen lassen, dass du nachher weiterspielen kannst?"

„Ich muss Olaf (den Stoffbären) erst zu Bett bringen." Er bettet sein Kuscheltier sorgfältig in sein Bett.

„Den hast du wohl besonders gern" sagt Lisa, „Der ist jetzt gut versorgt. Bist du fertig, Peter?"

„ Ja." (Ja-Haltung)

„Wir gehen hier den Gang entlang, dann fahren wir mit dem Aufzug," begleitet Lisa sprechend den Ablauf.

„Jetzt besuchen wir Frau Dr. Schmitz. Die möchte mal sehen, warum dein Hals so weh tut" (Information).

Peter läuft bereitwillig an der Hand von Schwester Lisa mit (Compliance).

V Spezielle Psychologie

15 Wenn ein Mensch krank wird –
   Krankheitserleben, Patientenverhalten
   und Salutogenese · 218
16 Menschen im Krankenhaus · 232
17 Wenn das Leben eng wird – Krisen, Suizid
   und Sterbebegleitung · 261
18 Wenn Pflege zur Belastung wird – Mobbing
   und Burnout · 291
19 Möglichkeiten der psychologischen
   Hilfestellung – Notfallpsychologie und
   Psychotherapie · 312

15 Wenn ein Mensch krank wird – Krankheitserleben, Patientenverhalten und Salutogenese

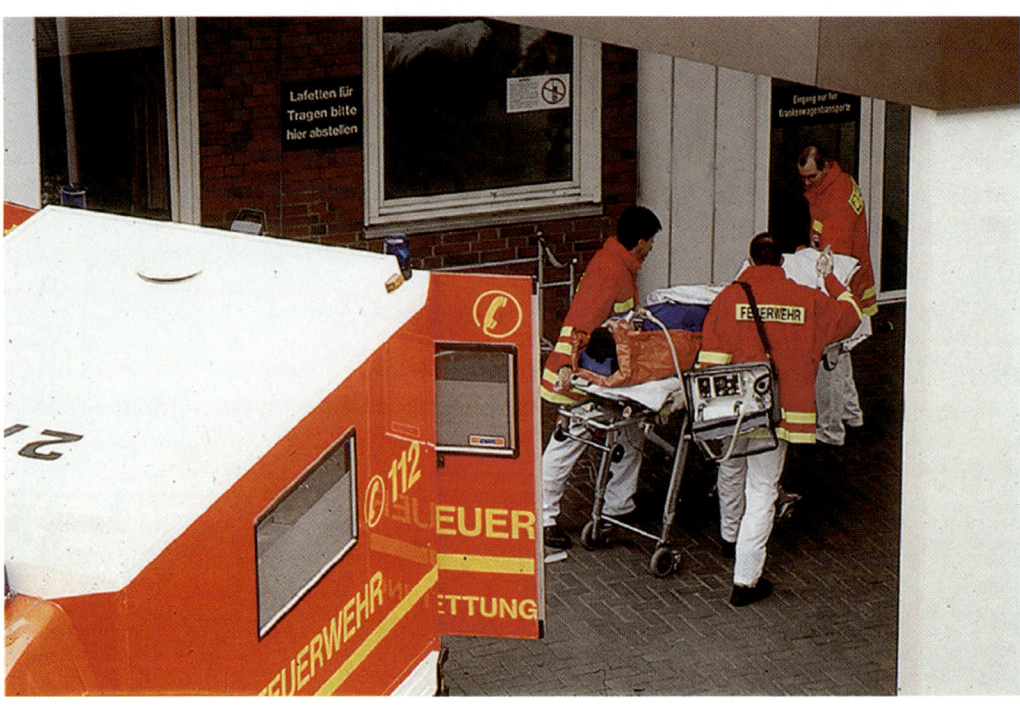

15.1 Krankheit erleben – eine besondere Situation · 219

15.1.1 Krankheit und Gesundheit · 219

15.1.2 Krankheitserleben · 220

15.1.3 Krankheitsverlauf · 223

15.2 Verhaltensweisen der Patienten · 225

15.2.1 Verleugnendes Verhalten · 226

15.2.2 Ichbezogenes Verhalten · 227

15.2.3 Regressives Verhalten · 227

15.2.4 Aggressives Verhalten · 228

15.2.5 Ängstliches Verhalten · 228

15.3 Salutogenese · 229

Examensschwerpunkte

Krankheit und Gesundheit (S. 219), Krankheitserleben (S. 220), Krankheitsverlauf (S. 223), Verhaltensweisen der Patienten (S. 225), Salutogenese (S. 229)

> *„Ich gehe davon aus,… um eine Metapher zu wählen, dass wir alle eine lange Skipiste herunterfahren, an deren Ende ein unendlicher Abgrund ist. Die pathogenetische Orientierung beschäftigt sich hauptsächlich mit denjenigen, die an einen Felsen gefahren sind, einen Baum, mit einem anderen Skifahrer zusammengestoßen sind oder in eine Gletscherspalte fielen. Weiterhin versucht sie uns zu überzeugen, dass es das Beste ist, überhaupt nicht Ski zu fahren. Die salutogenetische Orientierung dagegen will die Piste ungefährlicher und Menschen zu sehr guten Skifahrern machen.“*
>
> Aaron Antonovsky
> (1923–1994) amerikanischer Medizinsoziologe, der 1960 nach Israel emigrierte

15.1 Krankheit erleben – eine besondere Situation

15.1.1 Krankheit und Gesundheit

Fallbeispiel Kranksein

Herr Paul Krüger ist 50 Jahre alt, verheiratet, hat zwei Kinder und lebt in einer kleinen süddeutschen Kreisstadt. Wie an jedem Dienstagnachmittag ist er gerade in der Stadt unterwegs und teilt im Auftrag der Stadtverwaltung den Gemeinderäten die Arbeitsunterlagen aus. Als er seine Runde fast beendet hat, trifft er seinen ehemaligen Arbeitskollegen und Freund Werner Schneider. Die beiden verabreden sich auf ein Bier im Gasthaus „Krone". „Wie geht es Dir?", fragen sie sich gegenseitig und antworten übereinstimmend: „Gut. Ich bin zufrieden."

Eine halbe Stunde lang unterhalten sie sich. Dann hat Paul Krüger noch vor, einige Besorgungen beim Bäcker und Metzger zu erledigen. „Meine Frau wird heute Abend etwas Besonderes kochen, darauf freue ich mich", sagt er und schickt sich an, aufzubrechen, „wir sind heute 30 Jahre verheiratet!" Er lacht fröhlich, sie verabschieden sich. Er winkt seinem Freund zu und fährt in seinem Rollstuhl davon. – Paul Krüger wurde vor zehn Jahren ein Bein amputiert.

Ist Herr Paul Krüger krank oder gesund? Die Weltgesundheitsorganisation (WHO) bietet zwei Definitionen von Gesundheit an:

1. „Gesundheit ist ein Zustand vollkommenen körperlichen, geistigen und sozialen Wohlbefindens und nicht nur das Fehlen von Krankheit und Gebrechen."

2. „Gesundheit ist die Fähigkeit und die Motivation am Leben teilzunehmen und einen Beitrag zum Leben in der Gemeinschaft zu leisten."

Pflegewissenschaftliche Definition von Krankheit

Die neuere Pflegewissenschaft sagt: „Krankheit ist eine angeborene oder erworbene Störung der normalen körperlichen und seelischen Funktionen mit den dadurch ausgelösten Erscheinungen. Ein umfassendes Verständnis der Krankheit lässt sich nur erarbeiten, wenn man den medizinischen (biologisch-physiologischen) Aspekt nicht von dem psychologischen (Erlebnisweise der Krankheit) und dem sozialen Aspekt der Umweltbeziehungen trennt. Wer dem Kranken gerecht werden will, muss diese Vielfalt, den ganzheitlichen Charakter von Krankheit und Kranksein beachten" (nach Georg u. Frowein, 1999).

Die Begriffe Gesundheit und Krankheit überschneiden sich teilweise und lassen sich nicht immer klar von einander abgrenzen. Heute werden sie als komplexe Geschehen definiert, an denen biologische, psychologische und soziale Komponenten beteiligt sind. Entscheidende Merkmale von Krankheit sind Abweichungen von der Norm, das Empfinden eines Ungleichgewichts oder eines Leidensdrucks und erlebte Einschränkungen im Alltag. Um die Problematik des Krankheitsbegriffs zu umgehen, benutzt die ICD-10 (International Classification of diseases der WHO) den Begriff Störung. Der Störungsbegriff signalisiert die Abweichung von einer Norm.

⬤ Beeinträchtigungen des physischen oder psy-
⬤ chischen Gleichgewichts und Störungen der
normalen Funktionen der Organe und Organsysteme
werden als Krankheit bezeichnet. Krankheiten lassen
sich über ihre Symptome und deren Erleben von Gesundheit abgrenzen.

Gesundheitspsychologie. Innerhalb der Psychologie
befasst sich der neue Bereich der Gesundheitspsychologie mit der Erforschung der Lebensbedingungen, die zu einer möglichst guten Gesundheit führen.
Dazu gehören physische, intellektuelle, emotionale,
soziale und umweltbezogene Dimensionen. Die Gesundheitspsychologie beschreibt die psychologischen Einflüsse auf die Gesundheit, und sie fördert
mit psychologischem Wissen menschliches Wohlbefinden.

Aufgabe 1 Diskutieren Sie die Stärken und
Schwächen der oben genannten Definitionen
von Gesundheit und Krankheit. Ist Herr Paul Krüger
nach diesen Definitionen krank oder gesund?
Aufgabe 2 Stellen Sie zehn gesundheitspsychologi-
sche Empfehlungen zusammen, nach denen Menschen ihr Wohlbefinden erhalten oder steigern können. Beziehen Sie sich auf die Bereiche: Ernährung,
Schlaf, Bewegung, Genussgifte, soziale Kontakte,
Zeiteinteilung und allgemeine Lebenseinstellung.

15.1.2 Krankheitserleben
▌ **Objektiver Befund und subjektives Befinden**
💡 **Fallbeispiel Krankheitserleben**
Frau Dora Gerber ist vom Arzt nach einem epileptischen Anfall krank geschrieben (objektiver Befund) und fühlt sich doch ganz gut und leistungsfähig
(subjektives Befinden). „Mir fehlt nichts", sagt sie,
„ich gehe meiner Arbeit nach, wie bisher."
Frau Weber fühlt sich seit Wochen matt und klagt
über Kopfschmerzen und Müdigkeit (subjektives Befinden). Sie geht zum Arzt und lässt sich gründlich
untersuchen. „Alle Ergebnisse sind in Ordnung", sagt
Frau Dr. Schuster beim abschließenden Gespräch,
„Sie sind kerngesund" (objektiver Befund)".
Die objektive Beurteilung eines Zustands beruht
auf messbaren Befunden, die subjektive Einschätzung geht vom Befinden (Schmerzen, Übelkeit, Müdigkeit) und vom Erleben der Symptome aus. Beide
Einschätzungen des Gesundheitszustands unterscheiden sich oft erheblich; sie müssen im Gespräch
zwischen Arzt, Pflegepersonal und Patienten berück-

sichtigt werden, um eine gute Zusammenarbeit
(Compliance) bei der Behandlung einer Krankheit zu
ermöglichen.
Krankheitserleben wird i.d.R. mit einer Veränderung des Befindens eingeleitet. Das Wohlbefinden
wird gestört und weicht dem Gefühl, krank zu sein.
Hierzu gehört, dass ein Mensch nicht mehr in der Lage ist etwas zu tun, was er vorher konnte: Er kann
z.B. nicht mehr aufstehen, nicht mehr sprechen,
nicht mehr essen, nicht mehr sehen, sich nicht mehr
orientieren, nicht mehr lachen, nicht mehr Auto fahren, nicht mehr mit Werkzeugen umgehen, nicht
mehr das Haus verlassen und Kontakte pflegen. Der
Körper diktiert das Ausmaß des Krankseins und der
Hilflosigkeit (**Abb. 15.1**). Das Erleben von Schwäche
und Verlust, die Empfindung von Krankheitssymptomen wie Schwitzen, Fieber, Erbrechen, Krämpfe, Blu-
ten, Schwindel und Schmerzen bestimmen sein Befinden.

▌ **Individuelle Bedeutung von Krankheit**
Aufgabe 3 Erarbeiten Sie in der Gruppe das
mögliche Krankheitserleben von fünf Patienten,
die mit der gleichen Diagnose: „Bänderriss am
Sprunggelenk nach Unfall", auf einer chirurgischen
Station liegen:
a ein Schüler vor dem Schulabschluss,
b eine junge Frau, Mutter von zwei kleinen Kindern,
c eine Frau aus dem Betreuten Wohnen,
d der Leiter eines Industrieunternehmens,
e eine Stationsschwester, 50 Jahre alt.
Welche Gedanken machen sich diese Kranken möglicherweise über:

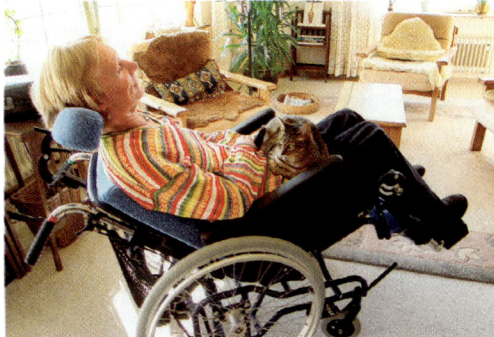

Abb. 15.1 Krankheit schränkt das Erleben ein und bringt gleichzeitig neue Erfahrungen mit sich.

- seine Familie,
- seine Arbeit/Schule,
- seine Freunde und Bekannten,
- den Krankenhausaufenthalt,
- die Krankheit?

Vor der Gruppenarbeit sind das Alter und soziale Milieu des Patienten festzulegen.

Zum Kranksein gehört beides: die körperliche Störung und das psychische Erleben. Krankheit führt nicht notwendigerweise in eine existenzielle Krise, geht aber häufig mit Sorgen, Ängsten und Befürchtungen einher, die einen Menschen vorübergehend oder anhaltend verändern. Immer wieder bemerken Patienten selbst an sich ein neues Denken, Fühlen und Zeiterleben, das sie in gesundem Zustand nicht kannten. Die Wahrnehmung und das Denken fokussieren die Erkrankung.

Krankheit engt das weite Spektrum der Wahrnehmung ein; gleichzeitig bringt sie neue Erfahrungen und Erkenntnisse.

Ein Oberschenkelbruch z. B. kann von einem sehr alten Menschen als lebensbedrohend empfunden werden. Er fragt sich: „Werde ich jemals wieder aufstehen können?" Die Krankheit kann ihn in existenzielle Nöte führen. Bei einer Mutter von kleinen Kindern dagegen stehen vielleicht Traurigkeit, Stress und Sorge über die Trennung im Vordergrund. Für einen Obdachlosen aber kann die Freude über die angenehme Versorgung, Wärme und Nahrung das Erleben bestimmen.

Die Erkrankung kann aber auch eine ersehnte Urlaubsreise oder ein wichtiges Examen verhindern, oder sie kann einige Tage Befreiung von Unterricht und von schulischen Aufgaben oder von Verantwortung am Arbeitsplatz bedeuten.

Manchmal wird die Frage gestellt: „Warum werde ich gerade jetzt krank?" Es ist bekannt, dass in besonders belastenden Lebenssituationen nicht nur psychische und psychosomatische sondern auch körperliche Krankheiten oder Unfälle vermehrt auftreten.

Das Krankheitserleben ist vom sozialen Umfeld, von der Lebenssituation des betroffenen Menschen, seiner Persönlichkeit und vom Zeitpunkt der Erkrankung abhängig (**Abb. 15.2**).

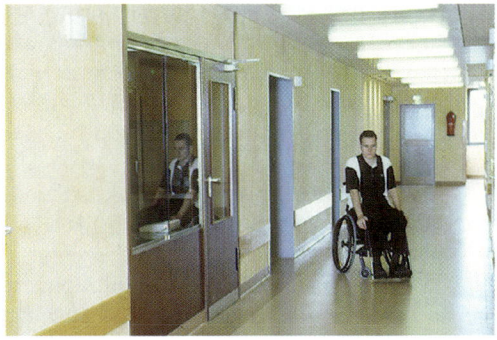

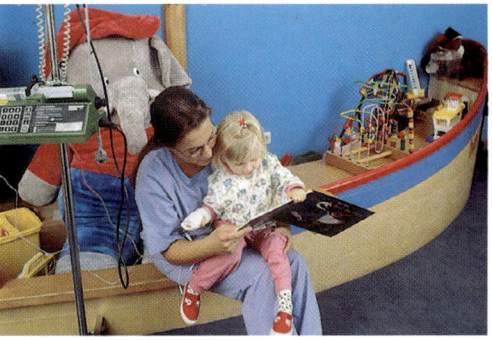

Abb. 15.2 Das Krankheitserleben ist von der Lebenssituation des betroffenen Menschen abhängig.

Viele Krankheiten sind im akuten Stadium mit Schmerzen, Sorgen und Ängsten verbunden. Für das Erleben ist wichtig, wie sie behandelbar sind: Wenn es sich um vorübergehende Leiden handelt, sind die Ängste und Sorgen zeitlich eingrenzbar. Chronische Krankheiten dagegen sind von einem langen Erlebensprozess begleitet. Er durchläuft ähnliche Phasen und Zustände wie die des Sterbens und der Trauer (S. 274). Die Ungewissheit über Verlauf, Heilung, Ausgang der Krankheit fordern eine intensivere Auseinandersetzung über längere Zeit. Häufiger Arzt- und Krankenhausbesuch im Verlauf der Behandlung bedeuten Abhängigkeit von Ärzten und Pflegepersonal.

Aus dem Erleben einer chronischen und unheilbaren Krankheit kann aber auch eine tragfähige Beziehung und dauerhafte Begleitung werden. Die fortschreitende Einschränkung der Lebensgewohnheiten lassen im Patienten Gefühle von Trauer über Verluste verschiedener Art aufkommen: Es dürfen bestimmte Nahrungsmittel nicht mehr gegessen werden, bestimmte Aktivitäten können nicht mehr ausgeübt werden; das sind lauter Abschiede von dem, was das gesunde Leben ausgemacht hat.

Das Krankheitserleben ist abhängig von der Art der Erkrankung. Zu einer chronischen oder unheilbaren Krankheit gehören viele Erlebnisse von Einschränkung und Verlust, von Sorge und Trauer.

Compliance

Compliance nennt man die Bereitschaft eines Patienten, an der Behandlung mitzuwirken.

Kenntnisse über das Krankheitserleben allgemein und die persönliche Bedeutung einer Krankheit für den Patienten erweisen sich als gute Unterstützung bei der Aufgabe, einen Menschen während einer Krankheit zu pflegen und zu begleiten. Sie tragen dazu bei, für den Kranken eine Atmosphäre von Akzeptanz und Wertschätzung aufzubauen, auf die er mit einer vertrauensvollen Zusammenarbeit antworten kann (Compliance).

Nach heutigem Verständnis von Krankheit ist die aktive Teilnahme des Patienten am Therapieprozess erwünscht. Dazu gehört, dass nach den Anweisungen des Arztes und der Pflegenden Medikamente eingenommen, therapeutische Maßnahmen zuverlässig durchgeführt werden und dem Arzt offen über den Zustand berichtet wird (**Abb. 15.3**). Bei Frau Gerber (Fallbeispiel S. 22) liegt noch keine gute Zusammenarbeit vor.

Beeinflussende Faktoren. Zahlreiche Faktoren beeinflussen die Compliance:

- Persönlichkeit des Patienten (Intelligenz, Ausdauer usw.),
- subjektive Krankheitseinschätzung (Bagatellisieren wirkt sich negativ auf die Compliance aus),
- Arzt/Pflegende-Patient-Beziehung als vertrauensbildende Grundlage,

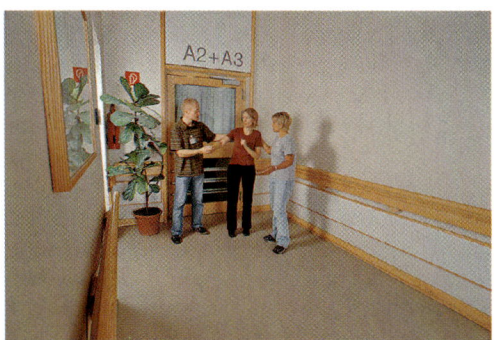

Abb. 15.3 Mangelnde Compliance erschwert die Therapie.

- Art der Verhaltensänderungen, die zur Wiederherstellung der Gesundheit vom Patienten erwartet werden (Sport treiben, Rauchen einstellen usw. Anforderungen, die an die Mitarbeit des Patienten gestellt werden, dürfen nicht zu hoch liegen),
- Umgang mit dem Widerstand des Patienten durch die Angehörigen (z. B. geben Eltern ihrem Kind nicht zuverlässig Medikamente, weil es sich heftig wehrt),
- unterstützende Rückmeldungen an den Patienten (sie fördern eine gute Zusammenarbeit),
- Leidensdruck und Schmerzen (erhöhen die Bereitschaft zur Mitarbeit bei der Behandlung, während rein prophylaktische Maßnahmen hingegen oft eine eher schlechte Compliance haben).

Aufgabe 4 Wie kann die Mitwirkung am Behandlungsprozess einer Patientin, die wegen eines drohenden Herzinfarkts in das Krankenhaus eingeliefert wurde, verbessert werden? Geben Sie einige Anregungen.

Krankheit und Sprache

Wie Krankheit erlebt wird, zeigt sich häufig im Sprachgebrauch. Sein Empfinden artikuliert ein Kranker in der Art, wie er über die Krankheit spricht. Schon die Verwendung der aktiven oder passiven Verbform kann ausdrücken, wie verschieden sie erlebt wird. Man kann krank sein und werden oder man kann eine Krankheit haben und bekommen. Aus dem individuellen Krankheitserleben ergeben sich Erwartungen an Ärzte, Pflegende und eventuell an die eigene Rolle im Umgang mit der Krankheit:

- „Ich habe eine Krankheit" lässt noch etwas Distanz zwischen dem Menschen, dem Subjekt im Satz, und der Krankheit, dem Objekt im Satz durchklingen.
- „Ich bin krank", hier verschmelzen Mensch und Krankheit. Der Betroffene identifiziert sich mit der Krankheit.
- Andere Aussagen spiegeln die Unsicherheit des Patienten über die Ursache seiner Empfindungen: „Mir wird immer so komisch", „Es zieht so in der Wade", „Es sticht in der Seite". „Es" könnte auch irgendeine unheimliche Macht sein, die hier wirkt. Krankheit wird als etwas Unheimliches oder Unerklärliches erlebt.
- „Ich habe eine Erkältung bekommen". „Da ist so eine Beule unter der Haut". „Seit gestern ist da ei-

ne Entzündung". Hier wird Krankheit vor allem als etwas erlebt, das hinzugekommen ist, das nicht dazugehört, mit dem man sich herum schlagen oder das man (er-) tragen muss. Krankheit wird als unnötige Last, als Belastung empfunden.

- Wer sagt: „Es hat mich erwischt", empfindet den feindseligen Charakter von Krankheit. Sie greift an, der Kranke unterliegt im Kampf. Fieber kann einen Menschen schütteln. Die lange Krankheit kann sich im Körper ausbreiten und ihn verzehren.
- „Sie geht und geht nicht weg", sagt jemand und wartet, dass sie ihn als ihr Opfer wieder frei gibt. Ein anderer „schießt gleich mit hohen Dosen von Gegenmitteln (Antibiotika) dagegen" und nimmt den Kampf mit ihr auf.
- „Die Verdauung funktioniert nicht mehr". „Die Nieren arbeiten nicht richtig". So sprechen Menschen mit einem Wissen über die Funktionen von Körperorganen. „Der Körper muss einmal richtig durchgecheckt werden", verrät die Auffassung von Gesundheit als ungestörtes Funktionieren und gleichzeitig die Hoffnung auf „Reparatur", d. h. auf Beseitigung von Fehlerquellen.

Gewinn und Verlust

Wenn ein Mensch krank wird, macht er verschiedene neue Erfahrungen. Er erlebt Beeinträchtigungen und Verluste, aber manchmal auch Gewinne. In der neuen Situation kümmern sich Fachleute und meist auch Verwandte und Bekannte um ihn. Es gibt Besuche, Geschenke und Aufmerksamkeit (**Abb. 15.4**). Besonders Kindern wird so das Kranksein erträglich gemacht. Es wird versucht durch die Krankheit erlebte

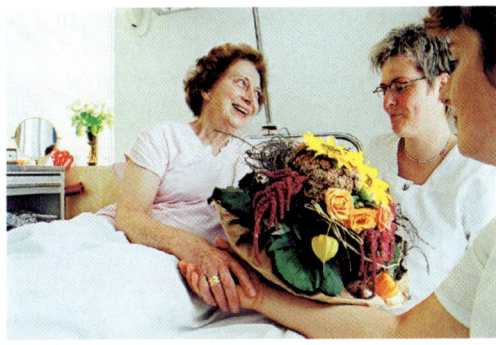

Abb. 15.4 Jeder Anlass zur Freude ist ein Genuss und macht Kranksein erträglicher.

Schmerzen, Beeinträchtigungen und Ängste durch etwas Positives zu lindern.

Fallbeispiel Krankheitsgewinn

Frau Johanna Riedel war ihr Leben lang gesund, nun hat sie sich, siebzigjährig, einen Oberschenkelhalsbruch zugezogen. Sie liegt im Krankenhaus, vermisst ihre täglichen Gewohnheiten wie den Gang zum Dorfladen, die Tasse Kaffee um 10 Uhr mit der Zeitungslektüre und die nachmittägliche Gartenarbeit. Sie sehnt sich nach ihrer Katze und leidet unter großem Heimweh.

Als sich ihr Unfall unter den Bekannten herumspricht, bekommt sie jeden Tag Besuch und alle bringen etwas mit: Blumen, etwas zum Lesen oder eine gute Flasche Saft. Frau Riedel gefällt es, sich mit den Besuchern zu unterhalten und sie genießt die Aufmerksamkeit, die man ihr entgegenbringt. Zu Hause ist sie doch sonst recht viel allein. „Also, so schlimm ist das Kranksein nun auch wieder nicht!" lautet eines Tages ihr Kommentar.

Aufgabe 5 Erinnern Sie sich an Tage, an denen Sie krank waren.

a Beschreiben Sie Einschränkungen, die Sie erlebt haben.

b Hatte das Kranksein auch Vorteile?

15.1.3 Krankheitsverlauf

Im Verlauf einer schweren Krankheit verändert sich das subjektive Erleben. Vom Anfang bis zum Ende einer Erkrankung durchlaufen Patienten verschiedene, meistens zeitlich voneinander abgrenzbare Stadien unterschiedlicher Dauer. Für die pflegerische Begleitung ist es eine notwendige Voraussetzung, den emotionalen Zustand eines Patienten zu erkennen und ihn im Zusammenhang mit diesen Abschnitten des Krankheitsverlaufs zu sehen.

Phasen. Man unterscheidet folgende Phasen im Krankheitsverlauf (**Abb. 15.5**):

1. Anfangsphase,
2. Diagnostik- und Therapiephase,
3. Akzeptanzphase,
4. Rekonvaleszenzphase.

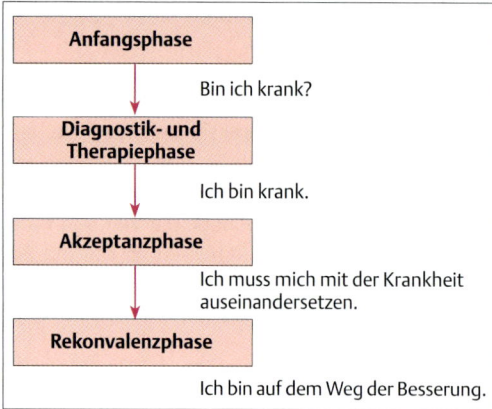

Abb. 15.5 Im Verlauf einer Krankheit werden vier Phasen unterschieden.

Anfangsphase

In der Anfangsphase wird ein Symptom bemerkt. Die eigene Leistungsfähigkeit wird in Frage gestellt. Das Zukunftsbewusstsein, bisher mit Plänen für viele Jahre im Voraus gefüllt, wird erschüttert. Oft scheint nicht einmal der Ablauf der nächsten Tage vorhersehbar. Es ist die Zeit der Fragen und der Unsicherheit:

- Wie geht es weiter?
- Werden die Schmerzen zu ertragen sein?
- Wer betreut mich, entlastet mich, begleitet mich, behandelt mich?
- Hängt die Krankheit mit einer Schuld zusammen?
- Ist sie Folge eines Versagens oder einer ungesunden Lebensweise? (Attribution, s. u.)

In dieser ersten Phase stehen Hoffnung auf Genesung neben Zweifeln, Befürchtungen und Angst. Das psychologische Gleichgewicht ist gestört. Dadurch kann Stress entstehen, der abgebaut werden muss. Hierzu eignen sich bestimmte Stressbewältigungsstrategien (Coping-Strategien), die helfen, mit einer Krankheit umzugehen.

Attribution

Um die Krankheit einordnen zu können, stellen die meisten Patienten die Frage, warum sie krank wurden. Diese Ursachenzuschreibung wird als Attribution bezeichnet.

„Das ist die Strafe vom lieben Gott!" sagen die einen und versuchen das Ereignis in ihren Lebensentwurf zu integrieren. Andere führen Prozesse wegen Gesundheitsschädigung durch Mitrauchen oder durch

Gifte in Lebensmitteln oder Baumaterialien und versuchen sich so von eventueller Schuld an der Erkrankung zu entlasten.

Andere Patienten verdrängen alle Krankheitsanzeichen oder aber lassen sich vollkommen versorgen und pflegen, obwohl sie einiges sehr wohl selbst leisten könnten (Abwehrmechanismen: Regression, S. 227).

Die meisten Menschen lassen sich vom Arzt anleiten, etwas gegen ihre Krankheit zu tun, schonen sich angemessen und tragen so aktiv zu ihrer Gesundung bei.

Während die beunruhigenden Anzeichen beobachtet werden, wird der Fall einer Verschlechterung der Erkrankung in Gedanken vorweg genommen. Dabei verstärkt sich die Angst, aber es werden auch Abwehrmechanismen in Gang gesetzt, z. B. ein Übermaß an Aktivität, das die eigene Leistungsfähigkeit unterstreichen soll.

Einzelne Krankheitssymptome werden durch demonstrierte Gleichgültigkeit verkleinert, verleugnet oder positiv umgedeutet: Eine gesteigerte Müdigkeit wird als gesunde Ermüdung bezeichnet oder mit dem Wetter in Zusammenhang gebracht. Die geheime Angst verschafft sich Ausdruck in Aggressivität, Reizbarkeit und schlechter Laune. Manche Menschen versuchen jetzt, durch eine betont gesunde Lebensweise die Krankheitssymptome zum Verschwinden zu bringen und so die Situation durch einen aktiven Beitrag wieder in den Griff zu bekommen.

Dauer des Anfangsstadiums

Die Dauer des Anfangsstadiums einer Krankheit hängt von verschiedenen Faktoren ab:

- Art der Krankheitssymptome (geringe oder starke Schmerzen, äußerlich sichtbare Veränderungen, geringfügige oder deutliche Einschränkungen des motorischen oder sensorischen Apparates),
- Persönlichkeit des Patienten (ängstlich, empfindlich oder mutig und tapfer,),
- Einstellung gegenüber der Medizin (Aufgeschlossenheit oder Skepsis, Vertrauen zum Hausarzt, Vorerfahrungen mit Krankheit),
- eigene Beurteilung des Krankheitszustandes (bagatellisieren, dramatisieren oder realistische Einschätzung).

Personen aus ländlichen Gegenden gehen *i.d.R.* später zum Arzt als Stadtbewohner. Bei entsprechend Vorgebildeten und Erfahrenen ist die Zeit zwischen dem ersten Auftreten von Symptomen und dem Arztbesuch eher kürzer.

Aufgabe 6 Beschreiben Sie verschiedene Strategien, wie Menschen versuchen mit einer (schweren) Krankheit umzugehen.

Diagnostik- und Therapiephase

Diagnose und Therapiebeginn leiten eine neue Phase ein. Der Patient begibt sich in eine ärztliche Praxis oder in ein Krankenhaus, auf jeden Fall aber in eine ihm fremde Umgebung, die seine Angst oder Beunruhigung zunächst noch steigert. Wenn auch heute die modernen Krankenhäuser freundlich gestaltet sind und die Kleidung des Pflegepersonals, z. B. weiße Hosen und blaue Blusen, oft mehr einer Freizeitkleidung als einer Dienstkleidung ähnelt, so erinnern doch die chromblitzenden Geräte und Apparaturen, weiße Kittel oder auch Gerüche an Eingriffe und Schmerzen und beunruhigen den Patienten.

Zieht sich der diagnostische Prozess über eine längere Zeit hin, kann die Sorge und Beunruhigung zu einem schwerwiegenden Stresszustand werden. Die Diagnosemitteilung bedeutet für den Kranken in erster Linie jedoch das Ende der Ungewissheit. Je nach Krankheit und Lebenssituation des Patienten erstreckt sich das Erleben in dieser Phase von Erleichterung bis zum Schock. Die Zweifelnden suchen noch mehrere Ärzte auf, bis sie eine Diagnose annehmen, andere fühlen ihre Ahnung bestätigt und sagen: „Ich habe es gewusst." Je nach Art der Diagnose tritt eine Verminderung der Angst ein, oder der Patient betritt den langen Weg der Auseinandersetzung mit seinem Zustand des Krankseins.

Akzeptanzphase

In dieser Zeit ist der Patient bereit, sich als krank anzusehen. Er nimmt die Pflichten und Rechte seiner Patientenrolle an:

- Er gibt einige Rollen des täglichen Lebens auf. Er kann verschiedenen Rollenerwartungen nicht mehr nachkommen.
- Er nimmt seinem Zustand entsprechend Verhaltensweisen an, die den Erwartungen an die Patientenrolle gerecht werden: Sich versorgen lassen, gepflegt werden, Anweisungen befolgen.
- Er gibt einen Teil der Verantwortung für sein Gesundwerden an das Fachpersonal ab.
- Er will gesund werden. Manche Patienten resignieren.

Rekonvaleszenzphase

In der Phase der Rekonvaleszenz erlebt der Patient wieder gewonnene Kräfte und Lebenszeit, Schmerzfreiheit und erneute Unabhängigkeit. Gedanken der Hoffnung, aber auch Zweifel über die eigene volle Einsatzfähigkeit in der Familie und im Beruf durchziehen die Zeit des Gesundwerdens. Rehabilitative Maßnahmen können hier helfen. Ist die Gesundheit wieder hergestellt, kann die Erkrankung als bewältigt und als abgeschlossenes Kapitel angesehen werden, aber auch als wichtige Erfahrung in der Lebensgeschichte.

Kann die Gesundheit nicht vollständig wieder hergestellt werden, gilt es, sich mit den verbleibenden Beeinträchtigungen auseinander zu setzen und den eigenen Lebensstil an die veränderten Gegebenheiten anzupassen.

15.2 Verhaltensweisen der Patienten

Menschen erleben ihr Krankwerden auf unterschiedliche Weise; dementsprechend sind die Reaktionen auf Krankheit und Krankenhausaufenthalt verschieden. Patientenverhalten kann als Strategie verstanden werden, mit der Situation des Krankseins umzugehen (Coping-Strategie).

Wird jemand Patient im Krankenhaus, übernimmt er eine neue Rolle, die verschiedenen Rollen seines Alltags treten zurück. Deutlicher Ausdruck dafür ist z. B. das Wechseln der Kleidung bei der Ankunft im Krankenzimmer. Ein Mensch legt seine Straßenkleidung ab, zieht Bettkleidung an und legt sich in ein Bett, obwohl er vielleicht genauso gut angezogen und auf bleiben könnte. Von diesem Moment an ist er äußerlich sichtbar „Patient" geworden (**Abb. 15.6**).

Eine neue Rolle bringt neue Verhaltensweisen mit sich. Manchmal sind sie dem Patienten selbst unbekannt und beunruhigen ihn. Sie wirken aber auch auf die Angehörigen befremdlich: „So kennen wir ihn gar nicht!". Das Verhalten im Krankenhaus ist für den jeweiligen Menschen oft nicht typisch, es ist nicht sein normales Verhalten. Im Grunde genommen handelt es sich aber um normale Reaktionen in anormalen Situationen.

Solche Patientenverhaltensweisen in Belastungssituationen sind z. B.:

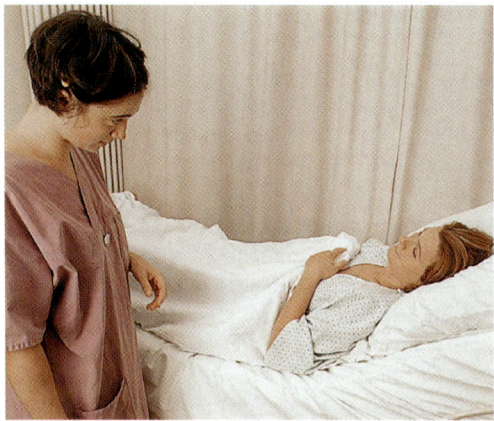

Abb. 15.6 In den ersten Tagen eines Krankenhausaufenthalts übernimmt die Kranke eine neue Rolle: Patientin.

- verleugnendes Verhalten,
- ichbezogenes Verhalten,
- regressives Verhalten,
- aggressives Verhalten,
- ängstliches Verhalten.

15.2.1 Verleugnendes Verhalten

Fallbeispiel verleugnendes Verhalten

Nach einem Herzinfarkt befindet sich Rainer Kluge, leitender Manager eines großen Unternehmens, auf der kardiologischen Abteilung eines Krankenhauses. Der behandelnde Arzt hat ihm Bettruhe verordnet. Wenn eine Krankenschwester das Zimmer betritt, trifft sie den Patienten entweder im Bett telefonierend an oder auf der Bettkante sitzend und an seinem Laptop arbeitend, das auf dem Tischchen eingerichtet ist. Das Bett ist meist von verschiedenen Stapeln Papier bedeckt. Versuche des Arztes, Herrn Kluge die Notwendigkeit einer Rehabilitation und der Veränderung seiner bisherigen Lebensführung nahe zu bringen scheitern. Herr Kluge verleugnet die Ernsthaftigkeit und Schwere der Erkrankung; sie würde sein gesamtes Lebenskonzept in Frage stellen (**Abb. 15.7**).

Wenn plötzlich eine Lebensbedrohung auftritt, reagieren Menschen oft – als ob sie Zeit gewinnen wollten – mit Verleugnung der Wirklichkeit. Wenn sie ein Ereignis unverhofft, „wie aus heiterem Himmel" trifft, fehlt die Zeit der Ahnung und Vorbereitung, um die Wahrheit akzeptieren zu können. Das kann der Fall sein bei einer Querschnittslähmung nach einem Unfall, bei einer Krebsdiagnose nach ei-

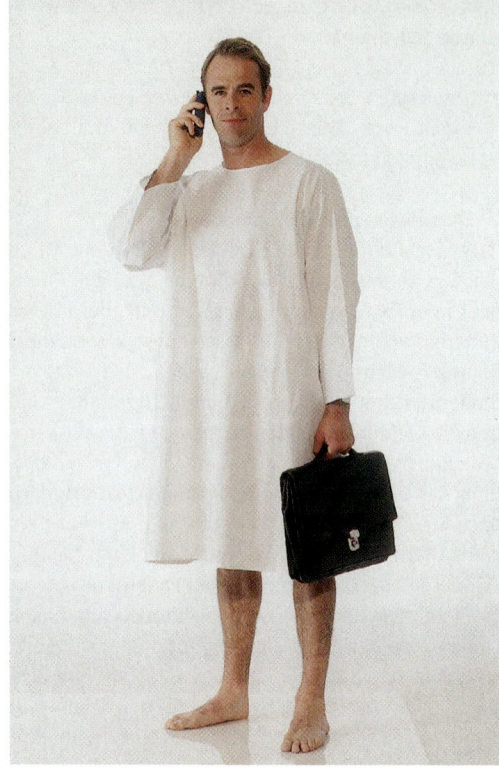

Abb. 15.7 Einigen Patienten fällt es schwer die gewohnte Rolle abzulegen.

ner Vorsorgeuntersuchung oder bei einer sehr raschen Krankenhausaufnahme. Manche Patienten verhalten sich in den ersten Tagen nicht der Situation angemessen: Sie verharmlosen ernste Symptome, nehmen die Behandlung nicht ernst, gehen leichtfertig mit der Medikation um, sie glauben einfach nicht daran, dass sie selbst von einem Leid betroffen sind.

Hilfestellung. Wie geht man am besten mit Menschen in dieser Phase um, damit sie in der Bewältigung der Krankheit Unterstützung finden und ihr Gesundwerden nach Möglichkeit gefördert wird? Hilfe heißt hier:

- Das Patientenverhalten nicht als Ungehorsam deuten, der korrigiert oder eventuell sogar sanktioniert werden muss.
- Dem Patienten die Zeit verschaffen, die er braucht, um über die plötzliche Bedrohung nachzudenken und sie als Realität betrachten zu können.

- Ihm einräumen, dass er nach und nach die Verleugnung, seine Schutzmaßnahme, aufgeben kann, ohne dabei „sein Gesicht zu verlieren".
- Dem Patienten den diagnostischen Befund und die therapeutischen Maßnahmen in kleinen Schritten und immer wieder erklären.

15.2.2 Ichbezogenes Verhalten

Jede bedrohliche Situation, auch Krankheit und Krankenhausaufenthalt, rückt das Ich in den Brennpunkt von Denken und Wahrnehmung. Bei vielen Patienten kreisen jetzt alle Gedanken um die eigene Person und besonders um die eigenen Körperfunktionen. Aufgrund seiner sorgfältigen Selbstbeobachtung kann der Kranke bis ins Detail von Appetit, Stuhlgang, Körpertemperatur, Anzahl der geschlafenen oder wach gelegenen Stunden berichten. Das Interesse für Ereignisse außerhalb des Krankenhauses ist stark eingeschränkt.

Diese Patienten sind im wahren Sinne des Wortes „rücksichtslos" und oft eine Belastung für die Stationsarbeit. Sie beanspruchen das Pflegepersonal ganz für sich und berücksichtigen nicht, dass sie es mit anderen, vielleicht schwerkranken Patienten teilen müssen. Sie wünschen, dass die Pflegenden auf ihre Egozentrik eingehen und sich ausschließlich auf ihre Person konzentrieren. Hält sich die ärztliche Visite länger am Bett des Mitpatienten im Zimmer auf, fühlt sich der Patient gekränkt und vernachlässigt. Viele Ereignisse aus seiner näheren Umgebung bringt er fälschlicherweise mit sich in Zusammenhang.

Hilfestellung. Wie kann man Menschen mit diesem Verhalten im Krankenhausbetrieb gerecht werden, damit ihre Behandlung und der Genesungsprozess möglichst erfolgreich verlaufen? Hilfe heißt hier:
- Das Verhalten des Patienten im Zusammenhang mit seiner Erkrankung sehen.
- Ein Stück weit auf den Wunsch nach Beachtung und Zuwendung eingehen.
- Ihm gegebenenfalls freundlich, aber mit Konsequenz Grenzen setzen.

15.2.3 Regressives Verhalten

Regressives Verhalten meint Verhaltensweisen, die dem Verhalten einer früheren Entwicklungsstufe entsprechen. Dazu gehören:
- Unselbstständigkeit,
- Verweigerung,
- Trotzverhalten.

Fallbeispiel Regression

Frau Marta Kleiner liegt mit einer Halbseitenlähmung nach einem Schlaganfall in der neurologischen Abteilung eines Krankenhauses. Sie ist 62 Jahre alt und hat, wie sie sagt, „in ihrem Leben alles alleine gemeistert". Als Schwester Jutta morgens in Frau Kleiners Zimmer kommt, sieht sie, wie Frau Kleiner sich vergeblich bemüht, die kleinen Knöpfe ihrer Bluse zuzuknöpfen. Als Jutta ihre Hilfe anbietet, zieht Frau Kleiner sich wütend die Bluse aus und wirft sie auf den Boden. „Ich bleibe im Bett, außer meinem Nachthemd ziehe ich gar nichts mehr an!" In den nächsten Tagen weigert sich Frau Kleiner aufzustehen. Auch selbst zu essen lehnt sie jetzt ab. Am Abend redet Pfleger Steffen ihr gut zu. Sie lässt sich schließlich bereitwillig mit dem Löffel etwas von der Suppe geben.

Regressives Verhalten ist im Falle eines Krankenhausaufenthaltes bis zu einem gewissen Grad ein normales und teilweise auch erwünschtes Verhalten. Für einen Schwerkranken ist es notwendig Bettruhe einzuhalten und sich versorgen zu lassen.

Regressives Verhalten wirkt aber störend, wenn es das notwendige Maß überschreitet, z.B. wenn Menschen Hilfe in Anspruch nehmen, obwohl sie sie nicht benötigen. Meist geschieht dies um eine Form der Zuwendung zu erhalten. So lassen sich manche Patienten das Essen geben oder sich anziehen, obwohl sie dazu selbst in der Lage wären.

Hilfestellung. Wie kann mit diesem Patientenverhalten angemessen umgegangen werden? Hilfe heißt hier:
- Jetzt sollte nicht mehr alles für den Patienten getan werden, sondern die helfenden Handlungen sind nur noch anzudeuten: Die Hausschuhe werden dem Kranken nicht angezogen, sondern so vor den Füßen zurechtgerückt, dass er selbst hineinschlüpfen muss. Anstatt den Kranken zu kämmen, wird ihm der Kamm in die Hand gegeben; anstatt ihm das Essen anzureichen, wird ihm der Löffel in die Hand gelegt und die Bewegung der Hand zum Mund in Gang gesetzt, so dass der Patient sie selbst zu Ende führt.
- Der Patient wird in die Handlungen „hineingelockt". Die Pflegenden können so beobachten, wie weit die eigene helfende Aktivität zurückgenommen werden und die Regie über sein Handeln vom Patienten selbst wieder übernommen werden kann.

- Verbal und nonverbal den Patienten unter Beachtung der notwendigen Vorsichtsmaßnahmen soweit wie möglich zum selbstständigen Handeln ermuntern.

15.2.4 Aggressives Verhalten

Je unbekannter die Situation ist, umso größer wird das Gefühl der Unsicherheit, denn auf gewohnte und vertraute Verhaltensweisen kann nun nicht zurückgegriffen werden. Der Patient muss erst kennen lernen, welche Verhaltensweisen an diesem „unbekannten Ort" zum Ziel führen, wie andere auf das eigene Verhalten reagieren. Bis er sich im Routinebetrieb eines Krankenhauses auskennt, bis er genau weiß, welche Krankheit vorliegt, wie eine bestimmte Untersuchung abläuft, erlebt er zahlreiche Situationen der Unsicherheit. Sie lösen, zusammen mit Schmerzen, Angst und Enttäuschung bei manchen Patienten eine Art „Flucht nach vorne", nämlich aggressives Verhalten aus (**Abb. 15.8**).

Aggressivität kann auch eine Auflehnung gegen einen entmündigenden, autoritären Führungsstil sein. Wird mehr als nötig von Patienten regressives, passives Verhalten erwartet, kann es zu aggressiven Reaktionen, im Krankenhaus oft in Form von Schimpfen, Nörgeln, Beschwerden kommen (S. 169).

Wenn Pflegende zum ersten Mal aggressivem Patientenverhalten ausgesetzt sind, fühlen sich die meisten hilflos. Es verschlägt ihnen die Sprache. Manche versuchen noch, sich oder das Krankenhaus zu rechtfertigen. Sie fangen an zu argumentieren und bemerken, dass jedes ihrer guten und richtigen Argumente auf der Patientenseite ein neues, möglicherweise ebenso richtiges Argument hervorruft.

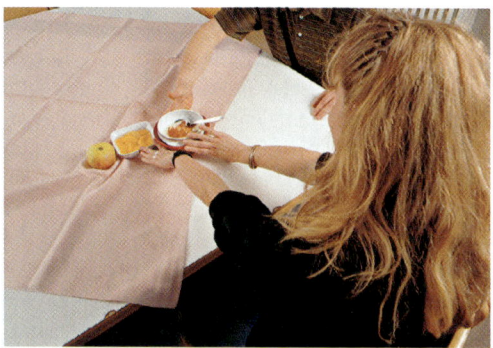

Abb. 15.8 Steht hinter dem abwehrenden Verhalten hier der Wunsch, endlich einmal wieder an einem schön gedeckten Tisch zu essen?

Schnell eskaliert die Situation zu einem Machtkampf. Nach einem solchen Streitgespräch ist gewöhnlich das Problem nicht gelöst, die Beziehung der beiden Gesprächspartner aber deutlich gestört.

Hilfestellung. Wie kann sich die Pflegeperson situationsgerecht und dem Kranken wirklich helfend verhalten? Hilfe heißt hier:

- Es ist zunächst zu prüfen, ob es einen realen Grund für den Ärger eines Patienten gibt, der behoben werden kann. Eine sachliche Information oder das Eingestehen eines Fehlers oder eines Irrtums ist dann das angemessene Verhalten.
- Darüber hinaus muss aggressives Verhalten nicht nur als inhaltliche Botschaft sondern auch auf der Beziehungsebene verstanden werden. Dann hat sie möglicherweise die Bedeutung: „Ich wehre mich. Ich befinde mich in einer Lage, aus der ich ausbrechen muss, die ich nicht bewältigen kann." Mit Aktivem Zuhören den Patienten hier „abholen" ist eine geeignete Maßnahme (S. 204).
- Aggressives Verhalten ist oft Ausdruck von fehlgeleiteten, nicht ausgesprochenen Wünschen. Hier ist es hilfreich, dem Patienten zu helfen, seine Wünsche zu formulieren und an die richtigen Adressaten zu richten.

15.2.5 Ängstliches Verhalten

Kaum ein Patient verlässt das Krankenhaus, ohne einmal die Erfahrung der Angst gemacht zu haben. Wohl jeder kann einen Augenblick benennen, in denen alle anderen Möglichkeiten der Erlebnisverarbeitung ausgeschaltet waren und Angst den ganzen Menschen erfasst hat. In diesem Zustand sind Erleben und Erlebnisverarbeitung erheblich eingeengt. Das sonst funktionierende Problemlösungsverhalten steht nicht mehr zur Verfügung (S. 172). Zeichen der Angst am Körper und im Verhalten eines Menschen sind:

- Herzklopfen,
- Schwitzen,
- Blasswerden,
- unsteter, suchender Blick,
- viele Fragen (Wird es weh tun? Wie lange dauert es? Was passiert danach?) oder Schweigen,
- Bitte um Zeitaufschub, z. B. bei einer Injektion („Einen Moment noch, bitte!").

Hilfestellung. Pflegende können und möchten den Kranken in der Angst beistehen. Hilfe heißt hier:

- Zeichen der Angst wahrnehmen.
- Dem Patienten Schritt für Schritt sachliche Informationen geben, jedoch nur so viel, wie er erfassen und zulassen kann. Dabei mit Rückfragen absichern, was er verstanden hat.
- Beachten, dass ein Mensch in großer Angst für vernünftiges und logisches Argumentieren meist nicht zugänglich ist. Hier können kleine Gesten des Verstehens oder nichtverbale Handlungen, z. B. bestimmte Berührungen hilfreich sein.
- Wenn dem Patienten die Angst nicht genommen werden kann, ihn in seiner Angst nicht alleine lassen, sondern ihm Begleitung anbieten oder organisieren. In Augenblicken der Angst, wenn Worte nicht helfen können, drücken das wohl am besten die sich suchenden und haltenden Hände aus.

Aufgabe 7. Überlegen Sie Situationen, in denen Ihnen Patienten/Bewohner mit den beschriebenen Verhaltensweisen begegnet sind. Tauschen Sie sich in der Kleingruppe über Ihre Erfahrungen aus und entwickeln Sie geeignete Strategien für den Umgang mit diesen Patienten.

15.3 Salutogenese

Fallbeispiel Salutogenese

Peter Schuster ist Krankenpfleger. Bei seiner ersten Stelle nach dem Examen hat er schon eine Menge Fehlzeiten aufzuweisen. Ständig bekommt er einen Infekt, es passieren ihm immer wieder kleinere Unfälle, so dass er sich selbst schon für einen „Pechvogel" hält. Sein Kollege Rainer Maier, der ebenfalls nach dem Examen seine erste Stelle im gleichen Krankenhaus hat, leidet ab und zu unter Kopfschmerzen, muss deswegen aber nicht bei der Arbeit fehlen. Nach ein oder zwei Tagen sind die Kopfschmerzen wieder vorbei. Auf der Intensivstation arbeitet er viel mehr als Peter, denn dort sind sie schon wochenlang unterbesetzt. Wenn er nach Hause geht, erwartet ihn dort eine Menge Arbeit im Haushalt und bei der Versorgung der zwei kleinen Kinder. Spricht man ihn darauf an, lacht er und sagt: „Ich habe während meiner Ausbildung und jetzt bei der Arbeit noch keinen Tag gefehlt!"

Der Problematik von Krankheit und Gesundheit kann man sich mit verschiedenen Fragestellungen nähern. „Warum wird ein Mensch krank?", fragt nach der Krankheitsentstehung. Dieses immer noch übliche pathogenetische Modell erforscht Ursachen von Krankheit und Bedingungen für die Entstehung von Krankheiten.

„Warum bleibt oder wird ein Mensch gesund?" ist die Frage eines neueren Modells in Pflege und Medizin. Dieses salutogenetische Modell fragt nach den Faktoren, die Gesundheit bewirken und unterstützen. Die salutogenetische Sichtweise wurde von Aaron Antonovsky (1923 – 1994) in die Medizin eingeführt. Er war amerikanischer Medizinsoziologe, der 1960 nach Israel auswanderte. Während seiner Forschungsarbeit begegnete er Frauen, die in den nationalsozialistischen Konzentrationslagern überlebt hatten. Dass sie dabei trotzdem psychisch gesund blieben und in der Lage waren, sich ein neues Leben aufzubauen, empfand er als Wunder. Er fing an, das Wunder des Gesundbleibens zu erforschen.

Das salutogenetische Modell wird zunehmend für die Pflege entdeckt. Es geht davon aus, dass ein Mensch nie vollständig gesund oder vollständig krank ist, sondern auch der Schwerkranke gesunde Anteile hat (er kann vielleicht sehen, hören, schlucken, Fragen stellen, er kann Pläne machen) und der Gesunde kranke Anteile hat (Zahnkaries, Fußpilz, Kopfschmerzen oder Blutdruckschwankungen). Gesundheit und Krankheit werden als Endpunkte einer Skala verstanden, auf der es fließende Übergänge gibt (**Abb. 15.9**).

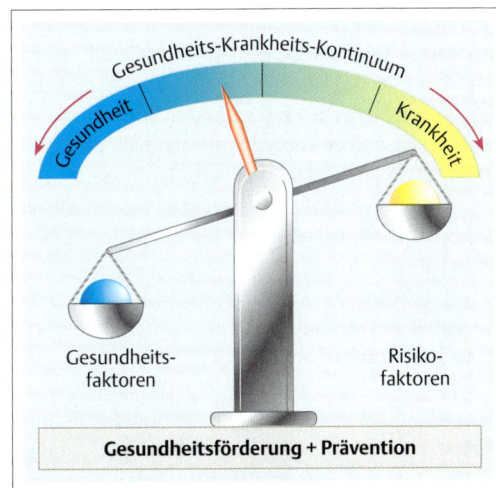

Abb. 15.9 Zwischen Gesundsein und Kranksein sind die Übergänge fließend.

Antonovsky ist den Fragen nachgegangen:

- Welche Faktoren entscheiden darüber, ob sich bei gleichen Bedingungen (z. B. Ansteckungsmöglichkeiten) der Prozess Richtung Krankheit oder Gesundheit entwickelt?
- Weshalb bleiben oder werden einige Menschen trotz ungünstiger Umstände gesund, während andere krank werden?

Gesund erhaltende Faktoren. Im pathogenetischen Modell interessieren Risikofaktoren, Stressoren und Krankheitserreger, im salutogenetischen Modell gehört die Aufmerksamkeit den Gesundheit erhaltenden und fördernden Einflussgrößen. Sie sind in verschiedenen Bereichen zu finden:

- somatischer Bereich: Immunsystem,
- emotionaler Bereich: stabiles Selbstwertgefühl,
- kognitiver Bereich: vernünftiges Denken,
- sozialer Bereich: zwischenmenschliche Beziehungen,
- materieller Bereich: finanzielle Möglichkeiten,
- Bereich von Motivation und Einstellungen: positive Lebenseinstellungen, Optimismus und Flexibilität,
- im Handeln: Lebensgewohnheiten (**Abb. 15.10**).

▌ Gefühl für Zusammenhang (Kohärenzsinn)

Eine wichtige Einflussgröße für Gesundheit ist das von Antonovsky beschriebene „Gefühl für Zusammenhang" (sense of coherence; Kohärenzsinn; Kohärenz = Zusammenhang). Unter Kohärenzgefühl versteht man die generelle Einstellung zum Leben als einem verständlichen, bedeutungsvollen und beeinflussbaren Geschehen. Es ist weitgehend durchschaubar, verstehbar, oft vorhersehbar und beherrschbar. Menschen mit geringem Kohärenzgefühl erleben sich und ihr Leben häufig als Spielball chaotischer, zufälliger nicht verstehbarer Einflüsse, sie fühlen sich den Geschehnissen ausgeliefert. Im Einzelnen zeichnet sich Kohärenzgefühl durch drei Dimensionen aus:

1. Verstehbarkeit,
2. Handhabbarkeit,
3. Bedeutsamkeit.

Verstehbarkeit. Anforderungen des Lebens können verstanden, interpretiert und eingeordnet werden. Sie sind für den Betroffenen nachvollziehbar: „Ich verstehe dieses Ereignis als Folge von Überarbeitung."

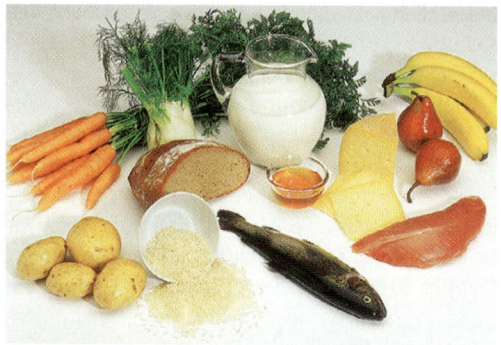

a

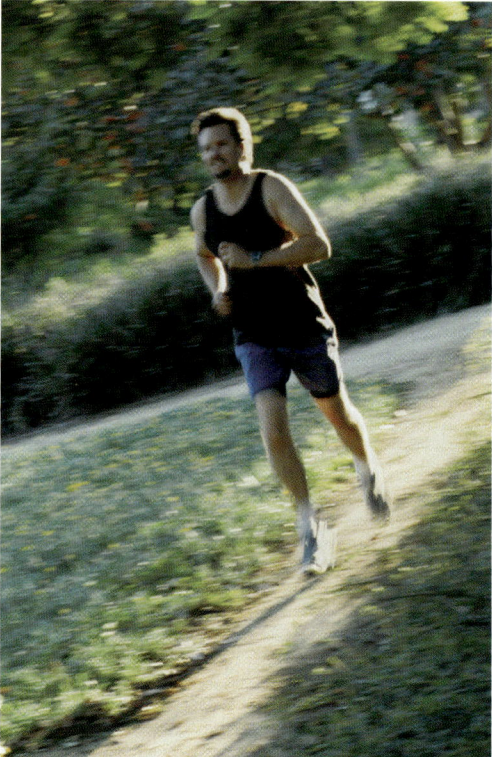

b

Abb. 15.10 Das salutogenetische Modell ist an den Gesundheit erhaltenden Einflüssen interessiert.

Handhabbarkeit. Es besteht die Überzeugung, über gute Ressourcen zu verfügen, mit deren Hilfe man Probleme lösen kann. In Lebensereignisse kann man aktiv eingreifen, z. B. durch eigene Entscheidungen. Die Anforderungen des Lebens sind kontrollierbar und handhabbar. Man fühlt sich nicht als Opfer von Kräften, sondern in der Lage, schwierige Situationen aktiv zu verändern. Ein gutes Selbstwertgefühl geht mit der Überzeugung einher: „Ich kann etwas bewirken."

Bedeutsamkeit. Es besteht eine positive und optimistische Einstellung, dass das Leben mit seinen Aufgaben und Problemen sinnvoll ist, und dass es sich lohnt, Schwierigkeiten anzugehen. Es wird als Herausforderung und nicht als Last erlebt. Lebensfreude überwiegt. Mit belastenden Situationen wird konstruktiv umgegangen: „Ich mache das Beste daraus."

Bedeutung für die Pflege

Nach dem Salutogenese-Modell trägt ein starkes Kohärenzgefühl zur Erhaltung oder Wiederherstellung von Gesundheit bei. Für die Pflege bedeutet das: Pflegende können nicht nur Krankenpflege sondern auch Gesundheitspflege ausüben. Wann immer möglich, können sie im Gespräch Patienten in ihrem Kohärenzgefühl stärken. Aspekte der Verstehbarkeit, Beeinflussbarkeit und Bedeutsamkeit von Lebensbereichen, die ein Patient einbringt, beachten und ihn dabei unterstützen. Eine Pflegeperson kann dem Patienten dabei helfen:

- seine Möglichkeiten zu nutzen, eigene Entscheidungen zu treffen,
- seine Ressourcen zu erkennen und einzusetzen um die Situation zu verändern und aktiv an seiner Gesundung mitzuwirken,
- seine Situation zu verstehen, dass sie für ihn nachvollziehbar wird und er sie in sein Lebenskonzept einordnen kann,
- seine Situation möglicherweise als sinnvoll, als Herausforderung oder Chance zu erleben.

Auf gesundheitserhaltende Verhaltensweisen in existenziell bedrohlichen Ausnahmesituationen wird im Kapitel Notfallpsychologie vertiefend eingegangen (S. 313).

Aufgabe 8 Wie erklärt das salutogenetische Modell die Tatsache, dass Menschen auf gleiche Stressoren unterschiedlich reagieren: Manche werden krank, andere bleiben gesund?

Aufgabe 9 Frau Simone Kieler ist 32 Jahre alt. Sie liegt mit einem Knöchelbruch auf der chirurgischen Station. Führen Sie im Rollenspiel ein salutogenetisch orientiertes Gespräch mit der Patientin. Bereiten Sie das Gespräch vor, indem Sie sich vergegenwärtigen, worauf Sie im Einzelnen achten wollen.

16 Menschen im Krankenhaus

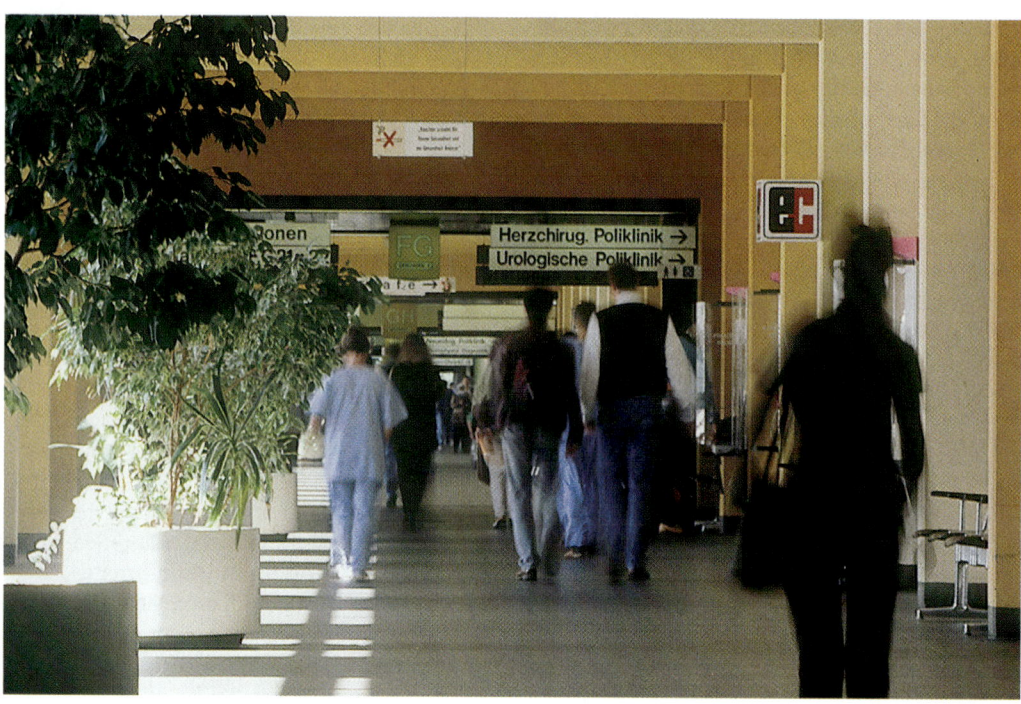

16.1 Frühgeborene auf der neonatologischen Intensivstation · 233

16.1.1 Anforderungen an die Pflegenden · 233

16.1.2 Konzepte zur Verbesserung der pflegerischen Versorgung in der Neonatologie · 233

16.1.3. Stressreduzierung · 235

16.1.4 Einbeziehung und Schulung der Eltern · 238

16.2 Kinder im Krankenhaus · 240

16.2.1 Einführung · 240

16.2.2 Einflussfaktoren auf das Erleben und die psychischen Folgen eines Krankenhausaufenthaltes · 242

16.3 Der erwachsene, psychisch kranke Patient · 246

16.3.1 Psychische Störungen · 247

16.3.2 Allgemeine Richtlinien für den Umgang mit psychisch kranken Menschen · 247

16.3.3 Depressive Patienten · 249

16.3.4 Suchtkranke Patienten – Alkohol- und Medikamentenabhängigkeit · 251

16.3.5 Patienten mit Wahnerkrankungen · 254

16.4 Ältere Menschen im Krankenhaus · 257

16.4.1 Alter und Krankheit · 257

16.4.2 Besonderheiten bei der Pflege alter Menschen · 258

16.5 Pflegeschwerpunkt Der demente Patient · 259

16.5.1 Pflegerische Aufgaben · 260

 Examensschwerpunkte

Frühgeborene auf der neonatologischen Intensivstation (S. 233), Kinder im Krankenhaus (S. 240), Der erwachsene psychisch kranke Patient (S. 246), psychische Störungen (S. 247), Ältere Menschen im Krankenhaus (S. 257), Der demente Patient (S. 259)

> *„Ich habe viel in der Krankheit gelernt,*
> *das ich nirgends in meinem Leben*
> *hätte lernen können.“*
>
> Johann Wolfgang von Goethe
> (1749–1832), deutscher Dichter der Klassik, Naturwissenschaftler und Staatsmann

16.1 Frühgeborene auf der neonatologischen Intensivstation

16.1.1 Anforderungen an die Pflegenden

Die Anforderungen an die Pflegenden in der Neonatologie, insbesondere in den neonatologischen Intensivstationen, sind sehr speziell. Zum einen findet die Versorgung der kleinen Patienten auf hohem technischen Niveau statt, zum anderen ist die Kommunikation mit ihnen oft äußerst schwierig (**Abb. 16.1**).

In Abhängigkeit vom neuromotorischen und sensorischen Entwicklungsstand und den zusätzlich vorliegenden Erkrankungen muss versucht werden, die besonderen Bedürfnisse dieser Kinder wahrzunehmen, zu verstehen und soweit wie möglich auf sie einzugehen. Um diesen anspruchsvollen Forderungen der neu- und frühgeborenen Kinder zu genügen und das Umfeld positiv gestalten zu können, sind eine hohe Fachkompetenz und ein gut geschultes Einfühlungsvermögen erforderlich (**Abb. 16.2**).

Die Gestaltung der Umgebung des Kindes durch die Pflegenden ist unabhängig von den medizinischen Vorgaben in zweierlei Richtungen notwendig:

- alle negativen und schädlichen Vorgänge und Reize müssen auf ein möglichst niedriges Niveau gebracht werden,
- alle positiven und fördernden Entwicklungsvoraussetzungen müssen durch ein entsprechendes Umfeld bereit gestellt und erweitert werden.

Neben allgemeinen Pflegerichtlinien für diese Kinder sollte eine individuelle Pflegeplanung für jedes einzelne Kind gefunden und besprochen werden. Der Rahmen zur Anpassung der speziellen Pflege an die in der jeweiligen Zeitspanne günstigen Entwicklungsanreize und Umgebungsverhältnisse kann auf der Basis eines fundierten Fachwissens aus dem Ver-

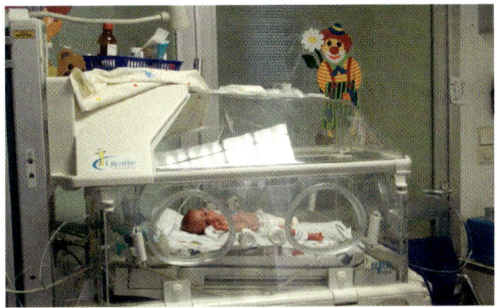

Abb. 16.1 Frühgeborenes in leicht gegen Licht abgedecktem Inkubator.

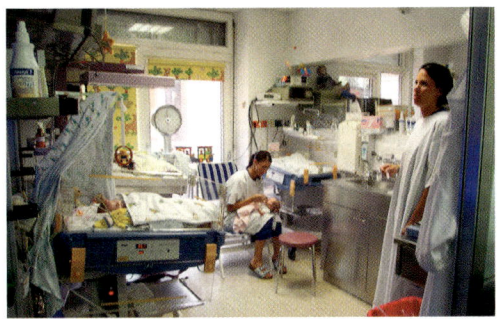

Abb. 16.2 Fundiertes Fachwissen und gut geschultes Einfühlungsvermögen sind in der neonatologischen Pflege erforderlich.

halten, den Reaktionen und den Entwicklungsmöglichkeiten des Kindes gefunden werden.

16.1.2 Konzepte zur Verbesserung der pflegerischen Versorgung in der Neonatologie

In den USA hat sich an etwa 200 Neugeborenen-Intensiveinheiten ein Programm zur individualisierten Entwicklungsbeurteilung und Erstellung von individualisierten Pflegeplänen etabliert (NIDCAP, Neonatal Individualized Developmental Care and Assessment Program). Das NIDCAP oder wesentliche Pflegeelemente daraus können heute als ein vorsichtiger Versuch in der Neonatologie und bei der Nachsorge dieser Kinder gewertet werden, um möglichst gute und auf das spezielle Bedürfnis des Kindes ausgerichtete Umweltbedingungen zu schaffen und so Entwicklungsdefizite früh zu erkennen und im Sinne einer Frühbetreuung therapeutisch zu beeinflussen.

NIDCAP wurde 1984 von Heideliese Als, einer Psychologin am Children's Hospital in Boston eingeführt. Vereinfacht dargestellt geht es um ein Programm, das durch sorgfältige Beobachtung (**Abb. 16.3**) der Interaktion der neonatologischen Patienten mit ihrem Umfeld Stress und Stressauslösendes zu erkennen und abzubauen versucht. Dadurch sollen die Stabilität und die eigenen Ressourcen des Kindes und seiner Familie genutzt und die Entwicklung des Kindes, und damit auch die Langzeitergeb-

nisse in allen Bereichen verbessert werden. Umweltfaktoren in der neonatologischen Pflege wirken besonders über Hören, Sehen, taktile und kinästhetische Stimulation und über die Lagerungstechniken.

Beiträge in der Literatur zu diesen Themen kommen fast ausschließlich aus den USA und sind meist empirisch, ihre Aussagefähigkeit ist nicht immer ausreichend fundiert, was in diesem schwierigen Themenkomplex auch nicht zu erwarten ist. Dennoch liegen wichtige grundlegende Erkenntnisse vor, die absolut pflegerelevant sind.

▌ Wie lassen sich Stress- und auch Schmerzzustände erkennen?

Mit wenig Aufwand lässt sich Folgendes beurteilen, dokumentieren und zur Grundlage weiterer Überlegungen machen:

- Anspannung und Entspannung der Körperhaltung und der Gesichtsmimik (**Abb. 16.4**),
- Weinen und Unruhezustände sowie der Erfolg von Beruhigungsmaßnahmen,
- Hautfarbe und Hautdurchblutung (z.B. peripher blass, auffällig marmoriert),

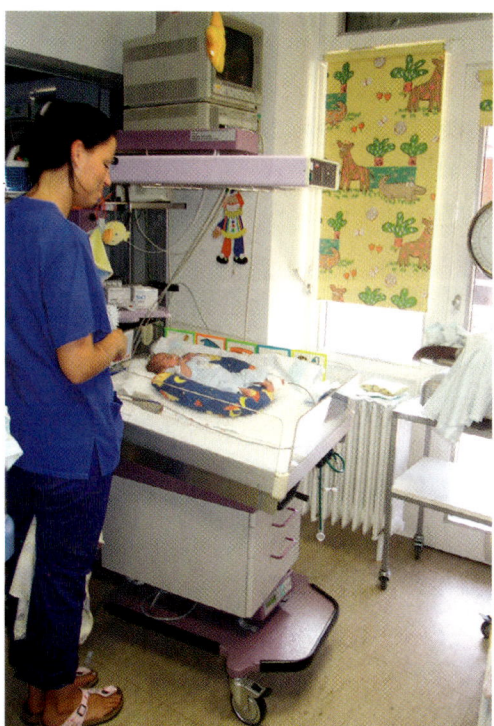

Abb. 16.3 Durch sorgfältige Beobachtung können Pflegende erkennen, was für das Kind Stress bedeutet.

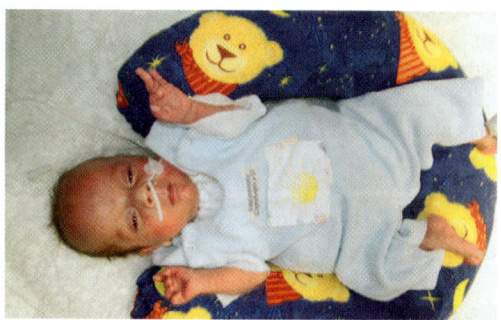

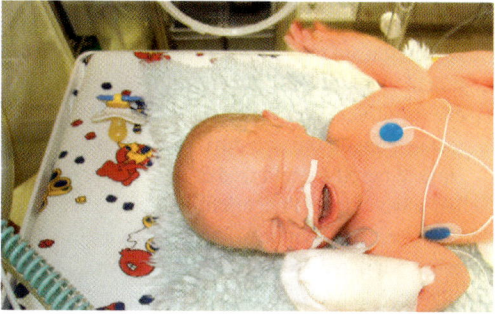

Abb. 16.4 Frühgeborenes
a ganz entspannt beim Einschlafen,
b im Stresszustand.

- Atmung (regelmäßig, periodisch, Einziehungen, Apnoen) und nicht invasiv gemessene Sauerstoffsättigungswerte,
- Herztätigkeit und vor allem der Anstieg der Herzfrequenz unter Stress.

Wie lässt sich das Umfeld verändern um Stress abzubauen und zu vermeiden?

Das physiologische, pränatale Umfeld in der Gebärmutter ist geräuscharm und lichtarm; es beinhaltet wenig taktile Stimulation, durch das umgebende Fruchtwasser besteht fast Schwerelosigkeit, außerdem liegt eine weitgehende Temperaturkonstanz vor, die höchstens durch Fieber der Mutter etwas verändert werden kann. Das Kind befindet sich in Beugehaltung des Rumpfes und der Extremitäten. Bei der Betrachtung dieser einzelnen Faktoren im Bezug zum alltäglichen Pflegeverlauf finden sich generell eindeutige Hinweise zur Stressverminderung durch ein reizarmes Umfeld.

Ein pflegerisches Ziel bei jedem Kind muss sein, Stresssituationen zu erkennen und Entspannung zu erreichen, denn ein Abbau der Spannung ist Stressabbau.

16.1.3. Stressreduzierung

Stressreduzierung bezieht sich beim Früh- oder Neugeborenen zunächst auf die verschiedenen Sinnesreize:
1. Hören und Geräusche,
2. Sehen und Lichteinflüsse,
3. Taktile und kinästhetische Reize.

Hören und Geräusche

Im Alter von 24–26 Schwangerschaftswochen reift die Hörfähigkeit aus, d. h. sie ist bei den Kindern in den neonatologischen Abteilungen vorhanden. Die Lärmpegel in einer neonatologischen Intensivabteilung liegen bei 50–90 Dezibel, vereinzelt auch höher. Besonders störend in Ruhephasen und im Schlaf der Kinder wirken offensichtlich neben dem hohen Geräuschpegel kurze höheramplitudige Geräusche.

Während zeitlicher Phasen der Lärmreduktion können sich die Schlafzustände der Kinder vertiefen, Lärmquellen wie Telefon, Radio, Türen und Schränke oder Schubladenschließen, lautes Sprechen und Lachen stören die Entspannung und den Stressabbau dieser Kinder und sollten deshalb reduziert oder verhindert werden.

Sehen und Lichteinflüsse

Die Sehfähigkeit ist bei der Geburt noch wenig ausgeprägt. Bei Frühgeborenen ist die Entwicklung des Auges und vor allem der Netzhaut noch nicht abgeschlossen und dadurch auch besonders störanfällig. Augen können durch eine Frühgeborenenretinopathie bis zur Erblindung geschädigt werden. Andere Augenschäden und Schielen finden sich bei Frühgeborenen häufiger als bei Reifgeborenen.

Lichtbelastung. Die Lichtbelastung aus unterschiedlichen Lichtquellen bei neonatologischen Patienten ist erheblich und hat in den letzten Jahren eher zugenommen. Dieser Trend ist umkehrbar, da bei den heutigen verbesserten Monitoren die helle Beleuchtung zur visuellen Überwachung bei vielen Kindern reduziert werden kann. Besonders ungünstig wirkt eine rasche Steigerung der Lichtintensität z. B. nach sonographischen Untersuchungen durch erneutes Licht Einschalten.

Reduzierung der Lichteinwirkung. Eine langsame Intensivierung der Beleuchtung über einen Dimmer beeinträchtigt die Kinder dagegen kaum. Eine Reduzierung der Lichteinwirkung zyklisch in Ruhephasen und insgesamt durch Vorhänge, Jalousien oder teilweises Abdecken der Inkubatoren ist ohne großen Aufwand möglich und bewirkt Stressvermeidung und Stressabbau durch häufigere, längere und tiefere Schlafzyklen (**Abb. 16.5**).

Taktile und kinästhetische Reize

Unter Kinästhesie versteht man das Bewegungs- bzw. Muskelgefühl, also die Empfindung für Muskeln und Gelenke; Kinästhetik ist die Lehre von den Bewegungsempfindungen.

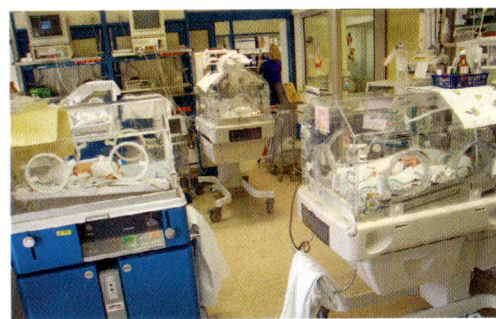

Abb. 16.5 Eine Reduzierung der Lichteinwirkung bedeutet Stressabbau.

Neben Hören und Sehen sind taktile Reize, Lagerung und generelle Überlegungen zum „Handling" für das Befinden und die Entwicklung Früh- und Neugeborener von besonderer Bedeutung. Grundsätzlich gilt: je rascher die Kinder aus Zuständen der Irritation z.B. nach schmerzhaften Eingriffen wie Blutentnahmen oder störenden Prozeduren wie endotracheales Absaugen oder Windelwechsel wieder in Ruhephasen kommen und auf beruhigende, oft taktile Reize ansprechen, desto günstiger wirkt sich das auf den aktuellen Zustand und die weitere Entwicklung des Kindes aus.

Gezieltes Handling. Den Pflegenden gelingt es i.d.R. durch sorgfältige Beobachtung und entsprechend gezieltes Handeln die Kinder zu beruhigen. Streicheln des Rückens und der Wangen, Wiegen, leise monotone Musik oder beruhigendes ruhiges Ansprechen, leichtes Zudecken, nahrungsunabhängiges Saugen oder mit dem Finger einen Greifreflex auszulösen oder fortzusetzen sind einige Möglichkeiten, Stressabbau zu erreichen (**Abb. 16.6**).

Fallbeispiel taktile und kinästhetische Reize
Schwester Carolin versorgt die in der 28. Schwangerschaftswoche geborene Vanessa. Nach einer ärztlichen Untersuchung streichelt sie dem Kind jedes Mal über den Rücken. Sie hat im Verlauf der Pflegemaßnahmen beobachtet, dass es sich dabei beruhigt.
Schwester Beate gibt dem kleinen Patienten Timo (geboren in der 26. Schwangerschaftswoche, Geburtsgewicht 650 g) eine Mullkompresse in das Händchen, wobei er sich sichtlich entspannt.

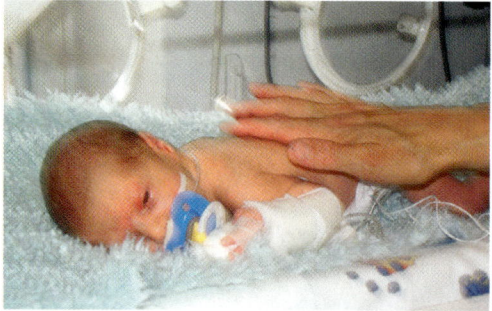

Abb. 16.6 Streicheln des Rückens ist eine der vielen Möglichkeiten, Frühgeborene zu beruhigen.

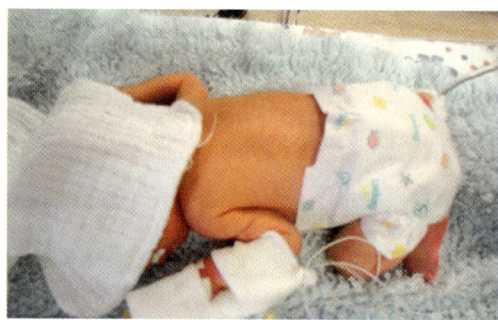

Abb. 16.7 Ein weiches Tuch halb über den Kopf gelegt, bedeutet für dieses Kind Stressabbau.

Das Baby Theresa (25. Schwangerschaftswoche, 800 g, beatmet) sieht man oft mit einem weichen Tuch halb über dem Gesicht im Inkubator liegen (**Abb. 16.7**). Schwester Suse fand heraus, dass ihm das weiche Tuch hilft, ruhig zu werden und einzuschlafen.

Durch gezielt eingesetzte Pflegeinterventionen, die von Kind zu Kind sehr unterschiedlich gestaltet und sehr ausgeprägt sein können, lässt sich z.B. an der Sauerstoffsättigung, der Herzfrequenz, den Atemmustern oder an einer gut adaptierten Beatmung erkennen, was dem Kind gut tut.

Aus den Verhaltensreaktionen auf die Pflegemaßnahmen entwickeln sich ungünstigerweise entweder Verhaltensstörungen und eine mangelhafte Selbstregulation im vegetativen Bereich oder bei günstigen Einwirkungen die im weiteren Entwicklungsverlauf stabile physiologische Verhaltensorganisation, z.B. der Schlaf-Wach-Rhythmus. Diese ist notwendig zur Freisetzung von Ressourcen für den aktuellen Gesundungsprozess und zum Abbau der Risiken von in der Folge drohenden Fehlentwicklungen.

Neurologische und somatische Störungen lassen sich durch gezielte therapeutische Pflegeansätze schon früh deutlich verringern. Ziel muss sein, störende Reize zu vermindern oder zu vermeiden. Dies gilt für den Wachzustand und besonders für den Schlaf, den die Kinder in den neonatologischen Abteilungen unbedingt und reichlich erreichen müssen (**Abb. 16.8**).

Schlaf-Wach-Rhythmus. Von gesunden Neugeborenen weiß man, dass sie einen eigenen Schlaf-Wach-Rhythmus entwickeln und wohl schon teilweise bei Geburt entwickelt haben. In einem etwa 3 – 4 stündi-

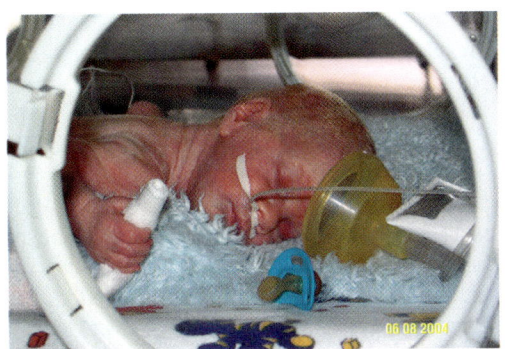

Abb. 16.8 Eine Mullkompresse führt bei diesem Kind zu Entspannung und Schlaf.

gen Intervall durchlaufen sie die verschiedenen Schlafstadien mit einer REM-Schlafphase (REM = Rapid Eye Movement) vor dem Aufwachen. Diesen Rhythmus zu erreichen und zu erhalten, muss das Ziel regelmäßiger Pflegeintervalle sein, wobei erfahrungsgemäß häufig ein dreistündiges Pflegeintervall gut adaptiert werden kann. Bei sehr unreifen Kindern finden sich oft kürzere aber selten längere Intervalle, die gut akzeptiert werden.

Minimal Handling. Während der Ruhephasen müssen akustische, optische und taktile Reize und somit auch pflegerische Maßnahmen reduziert werden, so dass lediglich medizinisch notwendige Interventionen durchgeführt werden. Selbstverständlich muss alles unternommen werden, um die vitalen Funktionen zu unterstützen und stabil zu halten. Zu diesem Zweck ist ein zuverlässiges Monitoring durch Überwachungsgeräte und durch die Pflegenden eine Grundvoraussetzung für alles weitere. Als Grundsatz gilt, das beste Handling ist Minimal Handling.

Lagerung und Entspannung

Ziele bei der Lagerung neonatologischer Patienten sind:

- die Grundkrankheit, z. B. eine unreife Lunge und Atemstörungen bei Frühgeborenen, günstig zu beeinflussen,
- den neurologischen und motorischen Entwicklungszustand zu berücksichtigen,
- eine normale, altersgerechte Entwicklung zu fördern und die Entstehung von abnormen Bewegungsmustern zu vermeiden oder so weit wie möglich aufzuhalten.

Beatmete Kinder. Spezielle Lagerungsbedingungen ergeben sich aus den medizinisch therapeutischen Notwendigkeiten: Unter Kontrolle der Herztätigkeit und Sauerstoffsättigung zeigt sich, dass bei beatmeten Kindern und bei Frühgeborenen mit unreifen Lungen, auch wenn sie spontan atmen, Bauchlage meist etwas günstiger ist als Rückenlage, auch eine Schräglage, d. h. Anheben der Liegefläche auf ca. 30°, unterstützt die Zwerchfellbeweglichkeit und damit die Atmung oder Beatmung. Ein regelmäßiger Lagewechsel, entsprechend dem Versorgungsrhythmus auch mit partieller Seitenlage, ist notwendig. Bei nicht mit Monitor überwachten Kindern wird wegen des Risikos eines plötzlichen Kindstodes die Rückenlage empfohlen.

Fellunterlage. Physiologischerweise sind vor der Geburt vor allem die unreifen Frühgeborenen im Fruchtwasser nahezu schwerelos und unterliegen somit erst nach der Geburt Schwerkraft und Gewichtseinflüssen, die über längere Zeit auf den Körper unausgeglichen und einseitig wirken. Um so längerfristige Gewichtseinwirkungen, die in der Gebärmutter nicht vorhanden sind, und die nach der Geburt auf den sich entwickelnden Organismus bei Frühgeborenen wirken, zu reduzieren, ist neben häufigem Umlagern ein Lagern auf Fellunterlagen wichtig. Dadurch werden Schädelverformungen, Thoraxabflachung und Schulterretraktion sowie eine ausgeprägte Froschhaltung mit Abweichen der Längsfußachse nach außen nicht zu einem späteren Behandlungsproblem (**Abb. 16.9**).

Lagerungshilfsmittel. Die Extremitäten und Körperhaltung lassen sich durch gefaltete Tücher, Rollen, Hörnchen und Nestchen an die intrauterine Haltung

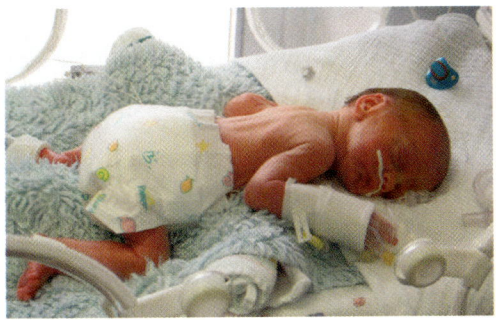

Abb. 16.9 Die gute Lagerung neonatologischer Patienten führt zu Wohlbefinden und stabilerem Schlaf-Wach-Rhythmus.

annähern, dabei sollten die Extremitäten symmetrisch zur Mittellinie ausgerichtet sein und durch Beugehaltung besonders der Arme die Hände in Mund- und Gesichtsnähe gebracht werden. Hüft- und Kniegelenke sollten in Ruhe bei entspanntem Kind ebenfalls gebeugt sein; bei den Füßen muss eine Spitzfußhaltung verhindert werden (s. **Abb. 16.9**).

Wünsche des Kindes. Diese allgemeinen Hinweise und Techniken der Lagerung müssen ergänzt werden durch die individuellen Wünsche der Kinder. Um diese zu erkennen müssen die Pflegenden den Eindruck haben, dass diese Lagerung entspannend, einschlaf- und schlaffördernd ist, dass Bewegungen gut ausgeführt werden können, vor allem eine Beugehaltung eingenommen werden kann und dass durch Lage und Lagewechsel die Körpersymmetrie berücksichtigt ist. Jede dauerhafte Streck- oder Überstreckhaltung muss verhindert werden. Das Kind sollte sich sanft gehalten fühlen in seinem Nest (**Abb. 16.10**).

Die Folge einer solchen Lagerung ist ein Wohlbefinden, das zu einem erkennbar stabileren Schlaf-Wach-Rhythmus führt, dabei sollten Unruhezustände gut unterbrechbar und ein Ansprechen auf gezielte Beruhigungsmaßnahmen vorhanden sein.

Durch Stressabbau und die dadurch entstehende Entspannung entwickelt sich Kommunikation über Horchen, Blickkontakt und Mimik. Das körperliche Wohlbefinden zeigt sich in stabiler Atmung ohne Apnoe-Bradykardiezeichen mit guter peripherer Durchblutung und an einem an den jeweiligen Schlaf-Wachzustand angepassten Muskeltonus. Die Bewegungsmuster werden zunehmend ausgegli-

chen, dabei lassen sich altersentsprechende Reflexe (Greifen, Saugen, Mororeflex) weiterhin gut auslösen.

💡 Durch Lagerung und individuell ausgerichtete Pflegemaßnahmen kann Stressabbau und Entspannung erreicht werden. Dadurch wird die Genesung aus dem aktuellen Erkrankungszustand erheblich gefördert. Die Organisation der eigenen, auch vegetativen Funktionen, kann sich stabilisieren. Für die spätere gesunde Weiterentwicklung ist dies eine unabdingbare Voraussetzung.

16.1.4 Einbeziehung und Schulung der Eltern

Bei der Einbeziehung und Schulung der Eltern muss vor allen Dingen Folgendes beachtet werden:
- Vorbedingungen,
- Art der Erkrankung des Kindes.

▌ Vorbedingungen

Für die Eltern der neonatologischen Patienten gibt es immer eine Vorgeschichte: Die Schwangerschaft. Eine Schwangerschaft kann geplant, ungeplant, erwünscht, unerwünscht, eventuell nach Sterilitätsbehandlung entstanden sein.

Ein Schwangerschaftsverlauf kann ohne Komplikationen verlaufen oder mit mehr oder weniger großen Schwierigkeiten belastet sein. Komplikationen während der Schwangerschaft können körperliche oder psychologische Ursachen haben und durch das soziale Umfeld beeinflusst, verstärkt oder vermindert werden. Die Beschwerden während der Schwangerschaft werden subjektiv sehr unterschiedlich erlebt.

Medizinisch definiert, kann ein ungestörter Schwangerschaftsverlauf und unverdächtige Perinataldiagnostik vorliegen oder es kann sich um eine Risikoschwangerschaft, z.B. um eine Mehrlingsschwangerschaft oder eine Schwangerschaft mit Frühgeburtbestrebungen handeln.

Für die Sorge und damit für die Betreuung der Eltern sind frühere Schwangerschaftserlebnisse in der Familie wie Fehlgeburten, Totgeburten oder vorangegangene Frühgeburten sowie neonatale Erkrankungen besonders belastend. Diese sehr unterschiedlichen Vorbedingungen spielen für die Eltern bei und nach der Geburt eine ganz entscheidende Rolle und sind für das Heranführen der Eltern an die vorliegenden Probleme bei ihrem Kind oder ihren Kindern ausschlaggebend.

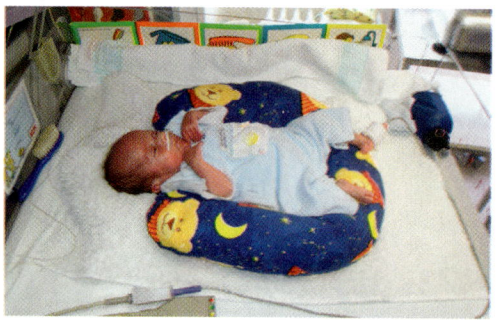

Abb. 16.10 Mit Nestchen, gefalteten Tüchern und Rollen werden Frühgeborene ähnlich ihrer Haltung im Mutterleib gelagert.

Fallbeispiel 1 Vorbedingungen

Nach einer ungestörten Schwangerschaft und normaler Geburt ist das Kind an einer Neugeboreneninfektion mit Lungenbeteiligung erkrankt, eine Verlegung auf die neonatologische Intensivstation wurde notwendig. Für die Eltern ist ihr Kind nicht erkennbar schwer krank. Beim ersten Kontakt mit den Pflegenden kamen folgende Fragen:
- Warum musste denn unser Kind verlegt werden?
- Warum kann es nicht gestillt werden?
- Warum müssen sogar noch diese gefährlichen Antibiotika gegeben werden?
- Warum kann die Mutter nicht auf der Intensivstation mit aufgenommen werden?

Fallbeispiel 2 Vorbedingungen

In der 32. Schwangerschaftswoche kommt es zur Entbindung von Drillingen durch Kaiserschnitt. Das Geburtsgewicht liegt bei den zwei Mädchen und einem Jungen jeweils um 1500 g. Der Junge wird unmittelbar nach der Geburt für einige Tage beatmet, die Mädchen kommen ohne Beatmung zurecht. Die Mutter sagt beim ersten Kontakt: „Ich bin froh, dass die Schwangerschaft so lange gehalten hat und dass die beiden Mädchen sogar alleine atmen können, und der Junge der wird es ja auch bald schaffen."

Fallbeispiel 3 Vorbedingungen

Zum errechneten Geburtstermin wird wegen sich verschlechternder Herztätigkeit durch einen notfallmäßigen Kaiserschnitt das fünfte Mädchen einer türkischen Familie geboren und muss vorübergehend auf der neonatologischen Intensivstation behandelt werden. Der Vater kommt in der ersten Woche nur an drei Tagen für ungefähr fünf Minuten, um nach seiner kleinen Tochter zu schauen. Er sagt: „Alles Katastrophe, ich muss Haushalt machen, die anderen Kinder versorgen, Urlaub nehmen, meine Frau kommt noch nicht nach Hause und dann ist es noch nicht einmal ein Junge."

Art der Erkrankung

Die neonatologischen Patienten sind kranke Neugeborene oder Frühgeborene. Sie sind vor, während oder unmittelbar nach der Geburt erkrankt und haben als Frühgeborene einen unterschiedlichen Reifezustand. Neben der Vorgeschichte ist die Art der Erkrankung ihres Kindes für die Eltern das Hauptproblem. Es müssen vor allem folgende Fragen beantwortet werden:

- Welche Erkrankung hat das Kind?
- Warum ist unser Kind krank?
- Welche Behandlung ist möglich?
- Wie lange dauert alles?

Diese Fragen werden nicht nur an die Ärzte, sondern immer wieder auch an die Pflegenden gerichtet. Hier müssen Pflegende ggf. auf den Arzt verweisen.

Bei schwierigen Erkrankungen müssen Risiken, Komplikationen und Spätfolgen besprochen werden. Behandlungsfortschritte oder aktuelle zusätzliche Schwierigkeiten müssen regelmäßig neu angesprochen und besprochen werden. Wenn es wenig Behandlungsmöglichkeiten gibt, wird auch dies immer wieder von den Eltern thematisiert. Schließlich ist auch bei sterbenden Kindern die Begleitung im Sterbeprozess für die Pflegenden eine sehr belastende Aufgabe. Für die Eltern dieser Kinder ist eine sorgfältige Begleitung durch Schwestern und Ärzte jedoch eine große Hilfestellung.

Gespräche

Einige Gespräche zu bestimmten Zeitpunkten haben für Eltern, Pflegende und damit auch für das Kind besondere Bedeutung. Dies gilt vor allem:
- für den ersten Kontakt der Eltern mit der Intensivstation,
- für das erste Mal, wenn das Kind auf den Arm der Eltern gegeben wird,
- beim Wechsel von einem Intensivbehandlungsplatz zu einem Überwachungsplatz, z. B. von einem Inkubator in ein Wärmebett,
- bei der Verlegung von der Intensivstation auf eine „Normalstation",
- bei der Festlegung und Planung der Entlassung nach Hause.

Für diese Gespräche sollte möglichst eine ruhige Situation gefunden werden, denn was jetzt gesprochen wird, bleibt oft wörtlich im Gedächtnis der Eltern, manchmal jahrelang.

Erster Kontakt

Eine sehr häufige Situation nach der Übernahme eines Kindes unmittelbar nach der Geburt ist der erste Besuch durch den Vater, der dann zunächst einmal die ersten Informationen über sein Kind haben möchte und der sich oft sehr gut über die technischen Maßnahmen z. B. Beatmung, Monitoring, Sonden, Infusionen und ähnliches informiert. Diese Details gibt er dann auch meist recht kompetent an die

Mutter weiter, so dass diese bei ihrem Erstbesuch schon recht gut vorinformiert ist und sich typischerweise dann intensiv ihrem Kind zuwenden kann, ohne diese therapeutischen Details noch genauer zu hinterfragen.

Wenn dieser erste Kontakt in Ruhe und Sachlichkeit möglich ist, sind die Eltern durch das Umfeld der „Gerätemedizin", Monitore, Kabel und Schläuche erstaunlich wenig irritiert oder erschrocken. Bei längerer Behandlungsdauer können die Eltern sehr rasch neue Informationen durch die Pflegenden verstehen und übernehmen. Sie können bald erkennen, ob ihr Kind entspannt und zufrieden wach ist, ob es unzufrieden, unruhig oder durch die Krankheit nur irritiert oder sehr beeinträchtigt ist. Am einfachsten ist natürlich zu erkennen, ob das Kind schläft oder wach ist, oder dass Störungen des Schlafzustandes für das Kind nicht sinnvoll sind. Schon nach wenigen Besuchen können die Pflegenden ihre Erfahrungen allgemeiner Art und speziell bei diesem Kind weitergeben und die Reaktionen auf taktile und andere Stimulationen besprechen.

▍ Känguruen
Bei ausreichend stabilem Zustand kann das Kind auf den Arm oder Bauch von Vater oder Mutter gelegt werden (Känguruen). Dieses Ereignis ist ein emotionales Erlebnis, das sorgfältig vorbereitet werden sollte, indem es besprochen und auf einen bestimmten Zeitpunkt angekündigt wird. Wenn es dann so weit ist, sind Ruhe und eine stressfreie Zeitspanne erwünscht, um diesen engen, prägenden Kontakt zwischen Kind und Eltern ohne viele Worte positiv ablaufen zu lassen (**Abb. 16.11**).

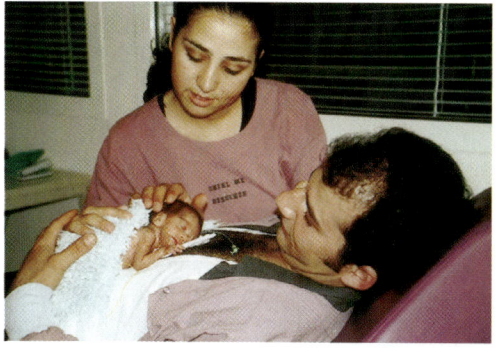

Abb. 16.11 Känguruen in stressfreier Atmosphäre ist für alle Beteiligten ein prägendes Erlebnis.

▍ Übergang vom Intensivbehandlungsplatz zum Überwachungsplatz
Dieser Schritt ist meistens ein positives Erlebnis für die Eltern. Er muss wieder vorbereitet und zusammen mit dem Krankheits- und Pflegeverlauf erklärt werden, damit die Eltern auch jetzt die Kontakte zu ihrem Kind anpassen und verbessern können. Dabei werden sie vermehrt in die Versorgung einbezogen.

▍ Verlegung aus der Intensivstation
Einerseits ist sie ein echter „Wunschtermin" der Eltern, andererseits entstehen Ängste, weil jetzt weniger Monitoring und neue Pflegepersonen, aber auch andere Pflegevorgänge und oft auch weniger Pflegepersonal den Tageslauf bestimmen. Eltern kommen mit der neuen Situation und danach auch mit der Entlassung des Kindes besser zurecht, wenn sie vorbereitend besprochen wurde.

▍ Entlassung
Wenn Eltern von Anfang an während ihrer Anwesenheit auf der Frühgeborenen-Station sorgfältig durch Gespräche geführt wurden, ist beim Entlassungsgespräch nur noch wenig zu klären. Es ist oft erstaunlich, wie rasch die Eltern gelernt haben, ihr Kind zu beobachten, sein Verhalten realistisch wahrzunehmen und durch praktische Erfahrungen auch recht erfolgreich entspannend und nicht störend auf es einzuwirken. Die Besuche der Eltern bei ihrem Kind sind so eine vertrauensvolle Basis für die spätere Eltern-Kind-Beziehung geworden. Sie waren die Voraussetzung für die Einbeziehung in Pflegemaßnahmen und Schulung bis zur kompletten Versorgung, die bis zur Entlassung des Kindes von den Eltern erlernt werden musste.

Die weitere Betreuung des Kindes – evtl. auch ambulant – wird festgelegt. Um den Eltern mehr Sicherheit zu geben, werden auch entsprechende Kontaktmöglichkeiten wie Adressen, Telefonnummern schriftlich mitgegeben.

16.2 Kinder im Krankenhaus

16.2.1 Einführung
Um die psychische Belastung eines Kindes durch einen Krankenhausaufenthalt möglichst gering zu halten, muss das Wissen über die Psychologie im Kindesalter in der Pflege besonders genutzt werden (S. 38).

Psychologische Erkenntnisse haben die Kinderkrankenhäuser und Kinderstationen verändert:

- Die Mutter-Kind-Beziehung und die Vater-Kind-Beziehung werden gefördert und unterstützt. Eltern versorgen ihre Kinder z. T. schon im Inkubator auf der Frühgeborenenstation.
- Gemeinsame Krankenhausaufnahme von Mutter oder Vater und Kind sind im Rooming-in-Verfahren in fast allen geburtshilflichen Abteilungen und Kinderstationen, wenn auch mit Einschränkungen, möglich.
- Es besteht eine fast unbegrenzte, ganztägige Besuchszeit. Familienangehörige gehören zum gewohnten Bild einer Kinderklinik und sind erwünscht.
- Zur Ausbildung des Pflegepersonals in der Kinderkrankenpflege gehört das Fach „Psychologie" mit besonderem Schwerpunkt auf der Entwicklungspsychologie des Kindes.
- Auf Kinderstationen arbeiten ausgebildete Erzieherinnen und Heilpädagogen.
- Die Verweildauer ist deutlich kürzer geworden; es werden möglichst viele ambulante Behandlungen durchgeführt.
- Lehrer für den Schulunterricht können bei der Schulbehörde beantragt werden, wenn ein Kind längere Zeit im Krankenhaus behandelt werden muss und dadurch in der Schule fehlt.

Beim Krankenhausaufenthalt eines Kindes muss heute nicht mehr mit einer begleitenden oder nachfolgenden kindlichen Verhaltensstörung gerechnet werden. Kinder verlassen das Krankenhaus i. d. R. ohne psychische Schädigung, wohl aber um Erfahrungen – gute und schmerzliche – reicher (**Abb. 16.12**).

Es müssen schon besonders ungünstige Umstände zusammen kommen, wenn es heute bei einem Klinikaufenthalt eines Kindes zu psychischen Folgeschäden kommt.

Hospitalismus

Unter psychischem Hospitalismus versteht man Verhaltensauffälligkeiten und Störungen bei der intellektuellen und emotionalen Entwicklung, die meist in einer Pflegeeinrichtung erworben wurden.

Aus der Geschichte der Kinderkrankenpflege ist die Erscheinung von Hospitalismus bekannt. Ursache für Hospitalismus bei Kindern ist eine frühe und lange Trennung des Kindes von den Eltern insbesondere in reizarmer Umgebung (**Abb. 16.13**).

Symptome. Dies sind z. B.:

- Entwicklungsrückstand,
- Apathie, Autoaggression,
- Kontaktstörungen,
- Unfähigkeit, Gefühle zu äußern,
- stereotype Bewegungen.

Hospitalismus entstand früher in Waisenhäusern und Kinderheimen und bei langen Krankenhausaufenthalten; er tritt aber auch in Familien auf, wenn ein häufiger Wechsel der Bezugspersonen oder Verwahrlosung stattfindet. In Krankenhäusern kommt es heute praktisch nicht mehr dazu, da die Gestaltung der Kinderstationen, Besuchszeiten und Aktivitäten auf Station für Geborgenheit und Abwechslung sorgen (**Abb. 16.14**). Häufiger sind Hospitalisierungserscheinungen heute bei älteren Menschen in Pflegeheimen.

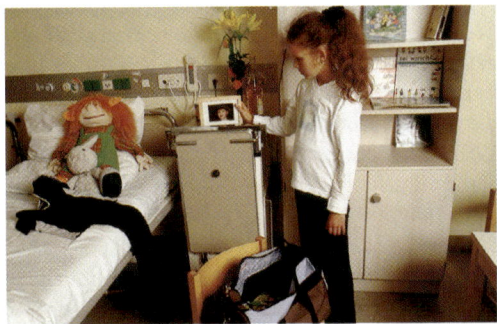

Abb. 16.12 Im Krankenhaus macht ein Kind neue Erfahrungen – schmerzliche, aber auch gute.

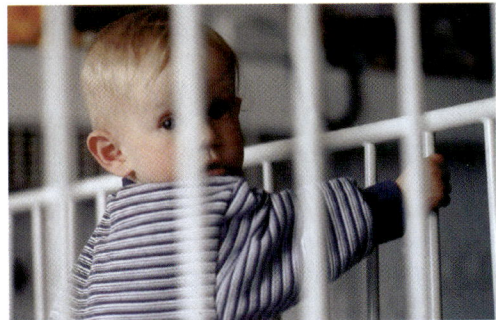

Abb. 16.13 Eine frühe und lange Trennung des Kindes von seiner Bezugsperson kann zu Hospitalismus führen.

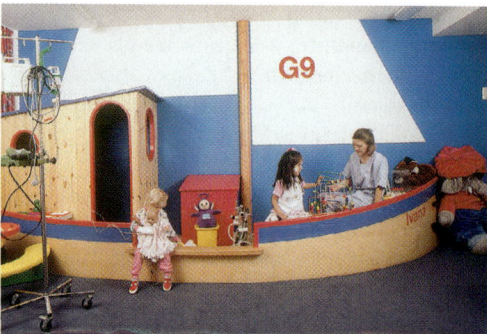

Abb. 16.14 Kinderstationen sind heute kinderfreundlich gestaltet.

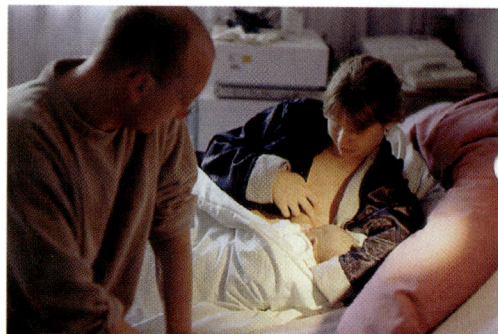

Abb. 16.15 Rooming-in fördert den Aufbau einer guten Eltern-Kind-Beziehung.

16.2.2 Einflussfaktoren auf das Erleben und die psychischen Folgen eines Krankenhausaufenthaltes

Viele Kinder erleben einen Aufenthalt im Krankenhaus, ohne dass ihre weitere Entwicklung beeinträchtigt wird. Ob ein Krankenhausaufenthalt zu einer psychischen Schädigung des Kindes führt, hängt von mehreren Faktoren ab:

- Alter und Entwicklungsstand,
- frühere Erfahrungen,
- familiäres Umwelt,
- Persönlichkeit,
- Bedingungen des Krankenhauses.

Alter und Entwicklungsstand

Jüngere Kinder (unter fünf bis sechs Jahren) sind noch so an ihre Bezugsperson gebunden, dass die Trennung eine größere emotionale Bedeutung hat als bei älteren Kindern. Dabei kann je nach Alter und sozialer Entwicklung des Kindes noch feiner differenziert werden:

Bereits Neugeborene und Säuglinge zeigen durch ihre angeborenen Verhaltensweisen des Suchens und Hinwendens die Bedürfnisse nach Nahrung, Körperkontakt und Zuwendung. Sie können sowohl von der Mutter oder vom Vater, als auch von den Großeltern oder von einer oder mehreren Pflegepersonen befriedigt werden.

Das ist die Situation in der Geburtsklinik und auf der Frühgeborenenstation. Bei einer guten medizinischen und pflegerischen Versorgung und menschlicher Zuwendung sind die Voraussetzungen gegeben, dass das Kind ohne psychische Schädigung das Krankenhaus verlassen kann. Das Rooming-in auf der geburtshilflichen Abteilung und die aktive Beteiligung der Eltern an der Frühgeborenenpflege dienen dem Aufbau einer gesunden Beziehung zwischen Mutter, Vater und Kind (**Abb. 16.15**).

In den ersten Lebenswochen ist es für die gesunde Entwicklung des Kindes nötig, dass ein Mensch das Kind in seinen Bedürfnissen nach Nahrung, Pflege und Kontakt versorgt.

2.–3. Lebensmonat. Ab dem zweiten bis dritten Lebensmonat kündigt der Säugling durch das Lächeln seinen Wunsch nach sozialem Kontakt an. Jetzt wird es wichtig, dass jemand zur Bezugsperson wird, die sich das Kind einprägt und die es wieder erkennen kann.

8.–9. Lebensmonat. „Fremdeln" im achten und neunten Lebensmonat ist ein Zeichen für den individuellen Bindungsprozess. Das Kind unterscheidet jetzt bekannte und unbekannte Personen. Nun braucht es auch im Krankenhaus eine Bezugsperson. Es reagiert empfindlich auf Störungen dieses Bindungsprozesses. Die Mitaufnahme oder zumindest die Anwesenheit der Mutter oder des Vaters in den Wachzeiten des Kindes ist jetzt besonders wichtig. Stehen die Eltern aus irgendeinem Grund nicht zur Verfügung, sollten möglichst immer die gleichen Schwestern oder Pfleger das Kind betreuen. Der häufige Wechsel der Bezugspersonen ist in diesem Alter viel schwerwiegender als vor dem dritten Lebensmonat und nach dem sechsten Lebensjahr.

2. Lebensjahr. Im zweiten Lebensjahr zeigen sich schon erste Lösungsabsichten des Kindes, die aber einer Trennung durch einen Krankenhausaufenthalt noch lange nicht standhalten.

6. Lebensjahr. Mit etwa sechs Jahren haben die meisten Kinder, im Kindergarten oder bei Besuchen mit Übernachtung, einige Erfahrungen mit Zeiten der Trennung von zu Hause gemacht; also mit einer Trennung von seinen engsten Bezugspersonen, von seinen Räumen, seinem Schlafplatz, seinen Gewohnheiten. Viele Kinder sind nun unter bestimmten Bedingungen bereit, sich auf das Wagnis einer Trennung durch einen notwendigen stationären Aufenthalt einzulassen (**Abb. 16.16**).

> Zwischen dem 3. Lebensmonat bis zu einem Alter von etwa sechs Jahren ist der Krankenhausaufenthalt ein einschneidenderes Erlebnis als im späteren Kindesalter und bedarf besonderer stö-

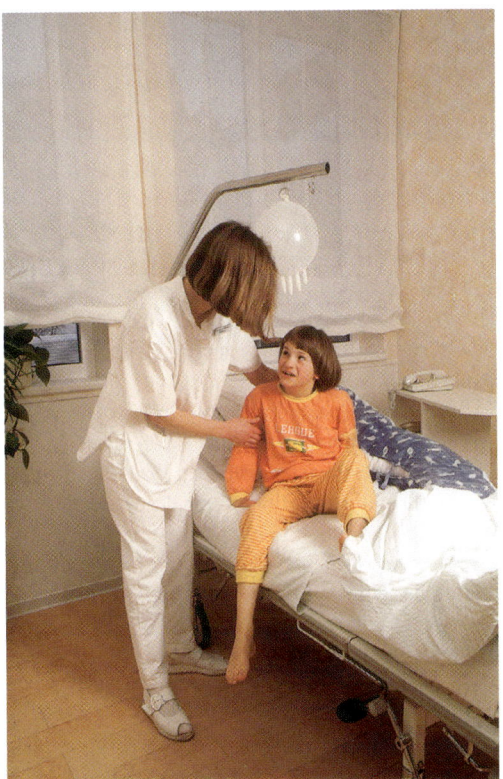

Abb. 16.16 Ab dem Schulalter haben die meisten Kinder schon Erfahrungen einer Trennung von zu Hause gemacht..

rungsverhütender Maßnahmen. Eltern und Krankenhaus müssen sich an dem sozialen und intellektuellen Entwicklungsstand des Kindes orientieren.

Intellektuelle Entwicklung

Bei der altersabhängigen Gefährdung durch psychische Störungen muss neben der sozialen auch die intellektuelle Entwicklung betrachtet werden. Dabei spielen das Zeit- und Raumerleben des Kindes in der Situation der Trennung eine besondere Rolle.

Zeiterleben. Das Kleinkind lebt noch ganz in der Gegenwart, erst allmählich lernt es, zwischen vergangenen, gegenwärtigen und zukünftigen Ereignissen zu unterscheiden.

Ab dem Alter von drei bis vier Jahren versteht das Kind einfache Zeitabfolgen der Art, dass erst das eine eintritt, dann das andere: erst spielen, dann essen, dann schlafen. Vergangenheit und Zukunft sind noch undifferenziert. Das Kind kann nur schwer erfassen, was kürzer oder länger zurückliegt, bzw. was schon bald oder erst sehr viel später erfolgen wird. Es verbindet keine wirklich konkrete Vorstellung mit der Aussage: „Um drei Uhr komme ich wieder" oder: „In zwei Stunden bin ich wieder da"; allenfalls entnimmt es dem Tonfall, der Stimme und den Gesten, wie Streicheln und Umarmen, einen Trost. Ist die Mutter aber erst gegangen, dann ist sie für das Kind weg, und das ist oft Grund genug heftig zu schreien. Dem kindlichen Zeitverständnis wäre angemessener zu sagen: „Jetzt isst du zuerst, dann schläfst du, dann komme ich wieder."

Es ist nicht sinnvoll, Kindern im Vorschulalter eine Untersuchung oder einen Eingriff schon einige Tage vorher anzukündigen, da das Kind den Zeitraum noch nicht überblicken kann. Größere Zeiträume bedeuten im Verständnis des Kindes so viel wie: Irgendwann einmal muss ich in das Krankenhaus gehen, bekomme eine Spritze, tut irgendetwas weh.

Mit dem Schulalter setzt dann eine wesentliche Veränderung im Zeiterleben bezüglich vergangener und zukünftiger Ereignisse ein: Die Kinder orientieren sich mehr und mehr an der realen Zeit, es bilden sich genauere Vorstellungen über die vergangenen und die kommenden Tage und Wochen.

Raumerleben und abstraktes Denken. Das räumliche Vorstellungsvermögen im Kleinkindalter reicht noch nicht aus, sich vorzustellen, was mit der Mutter geschieht, wenn sie nicht anwesend ist. Für das Kleinkind heißt Abwesenheit so viel wie: Die Mutter ist verloren, weg.

Ältere Kinder sind in ihrer intellektuellen Entwicklung schon so weit, dass sie mehr Möglichkeiten haben, eine Trennung zu verarbeiten. Auf Grund ihres differenzierteren Vorstellungsvermögens wissen sie, wenn die Mutter nach dem Besuch im Krankenhaus nach Hause fährt, hält sie sich dort in ganz bestimmten und bekannten Räumen auf, geht bestimmten Tätigkeiten nach und ist mit bestimmten, bekannten Personen zusammen. Für das Kind steht fest: „Auch wenn ich sie nicht sehe, gibt es sie doch."

Vorerfahrungen des Kindes

Wenn ein Kind in das Krankenhaus gebracht wird, hat es meistens schon positive oder negative Vorerfahrungen mit der Trennung von seinem Zuhause und seinen Bezugspersonen. Erlebnisse der Trennung im Zusammenhang mit Tod oder Scheidung in der Familie können den Krankenhausaufenthalt beeinflussen (**Abb. 16.17**).

Fallbeispiel Vorerfahrungen

Der sechsjährige Albert wird von seiner Mutter in das Kinderkrankenhaus gebracht. Der Vater war, als Albert zwei Jahre alt war, bei einem Motorradunfall ums Leben gekommen. Am Todestag des Vaters erkrankte Albert an Masern. Er wurde zu den Großeltern aufs Land geschickt. Die Mutter bekam Depressionen und war drei Monate in einem Krankenhaus. Als sie entlassen wurde, nahm sie Albert zu sich, ließ ihn allerdings wegen ihrer Berufstätigkeit von häufig wechselnden Haushaltshilfen versorgen.

So konnte Albert kein Gefühl von Sicherheit aufbauen, entwickelte sich zu einem unangepassten, aggressiven, unsicheren, trotzigen und zerstörerischen Jungen. Die Mutter macht bei der Aufnahme einen nervösen und unruhigen Eindruck. Albert schreit und tobt herum.

Albert und auch seine Mutter brauchen in den ersten Tagen intensive Unterstützung von psychologisch geschulten Pflegepersonen, um einen mehrere Tage dauernden Aufenthalt zu überstehen.

Wenn ein Kind häufig Strafandrohungen erlebt wie: „Wenn du nicht zu Hause den Hustensaft brav einnimmst, musst du in das Krankenhaus!" oder: „Wenn du noch einmal so frech bist, musst du im Bett bleiben!", lernt es, dass Bettruhe und Krankenhaus Strafen bedeuten.

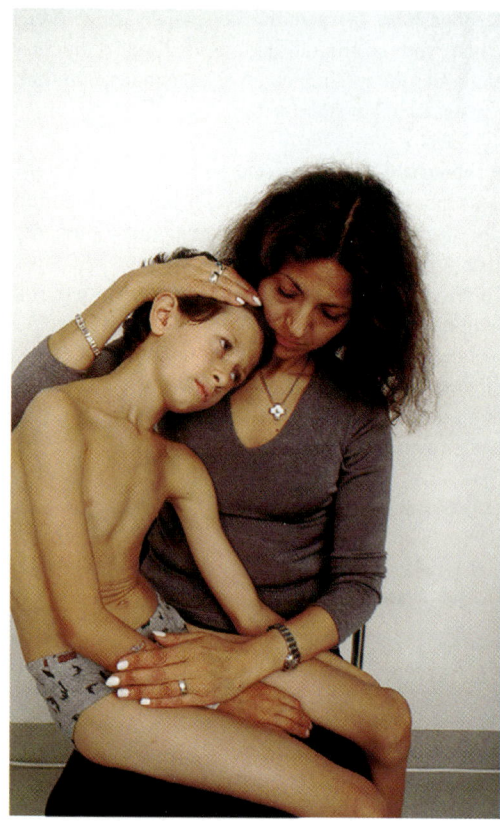

Abb. 16.17 Negative Vorerfahrungen verstärken die Verunsicherung des Kindes.

Früher erlebte konfliktvolle Trennungen wirken bei einem Klinikaufenthalt negativ. Sie verstärken die Verunsicherung des Kindes bis hin zu Trennungsängsten und die nach der Entlassung anhaltenden psychischen Störungen.

Familiäre Umwelt

Die Eltern, Geschwister und auch Großeltern gehören heute mit zum Alltag einer Kinderstation. Die Angst vor von außen hereingetragenen Krankheitserregern hat sich als wenig begründet erwiesen, ebenso der Einwand, die Eltern würden den Arbeitsablauf auf der Station behindern. Meist gelingt es, sie angemessen in die Pflege und in Behandlungstätigkeiten zu integrieren (**Abb. 16.18**).

„Problematische Eltern". Dies sind bei näherem Hinsehen Eltern, die Probleme haben, z. B.:
- weil sie eine belastende Diagnose für ihr Kind nicht verkraften können.

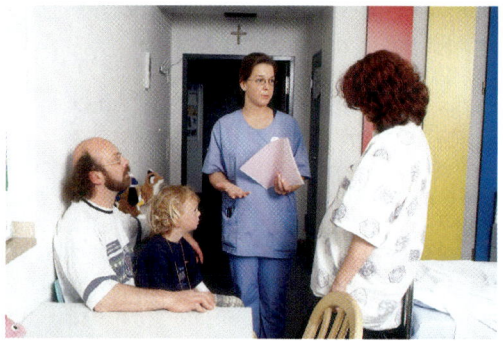

Abb. 16.18 Familienangehörige gehören zum Alltag in der Kinderklinik.

- durch die neue Situation – ein Kind ist im Krankenhaus – zu Hause schwer lösbare organisatorische Probleme auftreten.
- weil sie kein Vertrauen zu Ärzten oder Pflegenden haben, ihre eigenen Ängste auf die Kinder übertragen und sich so in einem Teufelskreis von Angst, Unsicherheit und Misstrauen befinden.
- durch die hohe Anforderung an eine kooperative Vater-Mutter-Beziehung möglicherweise familiäre Konflikte akut werden (manchmal treten Paarkonflikte gerade durch die gemeinsame Elternfunktion in den Hintergrund oder werden deutlicher). Meinungsverschiedenheiten über die Betreuung und Behandlung des Kindes spiegeln oft tiefer liegende Konflikte des Paares wider. Immer wieder wird von Pflegenden erwartet zu entscheiden, wenn Eltern fragen: „Wer hat Recht, mein Partner oder ich?"
- wenn das schon vorher belastete Mutter-Kind-Verhältnis im Falle einer überprotektiven Mutter und allzu „anhänglich-ängstlichem" Kind eine Versorgung durch Pflegepersonal extrem stressreich gestaltet.
- wenn durch die Abwesenheit des Kindes zu Hause eine unerträgliche Leere entsteht. Vielleicht war das Kind Lebensinhalt der Mutter oder des Paares („unser Ein und Alles"); dann ist es die Trennungsangst der Eltern, die nicht alleine zu Hause sein können und im Krankenhaus nicht von der Seite des Kindes weichen, die hier Probleme schafft.
- durch die Befürchtung, man könnte den Erwartungen des Krankenpflegepersonals an eine „gute Mutter" oder einen „guten Vater" nicht nachkommen. Eine Mutter, die sonst berufstätig ist und den Haushalt versorgt, ist es nicht gewohnt, mit ihrem Kind viele Stunden in einem Zimmer zu verbringen. Sie weiß vielleicht nicht, wie man sich über so lange Zeit mit dem Kind beschäftigt. Ein Vater, der schon lange nicht mehr, vielleicht noch nie, mit seinem Kind so intensiv ganz alleine war, wird sich eher mit den anderen Eltern im Zimmer oder mit seiner Zeitung beschäftigen.

Persönlichkeit des Kindes

Ein Krankenhausaufenthalt wird ein Kind weniger irritieren, wenn:

- es soziale Kontakte zu verschiedenen Personen wie Frauen und Männern, älteren und jungen Menschen, anderen Kindern, Bekannten und Fremden gewohnt ist;
- es eher extravertiert und kontaktfreudig ist als introvertiert. Der Rückzug auf sich selbst führt dazu, dass es sich stark mit seinen Problemen beschäftigt, so dass förderliche neue Sozialkontakte und Bindungen erschwert werden;
- die intellektuelle Entwicklung so weit fortgeschritten ist, dass es die neue, vorübergehende Lebenssituation einordnen und verstehen kann;
- es über ein stabiles Selbstwertgefühl verfügt;
- eine Grunderfahrung von Sicherheit und Geborgenheit seine Gefühlslage prägt;
- das Kind sich eher neugierig abwartend statt aggressiv abwehrend verhält.

Bedingungen des einzelnen Krankenhauses

Was kann das Krankenhaus für das Kind tun? In erster Linie muss es eine optimale medizinische und pflegerische Versorgung leisten. Zur Gesundung, zum Wohlbefinden und zur Vermeidung von psychischen Störungen können darüber hinaus beitragen:

- kindgemäße Strukturierung der räumlichen, zeitlichen und personellen Krankenhausbedingungen (**Abb. 16.19**),
- gemeinsame Aufnahme von Mutter und Kind im Krankenhaus,
- Bereitstellung von Spielmöglichkeiten und aktive Anleitung zum Spiel,
- Kontakte zu anderen Kindern,
- positiver Arztkontakt,
- psychologisch geschulte Schwestern und Pfleger,
- verständliche Informationen, auch bei der Visite.

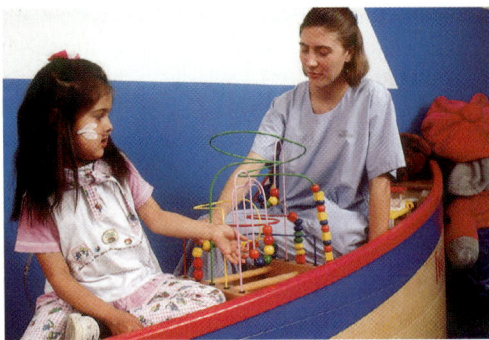

Abb. 16.19 Das Personal und die räumliche Gestaltung tragen zur Gesundung bei.

Aufgaben der Pflegenden

Kranke Kinder zu pflegen umfasst weit mehr als körperliche Pflege. Damit es gelingt, durch pflegerische und medizinische Behandlung, den Gesundheitszustand eines Kindes zu verbessern oder wieder herzustellen, brauchen Kind und Angehörige auch psychologische Betreuung. Psychologische Aufgaben sind:

- Eltern anleiten,
- Kind psychologisch betreuen.

Eltern anleiten. Eine wichtige Aufgabe der Pflegenden ist es, die Eltern anzuleiten. Schwestern und Pfleger können die Eltern unterstützen, dass diese ihren Kindern helfen können. Aufgaben an die Eltern weitergeben (delegieren) heißt, ihnen etwas zutrauen und zumuten: „Ich zeige es Ihnen zuerst, dann ist es besser, wenn Sie es selbst ausführen." Eltern gewinnen so mehr Sicherheit in der ungewohnten Krankenhaussituation.

Kind psychologisch betreuen. Sie hat vor allem zum Ziel, die Angst zu mindern. Das Kind hat Angst vor Trennung und Angst vor Schmerzen. Für den begleitenden Umgang mit dem Kind sind folgende Aspekte wichtig:

- über die Ereignisse und Maßnahmen informieren,
- dabei den eigenen Namen nennen, sich als Schwester oder Pfleger vorstellen,
- das Kind direkt ansprechen, auch wenn die Mutter auf Fragen an das Kind antwortet; ihm Gelegenheit zu einer eigenen Antwort geben,
- die Informationen in kleinen Schritten geben, immer wieder Pausen einlegen, in denen das Kind nachdenken oder sich äußern kann,

- bei Eingriffen wie Blutabnahme, Verbandwechsel oder Untersuchungen das Kind mit den Geräten vertraut machen,
- immer über einen zu erwartenden Schmerz informieren.

Indem die Schwester bei dem kranken Kind bleibt und ihm wiederholt versichert: „Ich gehe mit dir, ich bleibe bei dir", „Ich bin da, wenn du aufwachst", „Wenn du mit mir reden willst, kannst du mich rufen" leistet sie wohl die grundlegendste psychologische Betreuung: Sie kann ihm zwar nicht die Schmerzen abnehmen, aber ihm und auch der Mutter zeigen, dass sie es nicht alleine lassen wird.

Aufgabe 1 Auf der Säuglingsstation liegt seit 10 Tagen das vier Wochen alte Baby Katrin Baumer wegen einer fieberhaften Darmerkrankung. Die Eltern und die Großeltern wechseln mit ihren Besuchen ab und betreuen die Kleine zuverlässig und liebevoll. Eines Tages wendet sich Frau Baumer besorgt an die Stationsschwester: „Schwester Anna, ich mache mir Gedanken über die weitere Entwicklung meiner kleinen Katrin. Sie wird doch wegen der Zeit im Krankenhaus keine psychischen Schäden davontragen?" Was kann Schwester Anna antworten?

Aufgabe 2 Herr Mauser bringt seinen 10-jährigen Sohn Timo in die Kinderklinik. Der Hausarzt hat ihn mit Verdacht auf Gastroenteritis eingewiesen. Timo ist blass und krümmt sich vor Schmerzen, er jammert und klammert sich an den Vater. Herr Mauser ist aufgeregt und wirkt sehr unruhig und ängstlich. Stellen Sie sich vor, sie arbeiten in der Ambulanz dieser Kinderklinik. Bereiten Sie in der Gruppe ein Aufnahmegespräch vor. Worauf werden Sie achten?

16.3 Der erwachsene, psychisch kranke Patient

Das Erscheinungsbild des erwachsenen Patienten im Krankenhaus oder in der ambulanten Pflege ist vielfältig. Jeder Mensch hat sein eigenes Krankheitserleben. Die Art und Weise wie Menschen Krankheit erleben, variiert von sachlicher Einstellung mit geringer emotionaler Beteiligung bis hin zu krisenhafter Irritation. Viele Faktoren, z. B. der Zeitpunkt der Erkrankung, die Diagnose und das Pflegeteam beeinflussen das Krankheitserleben. Das soziale Umfeld des Patienten spielt oft eine bedeutsame Rolle, z. B., wenn eine Mutter sich ständig Sorgen macht, ob zuhause mit den kleinen Kindern alles gut geht.

Patienten unterscheiden sich auch in ihren Reaktionen auf eine Erkrankung. Es kommt, meistens vorübergehend, zu Verhaltensweisen, die im Zusammenhang mit der Krankheit gesehen werden müssen, z. B. Regression, Aggression oder Angst. Auf das Krankheitserleben und die besonderen Patientenverhaltensweisen geht das Kapitel „Wenn ein Mensch krank wird" ein (S. 225). Im Folgenden werden die speziellen Pflegesituationen bei psychisch kranken Patienten mit Depression, Medikamenten- und Alkoholabhängigkeit und Demenz beschrieben.

16.3.1 Psychische Störungen

Psychisch kranke Menschen verhalten sich in verschiedener Hinsicht anders als andere Menschen. Durch diese Normabweichungen entsteht für Angehörige und Pflegende, die in diesem Bereich wenig Erfahrungen haben, häufig zunächst ein Gefühl der Fremdartigkeit und des Unbehagens. Der Laie hat eine Fülle von Vorurteilen und Empfindungen gegenüber Menschen mit psychischen Erkrankungen (**Abb. 16.20**).

Eine internationale Klassifikation der psychischen Störungen stellt die von der WHO verfasste ICD-10 (International Classification of Diseases, Kapitel V) dar (**Abb. 16.21**).

Verhaltensauffälligkeiten. Verhaltensauffälligkeiten, die den Eindruck des „Sonderbaren" und „Andersartigen" ausmachen, können in einem weiten Spektrum an Ausprägungsgraden erscheinen:

- von motorischer Unruhe und Sprunghaftigkeit bis hin zu Bewegungsarmut oder Bewegungslosigkeit,

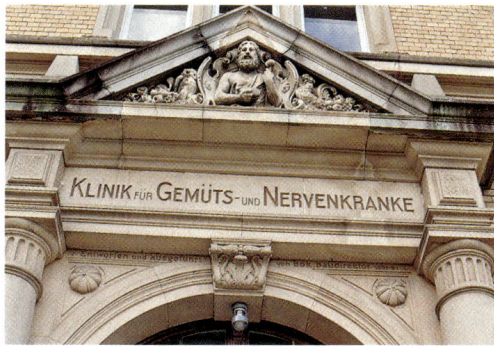

Abb. 16.20 Psychische Erkrankungen lösen beim Laien das Gefühl von Fremdartigkeit und Unbehagen aus.

- von Distanzlosigkeit und Enthemmung bis hin zu totalem Rückzug und Isolation,
- von ununterbrochenem Sprechen und ständigem Wiederholen von bereits Gesagtem bis hin zur Sprachlosigkeit,
- von extremen Gefühlen (Angst, Minderwertigkeit) und starken Gefühlsschwankungen bis hin zu abgeflachtem Affekt,
- von schnellem und übersteigertem Denken (z.B. Wahnerleben) bis hin zu eingeschränkten kognitiven Fähigkeiten (Demenz usw.).

Befremdend wirkt auch, dass bei psychisch kranken Patienten oft gesundes Verhalten im Wechsel mit Verhaltensstörungen bzw. Krankheitssymptomen auftritt. Häufig fällt schon bei der Kontaktaufnahme auf, dass die Kommunikation nicht wie gewohnt verläuft. Ist der Pflegende dadurch verunsichert, kann ein Teufelskreis einer immer schwierigeren Beziehung zu dem Patienten entstehen.

16.3.2 Allgemeine Richtlinien für den Umgang mit psychisch kranken Menschen

Wie kann ein angemessener Umgang mit psychisch kranken Menschen aussehen? Auch hier gibt es kein allgemeingültiges Rezept. Jeder Patient und jede Situation ist anders.

Grundhaltungen und Verhaltensweisen. Trotzdem gibt es bestimmte Grundhaltungen und Verhaltensweisen, die für den Kontakt und die Kommunikation mit diesen Patienten hilfreich sind. Pflegende sollten:

- tragfähige Beziehung zu dem psychisch kranken Patienten aufbauen. Der Patient erlebt in seinem Umfeld ständig den Abbruch von Beziehungen, Menschen ziehen sich von ihm zurück. Diesem allgemeinen Beziehungsabbruch sollten sich die Pflegenden nicht anschließen;
- den Patienten auch mit seiner Krankheit als Person annehmen;
- fehlende Therapiebereitschaft im Zusammenhang mit der Krankheit betrachten. Mangelnde Krankheitseinsicht, Misstrauen gegenüber anderen Menschen und eine herabgesetzte Frustrationstoleranz sind Bestandteil verschiedener Erkrankungen;
- damit rechnen, dass Abmachungen nicht eingehalten werden, dass sie hintergangen, ignoriert oder abgelehnt werden. Auch dann den Kontakt nicht abbrechen;

F0	Organische, einschließlich symptomatische psychische Störungen
F00	Demenz bei Alzheimer Krankheit
F01	vaskuläre Demenz
F02	Demenz bei sonstigen andernorts klassifizierten Erkrankungen
F03	nicht näher bezeichnete Demenz
F04	organisches amnestisches Syndrom
F05	Delir
F06	sonstige psychische Störungen aufgrund einer Schädigung oder Funktionsstörung des Gehirns oder einer körperlichen Krankheit
F07	Persönlichkeits- und Verhaltensstörungen aufgrund einer Krankheit, Schädigung oder Funktionsstörung des Gehirns

F1	Psychische und Verhaltensstörungen durch psychotrope Substanzen
F10	Alkohol
F11	Opioide
F12	Cannabinoide
F13	Sedativa und Hypnotika
F14	Kokain
F15	sonstige Stimulanzien einschließlich Koffein
F16	Halluzinogene
F17	Tabak
F18	flüchtige Lösungsmittel
F19	multipler Substanzgebrauch und Konsum sonstiger psychotroper Substanzen
F1x.0	akute Intoxikation
F1x.1	schädlicher Gebrauch
F1x.2	Abhängigkeitssyndrom
F1x.3	Entzugssyndrom
F1x.4	Entzugssyndrom mit Delir
F1x.5	psychotische Störung
F1x.6	amnestisches Syndrom
F1x.7	und verzögert auftretende psychotische Störung

F2	Schizophrenie, schizotype und wahnhafte Störungen
F20	Schizophrenie
F21	schizotype Störung
F22	anhaltende wahnhafte Störung
F23	akute vorübergehende psychotische Störung
F24	induzierte wahnhafte Störung
F25	schizoaffektive Störungen

F3	Affektive Störungen
F30	manische Episode
F31	bipolare affektive Störung
F32	depressive Episode
F33	rezidivierende depressive Störung
F34	anhaltende affektive Störungen
F38	sonstige affektive Störungen

F4	Neurotische, Belastungs- und somatoforme Störungen
F40	phobische Angststörungen
F41	sonstige Angststörungen
F42	Zwangsstörung
F43	Reaktionen auf schwere Belastungen und Anpassungsstörungen
F44	dissoziative Störungen (Konversionsstörungen)
F45	somatoforme Störungen
F48	sonstige neurotische Störungen

F5	Verhaltensauffälligkeiten in Verbindung mit körperlichen Störungen oder Faktoren
F50	Ess-Störungen
F51	nicht organische Schlafstörungen
F52	nicht organische sexuelle Funktionsstörungen
F53	psychische und Verhaltensstörungen im Wochenbett
F54	psychische Faktoren und Verhaltenseinflüsse bei andernorts klassifizierten Krankheiten
F55	Missbrauch von nicht abhängigkeitserzeugenden Substanzen

F6	Persönlichkeits- und Verhaltensstörungen
F60	Persönlichkeitsstörungen
F61	kombinierte und sonstige Persönlichkeitsstörungen
F62	andauernde Persönlichkeitsänderungen
F63	abnorme Gewohnheiten und Störungen der Impulskontrolle
F64	Störungen der Geschlechtsidentität
F65	Störungen der Sexualpräferenz
F66	psychische und Verhaltensprobleme in Verbindung mit der sexuellen Entwicklung und Orientierung
F68	sonstige Persönlichkeits- und Verhaltensstörungen

F7	Intelligenzminderung
F70	leichte Intelligenzminderung
F71	mittelgradige Intelligenzminderung
F72	schwere Intelligenzminderung
F73	schwerste Intelligenzminderung

F8	Entwicklungsstörungen
F80	umschriebene Entwicklungsstörungen des Sprechens und der Sprache
F81	umschriebene Entwicklungsstörungen schulischer Fertigkeiten
F82	umschriebene Entwicklungsstörungen der motorischen Funktionen
F83	kombinierte umschriebene Entwicklungsstörungen
F84	tief greifende Entwicklungsstörungen

F9	Verhaltens- und emotionale Störungen mit Beginn der Kindheit und Jugend
F90	hyperkinetische Störungen
F91	Störungen des Sozialverhaltens
F92	kombinierte Störung des Sozialverhaltens und der Emotionen
F93	emotionale Störung des Kindesalters
F94	Störungen sozialer Funktionen mit Beginn der Kindheit und Jugend
F95	Ticstörungen
F98	sonstige Verhaltens- und emotionale Störungen mit Beginn in der Kindheit und Jugend

Abb. 16.21 Klassifikation der psychischen Störungen (ICD-10).

- die Vorgeschichte des Patienten beachten. Der Patient hat meist viele Erfahrungen gemacht, die sein jetziges Verhalten teilweise erklärbar machen: Vielleicht wurde er abgelehnt, hat im Beruf und im Privatleben die Erwartungen nicht erfüllen können, so dass das Selbstwertgefühl oft stark beeinträchtigt ist;
- immer wieder, auch gemeinsam mit dem Arzt und dem Team eine evtl. vorliegende Selbst- und Fremdgefährdung einschätzen.

Im Folgenden soll der Umgang mit erwachsenen Patienten, die unter psychischen Störungen leiden, betrachtet werden. Ausgewählt wurden hier Störungen, die auch bei Patienten im Allgemeinkrankenhaus recht häufig vorkommen: Depressive Störungen, stoffgebundene Abhängigkeiten und Erkrankungen mit Wahnsymptomatik.

16.3.3 Depressive Patienten

▌ Symptomatik depressiver Störungen

Depressive Erkrankungen gehören zu den affektiven Störungen. Dabei handelt es sich um Erkrankungen, deren Symptome vorrangig im emotionalen Bereich liegen, die jedoch auch Symptome in den Bereichen Antrieb, Denken und Körper beinhalten.

Welche Symptome auftreten, kann unterschiedlich sein. Leitsymptome der depressiven Störungen beziehen sich auf folgende Bereiche:
- Affektivität,
- Antrieb,
- Denken,
- körperliches Befinden.

Gefühlsleben. Im Bereich der Affektivität beschreiben Patienten (oft im Nachhinein) ein Gefühl der Leere, der Gefühllosigkeit. Andere nennen Gefühle der Traurigkeit, der Hoffnungslosigkeit, der Verzweiflung (**Abb. 16.22**). Das Selbstwertgefühl ist herabgesetzt. Auch der Ausdruck der Gefühle ist vermindert. Der Patient scheint oft gefühlsarm, zeigt herabgesetzte mimische Bewegungen und wirkt unbeteiligt (**Abb. 16.23**). Gleichzeitig kann er hinter der Fassade der Gefühlsarmut starke Aggressionen (oft Autoaggressionen) und Verzweiflung erleben.

Antrieb. Der Antrieb ist reduziert bis hin zum depressiven Stupor. Die Eigeninitiative des Patienten ist stark herabgesetzt.

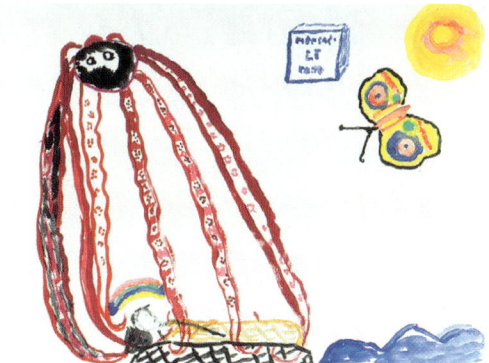

Abb. 16.22 Dieses Bild einer Patientin mit Depression verdeutlicht die Umklammerung durch die depressive und hoffnungslose Stimmungslage (Psychiatrische Klinik der LMU München).

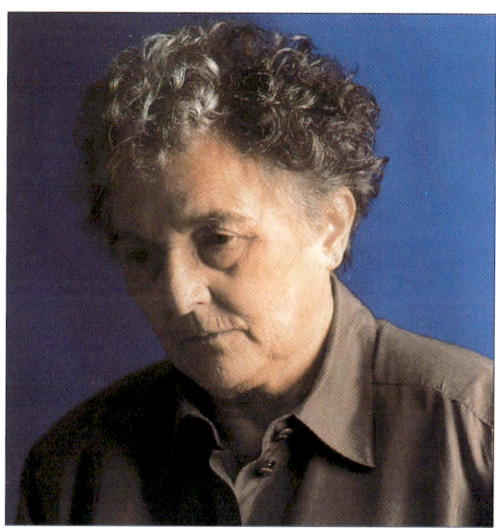

Abb. 16.23 Typisches Bild einer Patientin mit Depression (aus: Möller u. a., 2001)

Denken. Das Denken des depressiven Patienten ist gekennzeichnet durch pessimistische Gedanken, Selbstzweifel und Selbstvorwürfe. Die Gedanken kehren oft zwanghaft wieder, Grübelzwang und Gedankenkreisen bestimmen den Alltag. Häufig sind auch Suizidgedanken. Dazu können wahnhafte Störungen kommen, zum Beispiel Schuldwahn, Verarmungswahn oder nihilistischer Wahn.

Körperliches Befinden. Störungen im körperlichen Bereich sind sehr vielfältig: Müdigkeit, Appetitlosigkeit, Haarausfall, Kopfschmerzen, Verspannungen,

Rückenschmerzen, Störungen der Verdauung sowie Ein- und Durchschlafstörungen kommen vor.

Klassifikation depressiver Störungen

Nach ihrer Ursache, ihrer Symptomatik oder ihrem Verlauf werden verschiedene Arten der Depression unterschieden.

Klassifikation depressiver Störungen nach Ursachen

Nach der Ursache unterscheidet man folgende depressive Störungen:
- organisch bedingte Depression,
- psychogene Depression.
- endogene Depression.

Organisch bedingte Depression. Hier entsteht die Depression infolge einer (hirn-)organischen Beeinträchtigung, z. B. direkt körperlich bedingt durch degenerative (z. B. Demenz) oder raumfordernde Prozesse (z. B. Tumorerkrankungen) des Gehirns oder durch Erkrankungen des endokrinen Systems. Die depressive Störung ist hier als Begleiterscheinung einer körperlichen Grunderkrankung zu betrachten, die meist abklingt, wenn es gelingt dieselbe zu behandeln.

Psychogene Depression. Liegen psychische Ursachen für die depressive Störung vor, spricht man von einer psychogenen Depression. Man unterscheidet:
- *Reaktive Depression:* Die Depression ist hier eine Reaktion auf ein aktuelles Ereignis, z. B. auf einen Todesfall, eine Trennung, eine Kündigung.
- *Neurotische Depression:* Die Depression ist zurückzuführen auf oft unbewusste, lange zurückliegende psychische Konfliktsituationen, z. B. auf das Erleben von sexuellem Missbrauch in der Kindheit.

Endogene Depressionen sind Depressionen, bei denen weder eine körperliche noch eine psychische Ursache gefunden wird.

Klassifikation depressiver Störungen nach Verlauf oder Symptomatik

Es werden unterschieden:
- **Rezidivierende kurze Depression:** Kurzzeitige, maximal 2 Wochen andauernde depressive Episoden, die häufig wiederkehren.

- **Saisonale Depression:** Jahreszeitlich ausgelöst, vor allem im Herbst, im Frühjahr oder im Winter auftretend.
- **Spätdepression:** Ersterkrankung nach dem 60. Lebensjahr.
- **Larvierte Depression:** Zeigt sich vordergründig in somatischen Beschwerden und wird dadurch oft erst spät erkannt.
- **Agitierte Depression:** Gekennzeichnet durch starke Unruhe, Erregung, Reizbarkeit oder Angst.

 Aufgabe 3 Informieren Sie sich über depressive Störungen:
a über die Entstehung von depressiven Störungen,
b über therapeutische Verfahren bei der Behandlung von depressiven Störungen.

Umgang mit depressiven Patienten und Mitwirkung an der Therapie

Die Pflege von depressiven Patienten erfordert ein hohes Maß an Fachkenntnis und Geduld. Dabei sind vor allem folgende Aspekte wichtig:
- Eine Beziehung aufbauen: Anteilnehmend zuhören und Gesprächsbereitschaft signalisieren. Schwerpunkte in der Kommunikation jedoch nicht auf die Leiden und die subjektive Ausweglosigkeit, sondern auf positive Gedanken und Verhaltensweisen legen: In angemessener Weise betonen, was sich schon verbessert hat, darauf hinweisen, was der Patient schon erreicht und gemeistert hat.
- Nicht-depressive Verhaltensweisen verstärken: Depressive Verhaltensweisen zur Kenntnis nehmen, jedoch ohne positive Verstärkung.
- Auf Anzeichen für erhöhte Suizidgefahr achten (S. 270)!
- Negatives Denken und verzerrte Wahrnehmung des Patienten korrigieren: Bei Verallgemeinerungen wie „bei mir ging immer alles schief" gemeinsam mit dem Patienten nach Situationen suchen, die diese Aussage in Frage stellen (**Abb. 16.24**).
- Den Patienten ermutigen: Ihn darauf hinweisen, dass diese Erkrankung in Phasen verläuft, die vorübergehen.
- Den Patienten in der Akutphase zeitweise entlasten: Mit dem Abklingen der depressiven Symptome sollte immer mehr Eigeninitiative gefordert werden.
- Schrittweise konstruktives eigenes Handeln aufbauen: Zunächst z. B. einzelne Kleidungsstücke

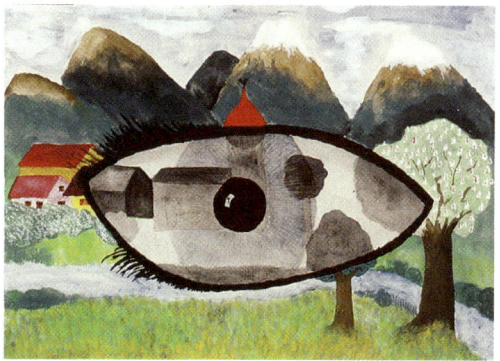

Abb. 16.24 Darstellung einer depressiven Patientin, wie sie die Welt sieht (Sammlung Prof. G. Laux, Wasserburg)

anziehen lassen, später soll der Patient sich so weit wie möglich selbst ankleiden.

- Den Patienten, sofern möglich, in den Stationsablauf einbinden: Kontakte zu Mitpatienten fördern. Vielleicht gibt es sinnvolle Aufgaben für den Patienten.
- Die Bewegung des Patienten fördern.
- Den Patienten ermutigen, die medikamentöse Therapie nicht zu unterbrechen. Darüber informieren, dass Antidepressiva ihre Wirkung oft erst nach einigen Tagen oder Wochen zeigen.
- Pflegerisch helfen, Nebenwirkungen der medikamentösen Therapie gering zu halten, z.B. bei Mundtrockenheit Getränke bereitstellen und anbieten oder bei vermehrter Schweißproduktion die Körperpflege intensivieren.
- Den Patienten zur Teilnahme an einer Ergotherapie ermutigen.
- Den Patienten dabei unterstützen, nach und nach wieder selbst Initiative zu zeigen und Entscheidungen selbst zu treffen.

Schädliche Verhaltensweisen. Wichtig ist auch zu wissen, welche Verhaltensweisen im Umgang mit depressiven Patienten schädlich sind. In jedem Fall zu vermeiden sind alle Verhaltensweisen, die fehlendes Verständnis signalisieren, Schuldgefühle verstärken und die Suizidgefahr erhöhen, z.B.:

- Schuldzuweisungen,
- Appelle an den Willen des Patienten, wie „Reißen Sie sich zusammen, Sie könnten doch, wenn Sie nur wollten…",
- Abnahme jeder Verantwortung,
- Bagatellisieren seines Leidens,

- Kritik und Ungeduld,
- oberflächliche Aufmunterungsversuche: „Sehen Sie doch, wie schön das Wetter ist!". Der Patient würde sich nur unverstanden fühlen und sich vielleicht selbst Vorwürfe machen.

16.3.4 Suchtkranke Patienten – Alkohol- und Medikamentenabhängigkeit

Der Begriff der stoffgebundenen Abhängigkeit wird heute meist synonym mit dem Begriff der stoffgebundenen Sucht verwendet. Stoffgebundene Abhängigkeit ist definiert als eine periodische oder chronische Vergiftung durch Stoffe (Alkohol, Medikamente, Drogen), die zu psychischer und physischer Abhängigkeit führen.

Suchtkennzeichen

Wie in der Definition beschrieben, ist Abhängigkeit bzw. Sucht gekennzeichnet durch psychische und physische Abhängigkeit.

Psychische Abhängigkeit. Kennzeichen sind:

- unbezwingbares Verlangen, den Stoff erneut zu beschaffen und einzunehmen,
- verminderte Kontrolle bez. Zeitpunkt und Menge des Konsums,
- Vernachlässigung anderer Aktivitäten (Beruf, soziale Kontakte, Hobbies und Interessen).

Physische Abhängigkeit. Sie zeigt sich durch gesteigerte Toleranz, d.h. in einer zunächst zunehmenden Verträglichkeit des Stoffes durch zelluläre Gewöhnungsprozesse und Enzyminduktion. Dies führt zu:

- Dosiserhöhung,
- Entzugserscheinungen.

Alkoholabhängigkeit

Alkoholabhängigkeit ist eine der häufigsten Erkrankungen in Deutschland; man geht von etwa 3 – 4 Millionen alkoholkranken Menschen aus, das sind etwa 5 % der erwachsenen Bevölkerung, wobei die Statistiken hier wegen einer hohen Dunkelziffer schwer zu interpretieren sind. Alkohol als eine gesellschaftlich weitgehend legitimierte Droge ermöglicht einen vergleichsweise einfachen Einstieg in die Abhängigkeit und führt zu tiefgreifenden persönlichen (psychologischen und körperlichen), gesellschaftlichen und volkswirtschaftlichen Folgen (**Abb. 16.25**).

Bei dieser hohen Anzahl der alkoholkranken Menschen erstaunt es nicht, dass alkoholkranke Pa-

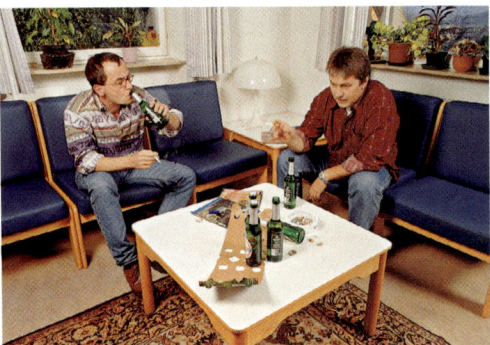

Abb. 16.25 Alkohol ermöglicht einen einfachen Einstieg in die Abhängigkeit.

tienten bzw. Bewohner einen erheblichen Anteil der Menschen im Krankenhaus (neuere Studien gehen von etwa 20% der Patienten auf internistischen und chirurgischen Stationen aus) und in Institutionen der Altenhilfe darstellen.

Alkoholabhängigkeitstypen

Nach der Art des Trinkverhaltens werden folgende Abhängigkeitstypen unterschieden (nach Jellinek):

- **Alpha-Trinker:** Konflikttrinker, trinken bei Stress und in Konfliktsituationen.
- **Beta-Trinker:** Gelegenheitstrinker trinken zunächst bei Festen, Feiern und gesellschaftlichen Anlässen, sie suchen solche Anlässe schließlich immer gezielter auf.
- **Gamma-Trinker:** Süchtige Trinker mit Kontrollverlust, physischer und psychischer Abhängigkeit.
- **Delta-Trinker:** Sogenannte Spiegeltrinker. Sie trinken gewohnheitsmäßig, verhalten sich jedoch diesbezüglich unauffällig. Sie haben einen recht konstanten Blutalkoholspiegel, sind dabei selten berauscht, aber praktisch nie nüchtern.
- **Epsilon-Trinker:** Quartaltrinker, auch episodische Trinker genannt, haben oft recht lange abstinente Phasen im Wechsel mit exzessiven Trinkphasen, die über Wochen anhalten können.

Klinische Erscheinungsbilder bei Alkoholabhängigkeit

Wenn alkoholkranke Menschen in ein Krankenhaus kommen, können unterschiedliche klinische Erscheinungsbilder vorliegen, z.B.:

- Akute Intoxikation mit Übelkeit, Erbrechen, Fieber, der Gefahr der Bewusstlosigkeit und der Aspiration. Dies kann zu internistischen Komplikationen und zu Atemlähmung führen.
- Organschädigungen, z.B.: Schädigung des Magens, Nierenversagen oder Leberzirrhose.
- Entzugssyndrom mit verschiedenen Entzugserscheinungen.
- Delirium: Lebensbedrohliche Komplikation, die vor allem bei Entzug (Entzugsdelirium) gelegentlich auch bei lang anhaltendem Trinken (Kontinuitätsdelirium) auftreten kann. Das Delirium ist gekennzeichnet durch internistische Komplikationen, Unruhe, psychotische Symptomatik und geht häufig mit aggressivem Verhalten einher.
- Psychotische Störung mit Wahnsymptomatik und/oder Halluzinationen.
- Amnestisches Syndrom: Gekennzeichnet durch Gedächtnisstörungen, der Patient versucht verlorengegangene Gedächtnisinhalte durch eigene Erfindungen und Fantasien zu füllen, man spricht dabei von Konfabulation.
- Wernicke Encephalopathie als schwerste alkoholbedingte Psychose mit cerebralen Gefäßläsionen und Blutungen.

Medikamentenabhängigkeit

Medikamentenabhängigkeit wird meist noch schwerer erkannt als Alkoholabhängigkeit. Häufig wissen die Betroffenen gar nicht, dass sie von bestimmten Medikamenten bereits abhängig sind. Dies trifft besonders häufig bei älteren Menschen zu.

Medikamentengruppen. Medikamentengruppen mit sehr hohem Abhängigkeitspotential sind:

- Tranquilizer (Beruhigungsmittel),
- Hypnotika (Schlafmittel),
- Analgetika (Schmerzmittel),
- Amphetamine (sogenannte „Aufputschmittel").

Die Abhängigkeit von Betäubungsmitteln wird dem Begriff der Drogenabhängigkeit zugeordnet.

Wenn Menschen von mehreren Stoffen abhängig sind, spricht man von Polytoxikomanie (Mehrfachabhängigkeit).

Hinweise auf das Vorliegen von Abhängigkeitserkrankungen

Häufig stehen Pflegende vor Situationen, in denen nicht offiziell bekannt ist, dass ein Patient suchtkrank ist. Hinweisgebend können folgende Anzeichen und Verhaltensweisen sein:

- Ausbleibende Wirkung verschiedener Medikamente oder hohe notwendige Dosis an Narkotika.
- Auffälliges Sozialverhalten, Beschaffung von Suchtmitteln (z. B. Entfernen aus der Einrichtung um Alkohol zu beschaffen, Entwenden von Medikamenten anderer Bewohner/Patienten oder aus dem Stationszimmer).
- Ständiges Fragen nach Medizin, Ausspielen verschiedener Mitarbeiter gegeneinander, indem versichert wird, noch keine Medikamente erhalten zu haben.
- Unruhe, Nervosität, aggressives Verhalten als Entzugssymptomatik.
- Körperliche Symptome und Entzugserscheinungen (Diarrhö, Erbrechen, Delirium usw.), vor allem nach Operationen bzw. bei einzuhaltender Bettruhe ohne Beschaffungsmöglichkeit oder auch in der Phase des Sterbens nach Absetzen von Medikamenten.
- Erscheinungsbild.

Umgang mit süchtigen Patienten

Um mit suchtkranken Patienten professionell umgehen und pflegerische Beziehungen gestalten zu können, ist es wichtig, die Situation der Patienten mit ihren Ängsten und dem von ihnen erlebten Druck zu verstehen.

Oft handelt es sich dabei um Menschen, die ihre Sucht verstecken müssen, ständig in der Sorge, sich bei Auftreten von Entzugserscheinungen zu verraten. Hinzu kommt, dass diese Menschen oft kein tragfähiges soziales Netz haben und existentielle Ängste, z. B. in Bezug auf Arbeitsplatz, Finanzen und die eigene Gesundheit spüren. In späteren Stadien der Abhängigkeit erkennen viele Patienten ihre Situation, können sich aber aus dem Teufelskreis der Sucht nicht befreien. In früheren Stadien zeigen die Patienten meist keine Krankheitseinsicht und wehren sich gegen die Diagnose der Abhängigkeit, was sich auch in einer fehlenden Therapiebereitschaft ausdrückt. Hier wird schon klar: Es handelt sich selten um „einfache" Patienten.

Allgemeiner Umgang mit süchtigen Patienten

Die Scheinwelt, die sich der Suchtkranke aufgebaut hat, kann er nur verlassen, wenn sein Selbstwertgefühl gestärkt ist. Deshalb gilt:
- Vorwürfe vermeiden, Persönlichkeit stärken.
- Selbstständigkeit und Eigenverantwortung fördern.

- Dem Patienten zuhören, einfühlsam versuchen ihn zu verstehen und ihn als Mensch akzeptieren und wertschätzen. Dies kann nur gelingen, wenn die Pflegenden ohne Vorurteile auf den Patienten zugehen und ihn nicht moralisch verurteilen.
- Den Patienten immer wieder auf die Möglichkeiten einer Behandlung und auf Perspektiven außerhalb des Teufelskreisen der Sucht hinweisen.
- Auf versteckte Drogen, Medikamente oder Alkohol achten, Angehörige gegebenenfalls darauf hinweisen, dass sie dem Patienten durch das Mitbringen dieser Stoffe schaden.
- Bei Suchtkranken besteht erhöhte Suizidgefahr, möglicherweise auch die Gefahr der Fremdgefährdung und Weglaufgefahr.
- Der Patient wird möglicherweise versuchen, Pflegende gegeneinander auszuspielen. Hier sind Teamabsprachen eine unbedingte Notwendigkeit, Absprachen mit dem Patienten müssen nachvollziehbar dokumentiert werden!
- Den Patienten ermutigen, den Schritt in die Therapie zu wagen bzw. die Therapie durchzuhalten.

Wenn es gelingt, die Angehörigen sinnvoll mit einzubeziehen, kann dies den Therapieverlauf günstig beeinflussen.

Umgang mit Patienten in der Entgiftungsphase

In der Entgiftungsphase gilt es, dem Patienten mit pflegerischen Maßnahmen die Entzugssymptomatik zu lindern, ihn zum Durchhalten zu ermutigen und auf Weglauftendenzen zu achten. Generell sollten Beschimpfungen nicht persönlich genommen werden, der Patient hat Schmerzen und Ängste und ist häufig verzweifelt. Er erlebt Pflegende oft als Bedrohung. Bei aggressiven Übergriffen müssen sich Pflegende schützen, möglicherweise die Pflege zu zweit übernehmen (**Abb. 16.26**). Bei erheblicher Eigen- oder Fremdgefährdung muss der Arzt zum Schutz des Patienten gegebenenfalls gegen dessen Willen eine Einweisung in eine psychiatrische Klinik bzw. auf eine geschützte Station in die Wege leiten.

Liegt ein Entzugsdelirium vor und verhindert der Patient therapeutische Maßnahmen, muss er gegebenenfalls nach Anordnung des Arztes bzw. nach richterlicher Anordnung fixiert werden. Außerdem muss neben der internistischen Überwachung auf Orientierungsstörungen und erhöhte Sturzgefahr geachtet werden.

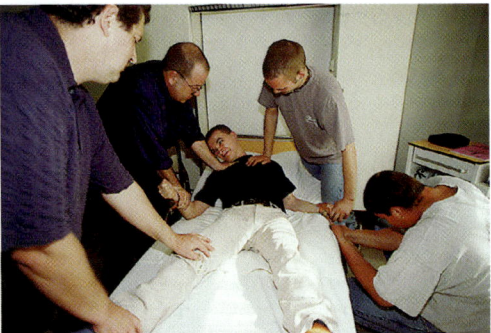

Abb. 16.26 Der Suchtpatient erlebt Pflegende oft als Bedrohung.

▌ Besonderheiten beim Umgang und in der Therapie mit älteren süchtigen Patienten

Im Alter steigt der Anteil der Medikamentenabhängigen in der Population der Abhängigen. Dies liegt einerseits daran, dass langjährige Alkoholkranke dieses Alter oft gar nicht erreichen, außerdem steigt die Zahl der Medikamentenverschreibungen im Alter stark an. Dass ältere Menschen Medikamente nehmen, scheint die Norm zu sein; die Überprüfung, ob die Medikamente aktuell überhaupt noch notwendig sind, entfällt häufig.

Symptomatik. Problematisch ist, dass Wirkungen des Stoffes, Nebenwirkungen und Entzugserscheinungen bei älteren Menschen oft nicht als solche erkannt werden. Verwaschene Sprache, unsicherer Gang, Zittern werden oft allzu schnell als zugehörig zu einer anderen Erkrankung, z.B. einer Demenz oder einer Parkinsonerkrankung betrachtet. Hier gilt es für Pflegende, besonders gut zu beobachten, insbesondere auf Schwankungen in der Symptomatik zu achten.

Therapieziele. Unterschiede zur Behandlung jüngerer Menschen bestehen zunächst in den Therapiezielen. Bei älteren Menschen ist das Therapieziel selten die totale Abstinenz, eher geht es darum, so weit wie möglich die Selbstständigkeit, die eigene Wohnung usw. zu erhalten. Der körperliche Entzug erfolgt entsprechend der körperlichen Verfassung älterer Menschen eher schleichend, meist mit dem Ziel, dass sich der Konsum in einem verträglichen Rahmen einpendelt. So trinken manche Bewohner in Pflegeheimen ein oder zwei Gläser Bier oder Wein am Tag und fühlen sich damit wohl.

Therapie. Therapie umfasst i.d.R. Einzel- und Gruppentherapie. Beschäftigungstherapeutische Gruppen führen an eine geregelte Tagesstruktur heran und fördern soziale Kompetenz. Bewegungstherapie ermöglicht die Verbesserung des Körpergefühls. In der Gesprächstherapie werden Ursachen für die Erkrankung und die aktuelle Lebenssituation thematisiert. Da familiäre Beziehungen bei älteren Suchtkranken häufig zerbrochen sind, erlangt die Beziehung zu den Pflegenden eine große Bedeutung bei der Suche nach Lebensqualität. Bei der Verarbeitung der Situation spielt beim alten Menschen die Vergangenheit eine zentralere Rolle, während sich die Perspektive bei jüngeren Suchtkranken eher auf die Zukunft richtet.

16.3.5 Patienten mit Wahnerkrankungen

Unter Wahn versteht man eine fehlerhafte, feste, unkorrigierbare Überzeugung, die trotz Beweis des Gegenteils nicht als falsch erkannt wird.

▌ Vorkommen

Wahn kann als eigenes Krankheitsbild stehen (isolierte wahnhafte Störung) oder als (Begleit-)Symptom auftreten bei:
- organischen Befunden,
- psychiatrischen Erkrankungen.

Begleitsymptomatik bei organischen Befunden. Wahn kann z.B. auftreten bei:
- Alkohol- oder Drogenmissbrauch,
- Medikamenteneinnahme (als Nebenwirkung),
- Erkrankungen des zentralen Nervensystems (degenerative oder raumfordernde Prozesse, Erkrankungen der Basalganglien),
- Systemerkrankungen (endokrine Erkrankungen, Vitaminmangel, Organinsuffizienzen),
- Störungen der Sinnesorgane (Schwerhörigkeit, Beeinträchtigungen des Sehvermögens).

Begleitsymptomatik bei psychiatrischen Erkrankungen. Wahn tritt vor allem auf bei:
- schizophrenen Störungen,
- manischen, depressiven oder manisch-depressiven Störungen,
- schizoaffektiven Störungen.

▌ Wahnthemen

Tab. 16.1 zeigt verschiedene Wahnthemen mit Beschreibung.

Tab. 16.1   Wahnthemen

Wahnthema	Beschreibung
Beziehungswahn	Die Überzeugung, was sich in der Umwelt ereigne, geschehe nur im Zusammenhang mit dem Patienten, es solle ihm etwas bedeutet werden. (Was in den Nachrichten gesagt wird, was in der Zeitung steht, was andere reden, ein Blick, ein Lachen, alles hat mit ihm zu tun und ist möglicherweise ein Zeichen für ihn.)
Beeinträchtigungswahn	Der Kranke sieht, was um ihn herum geschieht, nicht nur auf sich bezogen, sondern gegen sich gerichtet. (Man beleidige ihn, wolle ihn schädigen oder vernichten, er wittert Benachteiligung und Ungerechtigkeit.)
Verfolgungswahn	Harmlose Ereignisse der Umwelt werden als Zeichen der Bedrohung und Verfolgung empfunden. (Eine Vernichtungsaktion werde geplant, er werde vergiftet, es gibt Hintermänner, Helfershelfer, Drahtzieher.) Meist handelt es sich hier um ein sehr komplexes Wahnsystem.
Liebeswahn	Gewissheit von einer anderen (meist „höher gestellten") Person geliebt zu werden, obwohl dies nicht der Realität entspricht.
Eifersuchtswahn	Fehlerhafte, feste Überzeugung vom Partner betrogen zu werden.
Größenwahn (expansiver Wahn, Megalomanie)	Wahnhafte Überschätzung der eigenen Person, der eigenen Fähigkeiten, der eigenen Bedeutung. (Manche Patienten fühlen sich als eine andere, bedeutende Person, z. B. als König oder als Gott. Andere sind überzeugt die Welt retten oder verbessern zu müssen oder halten sich für bedeutende Erfinder.)
Kleinheitswahn	Gewissheit, immer kleiner, unbedeutender zu werden. Dies kann sich steigern bis zum nihilistischen Wahn, bei dem es zu einer Negierung der Umwelt, der eigenen Existenz und der Existenz der Angehörigen kommen kann.
Dermatozoenwahn	Die feste fehlerhafte Überzeugung von Parasiten auf und unter der Haut befallen zu sein.
Hypochondrischer Wahn	Überzeugung, unheilbar krank zu sein, obwohl dies nicht der Realität entspricht.
Religiöser Wahn	Überzeugung, auserwählt zu sein, z. B. ein Prophet oder Gott zu sein.
Bestehlungswahn	Überzeugung, bestohlen zu werden, obwohl dies nicht der Realität entspricht.
Querulantenwahn	Unbegründet kämpfende Haltung gegen scheinbare Ungerechtigkeit, Schädigungsversuche. Meist handelt es sich hier um Patienten, die ständig ungerechtfertigt vor Gericht prozessieren.
Schuldwahn	Überzeugung, Schuld auf sich geladen zu haben, bestraft werden zu müssen.
Verarmungswahn	Fehlerhafte Überzeugung verarmt zu sein.

Umgang mit Patienten mit wahnhaften Störungen

Um mit wahnkranken Menschen gut umgehen zu können, ist es wichtig, ihre Erlebenssituation zu verstehen. Der Wahnkranke bezieht viele Gegebenheiten auf sich, so dass er ständig erwartet, von irgendetwas betroffen zu werden. Er ist in ständiger Anspannung, ist meist sehr misstrauisch und erlebt i.d.R. viel Angst (**Abb. 16.27** und **16.28**). Dazu kommt, dass er keine Krankheitseinsicht zeigt und unkorrigierbar an seinen Überzeugungen festhält. Das bedeutet, dass es keinen Sinn hat, den Patienten in langen Gesprächen und Diskussion mit Argumenten überzeugen zu wollen. Solche Versuche sind von vorne herein zum Scheitern verurteilt und belasten die Beziehung zwischen den Pflegenden und dem Patienten.

Im Umgang mit dem Patienten ist wichtig, seine Realität uneingeschränkt zu akzeptieren, dabei jedoch bei der eigenen Realität zu bleiben und ihm diese auch zurückzumelden.

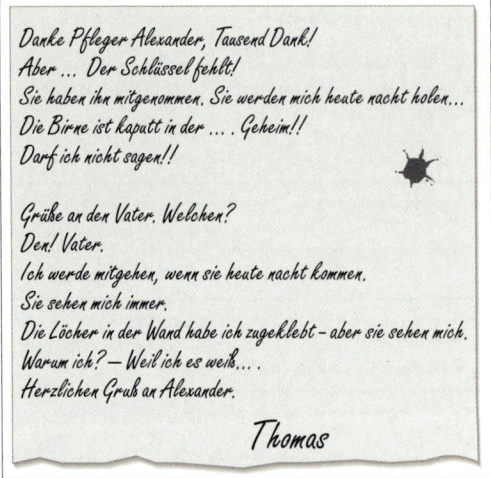

> *Danke Pfleger Alexander, Tausend Dank!*
> *Aber ... Der Schlüssel fehlt!*
> *Sie haben ihn mitgenommen. Sie werden mich heute nacht holen...*
> *Die Birne ist kaputt in der .... Geheim!!*
> *Darf ich nicht sagen!!*
>
> *Grüße an den Vater. Welchen?*
> *Den! Vater.*
> *Ich werde mitgehen, wenn sie heute nacht kommen.*
> *Sie sehen mich immer.*
> *Die Löcher in der Wand habe ich zugeklebt – aber sie sehen mich.*
> *Warum ich? — Weil ich es weiß....*
> *Herzlichen Gruß an Alexander.*
>
> *Thomas*

Abb. 16.27 Gedanken eines Wahnpatienten.

Statt den Patienten von der Fehlerhaftigkeit seiner Vorstellungen zu überzeugen, ist es oft hilfreich zu versuchen, den Patienten von seinen wahnhaften Gedanken abzulenken. Dies wird nicht immer Erfolg haben, ist jedoch, wenn es gelingt, eine gute Möglichkeit die Eskalation einer Situation zu verhindern.

Fallbeispiel 1 Wahn

Frau Meiser ist fest davon überzeugt, dass Sie von verschiedenen Menschen verfolgt und beobachtet wird. Heute weigert sie sich, in ihrem Zimmer zu bleiben, denn es stünde ein „schwarzer Mann" hinter ihrem Vorhang. Schwester Petra versucht sie zu beruhigen. Sie geht mit ihr in das Zimmer, schaut hinter den Vorhang und sagt: „Ich kann hier niemanden sehen, aber wenn sie Angst haben, hier zu bleiben, gehen Sie doch mit mir ins Stationszimmer". Frau Meiser nimmt das Angebot gerne an und verbringt den Nachmittag im Stationszimmer.

Oft ist es verlockend dem Wunsch eines Patienten nachzugehen, Mäuse, Schlangen oder andere Tiere aus ihrem Zimmer zu entfernen. Das ist jedoch in verschiedener Hinsicht problematisch: Die ohnehin schon feste Überzeugung, dass ein Tier da war, ist nun bestätigt worden. „Das Tier muss da gewesen sein, sonst könnte die Pflegende es ja nicht hinaus gebracht haben". Außerdem können Situationen entstehen, in denen sich die Pflegenden unglaubwürdig machen, wie im folgenden Fallbeispiel:

Fallbeispiel 2 Wahn

Frau Weber klingelt. Sie könne nicht schlafen, unter ihrem Bett befänden sich zwei Schlangen. Schwester Inge kommt und will Frau Weber beruhigen, indem sie so tut, als würde sie die Schlangen hinaustragen. Frau Weber schaut sie erstaunt an: „Was machen Sie denn da? Sind da auch Schlangen? Die beiden, die ich meine, sind inzwischen doch in der rechten Ecke und sie haben irgendwas aus der linken Ecke geholt!?"

Da Wahnpatienten sich häufig bedroht fühlen und in ihrer Panik sich selbst gefährden oder zu aggressiven Handlungen greifen können, ist es stets wichtig, den Patienten, die Mitpatienten und sich selbst durch geeignete Maßnahmen zu schützen. Dazu gehört die Entfernung spitzer oder anderer gefährlicher Gegenstände, gegebenenfalls das Verschließen von Fenstern und die Durchführung von Pflegemaßnahmen zu zweit oder bei offener Tür. Im eigenen Verhalten gilt es ruhig zu bleiben und dem Patienten mittels eindeutiger, klarer Sprache eine Orientierung in seiner Panik zu verschaffen.

Insgesamt ist es das Ziel, im therapeutischen Umgang mit dem Patienten dessen Angst und Misstrau-

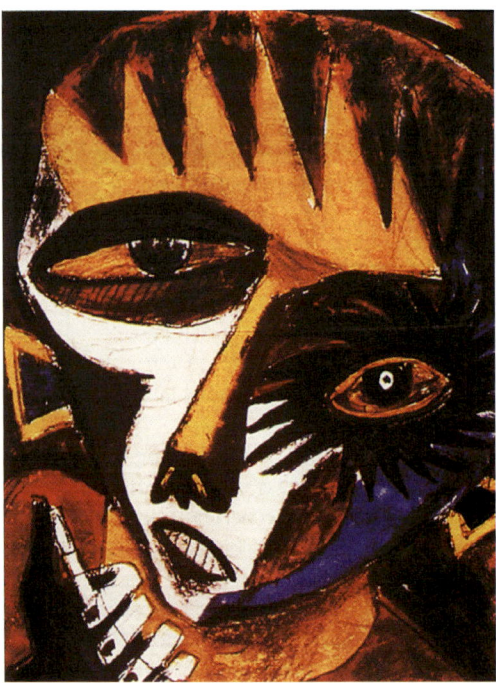

Abb. 16.28 Bild einer akut schizophrenen Patientin, die unter dem Einfluss von Stimmen steht (Timlin/Adamson: Art as healing. Conventure. Boston 1984/1990).

en zu reduzieren, den Realitätsbezug in seinem Denken und Erleben zu steigern. Da Wahnkranke mit der Realität auch ihre sozialen Beziehungen verloren haben gilt es außerdem sie soweit es möglich ist sozial auf der Station bzw. im Wohnbereich zu integrieren.

> Im Umgang mit wahnkranken Patienten gelingt es häufig, Angst und Misstrauen zu reduzieren und so das Wohlbefinden des Patienten zu erhöhen und den Realitätsbezug zu verbessern oder wiederherzustellen.

16.4 Ältere Menschen im Krankenhaus

16.4.1 Alter und Krankheit

Alt sein bedeutet nicht zwangsläufig krank zu sein. Dennoch treten im höheren Lebensalter gehäuft Krankheiten auf. Diese Häufung von Krankheiten (Multimorbidität) hat verschiedene Ursachen:

- Das Immunsystem ist nicht mehr so leistungsfähig.
- Ungünstige Lebensumstände und Lebensstile sowie konstitutionelle Schwächen führen oft erst nach vielen Jahren zum Ausbruch einer Krankheit.
- Mit dem hohen Lebensalter gehen wechselnde und belastende Lebenssituationen einher. Die Anpassungsfähigkeit an derartige Veränderungen lässt jedoch nach, so dass sich auch vermehrt psychische und psychosomatische Erkrankungen zeigen.
- Nachlassende Organfunktionen begünstigen die Entstehung verschiedener Erkrankungen: So nehmen im hohen Alter z. B. Herzleistung und Nierenfunktion ab.

Vor allem Herz-Kreislauf Erkrankungen, Hirngefäßerkrankungen, Tumorerkrankungen, Erkrankungen des Stütz- und Bewegungsapparates und chronisch-obstruktive Lungenerkrankungen treten im Alter häufiger auf. Unter den psychiatrischen Erkrankungen im Alter sind Demenzerkrankungen und auch Depressionen häufig. **Tab. 16.2** zeigt die Rangfolge der häufigsten Erkrankungen bei den über 75-jährigen.

Krankheiten stellen im Alter meist noch gravierendere Ereignisse dar als im jüngeren Lebensalter. Sie werden als besonders stressreich empfunden, weil:

Tab. 16.2 Rangfolge der häufigsten Erkrankungen bei den über 75-Jährigen (Wettstein, 1997)

Männer über 75	Frauen über 75
1. Chronische Bronchitis (22 %)	1. Arthrose (40 %)
2. Arthrose (16 %)	2. Katarakt (16 %)
3. Angina Pectoris (13 %)	3. Angina Pectoris (13 %)
4. Myokardinfarkt (12 %)	4. Demenz (8 %)
5. Katarakt (12 %)	5. Diabetes Mellitus (8 %)
6. Cerebrovaskulärer Insult	6. Cerebrovaskulärer Insult
7. Demenz	7. Myokardinfarkt
8. Diabetes Mellitus	8. Depression
9. TIA (Transient ischämic attack)	9. Chronische Bronchitis
10. Glaukom	10. Osteoporose

- sie häufig chronisch verlaufen und irreversible Schäden hinterlassen. Das Wissen um schlechtere Heilungschancen erzeugt Stress; Ängste davor, nicht mehr gesund zu werden und sich nicht mehr selbst versorgen zu können, stellen eine erhebliche Belastung dar;
- ihnen aufgrund der Multimorbidität oft nur mit eingeschränkten Therapiemöglichkeiten begegnet werden kann;
- der Patient, bedingt durch altersbedingte Einschränkungen, geringere Anpassungsmöglichkeiten an die Krankheit zur Verfügung hat.

Krankheitsbedingte Einschränkungen. Verbunden mit einer Krankheit sind verschiedene Verluste: So führen Erkrankungen von Sinnesorganen und Nervensystem oft zu Einschränkungen der Informationsaufnahme. Erkrankungen von Muskulatur oder Skelett schränken die Beweglichkeit und damit auch den Bewegungsradius ein. Beides kann, insbesondere wenn noch psychische Erkrankungen hinzukommen, zu einer Reduzierung sowohl der Qualität als auch der Quantität der sozialen Kontakte führen und die alltägliche selbstständige Versorgung in Frage stellen.

Krankheitsgewinne. Krankheitsgewinn haben ältere Menschen meist nur durch eine vermehrte Zuwendung vom Personal oder von Angehörigen, die z. B. bei den Äußerungen von Schmerzen erfolgen kann. Das Abgeben von Verantwortung für verschiedene Bereiche kann auch als Krankheitsgewinn empfunden werden.

16.4.2 Besonderheiten bei der Pflege alter Menschen

Das Lebensalter in Jahren sagt nichts über die Persönlichkeit eines Menschen aus. Wenn auf einer Station ein über 80-jähriger Mann mit einer Oberschenkelhalsfraktur angekündigt wird, kann man heute Überraschungen erleben. Kommt der Patient an, sieht man vielleicht anstatt eines hilflosen, gebrechlichen alten Mannes einen vitalen, bis auf die Fraktur gesunden, geistig regen, unterhaltsamen, interessierten und kooperativen Herrn. So darf kein verallgemeinertes Bild des alten Menschen entstehen. Jeder Mensch muss individuell betrachtet werden, seine Ressourcen müssen beachtet und genutzt werden.

Altersbedingte Entwicklungen berücksichtigen. An dieser Stelle sei an die altersbedingten Veränderungen psychologischer Grundfunktionen erinnert (S. 135 und S. 143) sowie an die unterschiedlichen soziologischen Altersbilder (S. 80). In diesem Kapitel sollen nun Besonderheiten bei der Pflege älterer Menschen beschrieben werden, die nicht für alle, jedoch für viele ältere Menschen gelten und die altersbedingten Entwicklungen berücksichtigen. Dazu gehört, dass häufig:

- Einschränkungen der Sinnesorgane die Wahrnehmung und somit die Fähigkeit zur Informationsaufnahme beeinträchtigen,
- die Reaktionszeiten im Alter länger werden,
- die Merkfähigkeit für unmittelbar Vergangenes nachlässt,
- das Zeiterleben im Alter verändert ist, die Vergangenheit an Bedeutung gewinnt,
- das Lösen neuartiger Probleme und die Umstellung auf neue Situationen schwerer fällt.

Ältere Menschen benötigen mehr Zeit

Diese altersbedingten Entwicklungen schlagen sich in den Anforderungen nieder, die die Pflege älterer Menschen an die Pflegenden stellen. Der alte Mensch benötigt mehr Zeit, um:

- eine Situation zu erfassen,
- Informationen aufzunehmen,
- zu Wort zu kommen,
- sich zu bewegen,
- sich orientieren zu können,
- Vertrauen aufzubauen,
- über Vergangenes zu sprechen.

Zeit, um eine Situation zu erfassen

Gerade bei unvorbereiteter Aufnahme ins Krankenhaus bei Unfall oder einem anderen Notfall, benötigen ältere Menschen Zeit und Hilfe bei der Orientierung. Die plötzliche Aufnahme in ein Krankenhaus kann massive psychische Probleme mit sich bringen, die sich z.B. in Appetitlosigkeit, Schlafstörungen, Apathie, Unruhe und Desorientierung zeigen können. Oft wird dies eher mit ihrer Krankheit, als mit dem schockartigen Ereignis der Krankenhausaufnahme in Verbindung gebracht. Hier kann es hilfreich sein, wenn die Pflegenden öfter wiederholen, wo sich der Patient befindet, wie es dazu kam und wer für ihn da ist.

Zeit, um Informationen aufzunehmen

Informationen müssen in angemessenem Tempo und mit geeigneter und deutlicher Sprache vermittelt werden, gegebenenfalls in kleineren Informationseinheiten mit Wiederholung. Die Pflegenden sollten sich vergewissern, ob die Informationen verstanden wurden (Feedback einholen). Der Patient benötigt Menschen, die ihn gegebenenfalls erinnern und Vergesslichkeit nicht als Nachlässigkeit interpretieren.

Zeit, um zu Wort zu kommen

Vielleicht ist der Patient nicht gewohnt sich kurz und präzise auszudrücken. Oft hat er sich schon lange die Worte zurecht gelegt und ist dann doch zu aufgeregt, wenn es soweit ist, etwas zu fragen oder zu sagen (**Abb. 16.29**). Mancher holt weit aus.

💡 Fallbeispiel Zeit zum reden

„Wissen Sie Schwester, früher habe ich meine Rückenschmerzen immer selbst in den Griff bekom-

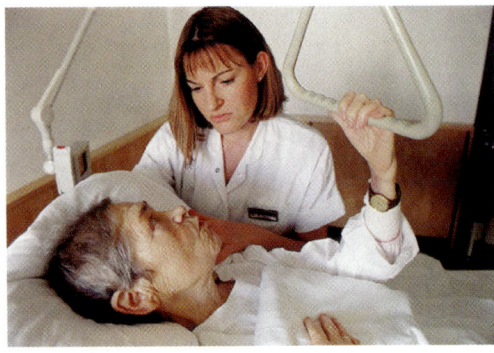

Abb. 16.29 Der ältere Mensch benötigt mehr Zeit, Informationen aufzunehmen, zu Wort zu kommen…

men. Schon mein Großvater hat mir erzählt, dass sein Vater auch diese Rückenschmerzen hatte. Der hatte in einem Buch gelesen…" Inzwischen hat die Schwester den Rücken mit Franzbranntwein eingerieben. „Das kühlt doch schön, oder?" Es klingelt und die Schwester verlässt den Raum. Der Patient kam nicht dazu, seine eigenen Ideen, Wünsche oder Bedürfnisse zu formulieren.

Zeit, um sich zu bewegen
Aufstehen z. B. geschieht nicht mit einem Sprung aus dem Bett, sondern: Oberkörper zur Seite – Pause - Beine aus dem Bett – Oberkörper aufrichten, auf die Bettkante sitzen – Pause – Aufstehen (**Abb. 16.30**). Auch Zeit zum Essen, sich zu waschen usw., das Gefühl, diese alltäglichen Verrichtungen selbst durchführen zu können, ist nicht zu unterschätzen und darf nicht zugunsten eines schnelleren Pflegablaufes vernachlässigt werden.

Zeit, sich orientieren zu können
In einem modernen Krankenhaus braucht der ältere Mensch Zeit, um die ständig wechselnden Pflegepersonen, ihre Zuständigkeiten und den Tagesablauf kennen zu lernen, sich im Haus mit den verschiedenen Stockwerken und Gängen zurechtzufinden.

Zeit, um Vertrauen aufzubauen
Beziehungen zu Mitpatienten, Pflegepersonal oder Arzt benötigen Vertrauen. Dies braucht Zeit. Besonders zu berücksichtigen ist hier das Rollenbild, das viele ältere Menschen von Ärzten haben: Oft werden sie als zu akzeptierende Autorität angesehen, so dass der Patient sich nicht traut nachzufragen, wenn er etwas nicht verstanden hat, oder zu widersprechen, wenn er eigentlich nicht einverstanden ist. Dem Patienten sollte immer wieder verdeutlicht werden, dass bezüglich der Behandlung er selbst mitbestimmen kann.

Schamgefühl. Auch muss berücksichtigt werden, dass ältere Menschen, bedingt durch Erfahrungen und die früher üblichen Erziehungsstile, meist ein hohes Schamgefühl haben. Sich von fremden Personen, unter Umständen sogar von Personen des anderen Geschlechts im Intimbereich waschen oder untersuchen zu lassen ist für ältere Menschen oft sehr schwierig. Besonders gravierend sind auch Vergewaltigungserlebnisse, die vor allem in den Kriegsjahren häufiger waren, als die meisten Menschen vermuten.

Zeit, um über Vergangenes zu sprechen
Die Vergangenheit ist ein wichtiger Bestandteil der Identität des älteren Menschen. Hat der Patient die Möglichkeit, über seine Vergangenheit zu sprechen, kann eine tragfähige Beziehung entstehen. Der Patient fühlt sich als Person angenommen, nicht nur als Patient.

Der Patient benötigt Menschen, die abwarten können, die ihm zuhören und ihn nach seinen Wünschen und Bedürfnissen fragen: Pflegende, die bereit sind, herauszufinden, was der Patient noch kann, welche Ressourcen er hat. Menschen, die den Patienten mitbestimmen lassen, ihn in Entscheidungen einbeziehen, die seine eigenen Lösungsideen berücksichtigen und ihm die Chance geben, sich selbst zu helfen.

16.5 Pflegeschwerpunkt Der demente Patient

Dementiell erkrankte Patienten stellen hohe Anforderungen an das Pflegepersonal des Krankenhauses. Auch hier gilt es zunächst, den Patienten Zeit zu geben. Darüber hinaus ist es hier besonders wichtig, vermeidbare Risiken auszuschließen und unvermeidbare zu erkennen.

Gefahrenquellen. Bedingt durch die Desorientierung können verschiedene Gefahrensituationen entstehen:

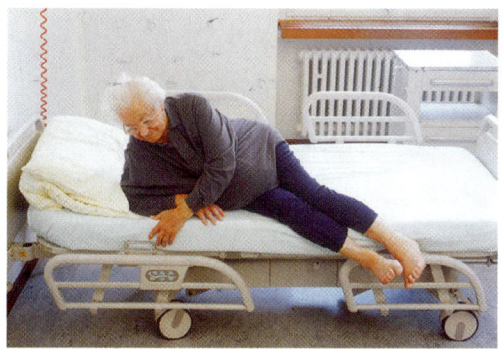

Abb. 16.30   … und um aus dem Bett aufzustehen.

- Der demente Patient weiß oft nicht, wo er ist und warum er an einem bestimmten Ort ist. So kann es sein, dass er versucht aufzustehen, obwohl er gerade erst operiert wurde und längere Zeit liegen muss. Es bestehen häufig Weglauftendenzen.
- Er vergisst zu trinken, er exsikkiert, der Verwirrtheitszustand verschlimmert sich.
- Er steckt möglicherweise wahllos Gegenstände in den Mund, wenn er nicht mehr zwischen essbar und nicht essbar unterschieden kann.
- Aufgrund der Apraxie kann es zu fehlerhafter Nutzung von Gegenständen kommen.
- Er nimmt die Medikamente nicht oder alle auf einmal ein.
- Er versteht den Sinn von Schläuchen und Infusionen nicht und entfernt diese.
- Besondere Gefahren können auftreten, wenn das Krankheitsbild mit einer Wahnsymptomatik einhergeht (S. 254).

Die Pflegenden müssen daher ständig nach dem dementen Patienten schauen, was im normalen Stationsablauf oft schwer möglich ist. Dabei sollten sie alle Möglichkeiten ausschöpfen: Offene Zimmertür, Ablenkung der Patienten, Einbeziehen der Mitpatienten usw. Dennoch wird es immer wieder Situationen geben, in denen zum Schutze des Patienten und gemäß gesetzlicher Vorschriften zu fixierenden Maßnahmen gegriffen werden muss.

Aufgabe 3 Informieren Sie sich über dementielle Erkrankungen: Symptome, Entstehung, die verschiedenen Arten dementieller Erkrankungen und über therapeutische Verfahren.

Aufgabe 4 Welche Maßnahmen können ergriffen werden, um demente Patienten im Krankenhaus vor Gefahren zu schützen?

16.5.1 Pflegerische Aufgaben

Fallbeispiel Demenz

Frau Emilie Seeger ist sehr unruhig. Sie nestelt an der Bettdecke herum und versucht immer wieder, den sich am Handgelenk befindenden Verband zu lösen. Als Schwester Rita ihr ein Stofftuch in die Hand gibt, beginnt sie es glatt zu streichen und zu falten. Damit ist sie die nächsten Stunden beschäftigt.

Richtlinien für den Umgang mit dementen Patienten

Für den Umgang mit dementen Patienten können folgende Richtlinien als Orientierung gelten:

- Aussagen des dementen Patienten nicht nur wörtlich verstehen. Vielmehr hinterfragen, welches Gefühl und welches Bedürfnis hinter der Aussage stehen.
- Klar und deutlich sprechen. Verständliche und eindeutige Informationen geben.
- Da verbale Kommunikation auf der Inhaltsebene immer weniger möglich ist, ist es wichtig, sich durch beruhigende Sprechweise und nonverbale Kommunikation zu verständigen und eine Beziehung aufzubauen.
- Den dementen Patienten erinnern, ohne ungeduldig zu werden.
- Akzeptieren, dass demente Patienten dazu neigen, immer wieder dieselben Sätze zu sprechen und dieselben Tätigkeiten durchzuführen.
- Nach Möglichkeiten suchen, dass die Patienten etwas tun können.
- Regelmäßigkeit in die Tagesstruktur und in die pflegerischen Maßnahmen bringen. Dies hilft dem Dementen, sich in einer „verwirrenden Welt" besser zurechtzufinden. Sie stellt eine Orientierungshilfe dar. Vielleicht lässt es sich einrichten, dass die Pflegepersonen nicht zu häufig wechseln und somit ein Wiedererkennen für den Patienten leichter möglich wird.
- Demente Patienten erleben häufig Zurückweisungen, Verbote und Unverständnis. Die Fähigkeit, solche Verbote einzusehen und die Perspektive der anderen Person einzunehmen ist i.d.R. nicht mehr vorhanden. Manche Situation kann entschärft werden, wenn es gelingt, den Patienten abzulenken, oder ihm andere Wahlmöglichkeiten anzubieten. Aufgrund der Gedächtnisdefizite vergisst der Patient möglicherweise seine ursprüngliche Idee und die Beziehung wird nicht negativ belastet. Hier sind die Phantasie und die Erfahrung der Pflegenden gefragt.
- Es lohnt sich, Zeit dafür zu verwenden, die Ressourcen des dementen Patienten zu erkennen. Können diese genutzt werden, steigt das Wohlbefinden des Patienten. Er wird ruhiger und seine Pflege wird langfristig leichter.

Aufgabe 5 Tauschen Sie sich über Erfahrungen mit dementen Patienten aus. Fragen Sie auch erfahrene Kolleginnen/Kollegen auf der Station danach.

Aufgabe 6 Informieren Sie sich über die Methode der Validation nach Naomi Feil.

17 Wenn das Leben eng wird – Krisen, Suizid und Sterbebegleitung

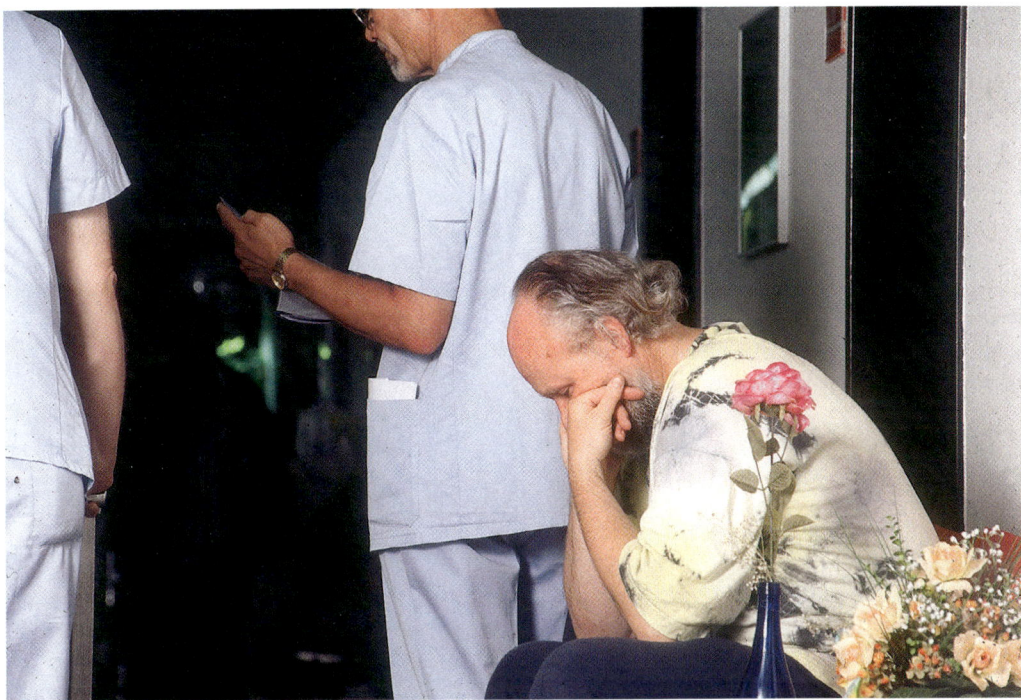

17.1 Krisen · 262

17.1.1 Auf dem Weg zum Thema · 262

17.1.2 Merkmale einer Krise · 263

17.1.3 Von der ersten Reaktion bis zur Krisenbewältigung · 264

17.1.4 Krisen im Krankenhaus und im Pflegeheim · 266

17.2 Suizid · 266

17.2.1 Auf dem Weg zum Thema · 266

17.2.2 Suizidformen und suizidale Entwicklung · 268

17.2.3 Suizidalität und Prävention · 270

17.2.4 Suizidversuche in der Einrichtung - Krisenintervention und Nachsorge · 270

17.3 Sterbebegleitung · 274

17.3.1 Auf dem Weg zum Thema · 274

17.3.2 Prozess des Sterbens · 275

17.3.3 Grundbedürfnisse des sterbenden Menschen · 277

17.3.4 Gespräche mit Sterbenden · 278

17.3.5 Trauer · 279

17.3.6 Hospiz · 285

17.4 Pflegeschwerpunkt Kind und Tod · 287

17.4.1 Wie Kinder den Tod verstehen · 287

17.4.2 Begleiten von sterbenden Kindern im Krankenhaus · 287

Examensschwerpunkte

Krisen (S. 262), Suizid (S. 266), Sterbebegleitung (S. 274), Kind und Tod (S. 287)

> *„Man kann alles im Leben gut oder schlecht machen,*
> *auch eine Krise gut oder schlecht bewältigen."*
>
> unbekannt

17.1 Krisen

17.1.1 Auf dem Weg zum Thema

Als Krise werden Ereignisse und Erlebnisse aufgefasst, die der Betroffene kurzfristig nicht sinnvoll verarbeiten und bewältigen kann. Das Wort Krise kommt aus dem Griechischen und bedeutet Entscheidung, entscheidende Wende, Wendepunkt.

Menschen erleben Krisen ganz unterschiedlich. **Abb. 17.1** zeigt verschiedene Bilder, die Krankenpflegeschülerinnen zu dem Thema: „Eine Krise ist wie…" gezeichnet haben.

Unterschieden werden:

- entwicklungsbedingte Krisen,
- unvorhersehbare Krisen.

Beide können jeden Menschen treffen. Was als Krise erlebt wird, ist jedoch sehr verschieden.

Entwicklungsbedingte Krisen. Dies können Geburt, Trotzalter, Einschulung, Pubertät, Berufswahl, Verlassen des Elternhauses, Partnerwahl oder Entscheidung zum „Single-Dasein", Ruhestand, Altwerden, Sterben sein.

Unvorhersehbare Krisen. Dies kann der Verlust einer Freundschaft, des Berufs, der Gesundheit, der Erspar-nisse, des Eigentums oder der Heimat sein; ebenso das Erleben von Versagen, von Krankheit, Operation, Behinderung, Enttäuschung, Verleumdung durch andere, Mobbing, Geburt eines behinderten Kindes, Streit oder Krieg.

Fallbeispiel unterschiedliches Erleben kritischer Situationen

Anna und Laura sind Freundinnen und gehen zusammen in die 6. Klasse einer Realschule. Heute sitzen sie im Freibad auf der Wiese. Beide erleben zur Zeit die Trennung ihrer Eltern. Anna leidet sehr unter der Trennung der Eltern. Sie will nach der Schule gar nicht nach Hause, ihre Mutter weint viel und wenn der Vater abends von der Arbeit kommt, gibt es lauten Streit. Auch Lauras Eltern streiten viel, Laura findet das jedoch nicht so schlimm, da ihr Vater die meiste Zeit im Ausland arbeitet und sie ihn sowieso selten sieht. Sie sagt zu Anna: „Ist doch gut, wenn er auszieht. Dann hört das Streiten auf und du kannst in sein großes Arbeitszimmer ziehen."

Ob eine Situation als Krise erlebt wird, ist stark abhängig von der Persönlichkeit und ihrem Umfeld. Menschen sind sehr unterschiedlich in ihrer Krisenanfälligkeit. Krisen können durch die Umwelt ausgelöst werden. Die Reaktionen der Umwelt kön-

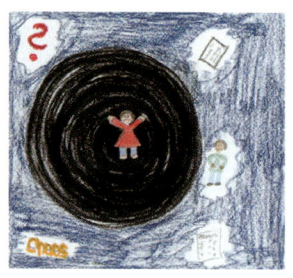 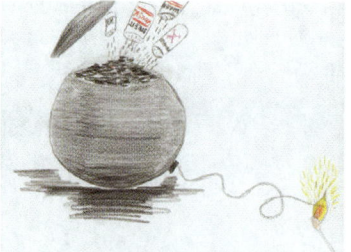 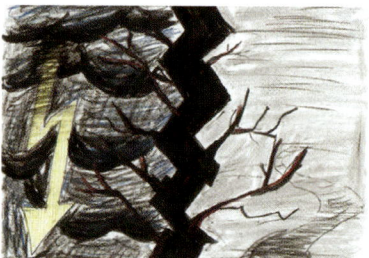

a   b   c

Abb. 17.1 Eine Krise ist wie: **a** ein schwarzes Loch, **b** eine gefährliches Pulverfass, **c** ein drohendes Unwetter.

nen Krisen verstärken oder bei der Bewältigung von Krisen hilfreich sein.

🔍 **Aufgabe 1** Um Menschen in Krisensituationen Hilfe geben zu können, ist es nötig sich zu vergegenwärtigen, was Lebenskrisen sind und wann sie im Leben auftreten können. Nehmen Sie sich Zeit herauszufinden:
- wann Sie selbst in einer Lebenskrise standen,
- wie Sie diese erlebt haben,
- wer oder was Ihnen hindurch geholfen hat,
- was Sie dabei gelernt haben.

Versuchen Sie, in einer kleinen Gruppe darüber zu reden. Sie müssen einander nicht alles mitteilen.

17.1.2 Merkmale einer Krise

💡 **Fallbeispiel Krisenmerkmale**

„Alles aus und vorbei", aus dem Brief einer jungen Frau: „Liebe Tante Dora, ich will Dir heute erzählen, warum ich so lange geschwiegen habe. Vor drei Monaten eröffnete mein Freund mir ganz unerwartet, er wolle Schluss machen, er liebe mich nicht mehr. Ich dachte, die Welt bricht zusammen, ich verlor den Boden unter den Füßen, hatte keinerlei Anzeichen dafür bemerkt und war so schockiert, ich konnte es einfach nicht fassen. Ich konnte einfach nichts anderes denken, ich starrte wie gebannt nur auf diesen Verlust, was sonst noch um mich herum geschah, war völlig gleichgültig. So konnte ich auch keinen Brief schreiben. Ich heulte nur noch, konnte nicht essen und nicht schlafen.

Anfangs versuchte ich, mit ihm Gespräche zu führen, zu argumentieren „Was habe ich falsch gemacht?" „Nichts," sagte er, „und ein anderes Mädchen ist auch nicht im Spiel, ich finde Dich immer noch okay und wir können weiter Freunde sein." Es kostete mich viel Kraft, immer wieder dagegen zu kämpfen, ihn anzurufen, merkte ich doch, er blieb dabei. Ich konnte meiner Arbeit kaum mehr nachgehen, weil es mir schwer fiel, mich auf anderes zu konzentrieren, wozu auch? Hatte das alles noch einen Sinn? Meine Gedanken drehten sich nur um eines: Die Katastrophe, plötzlich alleine da zu stehen. Wie sollte es weiter gehen? Wir hatten doch so viele Pläne, alles aus und vorbei!

Ich fühlte mich gedemütigt, betrogen und allein gelassen, richtige Wut auf ihn hatte ich nicht, ich mochte ihn viel zu sehr. Das machte alles noch schwerer. Das kannst du dir nicht vorstellen: Ich habe mich so am Boden, so elend gefühlt! Es gab Mo-

mente, in denen ich das Leben nicht mehr lebenswert fand (**Abb. 17.2**). Die Schmerzen im Genick, die ich nach einem Unfall mit Schleudertrauma hatte und die durch Behandlung verschwunden waren, meldeten sich wieder. Ich musste wieder zur Krankengymnastik. Zum Glück haben sich viele Freunde in der Zeit um mich gekümmert. Es verging kein Tag, wo nicht jemand kam, telefonierte oder mich abholte, um mich ein wenig abzulenken. Eine ganz große Hilfe war meine Freundin Heike, die ich jederzeit ansprechen konnte, um alles wieder und wieder mit ihr durchzugehen.

Schließlich hat mein Stolz mir geholfen, auf eigenen Beinen zu stehen. Ich habe mich auf meine eigenen Kräfte, Schwierigkeiten zu meistern, besonnen. Ich hatte eine schöne Zeit mit diesem Freund und die gehört zu meinem Leben. Das Leben geht weiter. Ich habe diese große Krise, so kann ich jetzt sagen, überwunden. Viele gute Freunde standen mir zur Seite. Ich interessiere mich für die Menschen um mich herum. Ich denke jetzt wieder an meine berufliche Laufbahn. Demnächst werde ich zu einer anderen Firma wechseln. Ich bin gespannt auf die neue Arbeit! Im nächsten Brief werde ich dir davon erzählen.

Viele Grüße von deiner Thea."

Analysiert man Krisen genauer, zeigen sich bestimmte, fast allen Krisen gemeinsame Merkmale. Zu den Kennzeichen einer Krise gehören (**Abb. 17.2**):
- eingeschränkte Wahrnehmung,
- fokussierendes Denken,
- Orientierungslosigkeit,
- Verlust der Zukunftsperspektive,

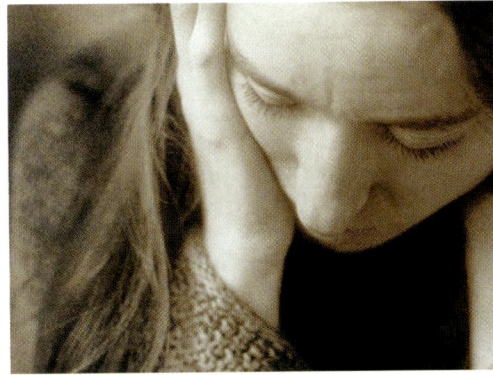

Abb. 17.2 Menschen in Krisen denken nur an das eine, die Katastrophe.

- heftige, gefühlsbetonte Reaktionen,
- körperliche Symptome.

Eingeschränkte Wahrnehmung

„Ich starrte wie gebannt nur auf diesen Verlust, was sonst noch um mich herum geschah, war völlig gleichgültig." Wie mit einer Kamera ein Bildausschnitt scharf eingestellt wird, so haben Menschen in einer Krise den einen Punkt, das Problem, starr im Blick. Anderes wird oft nicht wahrgenommen. Gute Ratschläge oder tröstende Worte können in dem Moment oft nicht gehört werden. Umstände, die zum Entstehen der Krise beitrugen und Hinweise auf Lösungsmöglichkeiten enthalten, können nicht „gesehen" werden und deshalb keinen „Durchblick" verschaffen.

Fokussierendes Denken

Denken, das sich wie ein Karussell immer um den gleichen Punkt dreht: „Ich konnte einfach nichts anderes denken…, meine Gedanken drehten sich nur um eines: Die Katastrophe…". Wie die Wahrnehmung ist auch das Denken auf einen „Brennpunkt" (Focus) eingeschränkt. Wer sich in einer Krise befindet, kann nicht flexibel mit einem Problem umgehen; es ist unmöglich, die kritische Situation einmal aus einem anderen Blickwinkel zu betrachten, variable Lösungsmöglichkeiten durchzudenken oder Ideen, die auf den ersten Blick ganz abwegig und „von sehr weit her geholt erscheinen" einzubeziehen.

Man fällt immer wieder in den gleichen, eher negativen Denkablauf (Karussell) zurück. Weil sich Menschen in einer Krise auf das belastende Problem konzentrieren, beklagen viele eine gesteigerte Vergesslichkeit; es passiert ihnen häufig, dass sie Termine vergessen oder Gegenstände verlegen.

Orientierungslosigkeit

„Ich verlor den Boden unter den Füßen." Wenn jemand in eine fremde Stadt kommt, weiß er nicht, ob ihn der nächste Schritt zu seinem Ziel oder von seinem Ziel weg führt. Unsicherheit ist die Folge bis er sich vielleicht an Hand eines Stadtplanes oder bei einem Informationsstand einen Überblick verschafft hat. Unsicherheit in Bezug auf sein Verhalten erlebt auch der Mensch in einer Krise, bis er wieder sagen kann: „Jetzt weiß ich wieder, wo es lang geht!"

Verlust der Zukunftsperspektive

„Wozu auch? Hatte das alles noch einen Sinn?". „Wie sollte es weiter gehen? Wir hatten doch so viele Pläne, alles aus und vorbei!" Zeitlich gesehen ist während einer Krise der Blick des betroffenen Menschen nach vorne versperrt. Weil Hoffen und Planen aber wesentliche Bestandteile eines Lebenskonzepts sind, kann das Leben in einer Krisensituation gefährdet sein. Von größter Bedeutung für den Lebenswillen eines Menschen ist das (Wieder-) Aufbauen einer Zukunftsperspektive.

Heftige, gefühlsbetonte Reaktionen

„Ich fühlte mich gedemütigt, betrogen und allein gelassen…, ich habe mich so am Boden, so elend gefühlt!" Menschen, die eine Krise hinter sich haben, berichten, dass heftige Gefühle sie wie hohe Wellen überschwemmt haben und sie ihnen hilflos ausgeliefert waren. Der emotionale Bereich der Persönlichkeit reagiert in einer Krise, so dass im Vordergrund das Gefühl steht, bis sich in der Zeit nach einer Krise wieder emotionale Stabilität einstellt.

Körperliche Symptome

„Die Schmerzen im Genick meldeten sich wieder. Ich musste wieder zur Krankengymnastik." Manchmal werden Krisen von körperlichen Symptomen begleitet. Kopfschmerzen, nervöser Husten, Rückenschmerzen und Schlafstörungen verschwinden meist wieder, wenn die Krise überstanden ist. Wenn eine Krise bewältigt werden konnte, verschwinden die Beschwerden oft „wie von selbst".

> Krisen können Vorläufer einer suizidalen Handlung sein. „Es gab Momente, in denen ich das Leben nicht mehr lebenswert fand." Gute und tragfähige mitmenschliche Beziehungen können Menschen in Krisen vor suizidalen Handlungen schützen. Ein Krisenbegleiter kann kompetent und konstruktiv durch eine Krise hindurch helfen. Er muss dabei aber auch wissen, dass er nicht jeden Menschen dauerhaft schützen und vor einem Suizid bewahren kann.

17.1.3 Von der ersten Reaktion bis zur Krisenbewältigung

Lebensweisheit in Märchen

Aufgabe 2 Erinnern Sie sich an das Märchen „Die Bremer Stadtmusikanten" oder lesen Sie es im Anhang nach (S. 330).

In vielen Märchen gerät die Hauptperson in eine Krise, sie reagiert zunächst schnell und spontan, bevor einzelne Schritte zur Bewältigung der Krise unternommen werden können. Am Ende ist die Krise überwunden und das Leben geht in neuer Weise weiter.

Bei den Bremer Stadtmusikanten gerät zunächst der Esel in eine Krise, er wird alt, schwach und arbeitslos und verliert seine Heimat. Seine erste Reaktion ist Fortlaufen. Er macht sich auf den Weg nach Bremen. Ähnlich ergeht es einem Hund, einer Katze und einem Hahn. Ihr Leben ist sogar in Gefahr. Krisenbewältigung fängt an, als sich die Leidensgenossen auf den Weg machen. Sie gehen nun zusammen, sie tauschen ihren Kummer aus, machen Pläne und sie fassen ein gemeinsames Ziel ins Auge. Sie wollen sich einer gänzlich neuen Tätigkeit zuwenden, die sie in ihrem Leben noch nie ausgeübt haben, sie wollen Stadtmusikanten werden. Sie machen gemeinsam neue Erfahrungen, nämlich, dass sie stark sind und effektiv handeln können. Das hilft schließlich die Krise zu bewältigen.

Aufgabe 3 Wählen Sie eines der folgenden bekannten Märchen der Brüder Grimm aus: „Schneewittchen", „Jorinde und Joringel" oder „Die sieben Raben" und zeigen Sie auf:
- in welche Krise die Hauptperson gerät,
- welche ersten, spontanen Reaktionen auftreten,
- welche Schritte zur Krisenbewältigung beitragen.

Bewältigung und Bewertung einer Krise
Menschen nehmen Krisen unterschiedlich wahr, sie reagieren unterschiedlich und setzen verschiedene Bewältigungsstrategien ein. Um in Krisen Hilfestellung leisten zu können, ist eine sorgfältige Beobachtung der individuellen Umstände, die eine Krise auslösten, der persönlichen ersten Reaktion und der ersten Bewältigungsversuche Voraussetzung. Die Stärken und Kraftquellen (Ressourcen) der unter einer Krise leidenden Person sind im Verlauf der Begleitung herauszufinden.

Spontane Reaktionen. Schon die ersten Reaktionen können sehr verschieden sein: Wie gelähmt sein, nicht wahrhaben können, was passiert ist, sprachlos sein, aber auch panikartig wegrennen, weinen, schreien.

Bewältigungsstrategien
Zur Bewältigung einer Krise kann beitragen:
- zunächst in kurzen Zeitabschnitten zu denken: Die nächsten Minuten und Stunden überbrücken,
- essen, trinken, schlafen (Beachten der vitalen Bedürfnisse),
- ein strukturierter Tageslauf mit geregelter Zeiteinteilung,
- arbeiten und sich beschäftigen,
- klagen, reden, zuhören (Gespräche, Bezugspersonen),
- „sich auf den Weg machen", einen Weg gehen, schrittweise Veränderung (**Abb. 17.3**),
- eine neue Lebensgemeinschaft (eventuell aus Leidensgenossen, die sich zusammentun, um neue Fähigkeiten zu erproben, sich gegenseitig zureden und Mut machen, z. B. in Form einer Selbsthilfegruppe),
- einen intakten Lebensbereich ausbauen, der von der Krise nicht berührt ist, z. B. eine Sprache lernen, an einem Tauchkurs teilzunehmen, einen Stammtisch

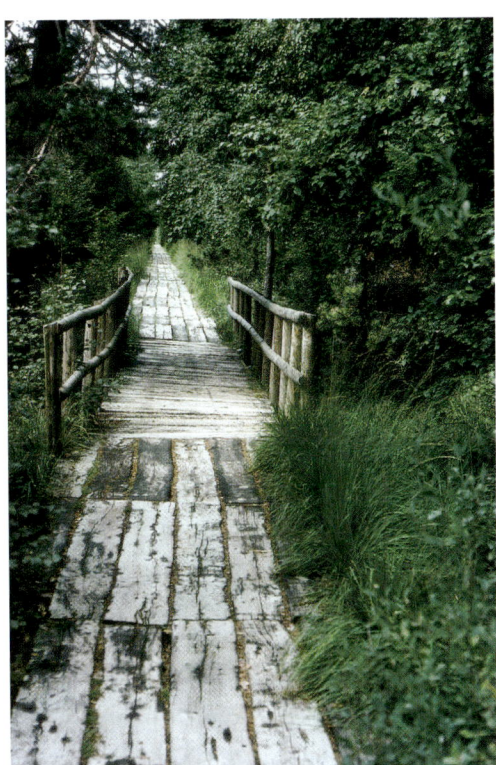

Abb. 17.3 „Sich auf den Weg machen" ist oft der Anfang einer Krisenbewältigung.

gründen. Das alles mit dem Ziel, sich selbst als „intakt" und gesund zu erleben,
- sich mit den an der Krise beteiligten Personen auseinandersetzen.

Bewertung von Krisen. In Krisen können sich neue Fähigkeiten entwickeln wie Mut, Fantasie, Erfindungsgeist, Ausdauer, Hilfsbereitschaft. An Krisen kann man zerbrechen, aber eine Krise eröffnet auch die Möglichkeit, sich zu verändern, „zu wachsen", menschlich reifer zu werden, neue Problemlösungen für das Leben zu lernen und einzuüben und so durch die Krise an Stärke zu gewinnen.

Man kann Krisen nicht immer aus dem Weg gehen. Deshalb ist es sinnvoll zu lernen, Krisen mutig entgegenzutreten und sie zu bewältigen.

17.1.4 Krisen im Krankenhaus und im Pflegeheim
Wer in einem Krankenhaus oder im Pflegeheim arbeitet, kommt durch seinen Beruf mit kritischen Situationen in Berührung. So ist es oft die Aufgabe der Pflegenden, Patienten, Bewohner und Angehörigen in Krisensituationen zu unterstützen. Dazu gehören z.B.:
- Aufnahme ins Krankenhaus,
- Einzug eines Bewohners in ein Pflegeheim bzw. die Entlassung eines Patienten aus dem Krankenhaus direkt in ein Pflegeheim,
- Mitteilung einer schlimmen Diagnose,
- Geburt eines behinderten Kindes,
- Totgeburt,
- Unfallfolgen,
- Amputation,
- Verluste von Kompetenzen,
- Sterben,
- Suizid.

Auch die Arbeit im Team kann für den einzelnen oder die Gruppe zu Krisen führen: Rivalitäten, Konkurrenz, unterschiedliche Arbeitsstile, schwerwiegende Fehler machen, Mobbing, Kündigung. Und nicht zuletzt gestaltet sich auch der Umgang mit manchem Patienten oder Bewohner schwierig, so dass es zu Krisen für den Bewohner oder den Patienten und für die Pflegenden kommen kann.

Supervision. In vielen Einrichtungen der Altenpflege und in vielen Krankenhäusern gibt es für das Pflegepersonal Möglichkeiten, an einer Supervision teilzunehmen, um mit belastenden Situationen umgehen zu lernen, Krisen zu vermeiden oder zu bewältigen.

Aufgabe 4 Welche Krisen haben Sie im Pflegeheim oder im Krankenhaus erlebt? Welche spontanen Reaktionen konnten Sie schon beobachten? Welche Schritte führten zu ihrer Bewältigung?

17.2 Suizid

17.2.1 Auf dem Weg zum Thema
Unter Suizid wird die absichtliche Vernichtung des eigenen Lebens mit tödlichem Ausgang verstanden.

Sind Menschen in einer Krise, in der sie keinen Ausweg mehr sehen, kann es zu Suizidgedanken, zu Suizidversuchen oder sogar zur vollendeten Durchführung eines Suizids kommen.

Oft kaum nachvollziehbar stellt sich die Frage, wie verzweifelt ein Mensch sein muss, um den Entschluss zu fassen sein Leben zu beenden. In Situationen, in denen Menschen einen Suizid begehen, stehen sie vor einem subjektiv nicht lösbaren, ausweglosen Problem. Solche subjektiv ausweglosen Situationen erleben auch Menschen im Krankenhaus oder in Pflegeheimen. Ob die Lage auch objektiv ausweglos ist, sollte hinterfragt werden. Hier den richtigen Ansprechpartner zu finden, kann Leben retten.

Zahlen und Fakten
Laut Angaben des statistischen Bundesamtes starben im Jahr 2002 in Deutschland 11.163 Menschen durch Selbsttötung (davon 8106 Männer und 3057 Frauen). Somit betrug die Suizidrate (Suizide pro 100 000 Einwohner jährlich) 13,5. Etwa jeder 75. Todesfall geschieht durch Suizid. Wie hoch dieser Anteil ist, wird deutlich, wenn man die im gleichen Zeitraum erhobene Zahl von 7089 Verkehrstoten gegenüberstellt.

In Deutschland nimmt sich durchschnittlich etwa alle 45 Minuten ein Mensch das Leben. Diese hohe Zahl der Suizidtoten ist in der Öffentlichkeit kaum bekannt. Über die letzten Jahre war die Gesamtzahl der Suizide anscheinend rückläufig (**Abb. 17.4**) (statistisches Bundesamt). Dieser Trend zeigt sich auch in anderen europäischen Ländern, nicht jedoch weltweit.

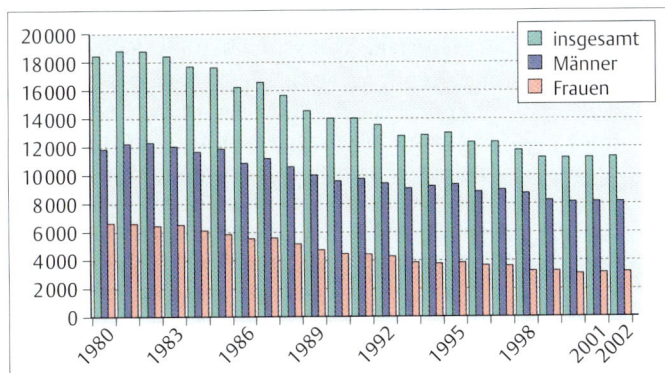

Abb. 17.4 Anzahl der Suizide zwischen 1980 und 2002 in Deutschland.

Ob es sich insgesamt tatsächlich um eine Abnahme der Suizide handelt, ist in Frage zu stellen, da gleichzeitig die Zahl der Drogentoten und der unklaren Todesursachen gestiegen ist.

Zahlen in diesem Bereich sind vorsichtig zu betrachten, da es eine hohe Dunkelziffer gibt. Zu beachten ist da so mancher Autounfall mit unklarer Ursache oder plötzlicher Todesfall, vor allem bei alten Menschen, dem eine natürliche Ursache zugeschrieben wird, bei dem es sich aber tatsächlich um absichtliche Selbsttötung handelt. Auch ist oft nicht zu erkennen, ob eine hohe Drogendosis ein Versehen oder ein Suizid ist.

Laut der WHO (World Health Organization) steht Suizid an siebter Stelle der Todesursachen, bei den 15–44-Jährigen sogar an dritter Stelle.

Vergleich Männer und Frauen. Insgesamt begehen Männer etwa 2,8mal so häufig einen vollendeten Suizid wie Frauen (statistisches Bundesamt). Das begründet sich sowohl in den Motiven als auch in der Wahl der Methode. Während Frauen häufiger als Männer einen Suizidversuch begehen, um auf ihre Notlage aufmerksam zu machen und somit öfter Methoden mit Rettungsmöglichkeit wählen, steht bei Männern häufig die Selbsttötung als eigentliche Absicht hinter der Tat. Dementsprechend werden Methoden gewählt, die weniger Rettungsmöglichkeiten offen lassen. Ähnliches gilt für Menschen im höheren Lebensalter. Auch hier werden meist „endgültige" Methoden gewählt.

Zeitpunkt. Selbsttötungen werden vor allem am frühen Morgen und am Abend begangen, vor allem im Frühjahr und im Herbst. Auch gibt es eindeutige Häufungen an bestimmten Feiertagen.

Suizidmethoden. Die häufigste Methode bei den vollendeten Suiziden ist bei Männern und Frauen das Erhängen (etwa die Hälfte aller Suizide), an zweiter Stelle stehen Vergiftungen. An dritter Stelle stehen bei Männern Selbsttötungen mit Schusswaffen, bei Frauen Stürze aus großer Höhe (statistisches Bundesamt).

Suizidversuche

Suizidversuche werden aus datenschutzrechtlichen Gründen in Deutschland nicht mehr erfasst. Angaben zu ihrer Häufigkeit beruhen heute lediglich auf Schätzungen durch wissenschaftliche Studien.

Insgesamt geht man in der Bevölkerung von etwa 10 Suizidversuchen auf einen vollendeten Suizid aus. Das heißt Versuche sind etwa 10-mal so häufig wie der tatsächlich tödlich ausgehende Suizid. In der Bevölkerung kommen bei Männern auf einen vollendeten Suizid ca. 5,5 Suizidversuche, bei Frauen ca. 18 Suizidversuche (statistisches Bundesamt).

Bei den über 75-Jährigen verändert sich dieses Verhältnis auf 2 : 1, das heißt auf zwei Suizidversuche kommt eine tatsächliche Selbsttötung. Die Tötungsabsicht scheint somit im höheren Lebensalter deutlicher zu werden. Dies zeigt sich auch in den Suizidraten: etwa ein Drittel aller Suizide werden von den über 60-Jährigen begangen (wobei diese Altersgruppe die höchste Dunkelziffer hat!).

Methoden bei Suizidversuchen. Bei beiden Geschlechtern ist die häufigste Vorgehensweise bei einem Suizidversuch die Vergiftung, gefolgt von Schnittverletzungen und Stürzen aus großer Höhe. Insgesamt ist davon auszugehen, dass 10–20 % der Menschen nach einem Suizidversuch irgendwann einen weiteren Versuch mit tödlichem Ausgang begehen werden. Umgekehrt bedeutet das aber auch, dass 80 – 90 % der Menschen, die einen Suizidversuch überleben, sich schließlich doch für das Weiterleben entscheiden (statistisches Bundesamt).

Risikogruppen

Es gibt Menschen, die in Situationen mit erhöhter Suizidgefahr leben. Man spricht hier von Risikogruppen.

Gruppe psychisch Kranker. Die meisten Menschen, die einen Suizid begehen, gehören zur Gruppe der psychisch Kranken. Vorwiegend handelt es sich dabei um Menschen mit Depressionen, um Suchtkranke (Alkoholiker, Medikamenten- oder Drogenabhängige) oder um Menschen mit Psychosen (**Abb. 17.5**).

Krisengruppe. Daneben gibt es suizidgefährdete Menschen in besonderen Lebenskrisen, die so genannte Krisengruppe. Solche Lebenskrisen können Trennungen, Verluste, Ablösungsprozesse, Isolation und zunehmende Hilfebedürftigkeit sein, ebenso wie Versagensängste im Zusammenhang mit Leistungsdruck, Mobbing oder Existenzängsten. Auch Patienten mit chronischen Erkrankungen und Schmerzpatienten zählen zur Krisengruppe. Ebenso kann der Einzug in ein Pflegeheim durch die Verlustsituation und die Gefahr der Isolation eine solche Krise darstellen. Dies sollten Pflegende solcher Patienten/Bewohner stets bedenken.

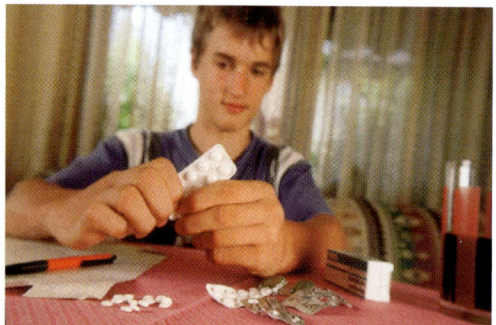

Abb. 17.5 Zu den Menschen mit hohem Suizidrisiko gehören Suchtkranke.

17.2.2 Suizidformen und suizidale Entwicklung

Suizidformen

Suizidversuche und Suizide sind sowohl in ihren Beweggründen, als auch in der Art ihrer Ausführung sehr unterschiedlich. Wer sich im Vorfeld der Begleitung eines Patienten nach einem Suizidversuch über die individuelle Situation detailliert informiert, kann gezielt helfen. So kann die Kenntnis über die Motive und über die Art und Weise, wie jemand versucht hat, seinem Leben ein Ende zu setzen, Hinweise enthalten, welche Bedeutung der Suizidversuch für ihn hat, und welche Hilfe er braucht. Es werden verschiedene Arten von Suizid unterschieden:

- Pseudosuizid,
- Kurzschlusssuizid,
- Opfersuizid,
- Bilanzsuizid.

Pseudosuizide

Pseudosuizide stellen in erster Linie einen „Notruf", einen „Hilfeschrei" dar. Ein Mensch ist so verzweifelt, dass er auf diese Art auf seine Not aufmerksam macht. Pseudosuizide sind so angelegt, dass Rettungsmöglichkeiten eingeplant oder zumindest möglich sind.

Fallbeispiel Pseudosuizid

Herr Peters wurde von seiner Frau verlassen. Nach verschiedenen verzweifelten Versuchen, sie zurück zu gewinnen, schreibt er einen Abschiedsbrief und schluckt am Morgen, kurz vor Beginn seiner Arbeit einige Schlaftabletten. Als er in der Arbeit vermisst wird, wird seine Frau angerufen, um nach ihm zu sehen. Damit konnte Herr Peters rechnen, da dies schon früher der Fall war, wenn er nicht zur Arbeit erschien.

Kurzschlusssuizide

Von Kurzschlusssuizid wird gesprochen, wenn zwischen Entschluss und Tat maximal sechs Stunden liegen.

Fallbeispiel Kurzschlusssuizid

Als Herr Müller montags zur Arbeit kommt, erfährt er, dass der Betrieb geschlossen wird, alle Mitarbeiter werden entlassen. Herr Müller ist davon sehr überrascht, er weiß keinen Ausweg aus der Situation. Er geht direkt zum Bahnhof und beendet sein Leben, indem er sich vor einen Zug wirft.

Opfersuizide

Opfersuizide sind dadurch gekennzeichnet, dass die Absicht der Tat darin besteht, den Hinterbliebenen durch diese Selbsttötung zu helfen.

💡 Fallbeispiel Opfersuizid

Herr Dressler ist hoch verschuldet. Als ihm eine Räumungsklage für die Wohnung droht, nimmt er sich das Leben, in der Hoffnung, dass es seiner Familie durch den Erhalt seiner Lebensversicherung dann besser ginge.

Bilanzsuizide

Wird der Suizid nach gründlicher Bilanzierung des bisherigen Lebens und Abwägung der möglichen Zukunftsperspektiven durchgeführt, spricht man von Bilanzsuizid. Am häufigsten ist diese Suizidform bei älteren Menschen und chronisch kranken Patienten. Bilanzsuizide sind meist so geplant, dass i.d.R. keine Rettungsmöglichkeiten vorhanden sind.

💡 Fallbeispiel Bilanzsuizid

Albert Jansen leidet unter Lungenkrebs im Endstadium. Er weiß, dass seine Lebenszeit sehr begrenzt ist, und er das Krankenbett nicht mehr verlassen wird. Er geht davon aus, dass das Leben außer Schmerzen nichts mehr für ihn bereithält und beschließt, sein Leben zu beenden.

Suizidale Entwicklung

Bis es zu einem Suizidversuch kommt, hat der Betroffene meistens verschiedene Phasen durchlaufen. Man spricht hier von den Phasen „suizidaler Entwicklung". Dazu gehören:

- **Phase 1:** Erwägung,
- **Phase 2:** Abwägung (Ambivalenz),
- **Phase 3:** Entschluss,
- **Phase 4:** Tat.

1. Erwägung. Inmitten einer Krise wird die Selbsttötung als mögliche Problemlösung in Betracht gezogen. Meist ist diese Phase gekennzeichnet durch angestaute Aggressionen zum Teil auch mit Tendenzen zu Autoaggression, also zu Aggressionen, die der Mensch gegen sich selbst richtet. In dieser Phase sind Menschen besonders sensibel für Suizide in ihrer Umgebung. Nachrichten über Suizidereignisse werden aufmerksam wahrgenommen und in eigene Überlegungen miteinbezogen.

2. Abwägung. In dieser ambivalenten Phase findet ein Kampf zwischen selbsterhaltenden und selbstzerstörenden Kräften statt. Der Mensch ist hin- und her gerissen zwischen dem Wunsch zu leben und dem Wunsch, allen Problemen ein Ende zu machen. Argumente für und gegen einen Suizid werden abgewogen: Was spricht dafür weiterzuleben, was spricht für die Beendigung diese Lebens (**Abb. 17.6**).

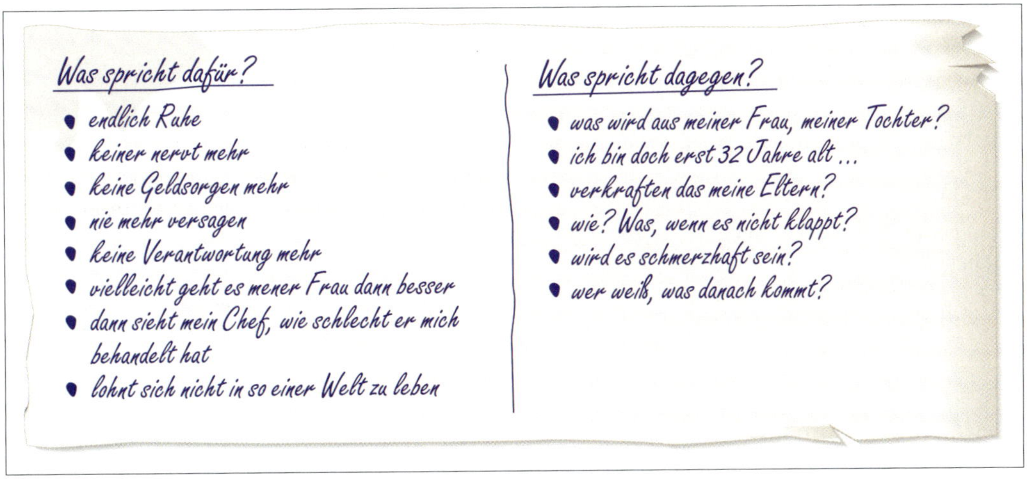

Abb. 17.6 Im Verlauf der suizidalen Entwicklung kommt es zur Abwägung der Gründe für oder gegen einen Suizid.

3. Entschluss. Diese Phase wird auch als „Ruhe vor dem Sturm" bezeichnet. Der Mensch ringt nicht mehr mit sich, die Entscheidung ist gefallen. In dieser Phase scheint der Mensch sich beruhigt zu haben, er spricht nicht mehr davon, wie sinnlos das Leben für ihn ist. Angehörige atmen in dieser Zeit oft (fälschlicherweise) auf. Alles ist nur noch eine Frage der Zeit, der Planung und der Durchführung. Um in dieser Phase Hinweise auf eine bestehende Suizidalität zu bekommen, ist es sinnvoll zu fragen: „Warum wollen Sie weiterleben?" Gibt er darauf keine Antwort, kann dies ein Hinweis auf das Weiterbestehen einer akuten Suizidgefahr sein.

4. Tat. Die Phasen des Abwägens, des Hin- und Hergerissenseins des Entschlusses und der Planung eines Suizidversuchs können sich über unterschiedlich lange Zeiträume erstrecken. Sie gestalten sich mehr oder weniger im Verborgenen, so dass niemand etwas bemerkt, oder öffentlich, so dass sich später Menschen aus dem Umfeld Vorwürfe machen: „Hätten wir seine Andeutungen doch nur ernst genommen!" Sind die vorausgehenden Phasen abgeschlossen, kommt es nun zur Durchführung eines Suizid(-versuchs).

17.2.3 Suizidalität und Prävention

Einer der wesentlichen Gründe für den Suizid ist das Nichtreagieren der Umwelt auf eine Krise.

Anzeichen erkennen. Immer wieder wird diskutiert, ob Suizide vorhersehbar oder zumindest zu erahnen sind. Diese Frage bleibt strittig, da es Situationen gibt, in denen Angehörige im Nachhinein solche Anzeichen sehen, genauso wie es Angehörige gibt, die ein solches Geschehen für absolut unvorhersehbar halten. Sicher ist jedoch, dass es oft Alarmsignale gibt, bei denen Angehörige oder Pflegende aufhorchen sollten. Dazu gehören:

- Isolierung oder Rückzug,
- Aufgeben von Interessen und bisherigern Aktivitäten,
- Aggressionsstau, z. T. mit Autoaggression,
- Selbstmord- und Katastrophenfantasien.

Außerdem gilt es, jede Ankündigung eines Suizids, jede Drohung ernst zu nehmen. Je konkreter die Vorstellungen über den Suizid sind, umso gefährlicher ist die Situation einzuschätzen. Das Verschenken persönlicher Gegenstände, Abschiedsbriefe, vorangegangene Suizidversuche oder Selbstschädigungen sind deutliche Signale. Die Biografie und die Lebenssituation des Betroffenen beinhalten fast immer Anzeichen: familiäre Schwierigkeiten, fehlende Kontakte oder finanzielle und berufliche Probleme. Auch an diesen anzusetzen ist Prävention.

Schmerztherapie. Erfahrungen mit chronisch Kranken zeigen, dass der Wunsch das Leben zu beenden, eng mit vorhandenen Schmerzen zusammenhängt. Bei gelungener Schmerztherapie lassen diese Gedanken meist nach oder verschwinden vollkommen.

Tragfähige Beziehung. Eine tragfähige Beziehung ist eine gute Suizidprävention. Ebenfalls wichtig ist ein wertschätzender Umgang mit Förderung der Selbstständigkeit. Die Erreichbarkeit einer Bezugsperson kann entscheidend sein. Daher sollten möglichst konstant dieselben Pflegepersonen für suizidgefährdete Patienten zuständig sein. Die Patienten sollten informiert werden, wer auf Station oder anderweitig zu erreichen ist. Im pflegerischen Umgang muss jede Schuldzuweisung vermieden werden, auch bei der ständig wiederholten Androhung eines Suizids darf nicht aggressiv reagiert werden, da dies autoaggressive Tendenzen fördern kann.

Fragebogen. Pöldinger entwickelte 1982 einen Fragebogen zur Abschätzung der Suizidalität: Je mehr Fragen im Sinne der angegebenen Antwort beantwortet werden, desto höher muss das Suizidrisiko eingeschätzt werden (**Abb. 17.7**). Die Fragen müssen nicht in Fragebogenform vorgelegt werden, sondern können auch einzeln von Ärzten oder Pflegenden in Gesprächen thematisiert werden.

17.2.4 Suizidversuche in der Einrichtung - Krisenintervention und Nachsorge

Eine Situation, die sich kein Pflegender wünscht, ist in ein Patientenzimmer zu kommen und zu sehen, wie ein Patient sein Leben beenden will. Wie so häufig, gibt es auch hierfür kein allgemeingültiges Rezept, jedoch gibt es einige Grundregeln für die Vorgehensweise:

1. Tat unterbrechen,
2. Patienten nicht alleine lassen,
3. Patienten psychologisch betreuen.

Tat unterbrechen

Zunächst gilt es, die akute Gefahr zu entschärfen. Konkret heißt das, den Patienten zur Unterbrechung

Abb. 17.7 Fragen, mit deren Hilfe die Suizidgefahr eingeschätzt wird (nach Pöldinger).

Je mehr der folgenden Fragen mit „ja" beantwortet werden, desto größer ist die Suizidgefahr:

- Haben Sie in letzter Zeit daran denken müssen, sich das Leben zu nehmen?
- Häufig?
- Haben Sie auch daran denken müssen, ohne es zu wollen? Haben sich Selbstmordgedanken aufgedrängt?
- Haben Sie konkrete Ideen, wie Sie es machen würden?
- Haben Sie Vorbereitungen getroffen?
- Haben Sie schon zu jemandem über Ihre Selbstmordabsichten gesprochen?
- Haben Sie einmal einen Selbstmordversuch unternommen?
- Hat sich in Ihrer Familie oder Ihrem Freundes- oder Bekanntenkreis schon jemand das Leben genommen?
- Halten Sie Ihre Situation für aussichts- oder hoffnungslos?
- Fällt es Ihnen schwer an etwas anderes als Ihre Probleme zu denken?
- Haben Sie in letzter Zeit weniger Kontakte zu Ihren Verwandten, Bekannten oder Freunden?

Je mehr der folgenden Fragen Sie mit „nein" beantworten, desto größer ist die Suizidgefahr:

- Haben Sie noch Interesse daran, was in Ihrem Beruf und in Ihrer Umgebung vorgeht? Interessieren Sie sich noch für Ihre Hobbys?
- Haben Sie jemanden, mit dem Sie vertraulich und offen über Ihre Probleme sprechen können?
- Wohnen Sie in Ihrer Wohnung, in einer Wohngemeinschaft mit Familienmitgliedern oder Bekannten?
- Fühlen Sie sich unter starken familiären oder beruflichen Verpflichtungen stehend?
- Fühlen Sie sich in einer religiösen bzw. weltanschaulichen Gemeinschaft verwurzelt?

seiner Tat zu bringen. Sei es durch Ansprechen und langsames Näherkommen oder durch direktes Eingreifen. In unklaren Situationen sollte der Patient direkt auf sein Vorhaben angesprochen werden: „Haben Sie vor, sich das Leben zu nehmen?"

▌ Patienten nicht alleine lassen

In der akuten Situation darf der Patient keinesfalls alleine gelassen werden (**Abb. 17.8**). Notfalls muss er die Pflegeperson begleiten, bis Unterstützung kommt. Schließlich muss der zuständige Arzt über eine Verlegung in eine geschlossene Abteilung entscheiden.

▌ Patienten psychologisch betreuen

In sehr direkten Gesprächen mit dem Menschen soll die Suizidabsicht formuliert und die Hintergründe angesprochen werden. Tabuthemen sollte es in diesen Gesprächen nicht geben. Krisenauslöser müssen erkannt und psychische Verletzungen thematisiert werden.

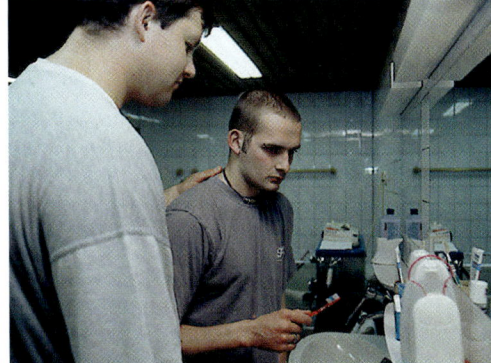

Abb. 17.8 Einen suizidgefährdeten Menschen in der akuten Situation auf keinen Fall alleine lassen!

Dabei ist der Erstkontakt oft entscheidend dafür, ob ein Patient wieder Vertrauen in die Realität fassen kann, aus der er flüchten wollte, und ob er weitere Hilfe annimmt: Das Lächeln der Schwester, ein freundliches Wort können schon positive Krisenintervention sein!

Unmittelbar nach dem Suizidversuch besteht meist eine Art Schockzustand. Jetzt steht Präsenz im Vordergrund. DA-SEIN und zur Seite stehen, um stellvertretend für den Patienten Hoffnung zu geben, sind hier die ersten Schritte. Der Betreuende muss seine Bereitschaft zeigen zuzuhören, zu akzeptieren und das subjektive Erleben des Patienten ernst zu nehmen.

Gespräche führen

Es wird davon ausgegangen, dass ein Suizidversuch immer ein Problemlösungsversuch ist, dem schon andere Bemühungen, das Problem zu beseitigen, vorausgingen. Der Suizid war der letzte Ausweg, den der Patient sah. Hierüber kann gesprochen werden. Der Gesprächspartner kann nun anbieten, gemeinsam neue Wege zu suchen, weitere Problemlösungsmöglichkeiten zu finden. An diesen Lösungen wird der Patient beteiligt. Inhalte der Gespräche sind vor allem die Beziehungen, in denen der Patient jetzt lebt. Gibt es destruktive Beziehungen, wo sind konstruktive Beziehungen?

Im Gespräch werden erste Zukunftsperspektiven entwickelt, und sei es auch nur: „Ich komme morgen um 9 Uhr wieder, dann setzen wir unser Gespräch fort."

Die Gespräche werden in einer Atmosphäre von Akzeptanz, positiver Wertschätzung, Echtheit, und emotionaler Wärme geführt. Keinesfalls sollte man versuchen, Menschen in dieser Situation oberflächlich aufzumuntern oder die Situation zu bagatellisieren. Sie würden sich unverstanden fühlen.

Freunde und Angehörige, sofern sie erwünscht sind, sollten hinzugezogen werden, denn Beziehungen hüten, heißt Suizid verhüten. Wer in guten, tragfähigen Beziehungen lebt, findet Partner, die ihm durch schwere Lebenszeiten hindurch helfen.

Wer die Gespräche führen soll, muss geklärt werden. Möglicherweise verfügt das Haus über Seelsorger oder Psychologen, oft sucht sich der Patient seine Ansprechpartner jedoch unter den Pflegenden aus. Gemeinsam müssen kurzfristige Hilfe- und Handlungspläne erstellt werden. Sinnvoll ist bei tragfähigen Beziehungen auch das Schließen von kleinen „Verträgen": „Versprechen Sie mir, sich nichts anzutun, bevor ich morgen früh zu Ihnen komme" oder „Versprechen Sie, mich anzurufen, wenn es gar nicht mehr geht!" (**Abb. 17.9**).

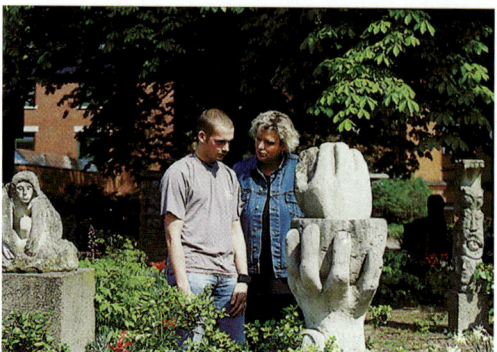

Abb. 17.9 Gespräche nach einem Suizidversuch werden in einer Atmosphäre von positiver Wertschätzung geführt.

Für die Betreuung des Suizidpatienten kann als Leitwort gelten: Beziehungen hüten heißt Suizid verhüten. Dabei ist es für die Pflegenden sehr wichtig auf eigene Grenzen zu achten und sich selbst im Sinne einer guten Psychohygiene zu schützen.

Aufgabe 5 Stellen Sie sich vor, Sie arbeiten auf einer nicht allzu großen, überschaubaren Intensivstation. Während der Vormittagsschicht, um 11 : 30 Uhr wird eine junge Frau nach einem Suizidversuch eingeliefert.
a Was geschieht?
b Welche Probleme bei der Behandlung des Suizidversuchs im Allgemeinkrankenhaus treten auf?
c Stellen Sie sich vor, Sie leiten die Station. Welche Anordnungen treffen Sie für diesen und ähnliche Fälle?

Einer Wiederholung vorbeugen

Das Allgemeinkrankenhaus hat nicht die Möglichkeiten, einen Menschen Tag und Nacht zu dessen eigenem Schutz zu bewachen. Entschließt man sich jedoch, einen Patienten nach Suizidversuch nicht in eine schließbare psychiatrische Abteilung zu verlegen, müssen einige Voraussetzungen gegeben sein.

Wegen der lebensrettenden Sofortmaßnahme, z. B. Entgiftung, liegt der Patient meist auf der Intensivstation. Neben dem Ziel, das Leben zu retten, besteht auch die Aufgabe, einer Wiederholung des Suizidversuchs vorzubeugen. Dazu gehört: die Medikamenteneinnahme überwachen, Zugriff auf Medikamente verhindern, den Patienten im Blick behalten, scharfe oder spitze Gegenstände beseitigen und Fenster in oberen Etagen soweit möglich sichern. Es sollte in jeder Schicht eine bestimmte Bezugsperson, die sich möglicherweise für diese Aufgabe weitergebildet hat, als Ansprechpartner vorhanden sein. Das gesamte Team muss über die Suizidalität des Patienten informiert sein. Unter Umständen werden psychotherapeutische oder seelsorgerliche Fachkräfte hinzugezogen.

Wo möglich, sollten Mitarbeiter einer Suizidnachsorgeinstitution, z.B. der „Arbeitskreis Leben" oder die „Beratungsstelle für Lebensfragen" eingeschaltet werden. Der Kontakt muss noch im Krankenhaus geknüpft werden, damit der Patient schon begleitet entlassen werden kann und sich nicht erst eine Adresse suchen muss, wo er seine Lebensprobleme besprechen kann. Diese Vorgänge müssen wegen der oft kurzen Liegezeit von zwei bis drei Tagen schnell organisierbar und erprobt sein.

In anschließenden, meist ambulanten Therapien, gilt es, den Patienten in die Lage zu versetzen, mit der aktuellen, aber auch mit weiteren Krisen umzugehen.

💡 Fallbeispiel Suizidversuch

In der Nacht wird Frau Irma Schulz, 62 Jahre alt, auf der Intensivstation nach einer Überdosis von Schlaf- und Beruhigungsmitteln behandelt. Gegen Morgen ist ihr Zustand stabil, sie bleibt zur Überwachung auf der Station. Am Vormittag kommt Schwester Angela und signalisiert der Patientin während der Pflegemaßnahmen, dass sie etwas Zeit zum Reden hat. Schließlich setzt sie sich und hört Frau Schulz zu, die zunächst zögernd erklärt, wie sehr sie sich schämt, so etwas unternommen zu haben, und was nun die Leute und ihre Familie sagen. Dann sprudelt es aus ihr heraus: Wie über Jahre hinweg die finanzielle Verschuldung anstieg und sie immer mehr belastete.

Schwester Angela: „Das war wohl eine schwere Zeit für Sie, mit wem konnten Sie denn reden?"

Frau Schulz: „Da war niemand, es war mir so peinlich. Vor meinem Mann hatte ich Angst."

Schwester Angela: „Erzählen Sie doch mal, welche Versuche Sie gemacht haben, die Schulden abzutragen."

Frau Schulz: „Ich habe versucht, Geld dazu zu verdienen, Heimarbeit, ich habe Nachbarkinder gehütet und eine Zeit lang habe ich Zeitungen ausgetragen. Als das wegen meines Rheumas nicht mehr ging, war ich so verzweifelt, da habe ich einmal einen großen Fehler begangen. Ich habe aus dem Geschäft, wo ich halbtags arbeitete, Geld gestohlen. Schrecklich, ich schäme mich sehr."

Schwester Angela: „Sie haben ja wirklich viel versucht, aus dem Unglück herauszukommen, aber es war unmöglich. Und da war der Gedanke, sich das Leben zu nehmen, der letzte Versuch, eine Lösung herbeizuführen?"

Frau Schulz: „Ja. So ist es. Und jetzt? Wie soll es weiter gehen?"

Schwester Angela: „Jetzt sind wir auf jeden Fall zwei, die nach einer Lösung suchen können. Wir beide können noch einmal gemeinsam das Problem anschauen und neue Wege suchen. Zwei Menschen sehen mehr als einer! Wir werden Ideen sammeln, was noch probiert werden kann und wer helfen kann. Ich will darüber nachdenken. Ruhen Sie sich nach all den Schrecken erst einmal aus, heute Abend komme ich wieder, ist 19 Uhr für Sie in Ordnung?"

Am Abend betritt Schwester Angela pünktlich das Zimmer. Sie erkundigt sich nach dem Befinden der Patientin und wie sie den Tag verbracht hat. Sie berichtet dann von der Möglichkeit, den Suizidnachsorgedienst, mit dem das Krankenhaus zusammenarbeitet, einzuschalten: „Die Mitarbeiter sind Menschen wie Sie und ich, die bereit und auch ausgebildet sind, Ihnen und anderen in Engpässen des Lebens zur Seite zu stehen, bis Sie wieder zurecht kommen."

Frau Schulz stimmt zu. Noch am gleichen Abend organisiert Schwester Angela einen Gesprächstermin und teilt Frau Schulz mit: „Morgen Vormittag um 10 Uhr kommt jemand zu Ihnen. Lernen Sie sich erst einmal kennen und urteilen Sie dann, ob hier eine neue Möglichkeit besteht, das Problem anzugehen."

Am nächsten Tag kommt der Mitarbeiter der Nachsorgeeinrichtung. Es ist Herr Thomas Weippert, von Beruf ist er Notar, die Arbeit im Krankenhaus macht er ehrenamtlich. Frau Schulz und Herr Weippert vereinbaren noch weitere Gespräche nach der Entlassung am nächsten Tag. Durch sein fachliches Können und geschickte Umschuldungsmaßnahmen ist es gelungen, dass Frau Schulz ihr Problem lösen konnte.

Schwester Angela ist es gelungen, offen auf Frau Irma Schulz zuzugehen, sie zu akzeptieren und ihr Verständnis zu signalisieren. Dies ist oft wirklich schwierig, denn Suizidpatienten zählen häufig zu den eher „schwierigen Patienten". Oft erschwert fehlende Therapiebereitschaft (Compliance) verbunden mit einer ablehnenden und unzugänglichen Haltung den Umgang mit diesen Patienten: Viele wollen nicht über den Suizidversuch sprechen und drängen auf Entlassung. Immer wieder werden Suizidversuche nicht ernst genommen.

Liegt der Patient auf der Intensivstation, so finden erste Gespräche oft während der Entgiftungsphase statt. Befindet sich der Patient dabei noch in einem Durchgangssyndrom, ist zu beachten, dass Störungen der Merkfähigkeit vorliegen können. Dann ist es besonders wichtig, die Gesprächsinhalte auch in den nächsten Tagen erneut zu wiederholen.

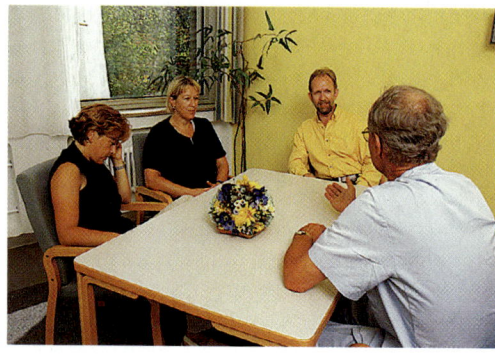

Abb. 17.10 Gespräche zwischen Angehörigen und psychologisch geschulten Pflegekräften sind hilfreich.

Gespräche mit Angehörigen nach Suizid

Fand im Krankenhaus oder im Pflegeheim ein Suizid statt, stehen danach oft schwierige Gespräche an (**Abb. 17.10**). In diesen Gesprächen ist viel Empathie gefragt. Es gilt, sich in die Situation der Angehörigen einzufühlen und herauszuhören, was sie im Moment brauchen. Anschuldigungen wie „Sie hätten auf meine Mutter besser aufpassen sollen" muss sachlich begegnet werden, sie dürfen nicht persönlich genommen werden.

Schuldgefühle der Angehörigen sollen angehört werden, wobei jedoch eine Entlastung anzustreben ist. Wie viele Informationen und Details die Angehörigen hören möchten bzw. können, entscheiden sie selbst. Ein Abschiednehmen sollte, soweit möglich und erwünscht, unterstützt werden. Sinnvoll ist es, den Angehörigen weitere Gesprächsmöglichkeiten auch nach längerer Zeit anzubieten.

Aufgabe 6 Wie sollen sich Pflegende in der akuten Situation eines Suizidversuches verhalten?
Aufgabe 7 Was ist im Allgemeinkrankenhaus bei der Pflege und Betreuung von Suizidpatienten zu beachten?

17.3 Sterbebegleitung

Oh Herr, gib jedem seinen eigenen Tod,
das Sterben, das aus jenem Leben geht,
darin er Liebe hatte, Sinn und Not.

Rainer Maria Rilke
(1875–1926), aus: Das Stundenbuch, 1905

17.3.1 Auf dem Weg zum Thema

Sterbebegleitung ist eine Sache von Herz und Verstand (**Abb. 17.11**). Einiges ist erlernbar, das Meiste bringt die Erfahrung. Voraussetzung für die Begleitung Sterbender ist ein bestimmtes Grundwissen und die Bereitschaft sich mit dem Thema Tod und Sterben auseinander zu setzen. Zu diesem Grundwissen gehört die Kenntnis der:

- Sterbephasen,
- Grundbedürfnisse Sterbender,
- Kommunikationsregeln,
- notwendigen Psychohygiene.

Rollenverschiebung. Pflegende sind i.d.R. im medizinischen und pflegerischen Wissen den Patienten voraus, im Falle einer Sterbebegleitung ändert sich diese Beziehung grundlegend. Der Kranke ist im Sterbeprozess weiter als der Gesunde, kann ihm von seinen Erfahrungen mitteilen, während die Pflegende in der Begleitung – wie in der Musik die zweite, eben begleitende Stimme – mitgeht. Die Sterbenden werden zu Lehrmeistern. Es ist wichtig, sich diese Rollenverschiebung klar zu machen und sie in täglicher Praxis einzuüben.

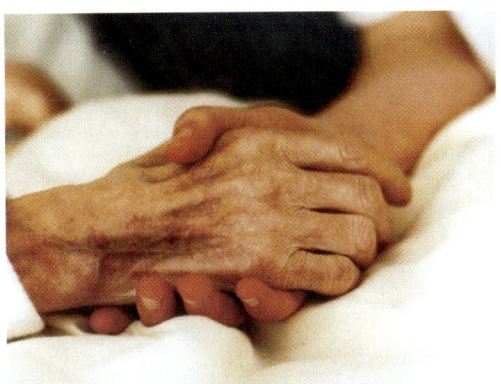

Abb. 17.11 Sterbebegleitung ist Lebenshilfe.

Sterbebegleitung ist Lebenshilfe, intensive Lebenshilfe in der letzten Lebenszeit. Eine gute Sterbebegleitung macht die Frage nach aktiver Sterbehilfe überflüssig.

Aufgabe 8 Wie wurde bei Ihnen, als Sie Kind waren, über Tod und Sterben gesprochen? Tauschen Sie sich in der kleinen Gruppe darüber aus, was Sie gesehen, gehört, erlebt haben.

17.3.2 Prozess des Sterbens

1969 erschien in Deutschland das Buch „Interviews mit Sterbenden" von Dr. Elisabeth Kübler-Ross (1926–2004). Bemerkenswert war zu der Zeit, dass sich eine Ärztin mit dem Thema Tod und Sterben in einer Veröffentlichung zu Wort meldete (**Abb. 17.12**). Aufsehen erregend und gänzlich neu war ihre Arbeit,

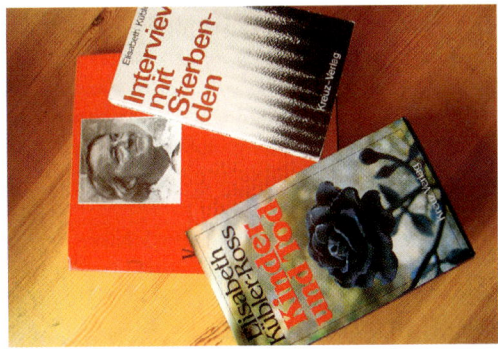

Abb. 17.12 Elisabeth Kübler-Ross hat wesentlich dazu beigetragen, das Thema Sterben zu enttabuisieren.

die sich nicht auf Überlegungen *über* das Sterben und Reden *über* die Sterbenden stützte, sondern auf das Reden *mit* den Sterbenden. Sie holte sie in den Hörsaal und führte vor den Studenten Gespräche. Sie arbeitete mit den Methoden der Beobachtung und der Interviews, die sie zu ihren neuen Erkenntnissen führten: Sterbende durchlaufen einen Prozess. Die einzelnen Phasen gibt **Tab. 17.1** wieder.

Diese Phasen durchläuft der Mensch im Sterben nicht in geradliniger Regelmäßigkeit, es folgt nicht eine Phase nach der anderen, sondern es gibt Rückschritte und Fortschritte, Überschneidungen und Wiederholungen, manche dauern Tage, andere Wochen und Monate. Es kommt auch vor, dass einzelne Phasen übersprungen werden, oder dass jemand in der Phase der Verleugnung bleibt und stirbt. Auf Zeichen der Annahme des Sterbens können wieder Zustände von Depression oder der Wunsch nach Verhandlung folgen. Deshalb spricht man heute eher von den *Zuständen im Sterbeprozess*.

Es ist Sache des Begleiters, aufmerksam und sensibel wahrzunehmen, wo sich der Patient gerade befindet. An dieser Stelle kann er ihn „abholen" und den weiteren Weg mit all seinen Umwegen, Schleifen, seinem Rückwärts und Vorwärts mit ihm gehen (**Abb. 17.13**).

Begleitung der Angehörigen

Die Angehörigen durchlaufen die gleichen Phasen wie der Sterbende, nur mit einiger Verzögerung, „sie hinken hinterher" (Kübler-Ross). Ist der Patient schon bereit, teilweise die hoffnungslose Krankheit zu akzeptieren, dann wehren sich die Angehörigen oft noch: „Das kann nicht wahr sein; sicher liegt irgendwo ein Irrtum vor!"

Die Pflegenden können ihnen in der gleichen Weise in den verschiedenen Zuständen des Verleugnens, des Zorns, der Verhandlung, der Depression und bei der Akzeptanz beistehen wie den Sterbenden selbst. Nicht selten tröstet der Patient die Angehörigen und spricht ihnen Mut zu. Die Angehörigen und der Patient wollen einander schonen. Jeder meint, das Wissen um die todbringende Krankheit sei dem anderen nicht zumutbar: „Ich weiß, woran ich bin, aber meine Frau würde es nicht ertragen" und „Ich weiß genau, mein Mann hat Krebs, aber die Wahrheit würde ihn umbringen."

Unter dieser Atmosphäre von Heimlichkeiten und Unwahrheit leiden alle Betroffenen. Die Beziehung untereinander ist nicht mehr offen. Der Austausch

Tab. 17.1 Sterbephasen (nach E. Kübler-Ross)

Phase	Erscheinungsbild: Wie sieht das aus?	Hilfe: Was tut gut?
Ungewissheit	• der Kranke ahnt Vieles, weiß nichts Genaues	• gesprächsbereit sein • bei der Beschaffung von Informationen helfen, ggf. zum Arztbesuch raten
Verneinung/Verleugnung	• „Ich doch nicht!" • „Das kann nicht sein!" • „Es muss ein Irrtum sein."	• Informationen wiederholen • Verleugnung akzeptieren, aber nicht teilen
Zorn	• „Warum ich?" • „Ich werde noch gebraucht!" • Wut gegen Ärzte, gegen Gott • weinen, schreien	• ohne Urteil sein • den Zorn nicht unterdrücken, nicht persönlich nehmen, sondern aussprechen lassen, dabei ausharren • „Ich verstehe, dass Sie so fühlen, ich an Ihrer Stelle wäre auch zornig."
Verhandlung	• „Noch etwas mehr Zeit, bitte!" • Versprechungen (ein guter Mensch zu werden, immer in die Kirche zu gehen, usw.) • Ärzten wird Geld für Heilung angeboten	• hören, Interesse zeigen • helfen, unerledigte Sachen zu tun • versichern „Wir tun alles, was möglich ist."
Depression	• „Lasst mich allein, in Ruhe!" • Rückzug, Apathie, oft ohne Tränen	• Dasein, in die Arme nehmen • Depression zulassen • „Ich wäre auch traurig."
Annahme	• Einverständnis • Abschied nehmen	• für Ruhe sorgen • Abschiede ermöglichen

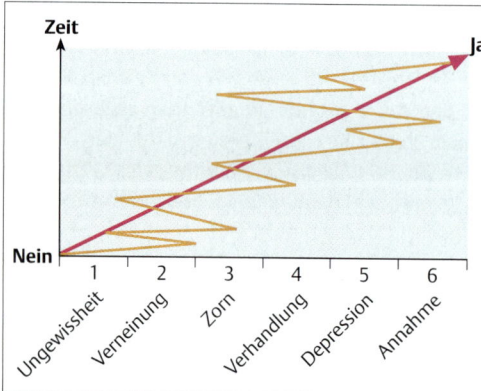

Abb. 17.13 Die Sterbephasen sind kein geradliniger Prozess.

über ganz wesentliche, zentrale Themen des verbleibenden Lebens kann nicht stattfinden. So beginnt oft schon die Beziehung zu sterben, bevor der Mensch stirbt.

In den meisten Fällen können sich Angehörige nicht aus eigener Kraft aus dieser Situation befreien. Sie brauchen Hilfe. Wenn die begleitende Person helfen kann, die Mauer zwischen dem Sterbenden und seinen Angehörigen zu durchbrechen, können sie noch Dinge miteinander in Ordnung bringen, ihren Schmerz über den Verlust aussprechen, und sie können sich gemeinsam damit beschäftigen, wie es für die am Leben Bleibenden weitergehen kann. So kann die Beziehung der Menschen, die mit einem großen Schmerz umgehen müssen, doch bis zuletzt lebendig sein und eine wichtige Kraftquelle (Ressource) für die Trauerarbeit bleiben.

Begleitung des sterbenden Menschen heißt vor allen Dingen, die Angehörigen an das Bett des Sterbenden zu holen und sie dort nicht allein zu lassen, sondern sie zu unterstützen. Eltern von sterbenden Kindern und Angehörige auf der Intensivstation brauchen besondere Hilfe.

Fallbeispiel Begleitung Schwerstkranker

Frau Nina Fischer besucht ihren Freund, der nach einem schweren Motorradunfall auf der Intensivstation liegt. Hilflos und unglücklich steht sie neben dem Bett. Schwester Monika zeigt ihr, wie sie den Schwerkranken berühren kann. Mit der Zeit lernt sie, seine Stirn abzuwischen, die Hände und Füße zu massieren und gelegentlich auch Pflegemaßnahmen durchzuführen. Immer wieder kann sie Schwester Monika fragen und so ihre anfängliche Unsicherheit abbauen.

Später erzählt Nina: „Anfangs dachte ich, das kann ich nie, ich werde weglaufen! Mit der Zeit bekam ich das Gefühl, man traut mir hier zu, dass ich das kann und man lässt mich dabei nicht alleine."

17.3.3 Grundbedürfnisse des sterbenden Menschen

Fallbeispiel Bedürfnisse des Sterbenden

Im Zimmer 15 der Inneren Abteilung liegt Herr Reinold Nolder. Er lag schon drei Wochen in einem Mehrbettzimmer auf der gleichen Station. Auf eigenen Wunsch ist er vor einigen Tagen in ein Einzelzimmer umgezogen. Herr Nolder weiß, dass er sterben wird, und er möchte jetzt vor allem Ruhe haben, nur seine Frau und seine Kinder besuchen ihn, aber er ist auch gerne allein. Er schläft dann oder er liest, was er schon sein Leben lang gerne tat. Seine Frau bringt ihm täglich die Zeitung, manchmal liest sie ihm die Wirtschaftsseite, der sein ganzes Interesse gilt, vor.

Es kommt auch vor, dass sie einfach still beieinander sind, jeder seinen Gedanken nachhängt. Bei den Pflegenden ist Herr Nolder wegen seiner höflichen und freundlichen Art beliebt. Pfleger Max kommt mehrmals am Tag herein, um ihn umzulagern. Dabei reden sie über dieses und jenes. Wenn Max dann fragt: „Was gibt es Neues in Politik und Wirtschaft?" freut sich Herr Nolder und gibt kompetent Auskunft.

Menschen haben auch in der letzten Lebensphase verschiedene und oft sehr unterschiedliche Bedürfnisse. Wenn Pflegende diese Bedürfnisse wahrnehmen, können sie aktiv werden und entscheidend zu einer Verbesserung des Wohlbefindens und der Lebensqualität in dieser letzten Lebensphase beitragen. Bedürfnisse in der letzten Lebensphase können sein:

- körperlich,
- sozial,
- intellektuell,
- religiös.

Körperliche Bedürfnisse

Im Vordergrund steht der Wunsch nach Schmerzfreiheit oder Erträglichkeit von Schmerzen. Eine gute Schmerztherapie, wie sie in den vergangenen Jahren

in der Hospizbewegung entwickelt wurde, ist die Grundlage einer gelingenden Sterbebegleitung (S. 285). Mit großer Sorgfalt muss auf die vitalen Bedürfnisse geachtet werden: Ausreichend Schlaf und Ruhe, Nahrung und Flüssigkeit, so dass der Patient keinen Hunger und Durst leidet. Zur Erleichterung der Atmung müssen die Luftwege freigehalten werden. Die vitalen Funktionen sollten so weit wie möglich stabilisiert werden. Die Körpertemperatur sollte reguliert werden, um Frieren und Schwitzen zu vermeiden.

Soziale Bedürfnisse

Sterbende Menschen brauchen menschliche, auch körperliche Nähe (**Abb. 17.14**). Sie möchten sich geborgen fühlen, dazu gehören und nicht wegen ihrer fortschreitenden Erkrankung und zunehmender Einschränkung ausgegrenzt werden. Das heißt nicht, dass ständig jemand bei ihnen sein muss, im Gegenteil, vielfach haben sie den Wunsch, auch einmal allein zu sein.

Um soziale Grundbedürfnisse zu achten, sollte für Gesprächsmöglichkeiten gesorgt sein. Fachlich geschultes Pflegepersonal, Ärzte und Krankenhausseelsorger unterstützen den Kranken, über seine Gefühle zu reden und sich mit seiner besonderen Situation, sterben zu müssen, auseinander zu setzen.

Intellektuelle Bedürfnisse

Der sterbende Mensch ist nicht nur krank, alt oder schwach, sondern er hat auch noch andere Persön-

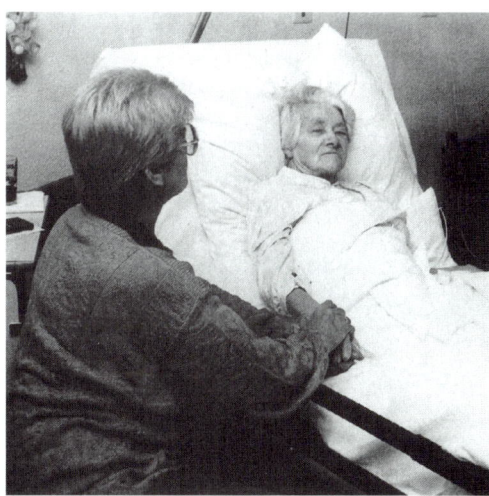

Abb. 17.14 Menschliche und auch körperliche Nähe vermittelt dem Kranken das Gefühl von Geborgenheit.

lichkeitsanteile. Dazu gehören in den meisten Fällen die geistigen Bedürfnisse. Wenn zu seinem bisherigen Leben Lesen und die tägliche Information über die Medien gehörten, dann möchte er häufig auch jetzt nach Möglichkeit Bücher, Zeitungen, Fernsehen, Radio oder das Internet nutzen können.

Gespräche und Diskussionen sollten nicht nur die Krankheit und Therapiemöglichkeiten zum Inhalt haben; sterbende Menschen wollen nicht nur über das Sterben sprechen, sondern oft auch über Politik, Wirtschaft, Sport, Recht, Literatur, Kindererziehung, Haushaltsführung. Solche Alltagsgespräche sind oft eine willkommene Abwechslung und der Sterbende erlebt sich als „ganzen Menschen", nicht nur als sterbenden Patient (S. 277).

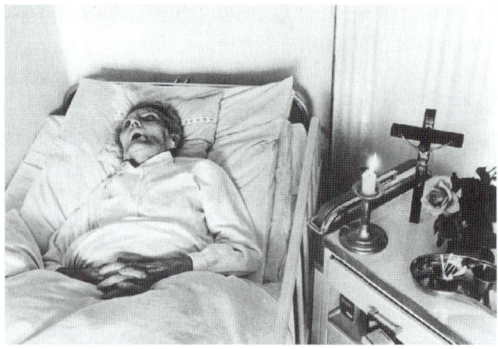

Abb. 17.15 Zur seelsorgerlichen Begleitung tragen Pfarrer, aber auch Pflegekräfte und Ärzte bei.

▍ Religiöse Bedürfnisse

Wenn sich ein Mensch damit beschäftigen muss, dass er nicht mehr gesund werden kann, stellen sich Fragen ein wie: „Warum trifft mich das?", „Habe ich in meinem Leben Fehler gemacht?", „Werde ich mit der Krankheit bestraft?", „Was ist überhaupt der Sinn des Lebens und hatte oder hat mein Leben Sinn?", „Was kommt danach?" Dem Bedürfnis nach einem Austausch über religiöse Fragen können Pfarrer, Ärzte und Pflegekräfte, wenn sie dazu bereit sind und aus eigener Überzeugung und eigenem Glauben etwas sagen können, nachkommen. Viele Patienten möchten im wahrsten Sinne des Wortes über Gott und die Welt reden (**Abb. 17.15**).

Im Laufe der Berufserfahrung können pflegende und begleitende Menschen ihre Wahrnehmung der unterschiedlichen Bedürfnisse von unheilbar Kranken weiter entwickeln und immer besser verstehen lernen, was die Patienten wirklich brauchen. Einem Kranken, der unter heftigen, akuten Schmerzen leidet, steht der Sinn meist nicht danach, ein Gespräch über unerledigte Erbangelegenheiten oder Vorstellungen vom ewigen Leben zu führen. Schmerzfreiheit kommt hier vor Gespräch.

Aufgabe 9 Tag und Nacht wechseln sich Familienangehörige nun schon über Wochen am Krankenbett der zweiundneunzigjährigen Großmutter, die sie liebevoll Oma Röschen nennen, ab. Frau Rosa Becker äußert sich nicht dazu. Sie spricht kaum noch. Eines Tages rät der Arzt nach der Visite der Tochter, die sichtlich am Ende ihrer Kräfte ist, sich im Krankenhauscafé eine Pause zu gönnen. Nach ihrer Rückkehr ist die Mutter tot. Welches Bedürfnis der alten Dame wurde – bei aller Liebe – von der Familie übersehen?

Filmhinweis. Der Film „Wenn das Planen aufhört" (1986) handelt vom Leben und Sterben im Paul-Lechler Krankenhaus in Tübingen (s. Anhang, S. 328).

17.3.4 Gespräche mit Sterbenden

> *„Wo sind eigentlich die Schmerzen,*
> *wenn sie weg sind?"*
>
> Aus „Aranka", Spielfilm 1984

▍ Sprache Sterbender

Wer mit Sterbenden über ihr Sterben sprechen will, muss als Erstes die Bereitschaft dazu mitbringen. Er muss sich mit dem Thema auseinandersetzen und in der Begleitung anderer sich auch an sein eigenes Sterben erinnern lassen. Voraussetzung ist, dass er die Grundregeln der Kommunikation und das aktive Zuhören beherrscht (S. 204).

Gesprächspartner. Der Sterbende spricht mit den Menschen, zu denen er ein Vertrauensverhältnis hat. Er wählt seinen Sterbebeistand selbst aus. Es wäre unsinnig, einen professionellen Sterbebegleiter für diese Aufgabe im Krankenhaus oder Pflegeheim bereitzustellen. Jeder der Pflegenden sollte etwas von der eigenen Sprache der Sterbenden verstehen.

Gesprächszeitpunkt. Sterbende bestimmen auch den Zeitpunkt, wann sie sprechen möchten. Sie geben oft wie ein Signal, ein Zeichen, dass sie über ihre Situation reden wollen. Weil solche Signale sehr leicht überhörbar sind, gehören Sensibilität, Aufmerksamkeit und Erfahrung dazu, darauf einzugehen. Es kann ein wie nebenher gesprochener Halbsatz oder ein zusammenhanglos in den Raum gestellter Satz sein, oder es sind Worte, die überhaupt nicht zur augenblicklichen Situation passen, oft lassen sie einen kurz aufhorchen, und werden dann doch übergangen.

Fallbeispiel Gespräche mit Sterbenden
Herr Wilhelm Lehmann, ein älterer Herr, liegt auf der Inneren Abteilung im Sterben. Eines Abends, als die Schwester auf ihrer Spätrunde vorbeikommt, sagt er: „Meine arme Frau." Später im Stationszimmer fragt sie sich: „Was hat Herr Lehmann eigentlich damit gemeint?" Sie bespricht sich mit Kollegen und geht noch einmal in das Zimmer. Im Gespräch erfährt sie von den Sorgen des Patienten: Sein Wunsch ist, dass seine Frau nicht belogen wird. Er selbst kann ihr die Wahrheit über seine unheilbare Krankheit nicht sagen und möchte doch die letzte Lebenszeit mit ihr in Wahrhaftigkeit verbringen.

Signalsprache. Manche Menschen verbergen ihren Wunsch nach Kommunikation in einer symbolhaften Sprache. Ein Signal ist wie die Mitteilung: Ich weiß, woran ich bin, und ich möchte testen, ob hier jemand bereit ist, mit mir darüber zu reden.

Symbolsprache. Sterbenskranke jüngere Kinder drücken sich vor allem malend oder spielend in einer symbolischen, non-verbalen Sprache aus. Sie geben in ihren Bildern und Spielen und in symbolhaltiger Sprache Hinweise darauf, dass sie sich innerlich mit ihrem Kranksein und Sterben beschäftigen: Angst vor Feuer, eine verwelkende Blume, ein abstürzender

Vogel, ein kriegerischer Angriff (S. 289). Auch Erwachsene wählen Symbole wie „auf die letzte Reise gehen".

Verbale Sprache. Manche Sterbende bedienen sich der direkten, verbalen Sprache: „Schwester, es geht zu Ende. Ich werde Weihnachten nicht mehr erleben," und sie brauchen dabei keine Aufmunterung und keine Bagatellisierung, sondern jemanden, der die Betroffenheit mit ihnen teilt.

Filmhinweis. Beim Umgang mit Sterbenden wird immer wieder die Frage laut: „Was sage ich, wenn der Patient mich auf das Sterben anspricht?" Der Film „Gespräche mit Sterbenden" (Vincentz Verlag, 1994) zeigt ausgewählte Szenen, die als schwierig empfunden werden. Er geht besonders auf die Sprache der Sterbenden mit ihren verschiedenen Botschaften ein. Mehr dazu siehe Anhang (S. 330).

Umgang mit der Wahrheit

Die Diagnose einem Patienten mitzuteilen, ist Aufgabe des Arztes, der Ärztin. Die wahre Diagnose einer tödlichen Krankheit weiter zu geben, verlangt viel an medizinischem und psychologischem Wissen. Ein Patient sagte zu Dr. Cicely Saunders, der Leiterin eines Londoner Hospizes: „Es tut weh, es gesagt zu bekommen, aber es tut auch weh, es zu sagen".

Für den Umgang mit der Wahrheit gibt es keine rezeptartigen Verhaltensanweisungen. Aber als Anhaltspunkt kann wohl gelten, nicht zu lügen und dem Kranken jedes Mal so viel mitzuteilen, wie er zu dem Zeitpunkt erfassen kann und will. Die Wahrheit am Krankenbett ist kein einmaliger Akt, sondern ein Prozess der Begleitung. Wenn so ein gemeinsamer Weg der Wahrhaftigkeit gegangen wird, bedeutet das für die Pflegenden, die Arbeit zwar in einer belasteten Situation, aber in einer Atmosphäre von Offenheit und nicht von Lügen und Versteckspiel zu tun. Damit wird der Austausch über die Erlebnisse mit dem Kranken oder Sterbenden, über eigene Ängste und eigene Unzulänglichkeit ermöglicht.

17.3.5 Trauer

Pflegende, die Sterbebegleitung zu ihren Aufgaben zählen, haben es mit Trauer der Kranken und der Angehörigen zu tun (**Abb. 17.16**). Sie erleben aber auch ihre eigene Trauer, wenn sie Verluste erleben oder Gedanken an den eigenen Tod aufkommen. Um eigene Trauer zu verstehen und um anderen in ihrer

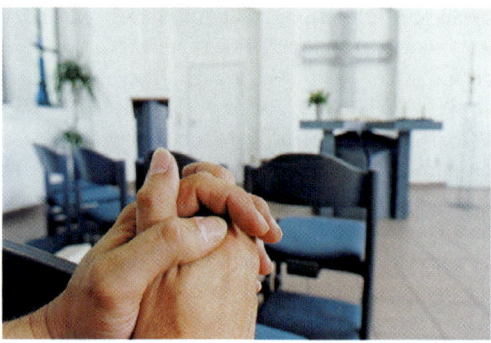

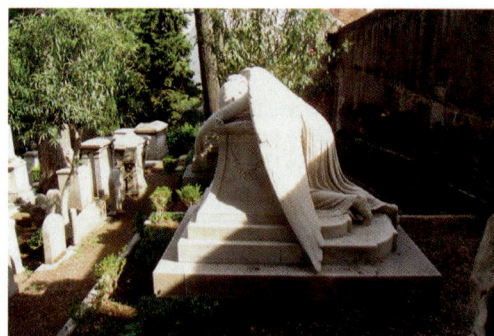

Abb. 17.16 Pflegende und Kranke brauchen einen Ort der Ruhe wie hier die Krankenhauskapelle.

Abb. 17.17 Trauer geht mit vielerlei heftigen Gefühlen einher.

Trauer beizustehen, lohnt es sich kennen zu lernen, was man heute über Trauer weiß und zu erfahren, welche Anregungen es gibt, mit Trauer gut umzugehen.

Aufgabe 10 Suchen Sie sich einen nicht ganz unwichtigen Gegenstand, der zwar nicht „lebenswichtig" ist, von dem Ihnen aber eine Trennung nicht ganz leicht fällt (ein Foto, ein Buch, einen Brief). Trennen Sie sich von ihm. Schenken Sie ihn jemandem, der ihn auf keinen Fall zurückgibt, oder werfen Sie ihn einfach weg. Der kleine Stich, den Sie nun in Ihrem Inneren spüren, bringt Sie ein kleines bisschen in die Nähe von Sterbenden und Trauernden (nach Franco Rest, Professor für Erziehungs- und Pflegewissenschaft, Veröffentlichungen über Sterbebeistand, Krankenpflege und Ethik).

Aufgabe 11 Fertigen Sie eine Liste möglichst vieler Verluste an, die Sie in Ihrem Leben erfahren haben.

a Versuchen Sie eine zeitliche Zuordnung zu Ihrem jeweiligen Lebensalter.

b An welche Gefühle erinnern Sie sich?

c Wer oder was hat Ihnen geholfen, über den Verlust hinwegzukommen?

d Ist für Sie aus heutiger Sicht der Trauerprozess abgeschlossen?

e Reden Sie miteinander über diese Erfahrungen. Dies ist eine Gelegenheit, Ihre Geschichte von Verlusten zu verstehen. Sie beeinflusst möglicherweise Ihre heutigen Reaktionen auf Verluste.

Was ist Trauer?

Trauer ist mehr als traurig sein (**Abb. 17.17**). Trauer ist keine Krankheit, auch keine Depression. Trauer hat einen Verlauf, erstreckt sich über einige Zeit, und

Trauer ist mühsam und anstrengend: Trauern ist ein Arbeitsprozess.

Trauer und Heilung. In der amerikanischen Literatur spricht man von „grieving-healing-process", dabei sind zwei Worte miteinander verbunden: Trauer und Heilung. Trauer wird auch als Heilungsprozess aufgefasst: Trauer tut weh und tut gut. Im Unterschied zu Krankheit ist Trauer eine Fähigkeit, die hilft, dass ein Mensch Verluste und den Tod als Teile seiner Lebensgeschichte begreift und meistert.

Trauer ist eine Antwort auf kleine oder große Verluste, Abschiede, Endpunkte im Leben (**Abb. 17.18**). Trauerprozesse sind Lebensprozesse, individuell, einzigartig, wie das Leben selbst. Trauer ist Prozess, Antwort, Fähigkeit.

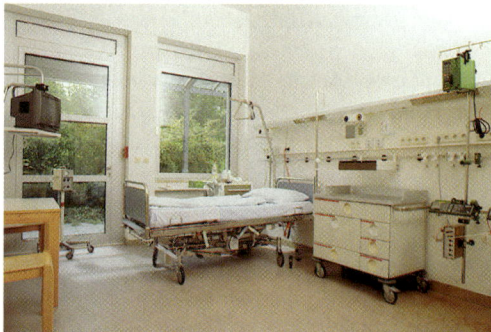

Abb. 17.18 Der Schock über die Endgültigkeit des Verlustes tut weh.

Trauer und Beziehung. Trauer ist vor allem ein soziales Phänomen. „Wenn ein geliebter Mensch gestorben ist…", so beginnen viele Abhandlungen über die Trauer. Was aber ist mit den ungeliebten Verstorbenen? Auch konfliktreiche Beziehungen können tiefe und starke Trauerreaktionen hinterlassen. Mit dem Tod werden alle Arten von Beziehungen, die zwischen zwei Personen bestanden, auseinander gerissen:

- gut funktionierende, mit denen die Partner miteinander reden, spielen, arbeiten, etwas unternehmen, Sexualität teilen, reisen,
- spannungsreiche, konfliktgeladene, die von Streit, Wut, Enttäuschung, Missverständnissen geprägt sind,
- von Wünschen, Hoffnungen, Sehnsüchten geprägte Beziehungen, die nicht mehr erfüllt werden können.

Der Tod hinterlässt auf dem Gebiet der sozialen Beziehungen eine große Wunde, einen offenen Riss. Alles Unfertige, Unerledigte, wo kein Gegenüber mehr zur Verfügung steht, macht die Verarbeitung eines Verlustes besonders problematisch.

Trauer und Gefühle. Trauer geht mit vielerlei sehr heftigen Gefühlen einher:

- Schock, Schmerz („Es tut so weh!"),
- Unglaube, („Das kann gar nicht sein! Ich habe ihn gestern noch gesprochen!"),
- Zweifel,
- Wut, dass man verlassen wurde und alleine zurück bleibt,
- Ärger über sich selbst und über andere,
- Schuldgefühle, Traurigkeit, Verzweiflung und Panik über die Endgültigkeit,
- Depression, Einsamkeit, Verlassenheit,
- Unsicherheit, Ohnmacht, Angst vor der Zukunft,
- Ängste vor jedem neuen Schritt, z. B. vor dem ersten Gang in das leere Haus, in das leere Zimmer,
- Erleichterung, dass Schmerzen und Qual zu Ende sind,
- Dankbarkeit über das, was man gehabt hat.

Das Vielerlei von Empfindungen erscheint ungeordnet und unkontrolliert, oft widersprüchlich als Chaos der Gefühle.

Trauerverhalten

So unterschiedlich wie die Gefühle sind, so verschieden sind auch die Verhaltensweisen trauernder Menschen: Manche tragen wochenlang schwarze Kleidung, andere bevorzugen unmittelbar nach der Beerdigung ihre Alltagsgarderobe. Manche besuchen das Grab täglich, andere in großen Abständen oder gar nicht. Das bedeutet nicht, dass hier nicht getrauert wird!

Fallbeispiel Trauerverhalten

„Am Tag der Beerdigung lag die Trauerkleidung vor mir; feindselig sah ich sie an. Ich nahm das Jackenkleid. Oki hätte gesagt: „Fescher müsste es sein!" Dann der mechanische Griff nach der Puderdose. Ich zögerte… Nein, ich war Okis Frau und ich blieb seine Frau und wollte so bleiben, wie er mich geliebt hatte, und keine kümmerliche Witwe werden… Je mehr Schwarz ich anlegte, je mehr fühlte ich mich wie in einer Rüstung." (Giudice, 1970).

Trauerverhaltensweisen sind sehr individuell ausgeprägt. Der kulturelle Rahmen, in dem getrauert wird, bietet Formen, in die man hineinschlüpfen kann oder muss.

Zu den Trauerverhaltensweisen im weitesten Sinne gehören Reaktionen in den verschiedenen Bereichen:

- körperlich,
- sozial,
- geistlich.

Körperlicher Bereich. Es kann zu Schlaflosigkeit, Appetitlosigkeit, Gewichtsverlust, Infektanfälligkeit, Veränderung des Gangbildes, Herz- und anderen Schmerzen kommen. Manchmal ist die „Verwundung" tödlich.

Sozialer Bereich. Menschen reagieren auf einen schweren Verlust oft mit einem Rückzug aus den Beziehungen. Empfindlichkeit und Verletzbarkeit führen zur Isolierung, zur Flucht in die eigenen vier Wände. Es gibt Probleme am Arbeitsplatz. Aber auch Gegenteiliges ist bekannt: Flucht in die Arbeit, Gemeinschaft klammernd suchen, nicht allein sein können. Es sieht so aus, als ob Männer besonders mit Flucht in die Aktivität, vermehrt mit sexuellen Kontakten zu Frauen und körperfeindlichen Exzessen wie Alkoholkonsum reagieren.

Geistlicher Bereich. Es finden Abwendung oder Hinwendung zu Fragen der Religion statt. Zweifel an dem Sinn des Lebens, zornige Vorwürfe an Gott sind oft erste und suchende Gespräche mit ihm.

▌ Qualität und Ausmaß der Trauer

Qualität und Ausmaß der Trauer kann nur der betroffene Mensch selbst beurteilen. Das ist nicht das Amt des Begleiters. Der eine Trauer begleitende Mensch kann nur hören, beobachten und manchmal staunen über die sehr persönliche, individuelle Reaktion eines Menschen auf lebensverändernde Verluste. Das Hören beginnt schon mit der sorgfältigen Beachtung der Wortwahl: „Seit ich meine Frau *verloren* habe", sagt jemand. Eine andere: „Mein Mann ist *vorausgegangen*." Oder: „Die Großmutter ist *friedlich eingeschlafen*".

▌ Dauer der Trauerzeit

Auch die Frage nach der Dauer einer Trauerzeit wird individuell beantwortet. Immer wieder wird in diesem Zusammenhang von einem Trauerjahr gesprochen. Zweifellos ist das erste Jahr das Schwerste, da alle Festtage, die sich zum ersten Mal ohne den Verstorbenen ereignen, Geburtstage, Muttertag, Weihnachten, Familientreffen den Verlust wieder schmerzlich deutlich machen. Wie lange Trauer geht, hängt von dem Prozess ab. Es kann viele Jahre gehen, bis jemand sagen kann: „Jetzt habe ich es geschafft."

💧 Es gibt kein „richtig" oder „falsch" bei den Trauerverhaltensweisen, wichtig ist, dass getrauert wird.

❓ **Aufgabe 12** Besuchen Sie einen Friedhof und notieren Sie die Grabsteininschriften (**Abb. 17.19**). Tragen Sie in der Gruppe zusammen, was hier über das Leben und Sterben eines Menschen ausgesagt wird.

▌ Wann wird getrauert?

Abschiede und Verluste, kleine und große „Trauerfälle" durchziehen das ganze Leben. Lebensphasen enden: Die Kindheit, die Jugendzeit und die Jugendlichkeit. Haare und Zähne fallen unwiederbringlich aus. Das Seh- und Hörvermögen, die Beweglichkeit, die Gesundheit werden eingeschränkt. Das Ende einer Freundschaft, die Scheidung einer Ehe, der Verlust eines Tieres, der Verlust von Heimat, Vermögen, Wohlstand, des Berufes werden erlebt.

Auch im Verlauf einer unheilbaren Krankheit reihen sich viele Abschiede aneinander – und jedes Mal entsteht Trauer. Getrauert wird keineswegs erst nach dem Eintreten eines Todesfalles, sondern schon im Verlauf einer unheilbaren Krankheit, vom Moment der Diagnosestellung an.

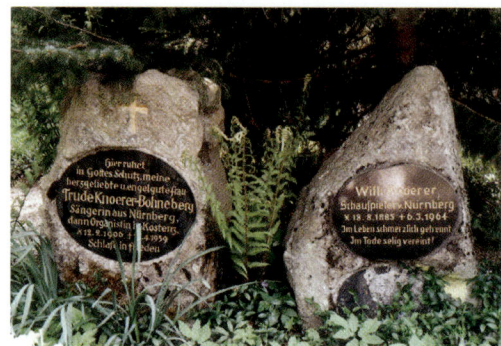

Abb. 17.19 Manchmal geben Grabinschriften einen Einblick in Lebensgeschichten.

💡 Fallbeispiel Trauer

„Eines Morgens fuhr er den Wagen rückwärts aus der Garage und schaffte es kaum, auf die Bremse zu treten. Das war das Ende seines Autofahrens. Immer wieder stolperte er, deshalb kaufte er einen Stock. Das war das Ende seines freien und aufrechten Ganges. Einmal entdeckte er, dass er sich nicht mehr allein ausziehen konnte. Deshalb stellte er seinen ersten Betreuer ein, der ihm half, ins Schwimmbecken rein und raus zu kommen, und ebenso in seine Badehose und wieder heraus. Im Umkleideraum taten die anderen Schwimmer so, als würden sie ihn nicht anstarren, aber sie taten es trotzdem. Das war das Ende seiner Privatsphäre" (Albom, 1998).

❓ **Aufgabe 13** Lesen Sie das lange Gedicht der Lebensstufen von Hermann Hesse in Ruhe. Welche Zeilen haben Sie beeindruckt? Womit sind Sie nicht einverstanden? Gibt es Abschiede und Neuanfänge in Ihrem Leben?

▌ Trauerphasen

Ähnlich wie beim Sterbeprozess beobachtet man Phasen oder Zustände des Trauerns. Nach dem Verlauf des Trauerns muss sich auch der Begleitprozess richten. Wer Menschen in ihrer Trauer begleitet, benötigt ein Grundwissen der Trauerphasen (hier nach Verena Kast):

- **Phase 1:** Nicht-wahrhaben-Wollen,
- **Phase 2:** aufbrechende Emotionen,
- **Phase 3:** Suchen und sich Trennen,
- **Phase 4:** neuer Selbst- und Weltbezug.

Phase 1 Nicht-wahrhaben-Wollen

Die erste Phase, die Phase des Nicht-wahrhaben-Wollens, besteht darin, dass jemand eine Todesnachricht nicht glauben kann. Sie ist für ihn unfassbar, er kann und will sie nicht wahrhaben. Menschen sind in dieser ersten Zeit wie erstarrt, in einem Schock, oft empfindungslos. Man spricht von Verdrängung. Es ist eine Überwältigung von zu starken Gefühlen. Bei plötzlichen Todesfällen braucht diese Phase mehr Zeit, da eine Zeit der Vorbereitung gänzlich fehlt.

Hilfestellung. Was können Begleiter jetzt tun? Sie können es übernehmen, Besorgungen zu machen, Trauerfall-Angelegenheiten erledigen und sich zur Verfügung halten, aber die Betroffenen nicht rund um die Uhr „bewachen". Sie müssen ein gutes Verhältnis von Nähe und Distanz finden. Statt Versprechungen von der Art zu machen: „Ich bin immer für dich da, du kannst mich Tag und Nacht anrufen", die man vielleicht später nicht einhalten kann, ist es besser Verabredungen zu treffen wie „Ich kann in dieser Woche jeden Tag von 16 bis 18 Uhr zu dir kommen".

Das Nicht-wahrhaben-Wollen ist als Schutz vor Überwältigung zu akzeptieren. Wenn allerdings nach zwei Jahren immer noch der Tisch für die verstorbene Person mit gedeckt, ihr Bett frisch bezogen wird, sollte eine Psychotherapie angeboten werden, die in einem sehr viel Schutz bietenden Rahmen einen vorsichtigen Zugang zu den Gefühlen sucht, die sich nicht ausfalten können.

Phase 2 Aufbrechende Emotionen

Die zweite Phase meldet sich an, wenn die Gefühle aufbrechen, Traurigkeit, Wut, Verlassenheit, Schuldgefühle, Ohnmacht und Angst – das ganze Chaos der Gefühle. Es ist die Zeit der emotionalen Ausbrüche, des Weinens und Schreiens (**Abb. 17.20**). Trauernde berichten immer wieder, dass die starken Gefühle bei kleinsten Auslösern oder unverhofft wie Wellen über sie kommen.

Schuldgefühle sind geringer, wenn die Zeit mit dem Partner zum Reden genutzt wurde, wenn viele Dinge besprochen und geregelt wurden, eventuell eine Verabschiedung stattfand.

Hilfestellung. Sie müssen jetzt wissen, dass Gefühle erwünscht sind. Es ist, als ob die anfängliche Blockierung sich löst, die Gefühle sich entfalten können. Begleiter dürfen jetzt nicht in der wohlgemeinten Absicht zu schonen, nur ablenken, sondern können

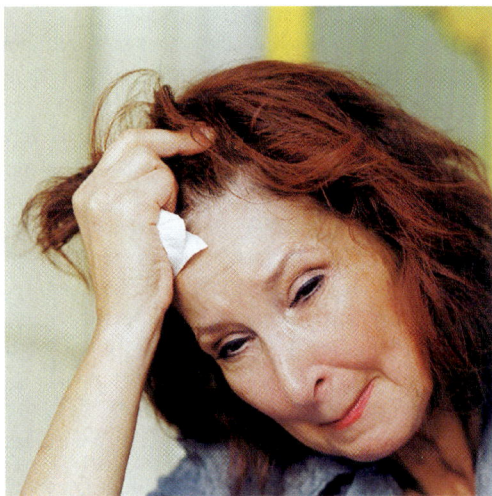

Abb. 17.20 Wie Wellen kommen die starken Gefühle immer wieder über Trauernde.

über den Verstorbenen sprechen und dadurch die Gefühle hervorrufen. Ihre Aufgabe ist es, die chaotischen Gefühlsausbrüche immer wieder mit auszuhalten, mit dem Trauernden da durch zu gehen. Schuldgefühle sollten jetzt zur Kenntnis genommen, nicht wegargumentiert werden. Die Beziehungsproblematik kann später aufgearbeitet werden. Der Begleiter muss damit rechnen, dass sich Wut und Zorn auch gegen ihn richten. Die Gefühle dieser Phase laufen heftiger ab, wenn der Tod plötzlich oder früh eintrat, wenn „vor der Zeit" gestorben wurde.

Phase 3 Suchen und sich Trennen

Die dritte Phase steht im Zeichen von Suchen und sich Trennen. Trauernde suchen in dieser Zeit immer wieder Orte auf, an denen sie sich mit dem Verstorbenen aufhielten, einen Weg, den man abends miteinander spazieren ging, ein Café, wo man sich regelmäßig traf. Der Trauernde sieht Fernsehsendungen an, die sie vorher gemeinsam schauten, er hört die Lieblingsmusik des verstorbenen Partners. Auf vielfältige Weise sucht er seine Nähe. Es kann auch sein, dass dessen Tätigkeiten übernommen werden, dass man jetzt die Wiese mäht, was immer seine Arbeit war, dass man seine Zeitschrift liest, bis zur völligen Übernahme seines Lebensstils. Eine andere Form der Suche ist das innere Gespräch mit dem Verstorbenen.

Fallbeispiel Suchen und sich Trennen

Seit einem Jahr geht Herr Wegener täglich, bei jedem Wetter am frühen Nachmittag zum Friedhof. Manchmal wirkt er dabei sehr bedrückt. Er ist 60 Jahre alt und lebt seit zwei Jahren im Vorruhestand. Seine Frau hat er ein Jahr lang zu Hause gepflegt. Sie haben sich gut verstanden und viel miteinander gesprochen. Dann starb sie. Seither besucht er regelmäßig ihr Grab. Er setzt sich auf die Bank gegenüber und redet: „Weißt du noch, Erna, wie der kleine Timo geboren wurde? Er ist mit der Schule fertig und beginnt morgen seine Lehre. – Was meinst du, soll ich den Versicherungsvertrag abschließen? – Ich denke darüber nach, mir einen Hund anzuschaffen, was sagst du dazu?" Auf dem Heimweg fühlt er sich beruhigt und zuversichtlich.

Das Suchen hat den Sinn, sich immer wieder mit dem Menschen, der real nicht mehr da ist, auseinander zu setzen. Dabei stürzt das scheinbare Finden den Trauernden immer wieder in ein Gefühlschaos, wieder muss er erkennen, dass der Verstorbene nicht mehr da ist, wieder muss er sich trennen und wird so allmählich vorbereitet, den Verlust als Wirklichkeit zu realisieren und anzunehmen.

Auch Freuden werden nochmals nacherlebt, Werte, die in der Beziehung gelebt wurden, geschätzt und bewahrt. Im Verlauf dieser Zeit wird der trauernde Partner auch entscheiden, welche Verhaltensweisen, die in der Beziehung gelebt wurden, wirklich zu ihm gehören, welche als nicht zu ihm passend aussortiert werden. Es heißt nun nicht mehr: „Papa hätte das so gewollt, sondern: „Ich will das so."

Das Suchen, scheinbare Finden, Trennen und Sortieren, was eigene Anteile bleiben sollen, wird von Phasen der Entmutigung begleitet: „Es wird nie mehr so sein, wie es war; hat das Leben noch Sinn, werde ich es schaffen?".

Hilfestellung. Die begleitenden Personen hören immer wieder die gleichen Geschichten. Das ist eine Form des Suchens und Findens. Der trauernde Mensch sollte nicht gedrängt werden, endlich damit aufzuhören und zu akzeptieren. Gelegenheiten, Emotionen zu äußern, dienen der Heilung. Diese Phase dauert Wochen bis Jahre.

Das Sterben eines nahe stehenden Menschen zwingt dazu, zumindest ein Stück weit eine neue Identität zu finden.

Phase 4 Neuer Selbst- und Weltbezug

In der vierten Phase gelingt es immer mehr, einen neuen Selbst- und Weltbezug zu finden. Trauernde sind nun in der Lage, sich allmählich von dem Verstorbenen zu distanzieren. Gleichzeitig können sie das, was sie mit diesem Menschen verbunden hat, besser in die eigene Persönlichkeit integrieren, jetzt als eigenes Erlebnis. Vieles, was vorher in die Beziehung gehörte, ist jetzt Eigenes geworden und nicht mehr wegzunehmen durch den Tod. Die neue Identität wird gefunden. Es gibt neue Freunde, neue Lebensmuster – ohne den Verstorbenen dabei zu vergessen.

Wird der Verstorbene aber zum krankmachenden inneren Begleiter, gibt der Hinterbliebene alles Eigene auf, er denkt wie er, fühlt wie er und entscheidet wie er entschieden hätte. Dann ist der Trauerprozess misslungen. Es findet dann keine Entwicklung mit Chancen auf ein neues Leben statt.

Hilfestellung. Begleiter müssen jetzt aufpassen, dass sie diese Entwicklung nicht behindern, den trauernden Menschen nicht für so hilfebedürftig halten wie am Anfang, sondern seine neue Selbstständigkeit zulassen, den Abbau alter Gewohnheiten unterstützen und mutige Schritte auf dem neuen Weg begleiten (**Abb. 17.21**).

Am Ende eines gelungenen Trauerprozesses steht die neue Freude am eigenen Leben, zu dem nun aber der Tod dazugehört, und die Überzeugung, dass Leben Sinn hat, auch mit der Trauererfahrung. Am Ende steht das Gefühl, eine große Leistung vollbracht zu haben.

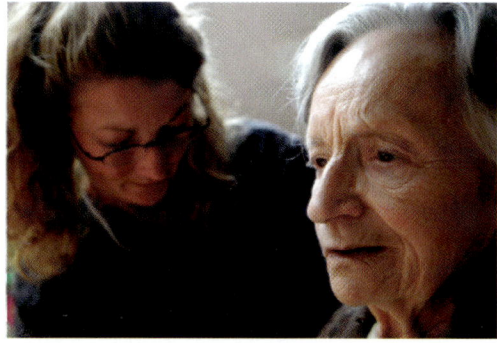

Abb. 17.21 Am Ende eines Trauerprozesses steht das Gefühl, eine große Leistung vollbracht zu haben.

17.3.6 Hospiz

Geschichte und Grundidee

Die Hospizbewegung ist noch jung und doch schon sehr alt, denn das Konzept ist fast zweitausend Jahre alt.

Das Wort „Hospiz" kommt aus der lateinischen Sprache: „Hospes" heißt zugleich „Gast" und „Gastgeber". Hospiz war ursprünglich in der Frühzeit des Christentums ein Rasthaus für Reisende, Pilger, Fremde, aber auch für arme und kranke Menschen.

Zum Selbstverständnis der damaligen Zeit gehörte es, das Leben als Reise aufzufassen. In Hospizen ließ man sich rüsten für die Weiterreise. Hier gab es Schutz und Geborgenheit, Erfrischung und Stärkung, Pflege, Heilung oder einen Ort, um zu sterben. Gründer der Hospize waren die großen Mönchsorden der Benediktiner, die Ritterorden der Johanniter und Malteser. Im Mittelalter gab es Hospize in ganz Europa, in Deutschland vor allem in Mainz, Augsburg und Regensburg. Das Wohl des kranken Menschen stand im Mittelpunkt. Die Kranken wurden als Herren betrachtet, die bedient werden sollten.

In den Ordensregeln stand:

„Wie unsere Herren, die Kranken, bedient werden sollen. Wenn ein Kranker kommt, möge er zu Bett getragen werden und dort, bevor die Brüder zum Essen gehen, täglich mit Speise und Trank versorgt werden. Die Betten der Kranken sollen so breit und so lang bemessen sein, wie es eine angenehme Ruhe erfordert, und jedes Bett soll mit einer eigenen Zudecke versehen sein, und jedes Bett soll eigene Bezüge besitzen.

Für die Säuglinge, welche von Pilgerinnen in dem Haus zur Welt gebracht werden, sollen kleine Wiegen gebaut werden.

Die Leiter des Hauses sollen den Kranken mit frohem Herzen dienen. Und sie sollen ihre Pflicht ihnen gegenüber erfüllen und ihnen ohne Murren oder Klagen zu Diensten sein. Damit sie Tag und Nacht geschützt und bewacht seien, sollen ihnen überdies neun Diener zur Verfügung gestellt werden, welche sanft ihre Füße waschen und ihr Bettzeug wechseln.

Die adeligen Ritter bedienen die Kranken eigenhändig. Ein erfahrener Arzt besucht sie täglich, diagnostiziert und verschreibt Heilmittel. Der Direktor hat die Aufgabe, zweimal täglich mit jedem Kranken zu reden, ihn zu trösten und ihn zu ermutigen.

Nach der Abendmesse bittet der Priester unsere Herren Kranken, in ein großes Gebet mit einzustimmen und so Fürbitte für die Welt zu tun."

Aufgabe 14 Welche Pflegeprinzipien haben sich seit den Jerusalemer Hospizrichtlinien bis in unsere Zeit erhalten, welche nicht?

Schmerztherapie nach Cicely Saunders

Die Barmherzigen Schwestern, irische „Sisters of Charity" gründeten Ende des 19. Jahrhunderts in Dublin eine Unterkunft für unheilbar Kranke. Hier tauchte zum ersten Mal das Wort **hospice** auf. 1892 gründete dieser Orden das St. Joseph-Krankenhaus in London.

In diesem Haus entwickelte später Cicely Saunders, Ärztin und Gründerin der modernen Hospizbewegung, ihre bahnbrechenden Vorstellungen von Schmerztherapie: Schmerzfreiheit und Entspannung bei vollem Bewusstsein. Die Erinnerung an den Schmerz und die Angst vor einem Rückfall werden beseitigt. Schmerzlinderung bezeichnete Cicely Saunders als „wunderbarstes Werk der Barmherzigkeit." Eine sorgfältige Beobachtung von Schmerzverhalten im Endstadium gehörte zu ihren Forschungen bevor sie über Gesprächsführung nachdachte.

1967 gründete sie das St. Christopher-Hospiz in London. Hier wurden die Prinzipien der Hospizpflege erarbeitet und erstmals erprobt. Von hier aus ging die Hospizbewegung in die ganze Welt (s. Anhang S. 333: „Cicely Saunders und das St. Christopher's").

Filmhinweis. Der Film „Noch 16 Tage" (1971) zeigt die Arbeit in der weltweit bekannten Sterbeklinik St. Christopher's Hospice in London wenige Jahre nach ihrer Gründung durch Cicely Saunders. Die Grundgedanken der Hospizbewegung werden hier verwirklicht. Der Titel nimmt auf die damals durchschnittliche Verweildauer, 16 Tage, der Kranken Bezug (s. Anhang).

Hospiz heute

Unter Hospiz versteht man heute sowohl eine stationäre Einrichtung, sei es als eigenes Haus oder als Station innerhalb eines Krankenhauses, als auch ein ambulant tätiges Pflegeteam, das die Patienten zu Hause betreut. Stationäre Hospize verstehen sich nicht als „Sterbehäuser" sondern als Orte, in denen die letzte

Lebensphase gestaltet und erleichtert werden soll. So definieren Hospize ihre Aufgabe als „Begleitung und Unterstützung in der letzten Lebensphase".

Es liegen heute klare Beweise dafür vor, dass die Hospizmethoden medizinisch, psychologisch und moralisch besser sind als herkömmliche Behandlungsmethoden. Wegweisend bei Neugründungen ist heute immer noch das St. Christopher Hospiz in London, in dem viele Ärzte und Pflegende Ausbildungszeiten verbringen.

Kennzeichen der Hospizpflege

Zu den Besonderheiten und Grundprinzipien der Hospizpflege gehören heute folgende Aspekte:

- **Menschenbild:** Zur Philosophie der Hospizbewegung gehört, dass jeder Mensch seinen Wert hat und dass Menschen leben, bis sie sterben. Jeder Mensch ist einzigartig. Individualität spielt eine wichtige Rolle, sie soll auch in der letzten Lebensphase erhalten bleiben, deshalb wird eine sorgfältige Wahrnehmung des Einzelnen und der Familie geübt.
- **Religion:** Sie ist keine Vorbedingung. Der Glaube des Patienten entscheidet nicht über die Aufnahme in ein Hospiz. Der christliche Glaube ist aber der Hintergrund der Hospizarbeit (Matthäus 25, 40: Was ihr einem von diesen meinen geringsten Brüdern getan habt, das habt ihr mir getan).
- **Umgangsformen:** Es wird großer Wert auf gute, höfliche Umgangsformen gelegt, jeder Kranke wird mit Namen und, falls vorhanden und erwünscht, mit Titel angeredet. Patienten werden ermutigt, Wünsche zu äußern und so zu ihrem Wohlbefinden beizutragen.
- **Pflegemaßnahmen:** So ergibt sich eine breite Skala von Diensten, die Pflegende für die sterbenden Menschen tun: Hoch entwickelte Medikamente, aber auch ganz einfach ein weiches Kissen, eine sanfte Massage, ein appetitanregendes Getränk, Zeit, um bei dem Kranken zu sein. Möglichkeiten für Ruhe und Zurückgezogenheit werden gegeben. Es kommt auch immer wieder zu Entlassungen, mit der Zusicherung der Wiederaufnahme, wenn es zu Hause nicht mehr geht.
- **Maximale Pflege bei minimaler Therapie:** Das ist ein Grundprinzip der Hospizbewegung, für Patienten, bei denen keine kausale Behandlung der Grunderkrankung mehr möglich ist (**Abb. 17.22**).
- **Optimale Schmerztherapie:** Die Internationale Gesellschaft für Sterbebegleitung und Lebensbei-

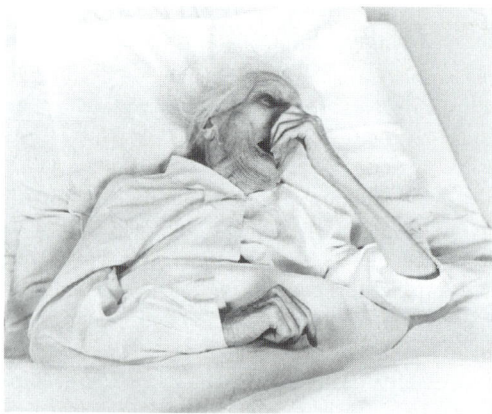

Abb. 17.22 Jeder Mensch hat seinen Wert und behält diesen bis zu seinem Tod.

stand hat Informationen über Schmerztherapie im Hospizbereich entwickelt und stellt sie für Patienten, Angehörige und Ärzte zur Verfügung (S. 335).

- **Integration der Angehörigen:** Freunde und Angehörige sind im Hospiz willkommen, werden integriert und betreut. Hospiz versteht sich als Gemeinschaft und bietet Gemeinschaft an. Betreuung von Angehörigen ist eine zentrale Aufgabe der Hospizarbeit.
- **Pflegeschlüssel:** Er liegt zwischen 1 : 1 und 1 : 1,3, je nach finanzieller Situation und Bundesland (Stand 2004).
- **Interdisziplinäres Team:** Neben hoch qualifizierten medizinischen, pflegerischen, psychologischen und seelsorgerischen Fachkräften arbeiten im Hospizbereich ehrenamtlich Tätige, geschulte Laien. Alle zusammen bilden das Team. Die Betreuung findet rund um die Uhr, Tag und Nacht statt. Ein hohes fachliches Niveau, hohe Einsatzbereitschaft und Menschlichkeit werden bei Pflegepersonal und Ärzten vorausgesetzt.

Hospizpflege setzt sich für Menschen in der letzten Lebensphase ein, um ihnen ein Sterben in Würde zu ermöglichen, das heißt ein möglichst angstfreies, schmerzfreies und nicht isoliertes Sterben. Sie bietet Betroffenen konkrete und praktische Hilfen in dieser Lebensphase an, jede Form aktiver Euthanasie wird abgelehnt. Sie unterstützt die Angehörigen Sterbender, auch über den Todeszeitpunkt hinaus.

> Ziel der Hospizarbeit ist es, dass Menschen ihre letzte Lebensphase bis hin zum Sterben in Geborgenheit verbringen können.

17.4 Pflegeschwerpunkt Kind und Tod

Auf allen Entwicklungsstufen geht der Tod eines Angehörigen oder eines Lieblingstieres mit dem Erleben von Trennung und Verlust einher. Schon kleine Kinder reagieren auf den Tod eines Elternteils mit heftigen Gefühlen wie Wut, Angst, Passivität, Rückzug, die nach einiger Zeit wieder zur Ruhe kommen können. Bewältigungsmechanismen wie konstruktives Trauern stehen erst älteren Kindern zur Verfügung.

17.4.1 Wie Kinder den Tod verstehen

Kinder bis sechs Jahre

Fallbeispiel Vorschulkinder und Tod
Einige Zeit nach dem Begräbnis ihrer Großmutter fragt die vierjährige Lisa den Großvater: „Wann kommt Oma zurück?"

Im Kindergarten wird über das Thema Tod gesprochen. Der vierjährige Heiner äußert sich dazu: „Du bist krank und stirbst und kommst in den Himmel, aber du kannst auf Besuch zurückkommen."

Kinder haben ihre eigene Art, mit Tod und Sterben umzugehen. Ihr Verständnis dafür, was der Tod ist, entwickelt sich in verschiedenen Schritten. Kleine Kinder haben zunächst gar keine Vorstellung vom Tod. In den ersten Lebensjahren lernen sie Lebendiges von Leblosem zu unterscheiden. Bis zum Alter von 5 bis 6 Jahren verbinden sie vor allem Bewegung mit Leben; was sich nicht (mehr) bewegt und stillsteht, wird als leblos erkannt. Im Spiel üben Kinder, wenn sie z. B. einen Ball durch Anstoßen in Bewegung versetzen und wieder anhalten, wieder zum Rollen bringen und stoppen, „Macht" über Leben und Leblosigkeit aus. Ein Kind lernt den Tod i. d. R. im Rahmen des Naturerlebens bei Pflanzen und Tieren, im Fernsehen oder in der Literatur kennen.

Wenn in diesem frühen Kindesalter Menschen oder Tiere sterben, die zu seinem Leben gehörten, sind sie aus dem Gesichtsfeld verschwunden, „verloren gegangen". Im Vorschulalter begreift ein Kind, dass etwas (zumindest vorübergehend) nicht mehr da ist. Die Endgültigkeit des Todes jedoch kann es noch nicht verstehen.

Kinder von sechs bis elf Jahren

Erst wenn sich die kindlichen Denkstrukturen (Ursache – Wirkung) und das Zeiterleben (lineares Fortschreiten der Zeit von Vergangenheit – Gegenwart - Zukunft, keine Wiederkehr der Vergangenheit) erweitern, kann das Kind im Grundschulalter nach und nach die ganze Wirklichkeit des Todes erfassen. Es begreift die :

- Unabänderlichkeit des Todes: Wer einmal tot ist, wird nicht mehr lebendig,
- Universalität des Todes: Jedes Lebewesen muss sterben.

Fallbeispiel 6 bis 11jährige Kinder und Tod
In einem Aufsatz schreibt die zehnjährige Katharina: „Jeder Mensch muss sterben. Der Tod ist ein Teil des Lebens. Es ist, wie wenn man von einem Haus in ein anderes geht. Da fängt die Seele ein neues Leben an."

Kinder ab elf Jahren

Während der Pubertät setzen sich Jugendliche differenzierter mit dem Tod auseinander. Verschiedene Vorstellungen vom Tod werden betrachtet und verglichen. Meistens wird die Auseinandersetzung mit Fragen nach dem Sinn und Wesen des Todes und nach dem möglichen Leben danach vertieft, wenn Todesfälle erlebt werden.

17.4.2 Begleiten von sterbenden Kindern im Krankenhaus

Zur Begleitung von sterbenden Kindern gehört:

- sorgfältig Beobachten,
- präsent und gesprächsbereit sein,
- ehrlich sein,
- das Kind integrieren.

Sorgfältig Beobachten

Wer sterbende Kinder begleitet, geht einen schweren Weg mit ihnen. Gangbar kann der Weg werden, wenn sich der Begleiter zuerst Zeit nimmt das Kind zu beobachten. Wie reagiert es auf die Erkrankung, die Untersuchungen, auf Einschränkungen und Schmerzen? Wie geht es selbst mit dem Thema um? Hier kann der Erwachsene durchaus von dem sterbenden Kind lernen, denn auch er kennt noch nicht alle Dimensionen des Sterbens.

Wenn ein chronisch und schwer krankes Kind ins Krankenhaus kommt, bringt es Vorerfahrungen und sein Wissen über das Sterben und den Tod mit. Mit welchem Todesbegriff geht es um, wenn es sich mit seinem eigenen Sterben beschäftigt? Hat es bestimmte Bilder übernommen. z. B. Tod sei Schlaf unter der Erde, eine Reise ohne Wiederkehr oder Verwandlung in einen Stern? Zur Beobachtung gehört die geschulte Wahrnehmung der Sprache des Kindes: Wie spricht es über sein Erleben? Sorgfältige Beobachtung ist die Voraussetzung, ein Kind seinen eigenen Weg gehen zu lassen.

💡 Fallbeispiel E. Kübler-Ross

Die Aussage von Elisabeth Kübler-Ross, der bekannten Sterbeforscherin, beruht auf sehr viel Erfahrung: „Ich habe gelernt, dass die Arbeit mit sterbenden Kindern viel viel leichter ist als mit sterbenden Erwachsenen. Das hat damit zu tun, dass Kinder viel viel ehrlicher sind als Erwachsene, weil sie auch viel intuitiver arbeiten. Sie merken ganz genau, ob die Erwachsenen eine Rolle spielen oder ob sie an ein Kinderbett herantreten und sich einfach hinsetzen und auf die Zeichen der Kinder warten, was die eigentlich von ihnen wollen…“ (Kübler-Ross, E.: Kinder und Tod, mündlicher Vortrag vom 04. 10. 1984).

▌ Präsent und gesprächsbereit sein

Für kleine Kinder ist es wichtig, dass jemand da ist und sie lieb hat und ihnen viel Körperkontakt durch Tragen, Halten, Streicheln und Berühren gibt. Der Umgang mit dem älteren Kind ist Hilfe und Beistand, wenn er sich sachlich und zugleich gefühlsmäßig gestaltet. Das Kind braucht Informationen, in dem Maße, wie es sie erfassen kann; das zeigen die vielen Fragen der Kinder, die sie Pflegenden und Ärzten stellen:

- Werden mir die Haare ausgehen?
- Tut es weh?
- Meine Mutter hat gesagt, dass ich wieder gesund werde, stimmt das?
- Nicht wahr, das stimmt nicht, was meine Eltern sagen?
- Wo ist Sandra aus dem Nachbarzimmer, ist sie gestorben?
- Kann die Krankheit wieder kommen?

Wie bei Erwachsenen gehört auch bei Kindern zu einer helfenden Sterbebegleitung die ständige Gesprächsbereitschaft: „Immer, wenn dich etwas beschäftigt, wenn etwas weh tut, wenn du etwas fragen willst, dann ruf mich!"

Dabei gibt ihm ein gefühlvoller Partner Gelegenheit, den eigenen Gefühlen Ausdruck zu verleihen. Eine gute Begleitung kann dabei todkranke Kinder ermutigen, auf verschiedene Art, ihre Empfindungen und Gedanken zu äußern. Durch Zeichnen und Ma-

len, Puppen-und Rollenspiele, Musizieren und Schreiben in Form von angeleiteter, improvisierender Betätigung können die Ausdrucksmöglichkeiten des kranken Kindes erweitert werden. Kinder bedienen sich dabei einer besonderen, symbolhaltigen Sprache.

💡 Fallbeispiel Sprachsymbolik

Martina Kaiser, ein elfjähriges Mädchen, lag schwer krank auf der Intensivstation einer Kinderklinik. Zum Atmen benötigte sie zusätzlichen Sauerstoff.

Die Mutter besuchte das Kind jeden Tag. Sie spielte mit ihm, las ihm vor, machte ihm viele Geschenke und versuchte, es auf alle mögliche Weise abzulenken. Das alles aber entsprach offenbar nicht den Bedürfnissen der jungen Patientin. Martina hätte wohl gerne mit der Mutter auch einmal über ihre eigenen Sorgen gesprochen; aber Frau Kaiser richtete es – ob bewusst oder unbewusst – immer so ein, dass es dazu nicht kam. Sie wusste über die lebensbedrohliche Erkrankung ihres Kindes Bescheid, war aber noch nicht bereit, diese zu akzeptieren. Sie hatte bereits ihren Ehemann verloren, der sie wegen einer anderen Frau verlassen hatte. Und jetzt sollte sie auch das Letzte, was ihr geblieben war, hergeben, ihr eigenes Kind!

Martina hatte sich auf der Station mit Schwester Klara angefreundet. Weil das Mädchen spürte, dass es mit der Mutter nicht sprechen konnte, suchte sie sich in ihr eine Art Ersatzmutter, mit der sie über alles reden konnte. Eines nachts, als Schwester Klara wieder einmal in das Zimmer kam, stellte das Mädchen ihr eine sonderbare Frage: „Was wird passieren, wenn ich hier liege, und es bricht ein Feuer aus?" Die Schwester reagierte spontan, wie wohl jeder auf eine solche Frage reagiert hätte: „Du brauchst dir keine Sorgen zu machen; es ist doch niemand hier im Zimmer, der ein Feuer machen könnte." Und damit verließ sie das Zimmer.

Vor der Türe gab ihr die seltsame Bemerkung doch zu denken. Was hatte die Patientin eigentlich damit gemeint? Wollte Sie vielleicht jetzt über ihr Sterben sprechen? Nach langem Zögern kehrte sie in das Zimmer zurück und fragte: „Martina, was hast du eben mit dem Feuer im Zimmer gemeint?"

Darauf fing das junge Mädchen an zu weinen und die erfahrene Schwester tat, was man eigentlich nicht tun darf: Sie legte sich zu dem Kind und fragte nur: „Glaubst du, dass dir das ein wenig hilft?"

Martina nickte nur, weinte weiter, beruhigte sich aber doch nach einiger Zeit und sagte dann: „Schwester Klara, ich weiß genau, dass ich sterben muss und ich wollte einfach vorher mit einem Menschen darüber reden." Die Schwester nahm sich Zeit, und Martina konnte sagen und fragen, was sie nur wollte und was sie bedrückte. Zum Schluss sagte sie beim Abschied: „Wenn ich doch nur einmal so mit meiner Mutter reden könnte." Dieses war offenbar ihr Hauptproblem.

Sterbenskranke jüngere Kinder drücken sich vor allem malend oder spielend in einer symbolischen, non-verbalen Sprache aus. Sie geben in ihren Bildern und Spielen, Gedichten und Briefen in symbolhaltiger Sprache Hinweise darauf, dass sie sich innerlich mit ihrem Kranksein und Sterben beschäftigen: Angst vor Feuer, eine verwelkende Blume, ein abstürzender Vogel, ein kriegerischer Angriff – oder eine Absage (**Abb. 17.23**).

Ehrlich sein

Wer mit der Aufgabe beginnt, Kinder mit unheilbaren Krankheiten zu begleiten, kann sich nicht in allen Einzelheiten rezeptartig vorbereiten, aber er kann sich einüben und leiten lassen von Ehrlichkeit und Liebe. Kinder bemerken schon an kleinen Verhaltensänderungen, wie das Schweigen und die Täuschungen der Eltern, an der neuen Neigung zum Verwöhnen, Schonen und Abschirmen, dass etwas nicht stimmt. Sie ahnen Vieles und kennen ihren Zustand oft besser als die Menschen um sie herum.

Fallbeispiel Fehlende Ehrlichkeit

Friedrich ist 11 Jahre alt. Er ist an einem Gehirntumor erkrankt. Er beklagt sich bei seinem Arzt über das Schweigen der Eltern: „Die sagen mir nichts. Aber ich weiß, ich habe einen Tumor. Ich muss sterben."

Eine Begleitung der Eltern, die durch Ehrlichkeit und Zuwendung gekennzeichnet ist, wirkt sich positiv auf das kranke Kind aus, es gibt ihm eine gewisse Sicherheit in einem von Unsicherheit geprägtem Lebensabschnitt.

Das Kind integrieren

Auf der Station sollte dem Kind, so weit das möglich ist, Alltäglichkeit erhalten bleiben, indem keine Isolierung erfolgt. Die Integration des sterbenden Kindes in das stationäre Gruppenleben kann durch aktive Rollenzuweisung an das Kind gefördert werden, sofern sie dessen Bedürfnissen entsprechen.

Dem Kind kommt es zugute, wenn einige Gewohnheiten, die zu seinem häuslichen Leben gehören, in der Klinik aufrechterhalten bleiben, z. B. Einschlafrituale. Es braucht persönliche Gegenstände, die seine Selbstsicherheit unter den neuen Lebensbedingungen stützen und Geborgenheit vermitteln: Das Kuscheltier, eine besondere Decke, Lieblingsbücher, den Tennisschläger und anderes, was die Phantasie und Organisationsfähigkeit des Pflegeteams herausfordert.

Fallbeispiel Integration

Jani, 12 Jahre alt, liegt wegen Lungenmetastasen auf der Intensivstation. Neben ihrem Bett in Höhe des Kopfteils steht neben dem Tropfständer ein Notenständer mit aufgeschlagenen Noten. Im Bett liegt eine Klarinette neben ihr. Es war Janis größter Wunsch, diese geliebten Gegenstände bei sich zu haben.

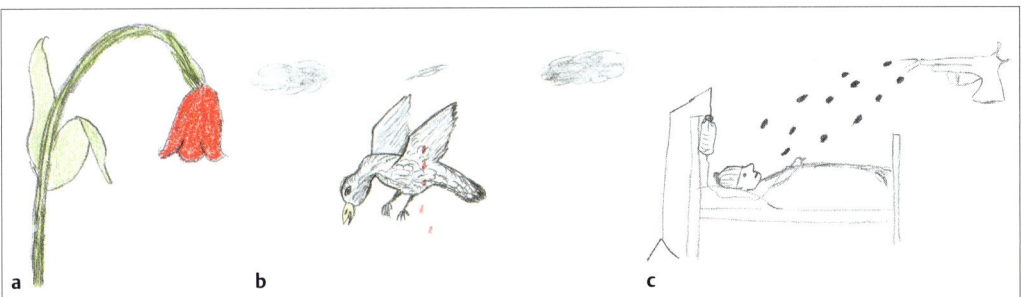

Abb. 17.23   Kinder geben in symbolhaften Bildern ihrem Wissen um das Sterben Ausdruck.

Das Sterben ist auf den Normalstationen der Kinderkrankenhäuser selten geworden. In den Spezialabteilungen für Onkologie und chronische Krankheitsverläufe ist die Begleitung von sterbenskranken Kindern ein grundsätzliches Thema, das zusätzliche Schulung und Erfahrung verlangt.

Weil der Tod oft überraschend eintritt (Sepsis, Erstickung, hochakute Infektionen wie eitrige Hirn- und Hirnhautentzündung, Unfälle und Vergiftungen), ist in vielen Fällen im Akutkrankenhaus eine Begleitung des Kindes fast nicht mehr möglich. Dann ist zumindest die Begleitung der Eltern auch nach dem Tod des Kindes erforderlich.

Literaturhinweis. „Oskar und die Dame in Rosa" von E. E. Schmitt ist durchaus als Klassenlektüre zum Thema „Kind und Tod" zu empfehlen.

Aufgabe 15 Über welche Entwicklungsstufen bildet sich das Verständnis des Kindes für Tod und Sterben?

Aufgabe 16 Wie können unheilbar kranke Kinder ermutigt werden, ihr Erleben zu äußern?

Aufgabe 17 Welche Möglichkeiten der Begleitung sterbender Kinder haben Pflegende im Allgemeinkrankenhaus?

18 Wenn Pflege zur Belastung wird – Mobbing und Burnout

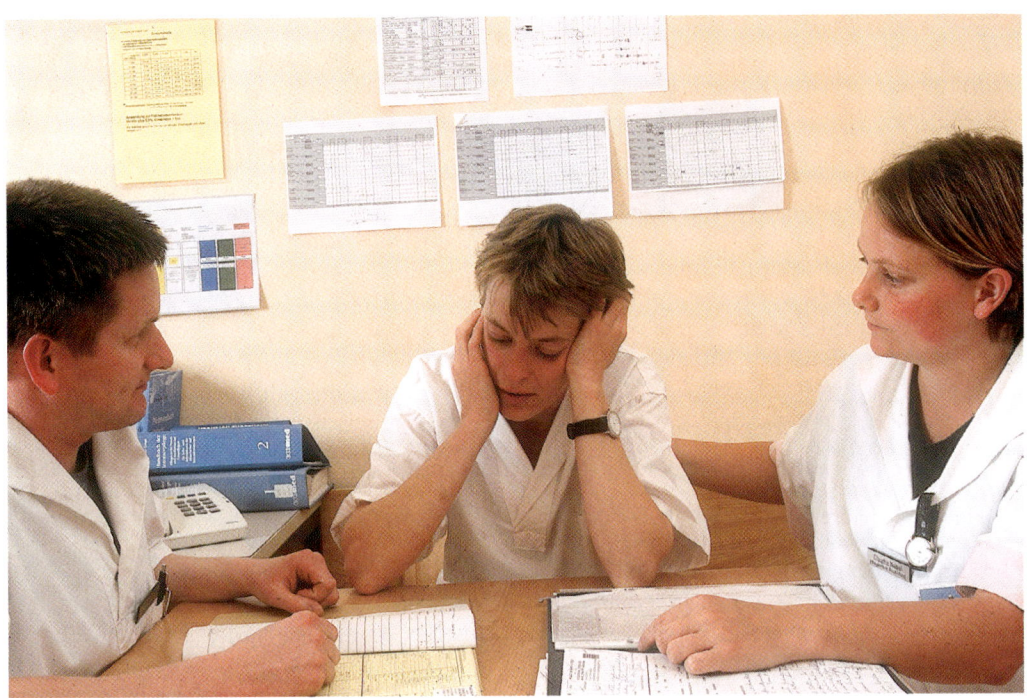

18.1   **Mobbing** · 292

18.1.1   **Einführung** · 292

18.1.2   **Wie wird gemobbt? Mobbingverhalten** · 293

18.1.3   **Vorkommen und Verlauf von Mobbing** · 295

18.1.4   **Ursachen für Mobbing** · 296

18.1.5   **Was tun bei Mobbing?** · 298

18.2   **Burnout** · 299

18.2.1   **Auf dem Weg zum Thema: Helfende Berufe** · 299

18.2.2   **Ursachen des Burnout-Syndroms** · 300

18.2.3   **Symptome und Verlauf des Burnouts** · 306

18.2.4   **Bewältigungsstrategien und Prophylaxe** · 308

 Examensschwerpunkte

Mobbing (S. 292), Burnout: Entstehung, Ursachen, Symptome, Verlauf, Prophylaxe, Maßnahmen (S. 299)

> *„Nichts macht die Menschen vertrauter und gegeneinander gutgesinnter als gemeinschaftliche Verleumdung eines Dritten."*
>
> Jean Paul
> (1763–1825), eigentlich Johannes Paul Friedrich Richter, deutscher Dichter, Publizist und Pädagoge

18.1 Mobbing

18.1.1 Einführung

Mobbing leitet sich in seiner Bedeutung und seiner grammatischen Form vom englischen Wort „to mob" ab, was „anpöbeln" bedeutet. Der Mob ist eine aufgebrachte Menge; so wurde schon während der Französischen Revolution das aufgebrachte Volk, der Pöbel bezeichnet. Der Tierverhaltensforscher Konrad Lorenz benutzte den Begriff „Mobbing" für die Attacken einer aufgebrachten Gänseherde zur Abwehr eines Fuchses.

In der Arbeitswelt ist der Begriff „Mobbing" in Mode gekommen. Dabei wird er nicht immer richtig verwendet. Nicht jeder Streit, nicht jede schlechte Nachrede, nicht jede sexuelle Belästigung ist Mobbing. Richtig wird der Begriff gebraucht, wenn man die Definition des schwedischen Arbeitspsychologen und Mobbing Forschers H. Leymann zugrunde legt:

○ „Der Begriff Mobbing beschreibt negative kommunikative Handlungen, die gegen eine Person gerichtet sind (von einer oder mehreren anderen Personen) und die sehr oft über einen längeren Zeitraum hinaus vorkommen und damit die Beziehung zwischen Täter und Opfer kennzeichnen" (Leymann, 1993).

▮ Kennzeichen von Mobbing

Mobbing liegt vor, wenn die ständige Wiederholung feindseliger Handlungen über einen längeren Zeitraum besteht. Beleidigungen und Schikanen führen dazu, dass eine Person ausgegrenzt wird. Mobbing verstößt gegen die Grundrechte, die im Grundgesetz verankert sind (Artikel 1 bis 3, s. Anhang). Durch die Verletzung der Menschenwürde macht sich der Mobber, also die Mobbing ausübende Person, strafbar. Nach dem Strafgesetz werden Beleidigungen, üble Nachreden oder Tätlichkeiten verfolgt.

Im Verlauf des Mobbing Geschehens wird eine Partei immer unterlegener und hilfloser, die andere immer mächtiger und Sieger im Mobbing Krieg. Kennzeichnend für Mobbing ist die Hilflosigkeit des Betroffenen. Er hat i.d.R. schlechte Chancen, sich zu wehren.

Mobbing darf nicht als einseitige Aktivität eines Täters gegen ein Opfer gesehen werden. Es handelt sich um eine dynamische Wechselbeziehung von Angriff und Abwehr. Deshalb wird heute an Stelle von „Opfer" auch von *Mobbing-Betroffenen* gespro-

chen. Damit wird deutlicher, dass auch die von Mobbing betroffene Person, zumindest am Anfang der Mobbing Aktionen Handlungsmöglichkeiten hat.

Im Verlauf des Geschehens werden andere Personen als Zuschauer, Weggucker, „Möglichmacher" (Leymann, 1993) oder, wenn sie Stellung beziehen, als Helfer oder Mittäter, in das Mobbing-Geschehen einbezogen: Es entwickelt sich ein gruppendynamischer Prozess.

🔆 Fallbeispiel Mobbing im Beruf

Schwester Theresa arbeitet schon zwölf Jahre in einem großen, städtischen Pflegeheim. Sie ist auf allen Abteilungen herumgekommen und hat regelmäßig an Fortbildungsveranstaltungen teilgenommen. Kürzlich hat sie wesentlich den Umzug in ein neues und modern eingerichtetes Gebäude geleitet. Mit der Pflegedienstleitung Schwester Lotte versteht sie sich gut.

Eines Tages wird Altenpfleger Frieder, etwa gleich alt und gleich qualifiziert, eingestellt. Schwester Theresa und Pfleger Frieder übernehmen je einen Bereich, Schwester Lotte behält die Leitung des Hauses. Zwischen Theresa und Frieder entwickelt sich bald eine spannungsreiche, rivalisierende Beziehung. In gemeinsamen Dienstbesprechungen mit Schwester Lotte kommt es immer häufiger zu Streit und gegenseitigen Anschuldigungen, die durch die geschickte Art von Schwester Lotte geschlichtet werden können.

Als sich abzeichnet, dass Schwester Lotte in den Ruhestand eintreten wird, fängt Theresa an, ihren Kollegen massiv zu schikanieren: Willkürlich grüßt sie ihn auf dem Gang oder auch nicht, übersieht ihn in der Kantine, bei Gruppengesprächen richtet sie nie das Wort an ihn und geht auf seine Beiträge nicht ein. Sie enthält ihm Informationen vor. Bei anderen Kolleginnen lässt sie negative Bemerkungen über ihn fallen.

Frieder versucht anfangs, Hilfe durch die Vermittlung von Lotte zu bekommen. Sie zieht sich aber immer mehr zurück, so dass er an vielen Stellen im Haus Versuche seiner Rechtfertigung unternimmt, Gerüchte über sich zu widerlegen und seine Arbeit besonders gut machen will. Er hinterlässt dabei einen hilflosen, inkompetenten Eindruck. „Sie sind immer so nervös, mit Ihnen stimmt doch etwas nicht!" Kollegen seiner Abteilung kritisieren ihn und stellen sein Können in Frage. Mit Stress und Ängsten beginnt Frieder nun täglich seine Arbeit, nimmt kleinere Auszeiten und muss schließlich wegen anhaltender Migräneanfälle krankgeschrieben werden.

In dieser Zeit läuft die Bewerbung auf die Stelle der Pflegedienstleitung, die mit Schwester Theresa neu besetzt wird. Frieder sieht keine Möglichkeit, unter ihrer Leitung weiter zu arbeiten und kündigt.

18.1.2 Wie wird gemobbt? Mobbingverhalten

Fallbeispiel 1 Mobbingverhalten

In einer Selbsthilfegruppe für Mobbing-Betroffene berichtet Schwester Eva: „Das Schlimmste war, dass ich keine Informationen mehr bekam. Man ließ mich ständig ins offene Messer rennen. Wurde die Visite verschoben, wusste das jeder – außer mir. Ebenso bei Veränderungen von Entlassungsterminen. Wenn ich den Raum betrat, wurde sofort das Thema gewechselt, oder es wurde ganz still."

▌ Mobbing-Handlungen

Eine gute Möglichkeit der Orientierung, welche Verhaltensweisen bei Mobbing praktiziert werden und wie vielerlei feine Nuancierungen der Sprache und der Körpersprache sie enthalten, bieten die 45 Mobbing-Handlungen, die Leymann (1993) zusammengestellt hat:

- Angriffe auf die Möglichkeit, sich mitzuteilen,
- Angriffe auf die sozialen Beziehungen,
- Angriffe auf das soziale Ansehen,
- Angriffe auf die Qualität der Berufs- und Lebenssituation,
- Angriffe auf die Gesundheit.

Angriffe auf die Möglichkeit, sich mitzuteilen. Diese zeichnen sich aus durch Folgendes:

- der Vorgesetzte schränkt die Möglichkeit ein, sich zu äußern,
- man wird ständig unterbrochen,
- Kollegen schränken die Möglichkeit ein, sich zu äußern,
- Anschreien oder lautes Schimpfen,
- ständige Kritik an der Arbeit,
- ständige Kritik am Privatleben,
- Telefonterror,
- mündliche Drohungen,
- schriftliche Drohungen,
- Kontaktverweigerung durch abwehrende Blicke und Gesten,
- Kontaktverweigerung durch Andeutungen, ohne dass man etwas direkt ausspricht.

Angriffe auf die sozialen Beziehungen. Diese äußern sich durch Folgendes:

- man spricht nicht mehr mit dem Betroffenen,
- man lässt sich nicht ansprechen,
- Versetzung in einen Raum weitab von den Kollegen,
- den Arbeitskollegen wird verboten, den Betroffenen anzusprechen,
- man wird wie Luft behandelt.

Angriffe auf das soziale Ansehen. Diese äußern sich durch Folgendes:

- hinter dem Rücken des Betroffenen wird schlecht über ihn gesprochen (**Abb. 18.1**),
- man verbreitet Gerüchte,
- man macht jemanden lächerlich,
- man verdächtigt jemanden, psychisch krank zu sein,
- man will jemanden zu einer psychiatrischen Untersuchung zwingen,
- man macht sich über eine Behinderung lustig,
- man imitiert den Gang, die Stimme oder Gesten, um jemanden lächerlich zu machen,
- man greift die politische oder religiöse Einstellung an,
- man macht sich über das Privatleben lustig,
- man macht sich über die Nationalität lustig,
- man zwingt jemanden, Arbeiten auszuführen, die das Selbstbewusstsein verletzen,
- man beurteilt den Arbeitseinsatz in falscher und kränkender Weise,
- man stellt Entscheidungen des Betroffenen in Frage,

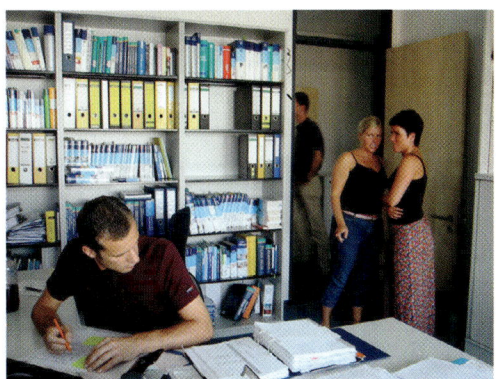

Abb. 18.1 Ein bekanntes Mobbing-Verhalten ist das Reden über Dritte.

- man ruft obszöne Schimpfworte oder andere entwürdigende Ausdrücke nach,
- man unternimmt sexuelle Annäherungen oder macht verbale sexuelle Angebote.

Angriffe auf die Qualität der Berufs- und Lebenssituation. Diese sind gekennzeichnet durch Folgendes:
- man weist dem Betroffenen keine Arbeitsaufgabe zu,
- man nimmt ihm jede Beschäftigung am Arbeitsplatz, so dass er sich nicht einmal selbst Aufgaben ausdenken kann,
- man gibt ihm sinnlose Arbeitsaufgaben,
- man gibt ihm Aufgaben weit unter seinem eigentlichen Können,
- man gibt ihm ständig neue Aufgaben,
- man gibt ihm kränkende Arbeitsaufgaben,
- man gibt dem Betroffenen Arbeitsaufgaben, die seine Qualifikationen übersteigen, um ihn zu diskreditieren.

Angriffe auf die Gesundheit. Diese zeichnen sich aus durch Folgendes:
- Zwang zu Gesundheit schädigenden Arbeiten,
- Androhung von körperlicher Gewalt,
- Anwendung leichter Gewalt, z. B. um jemandem einen Denkzettel zu verpassen,
- körperliche Misshandlung,
- Verursachung von Kosten für die Betroffen, um ihnen zu schaden,
- Verursachung von physischen Schäden im Heim oder am Arbeitsplatz der Betroffenen,
- sexuelle Handgreiflichkeiten.

Jede dieser Handlungen drückt etwas aus, denn (so die 1. Grundregel der Kommunikation) jedes Verhalten ist kommunikativ. So wird dem Mobbing-Betroffenen und auch seiner Umgebung mitgeteilt, dass man ihn für unfähig hält, dass er weder als Person noch als Arbeitskraft willkommen ist, man ihn in der Gruppe nicht haben will. Es finden somit aktive Angriffe auf den Selbstwert der Person statt.

Fallbeispiel Mobbing-Handlungen

Seit einem halben Jahr arbeitet auf der pädiatrischen Intensivstation Pfleger Leon. Er ist Kinderkrankenpfleger mit ganzem Herzen und verrichtet seine Arbeit gewissenhaft. Durch sein gutes technisches Verständnis ist er schon nach wenigen Monaten ein Experte für die Gerätemedizin auf der Station. Wenn ein Notfall zu versorgen ist, bietet er von sich aus bereitwillig seine Mitarbeit an.

Nachdem es sich zweimal ergeben hat, dass er wegen Verkehrsstaus zu spät zum Dienst kam, scheint die bisher doch arbeitsbezogene, sachliche Beziehung zu seinen Kolleginnen – es gibt außer ihm nur weibliche Pflegekräfte – umzuschlagen. Von der Stationsleitung wird er übermäßig wegen seiner Unpünktlichkeit, auch im Beisein der anderen gerügt: „So etwas können Sie sich auf unserer Station nicht erlauben! Da machen wir für Sie keine Ausnahme!"

Es kommt nun immer häufiger vor, dass sich Kolleginnen, wenn sie unter sich sind, sich über ihn lustig machen: „Habt ihr gesehen, wie Leon sich wieder ausgiebig und demonstrativ in jedem freien Moment die Hände desinfiziert?" Solche Bemerkungen werden dann mit den vermeintlich passenden, übertriebenen Handbewegungen begleitet.

Eine Schülerin betritt das Schwesternzimmer, wo die Kolleginnen beim Frühstück sitzen, sie verdreht die Augen, macht eine andeutende Kopfbewegung nach hinten und sagt: „Der nervt!" Jeder weiß, wer gemeint ist.

Wenn ein Beatmungsgerät nicht funktioniert, fallen Bemerkungen: „Fragt doch unseren Techno-Spezialist, der kann doch alles!"

Die Pflegenden befinden sich zu dieser Zeit mitten in einer Mobbing Aktion. Sie wird damit enden, dass Pfleger Leon kündigt, eine andere Arbeitsstelle annimmt oder gar einen anderen Beruf erlernt, damit er zufriedener und erfolgreicher arbeiten kann.

Wenn eine oder mehrere negative Handlungen dieser Art über ein halbes Jahr oder länger und mindestens einmal in der Woche geschehen, liegt Mobbing vor.

Aufgabe 1 Beschäftigen Sie sich mit den 45 Mobbing-Handlungen nach Leymann: Welche Handlungen konnten Sie schon beobachten? Welche Handlungen halten Sie im Bereich der Pflege für möglich? Welche Handlungen würden Sie selbst als besonders schlimm empfinden?

Aufgabe 2 Welche der 45 Mobbing-Handlungen hat Pfleger Leon im obigen Fallbeispiel erlebt?

▌ Häufig vorkommende Mobbing-Strategien

Mobbing kommt unter gleichgestellten Kollegen und zwischen Vorgesetzten und Untergebenen, bei Männern und Frauen vor. Von Mobbing-Tätern meist „erfolgreich" eingesetzte Schikanen sind:

- Informationen vorenthalten,
- wie Luft behandeln,
- üble Nachrede, Gerüchte,
- Einschränkung der Möglichkeit, sich zu äußern,
- im Gespräch ständig unterbrechen,
- keinen Gesprächstermin geben oder immer wieder absagen bzw. Gespräche an „Stellvertreter" delegieren.

Mobbing durch Vorgesetzte. Vorgesetzte spielen ihre Macht in negativer Weise Untergebenen gegenüber gerne durch folgende Strategien aus:
- Unterforderung: Der nachgeordnete Mitarbeiter bekommt ständig leichte, unbedeutende Aufgaben gestellt, die bei weitem nicht seiner Qualifikation entsprechen. Langeweile am Arbeitsplatz kann quälend sein und führt zu Frustration und Stress.
- Überforderung: Die Aufträge überfordern die Fähigkeiten. Arbeiten werden nicht, zu spät oder fehlerhaft fertig gestellt. Unzufriedenheit, Ärger und Stress sind die Folgen.

Mobbing durch Frauen. Frauen benutzen häufig Gelegenheiten:
- jemanden vor Dritten lächerlich zu machen,
- jemanden hinter seinem Rücken schlecht zu machen,
- jemanden ständig zu kritisieren,
- sich in Andeutungen zu ergehen, ohne konkrete Aussagen.

Mobbing durch Männer. Von Männern bevorzugte Mobbing Maßnahmen sind:
- Drohungen aussprechen,
- ignorieren, „links liegen lassen",
- Zurückhalten von Arbeitsmaterialien und Informationen,
- „Versetzen" und zwar so, dass der schikanierte Mitarbeiter isoliert wird,
- Aufträge zur Erledigung übergeben und wieder wegnehmen in häufigem Wechsel,
- sexuelle Belästigungen.

Mobbing durch Kinder und Jugendliche. Kinder und Jugendliche mobben meist, indem sie:
- auf dem Schulweg auflauern und „anpöbeln",
- auf dem Schulhof schubsen, boxen, stolpern lassen,
- wichtige Informationen zurückhalten,

- andere aus der Klasse oder einer anderen Gruppe ausgrenzen,
- Gerüchte verbreiten und schlecht über andere reden,
- den anderen „Verpetzen" bzw. öffentlich bloßstellen,
- jemanden durch sexuell anzügliche Bemerkungen vor anderen in Verlegenheit bringen.

Nicht jede harmlose Rangelei und Streiterei unter Kindern ist Mobbing. Wenn aggressives Verhalten jedoch anhaltend über eine lange Zeit passiert und gegen eine immer hilfloser werdende Person gerichtet ist, spricht man von ernst zu nehmendem, gefährlichem Mobbing.

18.1.3 Vorkommen und Verlauf von Mobbing

▮ **Vorkommen: Wer wird gemobbt?**
Im Laufe des Berufslebens kann Mobbing jeden treffen. Den typischen Mobbing-Täter und das typische Mobbing-Opfer gibt es nicht. Eine vergleichsweise hohe Wahrscheinlichkeit, gemobbt zu werden, haben aber Personen, die:
- schwache Positionen haben,
- unter Gleichrangigen eine besonders gute Qualifikation haben und durch sehr gute Leistungen hervorragen,
- irgendwie auffallen, sei es durch ein Makel, eine Verhaltensbesonderheit oder eine Behinderung,
- nach der Ausbildung gerade neu in den Beruf eintreten oder kurz vor dem Ausscheiden aus dem Berufsleben stehen,
- in einem Betrieb neu eingestellt werden (neue Kollegen),
- einer Minderheit angehören.

▮ **Mobbing-Verlauf**
Einer Mobbing Problematik geht immer ein Konflikt voraus, der nicht gelöst wird. Im Laufe der Zeit eskaliert der Streit und geht in Mobbing über. Dabei werden die schädigenden Handlungen immer massiver und unberechenbarer. Man kann sagen: Je größer die Unfähigkeit ist, mit Konflikten konstruktiv umzugehen, umso höher ist die Wahrscheinlichkeit, dass aus einem alltäglichen Streit durch einen destruktiven Lösungsprozess mit fortgesetzten Schikanen und Demütigungen Mobbing wird. Bleibt die anfängliche Gegenwehr des Betroffenen erfolglos, wird er immer hilfloser bis er der Belastung nicht mehr stand hält.

Mobbing Maßnahmen haben Folgen in Form von psychischen und physischen Störungen. Der Gang zum Arzt bringt in den meisten Fällen keine positive Wende, sondern eine Diagnose, die den Betroffenen eher stigmatisiert: Psychische Labilität, depressive Verstimmung, nervöse Schlaf- und Essstörung. Zusammen mit der Empfehlung, eine „Auszeit" einzulegen, wird ihm seine Handlungsunfähigkeit bescheinigt, das macht passiver und hilfloser. Das quittieren manche Betriebe z. B. in Form von für den Betroffenen unvorteilhaften Versetzungen.

Durch aktive oder passive Stellungnahme Dritter werden immer mehr Personen in die Problematik einbezogen. Dabei besteht der Personenkreis weit mehr aus passiven „Möglichmachern" als aus aktiven Mitmachern.

Mobbing-Phasen

Im „klassischen" Mobbing Verlauf werden vier Phasen unterschieden (nach Holzbecher u. Meschkutat, 2002):

- **Phase 1:**
  - ungelöste Konflikte,
  - Schuldzuweisungen,
  - persönliche Angriffe.
- **Phase 2:**
  - systematische Schikane,
  - Verweigerung einer Klärung,
  - zunehmende Isolation.
- **Phase 3:**
  - betriebliche Fehlentscheidungen, wie Abmahnungen auf Grund der Fehlzeiten,
  - unterbleibende Schutzmaßnahmen.
- **Phase 4:**
  - Ausschluss aus der Arbeitswelt, z. B. Eigenkündigung, langfristige Krankschreibungen, und Frühpensionierung.

18.1.4 Ursachen für Mobbing

Die Ursachen für Mobbing sind oft nicht einfach zu erkennen. Die Arbeitswelt ist vielfältig, und so entsteht Mobbing auch aus vielen und ganz unterschiedlichen Gründen. Meistens ist das Mobbing-Geschehen abhängig von:

- Organisationsstrukturen der Abteilungen oder der gesamten Einrichtung,
- Konfliktfähigkeit der Beteiligten,
- Führungsstil der Vorgesetzten,
- beteiligtem Personenkreis.

Eine wichtige Rolle spielen dabei die gegebenen Kommunikationsmöglichkeiten und die Kommunikationsfähigkeiten jedes Einzelnen.

Strukturelle Ursachen in der Organisation

Übergeordnete Entwicklungen, z. B. im Pflegebereich die Gesundheitspolitik mit Stellenstreichungen und Bettenreduzierung, können durch zunehmenden Stress und Spannungen ein Mobbing-Klima schaffen oder verstärken.

Eine Mobbing begünstigende Wirkung hat heute in vielen Bereichen die rezessive Wirtschaftslage. Kollegen werden als Konkurrenten und Rivalen um den Arbeitsplatz erlebt und werden, um den eigenen Platz zu sichern, hinausgeekelt.

Konfliktfähigkeit

Es kommt zu Mobbing, wenn ein Konflikt nicht gelöst sondern verschleppt wird und schließlich bestehen bleibt, bis einer der Konfliktpartner vernichtet ist (**Abb. 18.2**). Mitarbeiter in Betrieben können – eventuell mit fachlicher Unterstützung – einen besseren Umgang mit Konflikten lernen. Heute werden in einigen Einrichtungen und Firmen Trainingskurse für Konfliktfähigkeit angeboten.

Problemanalyse. Sie ist der erste Schritt zur Konfliktlösung:

- Worum geht es?
- Welche Interessen sind in einem Konflikt erkennbar?
- Liegt das Problem auf der sachlichen Ebene oder spielen persönliche Interessen auf emotionaler Ebene eine Rolle (Rivalität, Machtanspruch, Ängs-

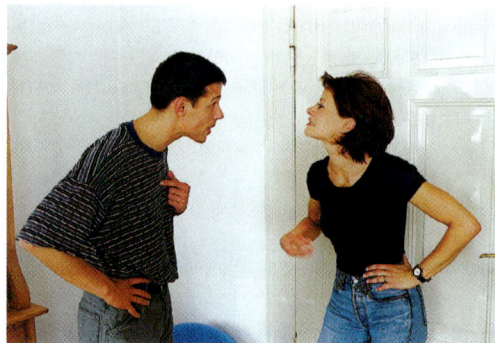

Abb. 18.2 Wenn Konflikte nicht offen ausgetragen werden gehen sie leicht in Mobbing-Verhalten über.

te vor Verlust der Aufstiegschancen oder des Arbeitsplatzes)? Wie sieht das Problem auf der Sachebene, wie sieht es auf der Beziehungsebene aus?

- Wem gehört das Problem? Wer war primär am Konflikt beteiligt? Wer kam erst später dazu?
- Der Konflikt hat eine Geschichte. Wie ist er bisher verlaufen, wie entstand daraus Mobbing? Wo sind Lösungsmöglichkeiten versäumt worden?

Konstruktive Lösungswege. Es müssen nun Möglichkeiten erarbeitet werden, um mit dem Konflikt in seiner gegenwärtigen Gestalt (inklusive Mobbing eines Mitarbeiters) konstruktiv umzugehen:

- Es kann eine neue Sichtweise des Konflikts eingeführt werden: „Wir haben hier ein Problem" anstatt von „Er hat ein Problem", „Sie haben ein Problem" oder gar „Sie sind das Problem!"
- Die Erlebensebene jedes Beteiligten wird einbezogen: Jeder kann seine Sicht, seine Gefühle und Wünsche für zukünftiges Verhalten formulieren. Die anderen hören zu.
- Ressourcen, die zur Lösung beitragen können, werden bei allen Beteiligten gesammelt.
- Es kann versucht werden, eine für alle Parteien akzeptable Lösung auf Kompromissbasis herzustellen.
- Es können außenstehende Dritte als Vermittler hinzugezogen werden.
- Es werden klare Vereinbarungen getroffen, wie in Zukunft mit einer bestimmten Situation umgegangen wird, und es wird darauf geachtet, dass sie eingehalten werden, z. B. durch Betriebsvereinbarungen.

Insgesamt sollte ein Problembewusstsein für Mobbing am Arbeitsplatz geschaffen werden. Das Erkennen erster Anzeichen, das Wissen um die Gefährlichkeit und die Bereitstellung eines Ansprechpartners sind wichtige Voraussetzungen zur Prophylaxe und zur Problemlösung.

Führungsstil
Zu einem guten oder schlechten Betriebsklima trägt wesentlich das Führungsverhalten des Vorgesetzten bei.

Autokratischer Führungsstil
Ein autokratischer Führungsstil schränkt den Handlungsspielraum der Untergebenen und die Mitspra-

chemöglichkeiten bei Entscheidungen ein. Informationen werden nur an bestimmte Mitarbeiter und in kleinen, unbedingt nötigen Portionen weitergegeben. Der Vorgesetzte behält auf diesem Wege der Informationskontrolle die Fäden des Geschehens in der Hand. Individuelle Stärken und Schwächen bleiben unberücksichtigt. Die Kommunikationsmöglichkeiten sind geregelt, eingeschränkt und kontrolliert. Es wird nur arbeitsbezogene Kommunikation erlaubt, Austausch der Mitarbeiter über Privates ist unerwünscht.

Die Unzufriedenheit der Mitarbeiter ist groß, die Leistungsmotivation gering. Es herrscht eine offene oder latente aggressive Stimmung. Feindseligkeiten, Anschuldigungen, Gerüchte gehören zum Umgangsstil in diesen Gruppen. Bei einzelnen Mitarbeitern schlägt sie in Apathie, Lustlosigkeit und „innere Kündigung" um. Konflikte können nicht offen ausgetragen werden und können dann in Mobbing-Maßnahmen übergehen.

Demokratischer Führungsstil
Dieser Führungsstil bezieht die Mitarbeiter weitgehend ein. Sie können ihre individuellen Eignungen und Neigungen einbringen, was sich über eine gute Motivation leistungssteigernd auswirkt. Der demokratische Führungsstil erlaubt freie Kommunikation auf und zwischen allen Ebenen der betrieblichen Hierarchie. So können Konflikte im Entstehen angesprochen und oft von den beteiligten Mitarbeitern gelöst werden; sie gehen konstruktiver mit Konflikten um.

Kommunikative Fähigkeiten werden bei einer ständigen Rückmeldung über Leistungen jedes Einzelnen verlangt. Sowohl die Anerkennung der Leistung als auch konstruktive Kritik muss verstehbar und transparent sein. In dieser Hinsicht begeht ein autokratischer Führungsstil Kommunikationsfehler, die mehr Frustration und Stress bei den Mitarbeitern zur Folge haben.

Aufgabe 2 „In einem demokratischen Stil geführte Mitarbeiter sind insgesamt zufriedener und das Mobbing-Verhalten ist seltener als unter autokratischem Führungsstil". Nehmen Sie Stellung zu dieser Aussage und begründen Sie Ihre Meinung.

Individuelle Persönlichkeit
Die Mobbing-Forschung hat gemobbte Personen auf ihre Persönlichkeitsstruktur hin untersucht. Sie kann

keine typischen Persönlichkeitsmerkmale benennen. Sie beschreibt aber Persönlichkeitsveränderungen im Verlauf eines andauernden Mobbing-Geschehens: Ängstlichkeit, Unsicherheit und Misstrauen nehmen zu, das Selbstwertgefühl wird labiler.

Mobbing-Betroffene unterscheiden sich von Nichtbetroffenen durch eine schlechtere Fähigkeit, Stress abzubauen. Sie verfügen über weniger Ressourcen und Konfliktbewältigungsstrategien (Coping-Strategien).

Unter Coping versteht man Strategien einer Konfliktbewältigung, bei denen die Person versucht, den Konflikt zu lösen oder die Bedrohlichkeit einer Situation zu verringern, zu vermeiden oder sich damit zu arrangieren.

Im Verlauf einer anhaltenden, feindseligen beruflichen Beziehung hält derjenige länger durch, der die besseren Ressourcen und Coping-Strategien hat. Sich um eine sachliche Lösung des Konfliktes z.B. durch Beschaffen von Informationen, Befragung von Experten, Sammeln unterschiedlicher Lösungsansätze zu bemühen, ist in jedem Fall besser als Resignation oder der gesteigerte Konsum von Alkohol, Zigaretten oder Kaffee.

Aufgabe 3 Sammeln Sie in der Gruppe Ideen, welche Ressourcen und Stressbewältigungsmaßnahmen in der Anfangszeit, bevor ein Konflikt zum Mobbing eskaliert, verhindern könnten, ein Mobbing-Opfer zu werden.

18.1.5 Was tun bei Mobbing?
Prävention von Mobbing
Prävention durch den einzelnen Mitarbeiter. Um zu verhindern, dass Mobbing am Arbeitsplatz aufkommt, kann der einzelne Mitarbeiter dafür sorgen, dass er:
- sich Grundkenntnisse auf dem Gebiet der Psychohygiene aneignet, insbesondere Stressbewältigungsmechanismen beherrscht,
- mit kollegialen und privaten Beziehungen ein soziales Netz aufbaut und pflegt, auf das er in Krisenzeiten zurückgreifen kann,
- seine Kommunikationsfähigkeiten erweitert,
- sich im Umgang mit Konflikten weiterbildet,
- Informationen zum Thema Mobbing sammelt,
- Mitmachen bei destruktivem Verhalten wie Gerüchte verbreiten verweigert,

- betroffene Personen und Probleme anspricht,
- auf Unterstützungsmöglichkeiten bei der Konfliktberatung hinweist.

Prävention durch den Betrieb. Zur Prävention von Mobbing trägt ein Betrieb bei, indem er:
- durch den Führungsstil ein Arbeitsklima schafft, das Mitarbeiter zu guten Leistungen motiviert,
- Mitarbeiter und Führungskräfte in Stressbewältigung, Konfliktfähigkeit und Kommunikation fortbildet,
- mit informativen Veranstaltungen Wissen zum Thema Mobbing verbreitet und das Bewusstsein für die Gefährlichkeit dieses negativen Verhaltens schärft, so dass frühzeitig Signale erkannt werden, die auf ein Mobbing-Geschehen hinweisen,
- Ansprechpartner für Streitfälle zur Verfügung stellt, die beratende Gespräche führen und sowohl Einzel- als auch Teamsupervision anbieten können.

Die beste und wirkungsvollste Art, Mobbing zu vermeiden, ist die Fähigkeit konstruktiv mit Konflikten umzugehen.

Maßnahmen bei Mobbing
Der einzelne Mobbing-Betroffene kann den negativen Prozess unterbrechen, wenn er über das Phänomen Bescheid weiß und Mobbing erkennt.

Sich aktiv verhalten. Im Falle von sexueller Belästigung hat sich gezeigt, dass es erfolgreich ist, wenn man sich wehrt, anstatt das Geschehen scheinbar zu übersehen und zu ignorieren. Ein aktives Verhalten wird erleichtert, wenn entsprechende Strukturen in einem Betrieb vorhanden sind, z.B. Betriebsvereinbarungen (s. VW-Betriebsvereinbarung: www.igmetall.de/betriebsraete/betriebsvereinbarungen/vw_mobbing.html).

Problem ansprechen. Mobbing-Betroffene müssen nicht tatenlos in die Opferrolle gleiten, wenn sie den richtigen Adressaten finden und mutig das Problem ansprechen. Indem sie ihre sozialen und emotionalen Ressourcen mobilisieren, kann es in der Anfangszeit gelingen, Entspannung nach Stress zu erreichen, und damit psychische Stabilität und gesundes Selbstwertgefühl zu erhalten.

Mobbing-Berater hinzuziehen. Durch den Einsatz geschulter Mobbing-Berater, die z.B. in Krankenhäusern über den Betriebs- oder Personalrat erreichbar sind, kann der Teufelskreis der Schikanen durchbrochen werden. Ein hinzugezogener Vermittler verfolgt das Ziel, je nachdem wie weit der Zerstörungsvorgang fortgeschritten ist, eine für alle akzeptable Lösung des Grundkonflikts zu finden und die Gesundheit und Arbeitsfähigkeit des Mobbing-Opfers zu erhalten.

Wenn Mobbing offenkundig wird, ist die Beziehung der Streitparteien schon derart verwickelt und hat einen solchen Grad von Feindseligkeit erreicht, dass der Betroffene sich meistens nicht mehr selbst helfen kann, und gute Ratschläge Außenstehender nicht greifen.

Manchmal kann der durch Mobbing Geschädigte noch mit letzter Kraft den Fall vor Gericht bringen und bekommt sehr oft Recht, so dass dem Geschehen ein Ende gesetzt wird.

18.2 Burnout

> *„Erst Feuer und Flamme, dann ausgebrannt?"*

18.2.1 Auf dem Weg zum Thema: Helfende Berufe

Manchmal ist es gar nicht einfach, so zu helfen, dass es für den anderen eine wirkliche Hilfe bedeutet. Hilfe kann für jeden Menschen etwas anderes bedeuten; es ist deshalb wichtig, die Bedürfnisse einer Person zu kennen.

Hilfe zu leisten, erfordert vom Helfer, seine Fähigkeiten und auch seine Grenzen zu kennen. Immer wieder benötigen Helfende zeitliche oder materielle Möglichkeiten, um erfolgreiche Hilfe leisten zu können, oft geschieht große Hilfe jedoch auch ohne großen Aufwand.

 Aufgabe 4 Kreisen Sie in Gedanken das Thema Helfen ein. Wie verschieden kann Helfen aussehen?

 Fallbeispiel Burnout
Schwester Lisa Lipmann ist im 8. Jahr berufstätig. Im Krankenhaus gehört sie zum Team einer gynäkologischen Station. Sie hat Familie, die Kinder sind ein und drei Jahre alt. Am Anfang ging ihr alles leicht von der Hand. Das Koordinieren von Haushalt und Station hat sie mit Schwung gemeistert. Seit einem halben Jahr fällt ihr Vieles schwerer, es kostet sie Kraft, zum Dienst zu gehen. Gegen Feierabend denkt sie mit Grauen an die vor ihr liegende Hausarbeit.

Die Kolleginnen bemerken, dass sie weniger lacht, weniger freundlich mit Patienten umgeht und ihr ab und zu Fehler unterlaufen. Ihr Mann bemängelt ihre schlechte Laune. Wenn er ihr Hilfe anbietet, lehnt sie ab: „Ich schaffe das schon!" Auf der Station erledigt sie nur das Nötigste, was sie viel Kraft kostet, und lebt stets auf die freien Tage zu. Morgens ist sie nicht ausgeschlafen und möchte am liebsten im Bett bleiben. Nach einer verschleppten Erkältung muss sie krankheitsbedingt fehlen. Manchmal ist sie so niedergeschlagen, dass sie sich fragt, ob das Ganze noch einen Sinn hat.

Viele Menschen erleben heute in ihrer beruflichen Laufbahn einen Prozess von Begeisterung am Anfang bis hin zur völligen Enttäuschung am Ende. Sie erinnern sich, wie sie in ihrem Beruf Feuer und Flamme waren und empfinden nun nur noch Leere und Sinnlosigkeit. In dieser Zeit häufen sich Krankheitssymptome und beruflicher Misserfolg. Betroffene Menschen beschreiben Verlauf und Endzustand als „Ausbrennen" und „wie ausgebrannt sein". Aus dem Amerikanischen Sprachraum kommt hierfür der auch bei uns gebräuchliche Begriff *Burnout*. Er wurde 1974 von dem Psychoanalytiker Herbert Freudenberger geprägt. Das Phänomen selbst gab es schon vorher.

Seit den 60er-Jahren gibt es zunehmend Berichte und Diskussionen zum Thema Burnout. Es war eine erschreckend hohe Anzahl von Selbsttötungsfällen, Suchterkrankungen, Depressionen und „Zusammenbrüchen" bei Mitarbeitern in helfenden Berufen festgestellt worden. Wenn im Folgenden nur von Pflegeberufen die Rede ist, trifft die Problematik doch auch für Ärzte, Pfarrer, Psychotherapeuten, Lehrer, Sozialarbeiter, Eltern und ehrenamtliche Helfer zu. Besonders die psychologischen Gegebenheiten der helfenden Berufe wurden in der Folgezeit analysiert. So wird Burnout z.B. häufig bei pflegenden Angehörigen von Schwerpflegebedürftigen beobachtet.

Heute wird Burnout nicht nur in sozialen Berufen festgestellt, sondern auch bei Personen, die in Industrie und Wirtschaft, Haushalt und Familie tätig sind.

Fachkräfte in Heilberufen helfen Menschen beim Gesundwerden, Gesundbleiben und begleiten sie in schweren Lebenssituationen, auch beim Sterben. Neben allen beruflichen Verpflichtungen stehen sie der Aufgabe gegenüber, ihre eigene Gesundheit zu erhalten. Während der Ausbildung und in der Fachliteratur zur Krankenpflege wird heute das umfangreiche Wissen über Pflege, Behandlung und Begleitung des Kranken ergänzt durch das Wissen um die eigene körperliche und seelische Gesundheit.

Um für die anspruchsvolle Arbeit in der Krankenpflege gut ausgerüstet zu sein, müssen Krankenschwestern und Krankenpfleger heute etwas von den Mechanismen wissen, die sie selbst krank machen, und von den Kräften und Bedingungen, die das verhindern können (Salutogenese, S. 229).

Kennzeichen des Burnouts

Burnout ist eine Bezeichnung für einen psychischen und/oder physischen Erschöpfungszustand nach einer Phase von anhaltendem berufsbedingtem Stress. In manchen Fällen führt dies zu länger anhaltenden psychischen und physischen Störungen und zu sozialen Folgeschäden.

Der Begriff Burnout, übersetzbar mit „ausbrennen" oder „ausgebrannt", umfasst ein Syndrom, das bei professionellen Helfern als Folge von Überlastung auftritt. Es ist gekennzeichnet durch:

- körperliche Erschöpfung
- emotionale Erschöpfung,
- zynisch-abwertende Haltung gegenüber dem Hilfesuchenden (Dehumanisierung),
- Gefühl, der beruflichen Aufgabe nicht mehr gewachsen zu sein.

Es handelt sich um einen Erschöpfungszustand aufgrund von Frustration und oft unrealistischen Erwartungen. Er wird von den Betroffenen i.d.R. nicht als Burnout erkannt und bedarf eines sorgfältigen Diagnoseprozesses.

18.2.2 Ursachen des Burnout-Syndroms

Burnout entsteht nicht plötzlich. Es handelt sich um einen Prozess, der sich oft über Jahre erstreckt und an dem verschiedene Faktoren beteiligt sind. Die Ursachen, die bei einer Person zu Burnout führen, können sehr unterschiedlich sein, meist sind jedoch eine oder mehrere der folgenden Faktoren beteiligt:

- Berufsrollenverständnis,
- fachliche Anforderungen,
- emotionale Belastungen,
- zwischenmenschliche Konflikte,
- organisatorische Bedingungen,
- Persönlichkeitsstruktur.

Berufsrollenverständnis

Der Pflegeberuf ist derzeit von verschiedenen Rollenverständnissen gekennzeichnet. Der Einfachheit wegen beschränkt sich die Übersicht auf zwei extreme Sichtweisen. Im Alltag finden sich jedoch Rollenverständnisse der Pflegeberufe, die sich auf einem Kontinuum zwischen diesen Sichtweisen bewegen (**Abb. 18.3**):

- traditionelles Rollenverständnis,
- modernes Rollenverständnis.

Traditionelles Rollenverständnis. Das so genannte traditionelle Rollenverständnis ist im 19. und zu Beginn des 20. Jahrhunderts entstanden. Pflegende waren unverheiratet, kinderlos, waren rund um die Uhr bereit, sich für die Kranken einzusetzen, sie arbeiteten für wenig Geld, für „Naturalien" oder auch für „Gottes Lohn". Ihr Beruf war Berufung, Selbstaufopferung und es galt bedingungsloser Gehorsam gegenüber der Autorität des Arztes.

Modernes Rollenverständnis. Heute prägen die Berufsverbände das moderne Verständnis der Pflegeberufe. Sie sprechen von Eigenverantwortlichkeit und Selbstständigkeit und betonen gleichzeitig die Vermittlerstellung der Pflegenden und ihre Aufgaben in einem interdisziplinären Team. Pflegerische Zuständigkeiten und Verantwortlichkeiten werden rechtlich definiert. Arbeitszeit und Vergütung werden tariflich festgelegt (**Tab. 18.1**).

Erwartungen. Die Bestandteile der verschiedenen Rollenverständnisse durchziehen die Erwartungen der Gesellschaft, der Patienten, der Pflegeheimbewohner, der Angehörigen und Besucher, der Ärzte, der Heim- und der Krankenhausleitung, der Kollegen

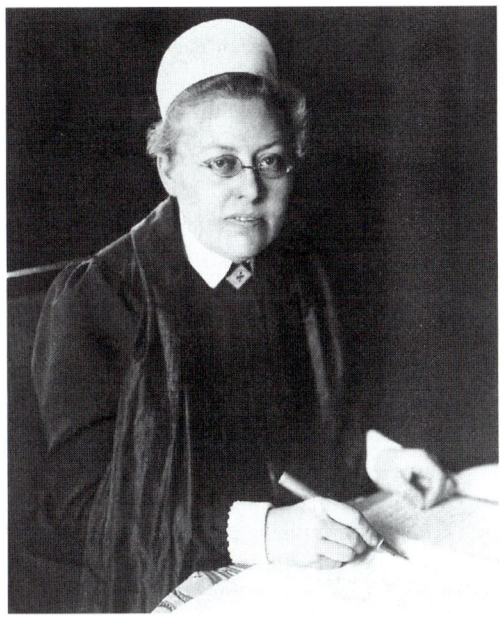
a

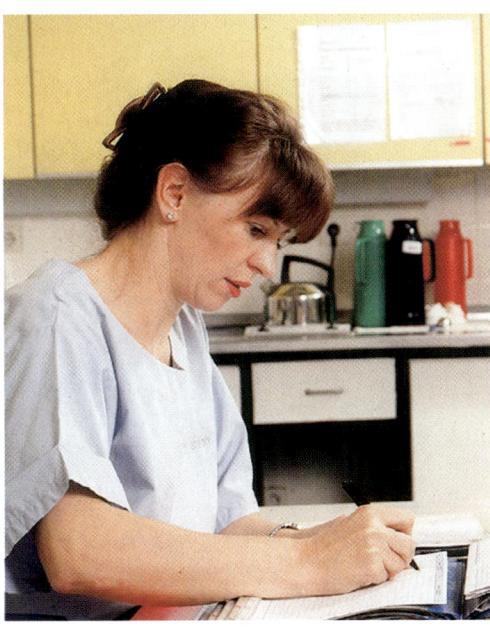
b

Abb. 18.3 **a** Traditionelles und **b** modernes Rollenverständnis äußern sich auch in der Berufskleidung.

Tab. 18.1 *Rollenverständnisse des Pflegeberufes*

Traditionelles Rollenverständnis (historisch gewachsene Erwartungen an die Persönlichkeit und an die Fähigkeiten der Pflegenden)	Modernes Rollenverständnis
• Aufopferung • Selbstlosigkeit • Berufung • religiöser Auftrag • „dienen"	• Pflege als Dienstleistung
• Pflege häufig vollständig eigenverantwortlich	• rechtliche Klärung der Verantwortlichkeit • Pflege als Teamleistung
• ohne „Recht auf Freizeit"	• Anspruch auf geregelte Arbeitszeit/Teilzeitarbeit • Anspruch auf Urlaub und Freizeit • Freizeit hat eigene Inhalte • Anspruch auf Fortbildung
• Arbeit für „Gottes Lohn"	• Anspruch auf tarifliche Vergütung
• Pflege ist ein Frauenberuf • ledige Frauen	• auch Männer arbeiten in Pflegeberufen • Pflegende können verheiratet sein und Kinder haben
• „Untergebene des Arztes"	• Pflegende in enger Zusammenarbeit mit dem Arzt
• Pflegende wissen immer besser Bescheid als die gepflegten Personen	• Patienten werden in die Pflege einbezogen und informiert • der „mündige Patient"

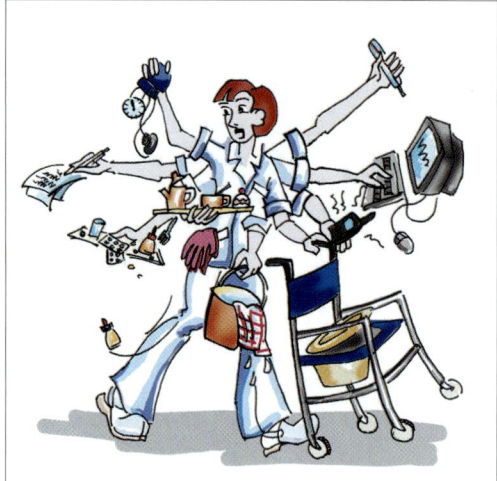

Abb. 18.4 Niemand kann alle Erwartungen der verschiedenen Rollenvorstellungen erfüllen.

und der Pflegenden selbst. Die Erfahrung, dass nie alle Erwartungen der existierenden Rollenvorstellungen erfüllt werden können, führt oft zu Unzufriedenheit und Frustration (**Abb. 18.4**).

Rollenkonflikte

Aus nicht miteinander zu vereinbarenden Erwartungen an bestimmte Rollen entstehen Rollenkonflikte. Wenn sie nicht zufrieden stellend bearbeitet werden, entstehen Unzufriedenheit und Motivationsverlust. Das Rollenselbstbild wird in Frage gestellt. Die Identifikation der Pflegeperson mit ihrem Beruf wird gestört.

Ganz deutlich werden die Abweichungen der Rollenverständnisse, wenn die in der Ausbildungszeit vermittelte Theorie auf die Praxis stößt. Jetzt scheinen viele, oft mühsam vermittelte Idealbilder als Illusionen zu erlöschen.

Auswirkungen des traditionellen Rollenverständnisses schlagen sich heute noch in finanziellen und strukturellen Gegebenheiten des Pflegeberufs nieder, z.B. bei Tarifen für Nacht- und Wochenendarbeit, Feiertagszuschlägen, Arbeitszeiten und Schichtzulagen, die weit unter den Vergütungen im industriellen Bereich liegen.

Berufliche Identitätsfindung – Ideale

Die verschiedenen Rollenverständnisse beinhalten verschiedene Ideale. Im Verlauf der Berufsfindung und -ausübung entwickelt die Pflegeperson eigene Vorstellungen über die „ideale Ausübung" ihres Berufes. Sie macht einen Prozess der beruflichen Identitätsfindung durch. Dabei ist es nötig, sich klar zu machen, dass Ideale für den Pflegeberuf äußerst wichtig, aber auch gefährlich sind.

Ideale stellen Ziele dar. Ziele sind notwendig, um noch motiviert zu sein und eine gute Pflegeleistung zu erbringen. Dies ist Voraussetzung für eine gute, patientengerechte Versorgung von alten und kranken Menschen. Ideale sind somit notwendig, um Pflege auf hohem Niveau auszuüben.

Ideale bergen Gefahren. Sie sind nie ganz zu verwirklichen, oft nicht einmal ansatzweise. Der häufigste Irrtum besteht darin, das Nichterreichen der Ideale als Scheitern zu interpretieren. Dies würde langfristig zu hoher Unzufriedenheit führen. Der richtige Umgang mit Idealen in Pflegeberufen besteht darin, jede Annäherung an die Ideale als Erfolg zu werten. Es geht nicht um ein hohes, unerreichbares Ziel, sondern darum kleine, erreichbare Teilziele zu setzen, deren Erreichen die Motivation und die Freude an der Arbeit erhöht.

Aufgabe 5 Fassen Sie die in den Textstellen beschriebenen Anforderungen an eine Pflegende zur Zeit des 19. und beginnenden 20. Jahrhunderts zusammen (S. 334). Welche in den Zitaten beschriebenen Erwartungen kommen Ihnen auch in der heutigen Zeit bekannt vor? Überlegen Sie Beispiele, in denen solche historischen Erwartungen noch heute von Angehörigen, Ärzten, Patienten und anderen Personen an die Pflegenden gestellt werden.
Aufgabe 6 Schildern Sie, warum es gerade in Pflegeberufen wichtig ist Ideale zu haben. Erläutern Sie, wie mit Idealen umgegangen werden sollte, um die Gefahr des Burnout zu verringern.

Fachliche Anforderungen

So vielseitig wie der Beruf so komplex sind auch die Anforderungen, die an ihn gestellt werden. Von Pflegenden wird erwartet, dass sie sowohl medizinisch-pflegerisch als auch psychologisch kompetent sind. Ständig werden zu dem, was sich in der Pflege bewährt hat, Neuerungen bei der Arbeit eingeführt. Es werden neue Medikamente, Lagerungstechniken und behandlungspflegerische Maßnahmen erforscht und weiterentwickelt.

Psychologische Kenntnisse. Darüber hinaus sollen Pflegende über neue psychologische Kenntnisse verfügen: Angemessen mit Patienten verschiedener Krankheitsbilder und mit Angehörigen umzugehen, gehört heute zu den Berufsaufgaben der Pflegeperson.

Fortbildungen. Auch in fachfremden Bereichen, wie elektronischer Datenverarbeitung, werden neue Anforderungen gestellt. Fortbildungen erweitern das Fachwissen. Häufig werden Fortbildungen während der Arbeitszeit angeboten, und es ist nicht möglich, Mitarbeiter dafür frei zu stellen ohne andere Mitarbeiter dadurch zu belasten. Werden Fortbildungen in der Freizeit angeboten, geht dies meist auf Kosten der Erholungszeit der Arbeitnehmer. Nehmen nur einzelne Mitarbeiter an einer Fortbildung teil, kann es schwierig werden, das neu erworbene Wissen an die Gruppe weiterzugeben und in der Abteilung umzusetzen.

Auf sich allein gestellt sein. Es kommt zu zusätzlichen Belastungen, wenn sich die Zuständigkeit auf Arbeitsbereiche erstreckt, für die man sich nicht kompetent fühlt, z. B. das Arbeiten am Computer mit häufig geänderten Programmen. Besonders kritisch und schwierig sind Situationen, in denen Pflegende auf sich alleine gestellt sind, wie es oft bei Nachtwachen oder Mitarbeitern in ambulanten Diensten der Fall ist.

Hohe Verantwortlichkeit. Kranken- und Altenpflege ist durch eine hohe Verantwortlichkeit bei vergleichsweise geringer persönlicher Entscheidungs- und Handlungsfreiheit des Einzelnen gekennzeichnet. Diese Verantwortung zu tragen ist schwer, vor allem weil man oft nicht nur für das eigene Tun und Lassen verantwortlich ist, sondern auch für das von nicht examinierten Hilfskräften, Schülern und teilweise auch der Patienten und Angehörigen.

Zeitdruck. Zu den hohen qualitativen Anforderungen kommt der hohe Zeitdruck, unter dem Pflegende arbeiten. Es muss in viele Richtungen gleichzeitig und vorausschauend gedacht werden, ständige Einsatzbereitschaft wird gefordert.

Aufgabe 7 Welche fachlichen Kenntnisse müssen Pflegende haben? Nennen Sie verschiedene Gebiete und Beispiele.

Aufgabe 8 Zu welchen Themen gibt es Fortbildungen? Zu welchen Themen halten Sie Fortbildungen für sinnvoll oder notwendig? Wie wird auf Ihrer Station die Teilnahme an Fortbildungen gehandhabt? Wer bezahlt die Fortbildungen?

Aufgabe 9 Überlegen Sie Situationen, in denen Pflegende viel Verantwortung tragen müssen und wenig Entscheidungs- oder Handlungsfreiheit haben. Sammeln Sie in der Gruppe Beispiele dafür, dass Fehler durch Handeln aber auch durch Nicht-Handeln entstehen können.

Emotionale Belastungen

Die Konfrontation mit Verlusten gehört zu den Situationen in der Pflege, die oft emotional belastend sind:

- Verlust der Gesundheit auf lange Sicht in Form von unheilbaren Krankheiten,
- Verlust eines Organs oder eines Körperteils,
- Verlust von bestimmten Fähigkeiten,
- Verlust der Beweglichkeit, teilweise oder vollständig,
- Verlust der eigenen Unabhängigkeit und der Selbstbestimmung,
- Verlust von Beziehungen,
- Verlust des Lebens.

Das dadurch entstandene Leid von Patienten und Angehörigen gehört zum Pflegeberuf. Helfen zu wollen und oft nur lindern zu können oder sogar hilflos mit ansehen zu müssen, wie ein Mensch leidet oder einen hoffnungslosen Kampf kämpft, das sind Situationen, die einen Menschen an seine Belastungsgrenzen bringen und darüber hinaus.

Überforderungssituationen. Es kommt immer wieder zu Überforderungssituationen, z. B. wenn erwartet wird, dass Menschen in ihrer ersten Trauerreaktion aufgefangen und begleitet werden müssen. Pflegende sind Gefühlsausbrüchen von Patienten und Angehörigen ausgesetzt, die sie aushalten müssen, ohne sie auf sich selbst zu beziehen und ihren Gefühlen unmittelbar freien Lauf lassen zu dürfen. Von Fachkräften erwartet man einen professionellen Umgang mit Gefühlen.

Belastende Vergleiche. Hinzu kommt, dass Pflegende sich nicht vollkommen von diesem Leid ausgrenzen können. „Wer weiß denn, was mir selbst bevorsteht? Wie das eigene Alter wohl aussieht?" Möglicherweise werden belastende Vergleiche mit einem selbst, den eigenen Kindern, den Eltern oder Bekannten hergestellt.

💡 Fallbeispiel emotionale Belastung

Auf der Intensivstation wird ein Zugang angemeldet: Ein junger Mann, 21 Jahre. Diagnose: Hodenkrebs im Endstadium. Schwester Erna übernimmt die Aufnahme und die Pflege in ihrer Schicht. Als der Patient am vierten Tag stirbt, ist sie fassungslos. Sie weint laut und verlässt das Zimmer. Schwester Erna hat einen 20 Jahre alten Sohn. „Es hätte meiner sein können" denkt sie immer wieder.

Je mehr Ähnlichkeit die belastende Situation im Krankenzimmer mit der privaten Lebenssituation hat, umso schwerer und umso dringender wird es sein, sich abzugrenzen.

❓ Aufgabe 10 Nehmen Sie sich für diese Aufgaben genug Zeit und sorgen Sie für eine ruhige, ungestörte Atmosphäre.

Erinnern Sie sich an emotional belastende Situationen. Wer oder was war Ihnen eine Hilfe? Tauschen Sie sich in der Kleingruppe aus.
Wie gehen Sie persönlich mit solchen Belastungen um? Gibt es Hilfe im Team?

▮ Zwischenmenschliche Konflikte

Pflegende haben mit unterschiedlichen Personengruppen zu tun: Mit Patienten und Bewohnern, Angehörigen, Kollegen, Ärzten, Therapeuten, Mitarbeitern der Hauswirtschaft und mit vielen anderen. Sie erleben täglich viele Begegnungen mit ganz unterschiedlichen Personen, die ganz unterschiedliche Erwartungen haben. Diese Begegnungen finden oft in Situationen statt, in denen die einzelnen Personen starken Belastungen ausgesetzt sind und die „Nerven blank liegen". Dadurch sind Konflikte vorprogrammiert.

▮ Konflikte unter den Mitarbeitern

Sie werden oft nicht angemessen ausgetragen, so dass es nicht zu einer wirklichen Lösung kommt. Machtkonflikte, Bedürfnis- und Interessenkonflikte werden dann jahrelang mitgeschleppt und aufrechterhalten. Wenn sie sich ausweiten, kann die Zusammenarbeit erschwert und eine produktive Arbeit unmöglich werden. Es kann zu Mobbing-Handlungen kommen.

Gefühle der Über- oder Unterlegenheit stören eine sachliche Zusammenarbeit. Man ist dann nicht frei, gemeinsam eine gute Lösung eines sachlichen Problems zu finden, wenn eigentlich geklärt werden soll, wer der überlegene Partner ist. Wenn jemand davon ausgeht, dass von „ganz unten" in der Hierarchie eines Stationsgefüges kein effektiver Lösungsvorschlag kommen kann, nur „weiter oben" die Kompetenz für jegliche Problemlösung vorhanden ist, wird die sehr gute Idee einer Schülerin unbeachtet und das Problem weiter bestehen bleiben.

▮ Konflikte mit Patienten oder Heimbewohnern

Sie können häufig nicht offen ausgetragen werden, wenn dies ein fachlich korrekter Umgang mit Kranken oder Schutzbefohlenen nicht erlaubt. So ist es i.d.R. nicht möglich mit einem dementen Patienten eine Meinungsverschiedenheit sachlich zu diskutieren und ihn mit Argumenten zu überzeugen. Auch im Umgang mit alkoholkranken oder depressiven Patienten kommt es manchmal zu Situationen, in denen nicht alles ausgesprochen werden sollte. Manches bleibt unausgesprochen. Hilfreich kann es dann sein, die belastenden Situationen und den verbliebenen Ärger mit Kollegen zu besprechen, denen es vielleicht auch schon ähnlich ergangen ist.

▮ Konflikte mit Partnern und Familie

Sie entstehen meist zwangsläufig durch Schichtarbeit. Auch für den Partner ist es belastend, wenn der Dienstplan kurzfristig geändert werden muss, und private Vorhaben wieder einmal verschoben werden müssen. Diese Konflikte finden zwar außerhalb der Dienststelle statt, erreichen aber mit ihrem belastenden Einfluss auch die berufliche Tätigkeit.

Wechselschichten machen eine regelmäßige Teilnahme an bestimmten Freizeitaktivitäten unmöglich. Bei Kontaktmangel in der Freizeit und zunehmender Isolation von Freunden können viele gute Möglichkeiten, außerberuflich Stress abzubauen, nicht genutzt werden. Wenn Pflegende auch ihre privaten Beziehungen nur zu Personen aus dem Bereich der Kranken- oder Altenpflege unterhalten, besteht die Gefahr, dass berufliche Probleme zu sehr im Vordergrund bleiben und die alltäglichen Dinge der Umgebung nicht mehr den notwendigen Realitätsbezug und Stellenwert bekommen.

❓ Aufgabe 11 Vertiefen Sie das Thema „Zwischenmenschliche Konflikte", indem Sie in drei Gruppen der Frage nachgehen: Welche Konflikte haben Sie mit Kollegen (1), Patienten oder Heimbewohnern

(2), Partnern oder Familie (3) erlebt? Wie wird in Ihrem Arbeitsbereich mit Konflikten umgegangen?

▌ Organisatorische Bedingungen

Zur Entwicklung eines Burnout-Syndroms tragen organisatorische Faktoren auf verschiedenen Ebenen bei:

- politische Ebene,
- Verwaltung oder Heimleitung,
- Stationsleitung und Arbeitszeiten,
- persönliche Organisation.

Politische Ebene. Es wird über Personalschlüssel, tarifliche Vergütung, finanzielle Zuschüsse, Bestimmungen der Pflegeversicherung, Kontrolle durch Behörden und medizinischen Dienst entschieden. Bereits hier ergeben sich gravierende Ursachen für eine Überlastung des Personals.

Verwaltung oder Heimleitung. Sie entscheidet über die Ausschreibung von Stellen und die Einstellung von Hilfskräften und die Organisation und Schulung von ehrenamtlichen Mitarbeitern. Die ausbleibende Genehmigung von Pflegemitteln und Materialien kann zu Unzufriedenheit der Mitarbeiter führen. Mit der Bereitstellung von Material, von Pausenräumen oder Erholungsmöglichkeiten kann auf dieser Ebene Burnout entgegengewirkt werden.

Stationsleitung und Arbeitszeiten. Sie hat entscheidende Einflussmöglichkeiten. Sie ist zuständig für die Mitarbeiterführung, für die Motivation und die Weitergabe von Informationen. Die Gestaltung der Übergabesituation spielt hierbei eine wichtige Rolle. Oft fehlen klare Absprachen und konstruktive Mitarbeitergespräche, Schüler und Pflegehilfskräfte werden unzureichend angeleitet, neue Mitarbeiter unzureichend eingearbeitet.

Die Arbeitszeiten sind unregelmäßig. Nacht-, Wochenend- und Schichtdienste verhindern einen gleichmäßigen Lebensrhythmus. Sie erfordern ein hohes Maß an Flexibilität. Dabei müssen zu physiologisch ungünstigen Zeiten große Leistungen erbracht werden. Der normale Schlaf-Wach-Rhythmus wird gestört. In Dienstplangestaltung und Urlaubsplanung liegen wesentliche Möglichkeiten, der Entstehung von Burnout entgegen zu wirken. Problematisch ist auch, dass Auszubildende immer wieder voll beansprucht und damit überfordert werden (**Abb. 18.5**).

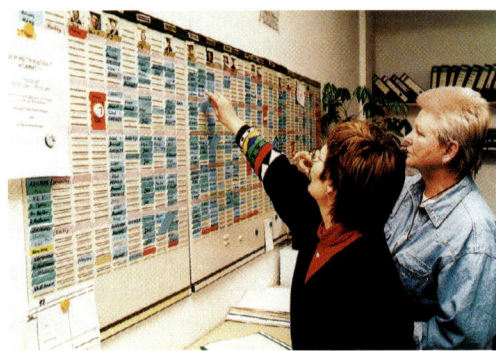

Abb. 18.5 Unregelmäßige Arbeitszeiten und Schichtdienste wirken sich ungünstig auf das Privatleben aus.

Persönliche Organisation. Mangelnde persönliche Organisation und Unterbrechung von Arbeitsabläufen führen zu zusätzlichem Stress. Sorgfältige Planung und ein gut organisierter Arbeitsplatz erleichtern den Arbeitsablauf.

Viele der genannten Faktoren bewirken einen hohen Zeitdruck, dadurch kann Pflege kaum nach den eigenen Maßstäben gestaltet werden. Ein an die Visite oder eine Diagnosemitteilung sich anschließendes Gespräch entspräche wohl den Vorstellungen der Pflegenden und Patienten, ist aber aus Zeitgründen nur selten durchführbar. Ständig muss abgewogen werden, welcher Patient oder Heimbewohner vordringlich versorgt werden muss, das geht meistens auf Kosten der anderen. Das Gefühl, nie fertig zu werden, stellt eine große Belastung dar.

Aufgabe 12 Können Sie sich vorstellen, auf die genannten organisatorischen Faktoren, die bei Burnout möglicherweise beteiligt sind, selbst Einfluss zu nehmen? Tauschen Sie Ihre Ideen und vielleicht auch Ihre Erfahrungen aus.

▌ Persönlichkeitsstruktur: Das Helfersyndrom

Unter Helfersyndrom versteht man eine Konstellation von Persönlichkeitsfaktoren, die eine Entstehung des Burnout-Syndroms begünstigen.

In Pflegeberufen arbeiten viele Menschen unter schwierigen Bedingungen. Dennoch entwickeln nicht alle ein Burnout-Syndrom. Ausschlaggebend dafür, ob es dazu kommt, ist die Persönlichkeitsstruktur des Einzelnen. Es gibt bestimmte Persönlichkeitseigenschaften, die – wenn sie zusammentreffen – eine erhöhte Burnout Gefährdung darstellen. Zu diesen Eigenschaften gehört:

- Man ist nicht in der Lage, erfüllbare Wünsche rechtzeitig zu äußern oder sich Wünsche selbst zu erfüllen. Sie werden angesammelt und kommen dann meistens, wenn es zu spät ist, als Vorwürfe zum Vorschein.
- Es besteht ein starkes Bedürfnis, gebraucht zu werden, Dankbarkeit zu erfahren und anderen etwas zu bedeuten. Das kann zu starken Abhängigkeitsbeziehungen führen.
- Nein sagen fällt schwer.
- Die eigene Belastungsgrenze wird nicht wahrgenommen oder ignoriert.
- Man kann sich nicht vorstellen, Anerkennung und Zuneigung zu bekommen, ohne für andere etwas getan, eine Leistung erbracht zu haben. Oft wurde als Kind gelernt, für das, was man „*tut*“, nicht für das, was man „*ist*“, geliebt zu werden.
- Auch private Beziehungen sind meist asymmetrisch; sie bestehen vor allem zu „Hilfebedürftigen“.
- Es fällt schwer, selbst Hilfe anzunehmen, obwohl dies von Patienten als selbstverständlich erwartet wird.
- Lob und Anerkennung können nicht angenommen werden. Stattdessen fallen Bemerkungen wie „Das ist doch selbstverständlich“, „Ich tue doch nur meine Pflicht“, „Das ist nicht der Rede wert“. Eigene Kommentare von der Art „Jawohl, das habe ich sehr gut gemacht“, „Das ist mir wirklich gut gelungen“ fehlen.

Fallbeispiel Persönlichkeitsstruktur

Eine Stationsschwester sagt nach jahrelanger Zusammenarbeit bei der Verabschiedung eines Arztes: „Dass Sie mich all die Jahre nie gelobt haben, werde ich Ihnen nie verzeihen!“

Es ist kein Zufall, dass Menschen mit den genannten Persönlichkeitsmerkmalen häufig einen helfenden Beruf wählen: Sie haben gelernt, dass Helfen auch die eigenen Bedürfnisse, z.B. die Bedürfnisse nach Anerkennung und Wertschätzung, befriedigt und erwarten dies nun auch in ihrem Beruf.

Personen mit Helferpersönlichkeit fällt es schwer, die Belastungen des Helferberufes zu kompensieren, weil das starke Bedürfnis, gebraucht zu werden andere, freie Aktivitäten blockiert, weil sie Wünsche und Forderungen für die eigene Person

schlecht äußern können, und weil auch die verbleibende Freizeit mit Beziehungen zu Hilfebedürftigen verbracht wird.

Aufgabe 13 Lassen Sie sich die Eigenschaften der Helferpersönlichkeit noch einmal in Ruhe durch den Kopf gehen. Halten Sie für sich fest, mit welchen Bereichen Sie in Zukunft besonders achtsam umgehen wollen.

18.2.3 Symptome und Verlauf des Burnouts

Symptome
Das Erscheinungsbild des Burnout-Syndroms hat eine Vielzahl variierender Symptome. Diese können sich körperlich, emotional oder kognitiv bemerkbar machen.

Körperliche Symptome. Ein Burnout-Syndrom kann körperlich verschiedene Symptome verursachen. Dazu gehören:

- Schwächung des Immunsystems,
- chronische Müdigkeit,
- Kopfschmerzen, Migräne,
- Kreislaufbeschwerden,
- Verdauungsbeschwerden,
- Rücken- und Nackenschmerzen,
- Schlafstörungen und die Unfähigkeit, sich in Pausen zu erholen,
- psychosomatische Erkrankungen wie Magengeschwür, Asthma oder Ekzem,
- übermäßige oder reduzierte Nahrungsaufnahme.

Kaffee-, Nikotin-, Medikamenten- oder Drogenkonsum können zum Problem werden.

Emotionale Symptome. Neben körperlichen Symptomen kommt es zu emotionaler Erschöpfung (**Abb. 18.6**). Diese zeigt sich in:

- dem Wunsch, in Ruhe gelassen zu werden, sich zurückzuziehen,
- Gefühlen des Versagens und der Unzulänglichkeit,
- Niedergeschlagenheit und Resignation,
- Nervosität, innerer Leere, manchmal Verzweiflung.

Kognitive Veränderungen. Das Denken bzw. die Einstellungen des Einzelnen kann sich verändern:

- Anfängliche Ziele und Ideale gehen verloren.
- Die negative Einstellung erstreckt sich auf die eigene Person, die Arbeit, die Patienten und das Leben.

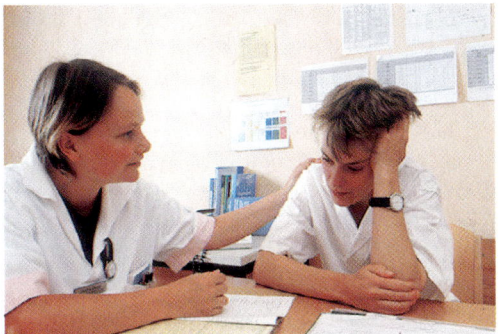

Abb. 18.6 Emotionale Erschöpfung äußert sich in Gefühlen des Versagens und in Resignation.

- Als Selbstschutz funktioniert nur noch eine abwertend zynische Haltung. Patienten werden nur noch als „Fall" gesehen, „die Niere von Zimmer acht hat geklingelt" (Dehumanisierung).
- Mechanismen, die gesunde Menschen einsetzen, um Stress zu regulieren wie Ansprüche senken oder Verpflichtungen delegieren, versagen.

Aufgabe 14. Körperliche, emotionale und kognitive Symptome bilden das Syndrom des Burnout. Welche einzelnen Symptome haben Sie schon bei Kolleginnen und Kollegen oder bei sich selbst kennen gelernt?

■ **Verlauf des Burnouts**
Burnout verläuft in verschiedenen Stadien, die wiederholt auftreten können:
1. Enthusiastische Phase,
2. Stagnation und Frustration,
3. Apathie,

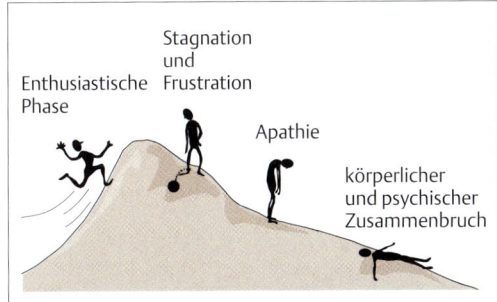

Abb. 18.7 Verlauf des Burnout-Prozesses.

4. körperlicher und psychischer Zusammenbruch.
In jeder Phase gibt es Möglichkeiten den Prozess des Ausbrennens zu unterbrecehn (**Abb. 18.7**).

■ **Enthusiastische Phase**
Am Anfang steht die Begeisterung für den Beruf. Mit Schwung und viel Wissen wird nach dem Examen in der ersten Zeit der Berufstätigkeit gearbeitet. Freiwillige oder unfreiwillige Überlastungen werden toleriert. Schwestern und Pfleger identifizieren sich am Anfang durch überhöhte, zum Teil unrealistische Erwartungen an sich und andere mit dem Beruf übermäßig.

Wenn immer häufiger die Erholungsphase ausbleibt, treten erste Probleme auf. Erschöpfungszustände körperlicher, emotionaler und kognitiver Art stellen sich zeitweilig ein.

■ **Stagnation und Frustration**
Erwartungen aus der Ausbildungszeit und der ersten Phase der Berufstätigkeit erfüllen sich nicht. Ideale gehen verloren (Desillusionierung). Es wird offensichtlich, dass der Einzelne seine Arbeit weniger beeinflussen kann als erwartet, dass es zu wenig individuelle Unterstützung und zu wenig ausgesprochene Anerkennung gibt. Erste Unzufriedenheit über vergleichsweise mäßige Bezahlung und oft fehlende Mitbestimmungsmöglichkeiten tritt auf. „Lohnt sich das eigentlich?" Insgesamt wird die Arbeit deutlich negativer erlebt.

Weitere Enttäuschungserlebnisse kommen hinzu: Aus dem Engagement wird Distanz und Gleichgültigkeit. In diesem Stadium, unter dem Vorzeichen der zunehmend problematischen Arbeitssituation, nehmen sich die Pflegenden selbst immer mehr zurück und sehen den Pflegebedürftigen mehr als Teil einer Arbeit, die getan werden muss. Zum Selbstschutz werden mitmenschliche Gefühle reduziert (Dehumanisierung).

■ **Apathie**
Es kann zu völliger Gleichgültigkeit kommen. Die ursprünglichen Ideale sind verschwunden. Die Pflege reduziert sich immer mehr auf rein körperliche, technische Verrichtungen.

Der Rückzug findet auch im privaten Bereich statt. Die Persönlichkeit verändert sich. Ein Teufelskreis nimmt seinen Lauf.

Jetzt stellen sich sehr schnell Schuldgefühle ein. Man leistet ja nicht das, was man eigentlich wollte und könnte. Depressive, manchmal aggressive Reaktionen schränken die Leistungsfähigkeit weiter ein. Es gibt immer weniger Anerkennung, immer mehr Kritik. Beschwerden und kollegialer Streit verschlechtern das Ansehen.

Körperlicher oder psychischer Zusammenbruch

Die Fehlzeiten werden häufiger und länger, ohne dass sich die Situation zum Positiven wendet. Spätestens jetzt treten psychosomatische Symptome auf. Ein Ausbrechen aus dem „Teufelskreis" ist meist nur mit professioneller Hilfe möglich. Auch Selbsthilfegruppen können helfen, neue Sichtweisen und Verhaltensweisen zu entwickeln.

Aufgabe 15 Mit welchen Maßnahmen könnte man in den einzelnen Phasen den weiteren Verlauf von Burnout aufhalten und wieder zu einer befriedigenden Arbeitssituation zurückkehren?

18.2.4 Bewältigungsstrategien und Prophylaxe

Mit geeigneten Maßnahmen ist es in jedem Stadium möglich, den Prozess des Ausbrennens zu unterbrechen und Burnout zu beenden (**Abb. 18.8**). **Tab. 18.2** zeigt, welche vielfältigen Einflussmöglichkeiten – entsprechend den Ursachen – bestehen, um sich vor Burnout zu schützen oder einen solchen Prozess rückgängig zu machen.

Viele Menschen machen mehrmals Erfahrungen mit Burnout. Durch frühzeitiges Erkennen, eigene, rechtzeitige Entscheidungen und gegebenenfalls das Hinzuziehen von Fremdhilfe, können sie den Verlauf unterbrechen und in eine befriedigende Arbeitsqualität zurückfinden.

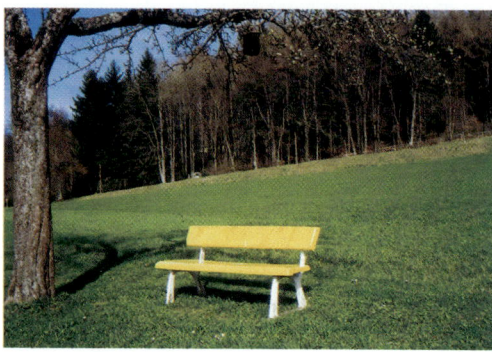

Abb. 18.8 Oasen der Ruhe und Entspannung sind dazu geeignet, Burnout rückläufig zu machen.

Aufgabe 16 Führen Sie nun mit Schwester Lisa Lipmann (Fallbeispiel S. 299) ein beratendes Gespräch über ihre Situation. Arbeiten Sie mit ihr zusammen Ansatzpunkte heraus, die Situation zu verändern mit dem Ziel, wieder Freude an der Arbeit zu erleben.

Umgang mit Stress und Belastungen

Ob ein Problem erfolgreich gelöst wird, hängt nicht nur von guten oder schlechten Lösungsvorschlägen ab, entscheidend ist schon die Art und Weise, das Problem wahrzunehmen. Unterschieden werden hier:
- problemorientierte Sichtweisen,
- lösungsorientierte Sichtweisen.

Problemorientierte Sichtweise

Diese Art, ein Problem zu behandeln, stellt folgende Fragen:

Tab. 18.2 Prophylaxe/Bewältigungsstrategien des Burnout-Syndroms

	Pflegende	Organisation/Leitungsebene der Einrichtung
Kulturelle/ gesellschaftliche Ursachen	• Klärung des eigenen Rollenselbstbildes • Darstellung des Rollenselbstbildes nach außen, d. h. nicht ständig Zugeständnisse machen, Überstunden aufschreiben, freie Tage als Recht, nicht als Geschenk betrachten usw. • Sichtweise entwickeln: Ideale sind nötig, Nichterreichen heißt nicht „scheitern" sondern „Teilziele erreichen!" • Grenzen setzen • Rollentrennung	• Rechte der Pflegenden als selbstverständlich betrachten und achten • Öffentlichkeitsarbeit leisten
Fachliche Anforderungen	• realistische Erwartungen an sich stellen • delegieren können • Fortbildungen wahrnehmen	• Fort- und Weiterbildung des Personals fördern • bei Übergaben Information untereinander über neue Methoden/Material

Tab. 18.2 Fortsetzung

	Pflegende	Organisation/Leitungsebene der Einrichtung
Emotionale Belastungen	• Entlastungsmöglichkeiten schaffen (Gespräche im Team usw.) • Einstellung zum Alter, zu Tod und Krankheiten entwickeln • Verdrängung zulassen und akzeptieren	• Todesfälle gemeinsam erleben, Abschied ermöglichen, • Mitarbeitern Gesprächsmöglichkeiten bieten (Zeit und Raum)
Zwischenmenschliche Konflikte	• Offenheit • direktes Ansprechen • fairer Umgang, Loyalität • Kontaktpflege zu Partner, Familie, Freunden	• Offenheit • keine starren Gegenschichten • nicht *über* – sondern *mit*einander reden • Zuständigkeit klären
Organisatorische Ursachen	• strukturierter Arbeitsablauf • Absprachen im Team • Arbeitsplatz organisieren • Handlungsspielräume ermitteln und nutzen • selbst Hilfe annehmen (um Hilfe bitten heißt auch, den anderen aufzuwerten)	• Dienstplangestaltung mit Puffer • Regelung der Arbeitszeiten: Planbarkeit, wenig geteilte Dienste • Arbeitsunterbrechungen minimieren • störungsfreie Pausen und Übergabegespräche • einräumen von Entscheidungsmöglichkeiten für Mitarbeiter • regelmäßige konstruktive Mitarbeitergespräche. Loben der Mitarbeiter • Organisation von Material • sinnvolle Verantwortungsbegrenzung (der Kollege kann die Arbeit fortsetzen)
Persönlichkeitsmerkmale	• lernen, für sich zu sorgen • lernen, sich Wünsche zu erfüllen • lernen, als Person geliebt zu werden • lernen, „nein" zu sagen • lernen, sich zu loben und Lob anzunehmen • bei aller Selbstkritik liebevoller, ehrlicher Umgang mit sich: „Nicht alles lief optimal, aber ich habe so gut wie möglich gehandelt"	Lernmöglichkeiten geben Mitarbeiter für Selbstpflege loben respektieren der Freizeit und freien Tage.

- Woher kommt das Problem?
- Wo liegen in der Vergangenheit seine Ursachen?
- Wer ist schuld?
- Wer hat angefangen?

Die Sprache der Problemorientierung enthält Verallgemeinerungen: „nie…", „jedes Mal", „alle", „keiner", „das schaffen wir nie!", „immer ich!". Bei Argumentationen macht das beliebte „ja, aber…" einer gefundenen Übereinstimmung gerne wieder ein Ende.

Jammern und Klagen bestimmen das Arbeitsklima. Die Beteiligten beißen sich am Problem fest. Es fallen Sätze wie „Wir können eben nicht miteinander reden!", „Es hat ja sowieso keinen Zweck!", „Es ist immer dasselbe!"

Der Einzelne oder eine Gruppe starren wie gebannt auf das Problem. Sie wirken wie von ihm hypnotisiert. Manches Team scheint sich in der „Jammerecke" eingerichtet zu haben und in einer „Stress-

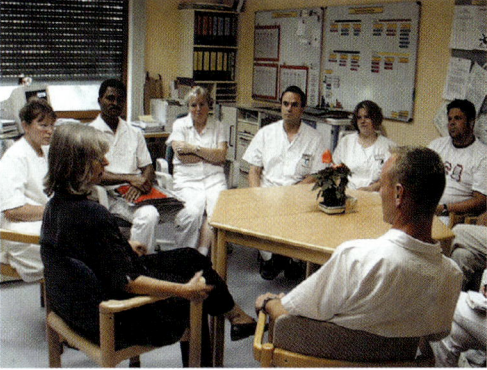

Abb. 18.9 In der Teambesprechung führt eine lösungsorientierte Sichtweise zum konstruktiven Umgang mit Problemen.

Jammer-Kultur" wohl zu fühlen, in der man miteinander wetteifert, wer die meisten Belastungen hat und wem es am schlechtesten geht. Dadurch bleibt keine Energie, nach praktikablen Lösungen zu suchen.

Lösungsorientierte Sichtweise

Die lösungsorientierte Sichtweise geht mit einem Problem anders um. Sie fragt:

- Wo sind meine oder unsere Ressourcen, Kraftquellen, Potenziale?
- Was kann ich, was will ich? Wo bin ich kompetent? Was liegt mir?
- Was habe ich schon einmal gut gemacht?
- Was ist das Ziel, welche Teilziele führen dorthin, wie soll die Lösung aussehen?

Statt „ja, aber" führt sie Überlegungen mit „ja, und …" weiter. Ideenentwicklung, Kreativität, Bewegung, Humor und Lachen gehören hier zum konstruktiven Umgang mit Problemen.

Aufgabe 17 Kennen Sie das „Dschungelbuch" von Rudyard Kipling, als Buch oder als Film, der danach gedreht wurde? Gönnen Sie sich das Vergnügen! Der Bär Balu und die Schlange Kaa vertreten je eine der beiden beschriebenen Sichtweisen eines Problems. Ordnen Sie ihnen die problemorientierte und die lösungsorientierte Sichtweise zu (nach Wisauf, 2000).

Selbstpflegekonzept

Um in einem konfliktreichen Arbeitsfeld gesund zu bleiben, bedarf es einer sorgfältigen Psychohygiene (**Abb. 18.10**). Auf Gesundheitsvorsorge für die eigene Person zu achten, gehört zu den Aufgaben von Pflegenden. Schon in die Ausbildungszeit gehört die Entwicklung eines Selbstpflegekonzeptes. Im Laufe der Berufstätigkeit kann es weiter entwickelt werden.

Abschließend einige interessante Vorschläge für die Selbstpflege:

- Zur Lösung von Problemfällen ziehe ich das Team hinzu.
- Ich achte auf meine eigenen Grenzen.
- Ich genieße es mit den zu Pflegenden auch einmal herzlich zu lachen.
- Ich trenne Arbeits- und Pausenzeiten.
- Ich freue mich im Pflegealltag an gelungenen Situationen (**Abb. 18.11**).
- Ich delegiere Aufgaben.
- Ich formuliere meine Wünsche.

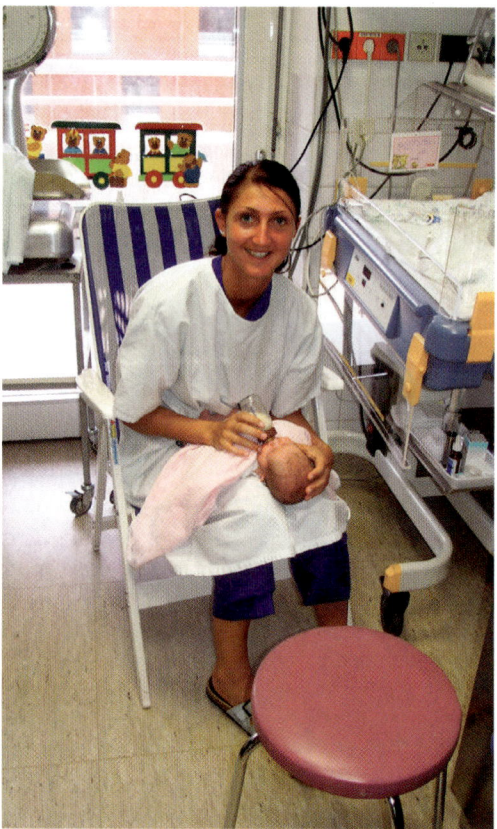

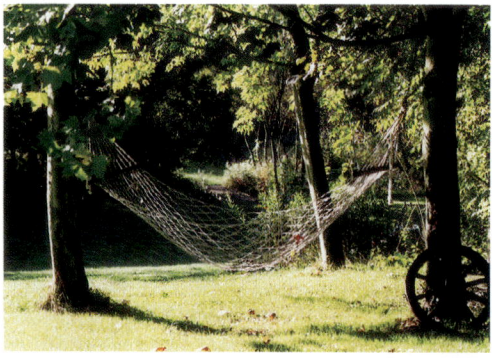

Abb. 18.10 Arbeits- und Pauseneinheiten trennen…

Abb. 18.11 … sich bewusst über gelungene Arbeit freuen gehört zum Selbstpflegekonzept.

- Ich versuche, wo es geht, Situationen mit Humor zu betrachten.
- Ich äußere meine Meinung.
- Ich gestehe mir Schwächen zu.
- Ich interessiere mich für Dinge außerhalb meines Berufes.
- Ich pflege Kontakte und Freundschaften zu Menschen außerhalb meines Kollegenkreises.
- Ich gestalte meinen Arbeitsplatz freundlich.
- Ich versuche Positives verstärkt wahrzunehmen.
- Ich halte auch Zeit für mich frei.
- Ich nehme Berufliches nicht mit nach Hause.
- Ich fühle mich nicht für alles zuständig.
- Ich nehme Fortbildungen wahr.
- Ich achte auf körperliche Warnsignale.
- Ich treibe Sport und nehme mir Zeit für Bewegung (**Abb. 18.12**).

Aufgabe 18 Sie haben schon eigene Erfahrung mit Selbstpflege. Sammeln Sie bitte alles, was Ihnen in schwierigen Zeiten schon einmal gut getan hat. Wie sieht Ihre Art aus, sich zu erholen? Was hat sich schon bewährt, um aus einem schlechten psychischen Zustand wieder in Ihr Gleichgewicht zu finden?

Tauschen Sie die wertvollen Erfahrungen in der Gruppe aus! So können andere ihr Selbstpflegekonzept erweitern, indem sie Neues ausprobieren. (Das übrigens entspricht einer lösungsorientierten Sichtweise!)

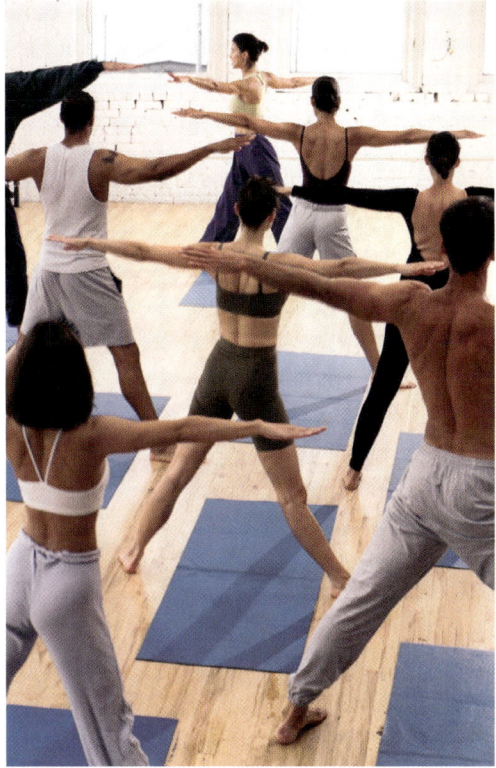

Abb. 18.12 Bewegung erhält psychisch und körperlich gesund.

19 Möglichkeiten der psychologischen Hilfestellung – Notfallpsychologie und Psychotherapie

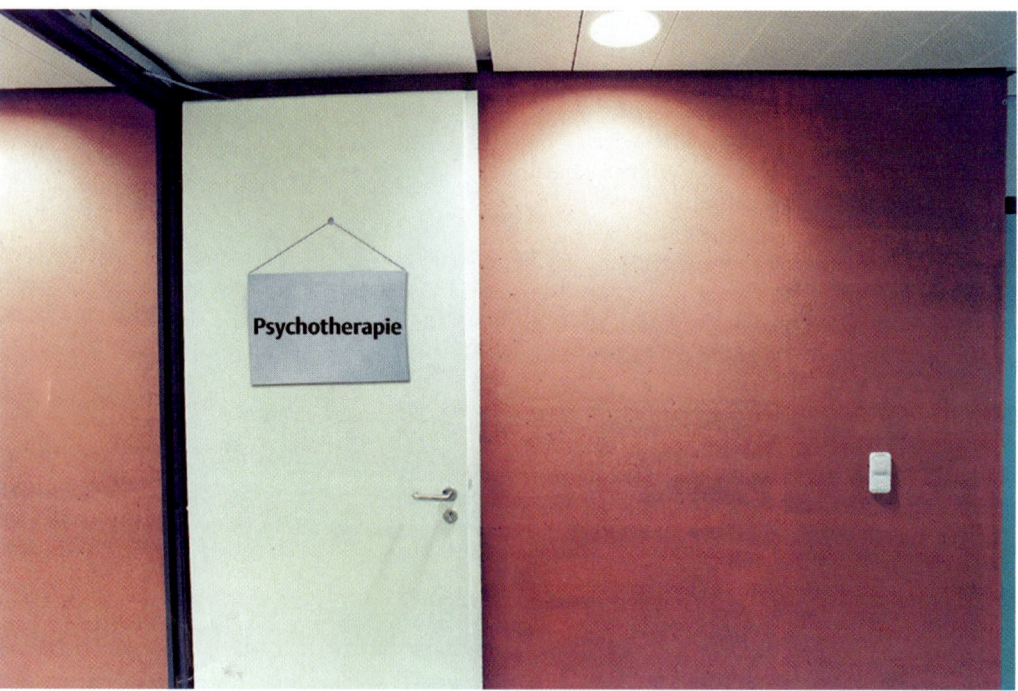

19.1   Notfallpsychologie · 313
19.1.1 Aufgaben der Notfallpsychologie · 313
19.1.2 Diagnostik bei traumatischen
            Erlebnissen · 314
19.1.3 Psychologische Soforthilfe nach
            belastenden Ereignissen · 315
19.1.4 Krisenintervention · 316
19.2   Psychotherapie · 317
19.2.1 Verhaltenstherapie · 318
19.2.2 Klientenzentrierte Gesprächstherapie
            · 320
19.2.3 Psychoanalytische Therapien · 320
19.2.4 Systemische Therapien · 321
19.2.5 Spieltherapie · 323

Examensschwerpunkte
Anwendungsgebiete und Vorgehensweisen der Notfallpsychologie und ihre Relevanz für Pflegende (S. 313), Psychotherapie (S. 317)

> *„Gleichgültig, wie weit du auf der falschen*
> *Straße gegangen bist, kehre um!"*
>
> aus der Türkei

19.1 Notfallpsychologie

19.1.1 Aufgaben der Notfallpsychologie

Das Bewusstsein für die psychischen Folgen von extremen, belastenden Ereignissen ist gewachsen. Durch die Medienübertragung ist das Interesse an Katastrophen, Großschadensereignissen, Verbrechen und die daraus entstehenden Folgen im materiellen, somatischen und psychischen Bereich für die betroffenen Menschen weltweit öffentlich geworden. Für die medizinische Notfallversorgung ist in Deutschland gesorgt. Es liegen klare Konzepte bereit für eine schnelle und optimale Hilfeleistung in unterschiedlichen Bedarfssituationen.

1980 wurde die posttraumatische Belastungsstörung erstmals in USA diagnostisch erwähnt (DSM, Diagnostical and Statistical Manual of Mental Disorder) und seither werden Maßnahmen erarbeitet, um psychischen Schäden nach belastenden Ereignissen entgegen zu wirken, zuerst in den USA, dann, nach dem Flugzeugunglück bei Lockerbie (1988), bei dem 270 Menschen um ihr Leben kamen, in Europa.

Die Aufgaben der Notfallpsychologie erstrecken sich heute über die Bereiche:

- Prävention,
- Traumabewältigung,
- Traumatherapie.

Prävention. Die psychologische Soforthilfe trägt dazu bei, dass ein erschütterndes Erlebnis verarbeitet werden kann und posttraumatische Störungen abgewendet werden. Die Notfallpsychologie stellt Verfahren zur Verfügung, belastende Erfahrungen zu bewältigen. Sie hilft den betroffenen Personen durch psychologisches Krisenmanagement (Debriefing) zur Normalität zurückzukehren.

Traumabewältigung. Zum Teil gelingt die sofortige Traumabewältigung im Rahmen des ersten Krisenmanagement nicht. Wenn die Reaktionen der Menschen nach dem Debriefing zunehmen und nicht wie sonst üblich ab, dann wird eine Traumabewältigung in psychologischer Einzelbetreuung (eine bis zehn Sitzungen) notwendig. Sie wird während der akuten Belastungsreaktion (s. u.) durchgeführt.

Traumatherapie. Gelingt die Verarbeitung nicht, kann es zu einer posttraumatischen Belastungsstörung kommen. Mit einem psychologischen Traumabewältigungsprogramm kann einer chronifizierten Erkrankung vorgebeugt werden.

Die Notfallpsychologie setzt Soforthilfemaßnahmen und Traumabewältigungsprogramme mit dem Ziel ein, menschliches Leid zu lindern und Gesundheit zu erhalten.

Traumatische Ereignisse

Außergewöhnlich belastende Lebensereignisse können im Einzelnen sein:

- **Unfälle:** Verkehrsunfälle, Unfälle am Arbeitsplatz oder Zuhause,
- **Straftaten:** Opfer von Geiselnahmen, Entführungen oder anderer Verbrechen, Terrorismus, Attentate, Vergewaltigung,
- **Todesfälle:** Suizid, Suizidversuch, Tod einer Bezugsperson,
- **Großschadenereignisse, Katastrophen:** Unglücksfälle im Bahn-, Flugverkehr, Explosionen, Großbrände, Unwetter, Überschwemmungen, Vulkanausbrüche, Erdbeben und Kriege.

Von einem traumatischen Ereignis wird gesprochen, wenn:

- die Person etwas erfahren hat oder Zeuge von etwas wurde, das Lebensbedrohung, Tod oder schwere Verletzung enthielt,
- die Reaktion der betroffenen Person aus intensiver Angst, Hilflosigkeit oder Entsetzen bestand. Menschen reagieren mit unterschiedlichen Formen von versteckter oder offener Angst, die durch Apathie, Sprachlosigkeit oder unerklärliche Agitation und Hyperaktivität Ausdruck findet.
- die Situation von der Person selbst nicht sinnvoll verarbeitet werden kann.

Ein belastendes Ereignis liegt außerhalb dessen, was Menschen normalerweise erleben.

Aufgabe 1 Mit welchen traumatischen Ereignissen können Sie im Krankenhaus oder im Pflegeheim konfrontiert werden? Welche könnten Sie in die Lage bringen, psychologische Hilfe zu leisten oder notfallpsychologische Hilfe zu vermitteln?

Betroffene Personen

Außergewöhnliche Belastungen können sich in jedem Leben ereignen. Von einem Trauma betroffene Personen sind:

- Menschen, die selbst unmittelbar in eines der oben genannten Ereignisse verwickelt sind (Primäropfer), wie Verletzte nach einem Unfall, Obdachlose nach einem Erdbeben, als Geisel festgehaltene Personen, Entführte, in suizidaler Absicht Verletzte.

- Menschen, die zu einem extremen Ereignis hinzukommen, mit den traumatisierten Opfern unmittelbar konfrontiert werden, wie Einsatzkräfte der Polizei, der Feuerwehr, des notärztlichen Dienstes und Augenzeugen (Sekundäropfer).
- Menschen, die das traumatisierende Ereignis nicht selbst erlebt haben, später dazu kommen oder mit den traumatisierten Personen in Kontakt kommen, wie Angehörige der Primär- und der Sekundäropfer, auch Personal in den Krankenhäusern oder Arztpraxen.

19.1.2 Diagnostik bei traumatischen Erlebnissen

Bei der Diagnostik der psychischen Folgeschäden eines außergewöhnlich belastenden Lebensereignisses oder einer über eine gewisse Zeit anhaltenden schweren Belastung unterscheidet die WHO in der ICD 10 (International Classification of Diseases) zwischen der:

- akuten Belastungsreaktion und der
- posttraumatischen Belastungsstörung.

Akute Belastungsreaktion

Sie „zeigt typischerweise ein gemischtes und wechselndes Bild, beginnend mit einer Art von „Betäubung", mit einer gewissen Bewusstseinseinengung und eingeschränkten Aufmerksamkeit, einer Unfähigkeit, Reize zu verarbeiten und Desorientiertheit. Diesem Zustand kann ein weiteres Sich-Zurückziehen aus der Umweltsituation folgen oder aber ein Unruhezustand und Überaktivität..." (ICD 10, F43.0)

> Eine *akute Belastungsreaktion* findet in den ersten 4 Wochen nach dem belastenden Ereignis statt. Bestehen die Symptome länger als 4 bis 6 Wochen, liegt eine *posttraumatische Belastungsstörung* vor.

Posttraumatische Belastungsstörung (PTBS)

„Typische Merkmale sind das wiederholte Erleben des Traumas in sich aufdrängenden Erinnerungen (Nachhallerinnerungen, Flashbacks), Träumen oder Alpträumen, die vor dem Hintergrund eines andauernden Gefühls von Betäubtsein und emotionaler Stumpfheit auftreten. Ferner finden sich Gleichgültigkeit gegenüber anderen Menschen, Teilnahmslo-

sigkeit der Umgebung gegenüber, Freudlosigkeit sowie Vermeidung von Aktivitäten und Situationen, die Erinnerungen an das Trauma wachrufen könnten. Meist tritt ein Zustand von vegetativer Übererregbarkeit mit gesteigerter Wachsamkeit, einer übermäßigen Schreckhaftigkeit und Schlafstörung auf. Angst und Depression sind oft damit verbunden und Suizidgedanken nicht selten..." (ICD 10, F43.1).

Belastungsstörungen in diesem Sinne, die sich in der Folge eines traumatischen Erlebnisses ausbilden, sind im medizinischen Sinn als Krankheit anerkannt. Psychische Traumatisierung kann ebenso arbeitsunfähig machen wie eine körperliche Verletzung.

> Alle Symptome der akuten Belastungsreaktion und der posttraumatischen Belastungsstörung sind normale Reaktionen in anormalen Situationen.

Kriterien der posttraumatischen Belastungsstörung

Nicht jede psychische Störung nach einem schweren Erlebnis ist eine posttraumatische Belastungsstörung. Um sie zu diagnostizieren sind also verschiedene Kriterien zu beachten:

1. Das traumatische Ereignis selbst (ist der Patient selbst betroffen oder Augenzeuge bei Ereignissen mit Todesfall, schwerer Verletzung oder Lebensbedrohung) und die Reaktion von Angst, Hilflosigkeit und Entsetzen.
2. Quälendes Wiedererleben des Traumas. Im Wachzustand werden plötzlich und lebhaft Ereignisanteile erlebt, gesehen, gerochen, gehört (Flashback). Die gleichen physiologischen Begleiterscheinungen wie Herzklopfen, Schwitzen, Zittern treten auf. In Form von Alpträumen wiederholt sich die erschütternde Situation im Schlaf.
3. Vermeiden und emotionale Stumpfheit. Die Personen fühlen sich wie betäubt. Sie berichten von Starrheit, „Dichtmachen" im Gefühlsbereich. Alle Reize, die einen an das Ereignis erinnern könnten, werden gemieden.
4. Wachsamkeit, Alarmbereitschaft, „Fight or Flight" (Kampf oder Flucht). Dadurch entstehen Einschlafstörungen und Konzentrationsprobleme.

Aufgabe 2 Herr und Frau Krämer haben bei einem Autounfall zwei Kinder und zwei Neffen verloren. Obwohl sie selbst zum Unfallzeitpunkt nicht im Auto waren und die Fahrerin des Autos keine Schuld hatte, fühlen sie sich verantwortlich und werden von „Wenn nur"-Argumenten geplagt: „Wenn wir nur bei ihnen gewesen wären...", „wenn wir die Kinder nur zu Hause behalten hätten...", „wenn wir nur unser Auto zur Verfügung gestellt hätten..."

In der Folgezeit nach dem Unfall nahm Frau Krämer zwanzig Kilo Gewicht zu, Herr Krämer entwickelte eine Diabetes-Erkrankung. Die Unfallstelle umfuhren sie noch nach Monaten weiträumig. Sie zogen sich aus ihren kirchlichen und sozialen Aktivitäten zurück. Sie litten beide unter Flashbacks und Schlafstörungen. Obwohl ihr Leben nicht durch den Unfall gefährdet und sie nicht Zeuge des Ereignisses waren, entwickelten sie eine posttraumatische Belastungsstörung entsprechend der Schwere ihres Verlustes. Zeigen Sie an diesem Fall Diagnosekriterien für eine posttraumatische Belastungsstörung auf.

19.1.3 Psychologische Soforthilfe nach belastenden Ereignissen

Den psychologischen Maßnahmen, die nach belastenden Ereignissen einer traumatischen Entwicklung angewendet werden, um psychischen Gesundheitsschäden vorzubeugen, liegen Kenntnisse über den Umgang mit Stress zugrunde. Ein extremes Ereignis, das außerhalb der üblichen menschlichen Erfahrung liegt, ist ein Vorgang von extremem Stress. Ein schlechter Umgang mit Stress in Form von Wut, Gewalt, sozialem Rückzug, Selbstmedikation, Alkohol- oder Drogenkonsum führt langfristig zu zusätzlichen Problemen. Die Stressverarbeitung unter fachpsychologischer Beratung hat zum Ziel, das unangenehme Erlebnis in das weitere Lebensverständnis zu integrieren.

▌ Debriefing-Gespräch

Um die nach extremen Erlebnissen entstandene psychische Belastung abzubauen, kommen bestimmte Formen der Nachbesprechung für Einzelne oder Gruppen zur Anwendung (Debriefing, SBE = Stressbearbeitung nach belastenden Ereignissen). Sie folgen einem vorgegebenen Ablauf und enthalten folgende Punkte:

- Einführung,
- Tatsachen beschreiben,
- Gedanken sammeln,
- Emotionen in Worte fassen,
- Auswirkungen beschreiben,
- Informationen geben,

- Ressourcen und Selbstpflegekonzept aufzeigen,
- Blick auf das Positive richten.

Einführung. Die Gesprächsleitung stellt sich vor und erläutert den Sinn des bevorstehenden Gesprächs: Unter klar strukturierter Anleitung soll das Erlebte durchgesprochen und dabei besser in das Weltbild des betroffenen Menschen integriert werden. Das traumatische Erleben soll so „abgespeichert" werden, dass man damit umgehen kann und dadurch eine dauerhafte psychische Störung der Persönlichkeit verhindert wird. Das Ziel des Gesprächs ist es, eine erste Verarbeitung des Erlebten zu erreichen.

Tatsachen beschreiben. „Was ist passiert?" Die Geschichte des Ereignisses wird vom Anfang bis zum Schluss erarbeitet. Dabei wird auf Zeitgenauigkeit geachtet. Der erste Schritt besteht darin, Tatsachen zu sammeln, die mit dem betreffenden Ereignis in Zusammenhang stehen. In der Gruppe werden aus den verschiedenen Sichtweisen der Betroffenen die Angaben gesammelt und ergänzt. In dieser Phase nähern sich die Betroffenen sachlich und verstandesmäßig (kognitiv) an das „schlimme Ereignis" an. In Sprache fassen ist ein erster Schritt der Verarbeitung.

Gedanken sammeln. „Was haben Sie gedacht, als ...?" Als Nächstes werden Gedanken gesammelt, in Worte gefasst und in der Gruppe ausgetauscht. Teilnehmer erleben, mit dem schlimmen Erlebnis nicht allein zu sein, und hören, was die anderen erlebt und wahrgenommen haben. Andere haben Ähnliches oder ganz anders gedacht.

Emotionen in Worte fassen. Die Gedanken gehen in die Gefühle über. Das Gespräch wechselt aus dem mehr kognitiven Bereich in den emotionalen. „Welche Empfindungen erinnern Sie? Was war das Schlimmste für Sie? Worunter leiden Sie am meisten?" Wenn es gelingt, Gefühle zu benennen, eventuell durch Weinen zu äußern, wird Stress abgebaut. Verbalisieren ist ein Schritt, mit Emotionen besser umzugehen.

Auswirkungen beschreiben. „Haben Sie während des Ereignisses und anschließend Veränderungen an sich bemerkt?" Welche Auswirkungen hatte und hat das Ereignis in den ersten Tagen danach und heute? Stressbedingte Symptome sind: Schreckhaftigkeit, Zittern, Teilnahmslosigkeit, Schlafstörungen, Appetitlosigkeit, Reizbarkeit, gesteigerte Alarmbereit- schaft u.a.. Während dieser Beiträge führt das Ge- spräch von der emotionalen Ebene wieder auf die ko- gnitive Ebene.

Informationen geben. „Alle diese Symptome sind normale Reaktionen in anormalen Situationen!" Die beunruhigenden Symptome („Bin ich noch normal?" „Werde ich jetzt verrückt?") werden vom Gesprächs- leiter in den Bereich der Normalität gerückt. Men- schen reagieren so in extrem belastenden Situatio- nen. Er gibt ausführlich Informationen über ganz normale Auffälligkeiten, auch über die voraussichtli- che weitere Entwicklung in den nächsten Tagen.

Ressourcen und Selbstpflegekonzept aufzeigen. „Sorgen Sie gut für sich!" Der Gesprächsleiter berät und informiert die Betroffenen ausführlich über die Möglichkeiten, selbst zu einer guten Traumaverar- beitung beizutragen. Er gibt Anregungen für ein gu- tes Selbstpflegekonzept. „Finden Sie heraus und tun Sie alles, was Ihnen jetzt gut tut, was Sie ruhig und si- cher werden lässt (Ernährung, Ruhe, Aktivitäten, Entspannungstechniken, Tagesstrukturierung). Er zeigt Ressourcen auf, die den meisten Menschen zur Verfügung stehen und aktiv eingesetzt werden kön- nen, um mit einem traumatischen Erlebnis fertig zu werden. Damit sollen die Teilnehmer wieder auf die kognitive Ebene geführt werden und nicht mehr in einer Atmosphäre der totalen Hilflosigkeit und des Ausgeliefertseins an das Trauma bleiben.

Blick auf das Positive richten. „Gab es während des ganzen, furchtbaren Geschehens auch irgendetwas Positives?" Zum Abschluss des Gesprächs wird diese Frage sehr behutsam gestellt. Manchmal zögernd, aber schließlich äußern sich Betroffene: „Ja, ich lebe noch!" „Positiv war, dass die Feuerwehr so schnell kam." „Mein Freund ist schwer verletzt, aber er lebt, ich werde mich um ihn kümmern." „Wir haben eine entsetzliche Erfahrung gemacht, aber es rühren sich auch Kräfte und es gibt Hilfe, sie zu bewältigen."
Der Gesprächsleiter beendet das Gespräch.

19.1.4 Krisenintervention

Fallbeispiel Krisenintervention
Herr Max Rat ist psychologisch geschulter Feu- erwehrmann. Mit vielen Kollegen von Polizei und Rettungsdienst ist er bei dem Großbrand eines Wa- renhauses im Einsatz. Am Unglücksort fällt ihm sein Feuerwehrkamerad Heiner Trost auf, ein erfahrener

Mann, wie er mitten im Geschehen teilnahmslos he- rumsteht, sich immer wieder über die Stirn wischt und sich dann ziellos hierhin und dorthin bewegt.

Max Rat geht auf ihn zu: „Heiner, was ist los?" Er nimmt ihn ein wenig beiseite, schaut ihn an und wie- derholt: „Heiner, was ist passiert?" Jetzt schaut der ihn an und antwortet: „Du, der Junge da drüben, den ich gerade herausgezogen habe, er ist tot. Er sieht meinem so ähnlich. Es könnte meiner sein!" Die bei- den Männer gehen ein paar Schritte, wechseln einige Worte. Heiner verlässt für diesen Tag den Unfallort. Er erhält in den nächsten Tagen professionelle psy- chologische Unterstützung. Danach ist er wieder ein- satzbereit.

Krankenhauspersonal und Einsatzkräfte im Ret- tungswesen, aber auch Mitarbeiter in Pflegeheimen werden bei ihrer täglichen Arbeit mit Menschen in verschiedenen Krisen konfrontiert (**Abb. 19.1**). Sie sollten als „Handwerkszeug" über Methoden der Kri- senintervention verfügen.

Kriseninterventionen sind einerseits gedacht für Opfer und Betroffene eines traumatischen Ereignis- ses und andererseits für Einsatzkräfte und Personal, die damit zu tun haben (s. Krise, S. 262).

Aufgabe 3. Braucht Fachpersonal im Pflege- und Rettungswesen auch notfallpsychologische Un- terstützung? Unterhalten Sie sich in der Gruppe da- rüber, wie Hilfe aussehen und organisiert sein müss- te und welche Hilfe Sie annehmen würden.

▌ Krisenintervention nach dem SAFE-R-Modell
Im Folgenden soll das SAFE-R-Modell der Krisenin- tervention für Mitarbeiter vorgestellt werden. Dieses

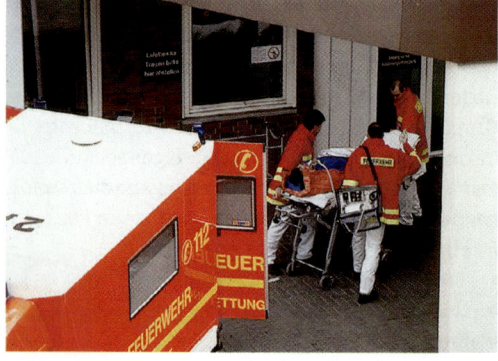

Abb. 19.1 Wer beruflich mit außergewöhnlich belastenden Le- bensereignissen zu tun hat, benötigt Kenntnisse über Methoden der Krisenbewältigung.

Modell wurde für Einsatzkräfte entwickelt und kann von psychologischen Fachkräften und von ausgebildeten Laien eingesetzt werden.

Die Buchstaben S.A.F.E.R. stehen für:

- **S**timulansverminderung,
- **A**kzeptanz der Krise,
- **F**örderung des Verstehens,
- **E**ntwicklung wirksamer Bewältigungsstrategien,
- **R**ückführung zur Eigenständigkeit

1. Stimulansverminderung. Im ersten Schritt der Intervention soll eine Reduzierung der stressauslösenden Reize erreicht werden. Man kann sich als Helfer oder Berater selbst zwischen Unfallgeschehen und Betroffenen stellen, Blickkontakt aufnehmen, ihn bewegen, den Blick vom Unglücksgeschehen abzulenken, einige Schritte abseits zu gehen oder aus dem Zimmer auf den Gang zu treten. In manchen Fällen hat sich auch eine räumliche und atmosphärische Distanzierung, z.B. ein Spaziergang bewährt. Indem die betroffene Person vom akuten Krisenherd entfernt wird, kann eine erste, wenn auch kurzfristige, psychische Distanz erreicht werden.

2. Akzeptanz der Krise. Mit der Frage nach dem Sachverhalt: „Was ist passiert?" gelingt es meistens, die betroffene Person für eine kurze Zeitspanne aus ihren überwältigenden Emotionen heraus auf eine kognitive, sachliche Ebene zu holen. Sie bekommt mit der folgenden Frage wieder Gelegenheit, ihre Gefühle zu formulieren: „Wie geht es Ihnen jetzt?" Die Krise ist jetzt benannt, es ist jemand da, der die Situation kompetent begleitet. Die betroffene Person wird sich sicherer fühlen und kann im „geschützten Raum" wieder ihren Gefühlen Ausdruck verleihen, indem sie ihre Reaktionen auf das erschütternde Ereignis schildert.

3. Förderung des Verstehens. „So wie Sie auf das schlimme Ereignis reagieren, würden es die meisten Menschen tun. Es sind normale Reaktionen auf höchst unnormale, extreme Situationen." Der durch seine Symptome irritierte Mensch kann sich wieder als ganz normal empfinden und in diesem Punkt beruhigt sein.

4. Entwicklung wirksamer Bewältigungsstrategien. Berater und Betroffener erschließen gemeinsam Ressourcen und Kraftquellen und entwerfen einen Plan für die folgenden Tage, um mit Stress und Belastung umzugehen.

5. Rückführung zur Eigenständigkeit. Die betroffene Person entscheidet, wann „es wieder geht", wann sie sich ausreichend sicher und handlungs- und arbeitsfähig fühlt. Bis dahin können weitere unterstützende Gespräche angeboten werden.

> **Fallbeispiel SAFE-R-Modell**
>
> Die Schwesternschülerin Heidi Schmied hat zum ersten Mal eine Totgeburt miterlebt. Sie kannte die junge Mutter gut und hatte sich mit ihr auf das Kind gefreut. Sie ist außerstande, ihre Arbeit weiter zu tun, in irgendeiner Weise zu handeln oder gar zu trösten. Wie gelähmt bleibt sie in ihrer Wohnung, erlebt immer wieder den schmerzvollen Anblick des toten Neugeborenen. Nach einigen Tagen nimmt sie eine notfallpsychologische Beratung in Anspruch. Was passiert ist und was sie dachte und fühlte hat sie ihrer Therapeutin erzählt. Diese fragt:
>
> „Frau Schmied, Sie haben sicher schon andere schwierige Situationen, nicht so schlimme wie diese, erlebt."
>
> „Ja, ich hatte einmal großen Ärger in der Schule."
>
> „Erinnern Sie sich, was Ihnen damals gut getan hat."
>
> „Ich habe viel mit meiner Mutter geredet."
>
> „Gut. Was hat Ihnen sonst noch durchgeholfen?"
>
> „Ich hatte Freunde. Die haben mich abgelenkt und ich bin viel mit meinem Hund ganz allein spazieren gegangen."
>
> Heidi Schmied verfügt über eine Anzahl wirkungsvoller Ressourcen, die sie in den nächsten Tagen zur Traumabewältigung einsetzen wird.

> **Aufgabe 4** Können Sie aus eigener Erfahrung weitere Möglichkeiten vorschlagen, die aktuelle Krise zu bewältigen?
>
> **Aufgabe 5** Stellen Sie sich abschließend anhand des Safe-R-Modells eine eigene Liste von Stichworten zusammen, die Sie für eine Krisenintervention verwenden möchten.

19.2 Psychotherapie

Psychotherapie heißt die Behandlung von Verhaltensstörungen oder Leidenszuständen:

- mit psychologischen Mitteln,
- nach bestimmten methodischen Regeln,
- mit dem Ziel, bestehende Symptome zu beseitigen oder zu verringern, Verhalten und Erleben eines Menschen zu verändern und eine günstige Entwicklung der Persönlichkeit zu fördern.

Die Behandlung wird von Psychotherapeutinnen und Psychotherapeuten durchgeführt, die durch Hochschulstudium der Psychologie oder Medizin und einer Zusatzausbildung in einer oder mehreren therapeutischen Behandlungsmethoden eine berufsrechtliche Anerkennung erworben haben (Approbation). Seit Inkrafttreten des Psychotherapiegesetzes am 01.01.1999 ist der Titel „Psychologischer Psychotherapeut, Psychologische Psychotherapeutin" geschützt. Vom Gesetzgeber nicht geschützt ist die Bezeichnung Psychotherapie. Sie kann von jedem selbsternannten „Fachmann" angeboten werden.

Menschen, die sich in eine psychologische Behandlung begeben, heißen Klienten oder – wenn der Krankheitscharakter im Vordergrund steht – Patienten.

Psychotherapeutische Verfahren. Sie unterscheiden sich je nach:

- **Therapieansatz:** Zugrunde liegendes Menschenbild, Grundgedanken über die Fähigkeit, sich zu verändern, und die Grundauffassung von Störungen und Krankheit (in den folgenden Ausführungen „Grundgedanken" genannt),
- **therapeutischen Methoden**: Gespräche, Verhaltenstraining, Selbsterfahrung, Spielen, Malen, Übungen, Rollenspiele, Hausaufgaben, Entspannungstechniken u.a.,
- **„Setting":** Dauer, Häufigkeit, Ort und beteiligte Personen, wie Einzelne, Paare, Familien, Teilfamilien oder Gruppen.

Psychotherapeutische Verfahren kommen bei Verhaltensstörungen, aber auch bei Krankheiten, die ganz oder teilweise psychogen verursacht sind, sowie nach belastenden Ereignissen zur Wiederherstellung des psychischen Gleichgewichts zum Einsatz. Psychische Störungen und Verhaltensauffälligkeiten stellen sich oft als ganz normale Reaktionen in ganz anormalen Situationen heraus. Eine Psychotherapie in Anspruch nehmen bedeutet heute, sich Hilfe und Unterstützung zu holen, um im alltäglichen Leben körperlich und psychisch möglichst gesund zu bleiben.

Folgende psychotherapeutische Verfahren werden unterschieden (**Abb. 19.2**):

- Verhaltenstherapie,
- klientenzentrierte Gesprächstherapie,
- psychoanalytische Therapien,
- systemische Therapien,
- Spieltherapie.

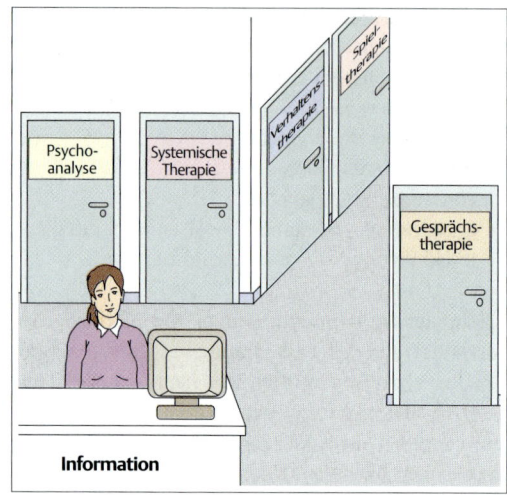

Abb. 19.2 Am Anfang einer psychologischen Behandlung steht die Wahl der passenden Therapie.

Fallbeispiel Psychotherapie

Die achtjährige Susanne fehlt seit Tagen in der Schule. Gespräche zwischen Eltern, Lehrern und Susanne blieben ohne Erfolg. Nach weiteren zwei Wochen rät der schulpsychologische Dienst zu einer Psychotherapie. Die Psychotherapeutin erfährt, dass sich Susanne während der Vormittagsstunden im Garten versteckt hält, um von dort aus ihre Mutter, die stark suizidgefährdet ist, zu beobachten. Das auffällige Verhalten hat durchaus einen Sinn. Das Mädchen hat es sich zur Aufgabe gemacht, auf die Mutter aufzupassen, damit sie sich nichts antun kann.

Nachdem sich die Mutter in eine Psychotherapie begeben hat, geht das Mädchen wieder regelmäßig zur Schule. Die Symptomatik ist mit der Beseitigung der Ursache verschwunden.

19.2.1 Verhaltenstherapie

Die Verhaltenstherapie entwickelte sich seit Beginn der 60er Jahre auf der Basis der Lerntheorien. Sie geht davon aus, dass psychische Störungen gelernt wurden und in der Therapie durch psychologische Anleitung wieder verlernt bzw. unwirksam gemacht werden können (z.B. durch Löschen oder Gegenkonditionieren).

Verhaltenstherapeutische Verfahren. Beginnend mit einer Problemanalyse in Form der Verhaltensbeobachtung des Klienten, z.B. durch Tagebuchaufschriften, kommen unterschiedliche Methoden zur Anwendung. Z.B.

- Einsatz von Verstärkern und ggf. Sanktionen,
- Verhaltenstraining,
- systematische Desensibilisierung,
- negatives Üben.

Einsatz von Verstärkern und Sanktionen. Positive Verstärker werden eingesetzt, wenn erwünschtes Verhalten auftritt, und Sanktionen bei unerwünschtem Verhalten. So werden z.B. bei der Therapie von Suchtkranken sogenannte „Token-Programme" (token = engl. Gutschein) eingesetzt: Bestimmte Verhaltensweisen werden per Punktesystem belohnt, für bestimmte Punktsummen kann sich der Patient Belohnungen oder Privilegien eintauschen. Gelingt es dem alkoholkranken Patient ein Wochenende ohne Alkohol auszukommen kann er die erreichten Punkte in einen begleiteten Kinobesuch eintauschen. Gelingt es ihm nicht, darf er am nächsten Ausflug nicht teilnehmen.

Verhaltenstraining. Beim Verhaltentraining sollen neue Verhaltensweisen gelernt und eingeübt werden. So wird im Rahmen eines Antiaggressionstrainings versucht, die soziale Kompetenz zu verbessern und neue Kommunikationsformen einzuführen, um in eskalierenden Situationen über alternative Handlungsmuster zu verfügen. Mit alkoholkranken Patienten wird eingeübt, bei einem Gaststättenbesuch nichtalkoholische Getränke zu bestellen und Stresssituationen mit anderen Verhaltensweisen als mit dem Konsumieren von Alkohol entgegen zu treten.

Systematische Desensibilisierung. Die systematische Desensibilisierung wird z.B. bei dem sich schrittweise vollziehenden Abbau von Ängsten und Zwängen eingesetzt (**Abb. 19.3**). Dabei wird gelernt, Entspannungstechniken sicher zu beherrschen, die dann allmählich bei Angst auslösenden Reizen eingesetzt werden.

Negatives Üben. Hier wird ein Klient aufgefordert genau das zu tun, was verlernt werden soll, z.B. zu stottern oder eine Tic-Bewegung vermehrt auszuführen. Durch die Verordnung des Symptoms wird Spannung aus der Situation genommen und es kann durch

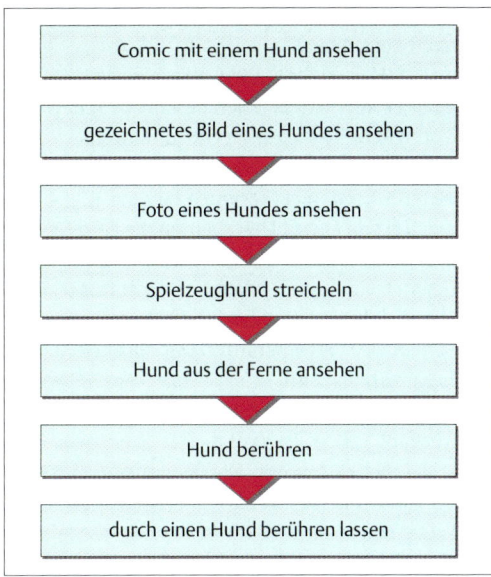

Abb. 19.3 Systematische Desensibilisierung im Falle einer Hundephobie.

Symptomerschöpfung zu einer Abschwächung der Symptomatik kommen. Diese Methode ist jedoch nur für bestimmte Störungen und in bestimmten Konstellationen geeignet.

Verhaltenstherapie ist besonders für konkrete Verhaltensänderungen geeignet. Sie ist vor allem eine am Symptom orientierte Behandlung. Weil oft in relativ kurzer Zeit Erfolge erzielt werden können, ist sie bei richtiger Indikation ein wirtschaftliches Verfahren.

Fallbeispiel Verhaltenstherapie

Frau Mia Breitner wird mit ihren Angstzuständen in öffentlichen Verkehrsmitteln nicht mehr fertig. Nun hat sie sich in Psychotherapie begeben. Die Psychotherapeutin hält nach der sorgfältigen Situationsanalyse eine Verhaltenstherapie für Erfolg versprechend. Sie leitet als erstes Frau Breitner an, das autogene Training, eine Entspannungstechnik zu erlernen.

Nachdem sie es beherrscht, legt die Therapeutin ihr eines Tages Bilder vor: Stadtverkehr mit öffentlichen Verkehrsmitteln, Menschen in Bus, Straßenbahn und U-Bahn. Wenn Anzeichen von Angst auftreten, führt Mia Breitner ihre Übungen durch, bis sie sich wieder entspannt hat. So geht es mit Unterstützung der Therapeutin Schritt für Schritt weiter:

- von weitem die öffentlichen Verkehrsmittel in der Stadt beobachten,
- an einer Haltestelle stehen, aber nicht einsteigen,
- begleitet von einem Therapeuten in einen Bus einsteigen, eine kurze Strecke mitfahren,
- begleitet von einem Therapeuten in einen Bus einsteigen, mehrere Stationen fahren,
- begleitet von einem Therapeuten die ganze Route einer Linie mit dem Bus fahren,
- begleitet von einem Therapeuten mit der Straßenbahn, der U-Bahn, dem Zug fahren,
- in einem der Verkehrsmittel weit entfernt von der Therapeutin sitzen
- alleine fahren, zunächst kurze, später längere Strecken.

Jedes Mal gibt es Lob und Anerkennung, wenn eine Übung gelungen ist. Werden die Ängste zu groß, dann setzt Mia Breitner die Entspannungstechnik ein bis sie sich im Stande fühlt, den nächsten Schritt zu gehen. Wird die Angst zu stark wird die Übung gegebenenfalls unterbrochen, bis Mia Breitner sich in der Lage sieht, sie fortzusetzen. Nach 4 Wochen fühlt sie sich sicher genug, die Behandlung zu beenden und fährt wieder täglich mit öffentlichen Verkehrsmitteln zu ihrem Arbeitsplatz und zurück.

19.2.2 Klientenzentrierte Gesprächstherapie

Die klientenzentrierte Gesprächstherapie wurde von Carl Rogers (1902 – 1987) in den USA entwickelt. Sie geht von der Annahme aus, dass jeder Mensch über Fähigkeiten, seine Probleme zu meistern und über eigene Lösungsstrategien verfügt.

Grundhaltung des Therapeuten. Voraussetzungen, um die eigenen Stärken zu entdecken und Lösungen zu entwickeln sind nach Rogers bestimmte Eigenschaften des Therapeuten:

- Einfühlungsvermögen (Empathie),
- Wärme,
- Echtheit.

Verdeckte Fähigkeiten ermitteln. Im Verlauf der Gespräche werden verdeckte Fähigkeiten ermittelt und bewusst gemacht: So könnte ein depressiver Klient, der von sich behauptet „Es kostet mich immer große Überwindung mich in einer Gruppe zu äußern, meistens sage ich dann gar nichts!" im Laufe der Therapie Erlebnisse erinnern, in deren Verlauf er sich erfolgreich in einer Gruppe geäußert hat. Der Klient wird zu mehr Selbstannahme, Selbstwertschätzung und Autonomie hingeführt.

Gefühle widerspiegeln. Durch „Widerspiegeln" seiner Gefühle durch den Therapeuten („Darüber sind sie sehr enttäuscht, wütend, gekränkt…" „Das macht Sie wohl sehr froh, mutig, gibt Ihnen ein Gefühl der Sicherheit…") erfährt der Klient mehr über sein Verhalten und Erleben.

Non-direktive Gesprächsführung. Beim Finden eigener Lösungen und eigener Stärken wird der Klient unterstützt. Es werden keine Ratschläge gegeben, man spricht hier von einer non-direktiven Gesprächsführung. Die Therapie findet auf der Gesprächsebene statt, gewonnene Erkenntnisse im täglichen Leben umzusetzen ist Aufgabe des Klienten. In Nachbesprechungen werden seine Erfahrungen reflektiert.

19.2.3 Psychoanalytische Therapien

Unter Psychoanalyse versteht man eine Theorie der menschlichen Persönlichkeit, ihrer Störungen und deren Behandlung. Sie geht davon aus, dass menschliches Verhalten bewusste und unbewusste Anteile hat.

Die Psychoanalyse wurde von dem Wiener Psychiater Sigmund Freud (1856 – 1939) zur Zeit der Jahrhundertwende entwickelt.

Instanzenmodell

Das zugrunde liegende Bild der menschlichen Persönlichkeit besteht aus drei Instanzen, dem (S. 161):

- Es,
- Ich,
- Über-Ich.

Dabei kommt dem *Ich* die Aufgabe zu, die oft entgegen gesetzten Ansprüche des *Es* und des *Über-Ichs* zu koordinieren. Es hat Vermittlerfunktion zwischen den:

- triebhaften Bedürfnissen des Es (ich will, ich möchte),
- normativen Vorstellungen des Über-Ich (ich soll, ich muss),
- Gegebenheiten des Umfeldes und der Situation.

Hier im Ich entscheidet sich, ob jemand eine gestörte oder eine intakte Persönlichkeit hat, je nachdem, ob die Synthese bzw. der Kompromiss zwischen Über-Ich- und Es-Ansprüchen gelingt. Dies ist nach Freud auch die Ursache für die Entstehung von Verhaltensstörungen. Sie stellen eine misslungene Lösung des Über-Ich-Es-Konflikts dar.

▌ **Die Bedeutung des Unbewussten**

Ein wesentlicher Anteil menschlichen Erlebens geschieht unbewusst. Konflikthaltige, unangenehme oder peinliche Erlebnisinhalte oder unlösbare Konflikte, vor allem aus der Zeit der frühen Kindheit, werden in das Unbewusste verdrängt. Von dort aus wirken sie weiter auf das Verhalten und Erleben ein. So stehen wesentliche Bestandteile des psychischen Materials dem Therapeuten und Patienten nicht mehr zur Verfügung, weil sie sich im Unterbewusstsein und in der Vergangenheit befinden. Mit Hilfe der psychoanalytischen Behandlung kann Unbewusstes in einem oft langen Prozess dem Klienten bewusst gemacht werden.

In den therapeutischen Gesprächen werden Störungen auf ihre kindlichen Grundkonflikte zurückgeführt. Die Einstellungen und Gefühle hinsichtlich der ersten Bezugspersonen, Eltern, Geschwister, Großeltern kann der Patient dabei auf den Therapeuten übertragen (Übertragung) und in der therapeutischen Beziehung neu durchleben.

☺ Fallbeispiel Übertragung

Frau Peters leidet unter Depressionen. Ursächlich beteiligt sind dabei Vater-Tochter-Konflikte. Frau Peters fühlte sich von ihrem Vater über lange Zeit ungerecht behandelt, in ihr hat sich viel Wut angestaut. Ihr Vater ist inzwischen verstorben. Der Therapeut fordert sie im heutigen Gespräch auf: „Stellen Sie sich vor, ich wäre ihr Vater. Sagen Sie zu mir nun all das, was sie Ihrem Vater zu Lebzeiten gerne gesagt hätten".

Der Therapeut fordert seinen Klienten auf zu erzählen, seinen Gedanken, Vorstellungen und Empfindungen spontan freien Lauf zu lassen (freies Assoziieren) und sie unzensiert auszusprechen. Er hilft durch Nachfragen beim Aufdecken von unbewussten Inhalten. Auch über die Thematisierung von Träumen des Klienten findet er Zugang zum Unbewussten. Gegen dieses Bewusstmachen arbeitet im psychodynamischen Kräftehaushalt ein starker „Widerstand", um dem Menschen unangenehme Einsichten in eigene Probleme zu ersparen. Hier kann u.U. Hypnose eingesetzt werden, um ohne den Widerstand des Bewusstseins bzw. ohne bewusste Kontrolle des Klienten dessen Unbewusstes zu erreichen.

Die Therapie wird abgeschlossen, wenn es gelingt, eine neue Lösung des alten Konflikts zu finden, die ein verändertes Verhalten und somit ein Verschwinden der Symptome ermöglicht.

▌ **Kritische Aspekte zu psychoanalytischen Therapien**

Psychoanalytische Therapien möchten Störungen von Grund auf behandeln (kausale Therapie). Sie dauern meist über Jahre und sind teuer. Sie sind überwiegend an der Vergangenheit und an den Störungen orientiert. Die Zukunftsorientierung ist oft unzureichend. Es ist fraglich, ob die Bewusstmachung des Problems allein ausreicht, um eine Veränderung der psychischen Situation eines Menschen zu erreichen. Kritiker weisen darauf hin, dass ein konkretes Einüben neuer Verhaltensmuster (wie es die Verhaltenstherapie praktiziert) fehlt. Die psychoanalytische Therapie ist ein langer Reifungsprozess, den der Patient mit Unterstützung des Therapeuten durchläuft. Die lange Dauer der Therapie birgt eine Abhängigkeitsgefahr des Klienten vom Therapeuten.

19.2.4 Systemische Therapien

Systemische Therapien haben sich aus der Systemtheorie der Naturwissenschaften entwickelt. In den ersten beiden Jahrzehnten des 20. Jahrhunderts setzte sich ein neues Denken über die Welt und ihre Erscheinungen, eine neue Art, die Welt zu sehen und zu erklären, zunächst in den mathematischen Wissenschaften und in der Physik durch. In den 30er Jahren hielt dieses Denken in der Biologie, in den 50er Jahren in den Sozialwissenschaften Einzug.

Das Denken in Psychiatrie und Psychologie änderte sich mit erheblicher Verzögerung erst in der zweiten Hälfte des letzten Jahrhunderts. Nach und nach hatte man aufgehört, einzelne Teile isoliert zu betrachten, zu beschreiben und zu erklären und damit begonnen, sie in ihrem jeweiligen Zusammenhang (Kontext) mit anderen Teilen zu erforschen. So stellte sich im Bereich psychiatrischer Behandlung heraus, dass die auf das Individuum konzentrierte Sichtweise eine unzureichende Erklärung für menschliche Verhaltensweisen ist. Man wandte sich mehr der Beziehung zwischen Individuen zu, also dem Zusammenhang, in dem sich Verhalten und Erleben ereignet.

▌ **Systemische Familientherapie**

Ein neues Verständnis von Krankheit und eine andere Sichtweise der Symptomatik liegen der Familientherapie zugrunde. Die psychische Störung des Patienten wird nicht isoliert gesehen, sondern im Zusammenhang mit dem zwischenmenschlichen Beziehungsgefüge verstanden. Die systemische Familientherapie sieht jeden Menschen als Teil eines sozialen Systems an, in dem bestimmte Gesetze gelten (**Abb. 19.4**). So funktioniert z.B. ein System wie ein Mobile: Wenn sich ein Teil verändert, müssen sich auch die anderen verändern.

Symptomträger. Der „Patient" ist in vielen Fällen der „Symptomträger" eines gestörten Familiensystems. Die Störung wird als ein Versuch verstanden, das System zu retten.

Methoden. Systemische Familientherapie arbeitet mit verschiedenen Methoden, z.B.
1. Die Funktion des Symptoms wird betont.
2. Die Wechselwirkungen der Beziehungen werden hervorgehoben.

▌ **Funktion des Symptoms**
Verhaltensauffälligkeiten und psychische Störungen des Einzelnen haben in Bezug auf die Familie eine bestimmte Funktion, z.B.: Die Verhaltensauffälligkeiten (kleine Diebstähle, Schulprobleme) des fünfzehnjährigen Sohnes helfen, dass die Eltern miteinander im Gespräch bleiben, wenn sie sich sonst nicht mehr viel zu sagen haben. Nicht der einzelne Mensch ist krank, sondern die Beziehungsmuster in der Gruppe sind nicht funktional.

Wenn sich die Familie in Behandlung begibt, ist i.d.R. weder der Symptomträger noch die Familie in der Lage, sich aus eigenen Kräften zu verändern. Soll sich aber der Einzelne verändern, so muss sich das Umfeld ändern, in dem er sich bewegt. Behandelt wird deshalb nicht der Einzelne, sondern das Beziehungsnetz, das System, von dem der Patient ein Teil

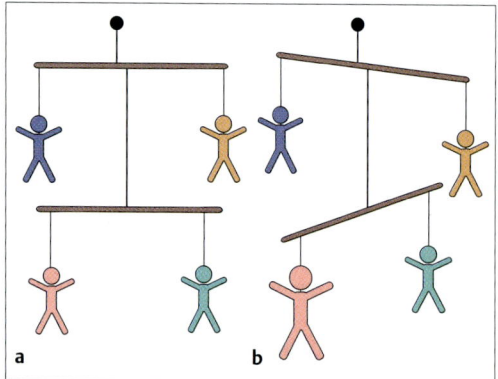

a   **b**

Abb. 19.4   Ein soziales System verhält sich wie ein Mobile.

ist. Er wird nicht isoliert betrachtet, diagnostiziert und therapiert, sondern in seinem sozialen Kontext. Er wird also nicht aus der Familie heraus in eine Therapie geschickt, dort behandelt und zurück in sein Familiensystem entlassen.

💡 Die Familientherapie geht davon aus, dass die Symptomatik des Patienten für die Familie von zentraler Bedeutung ist und die Familie deswegen das Symptom aufrechterhält.

▌ **Wechselwirkung der Beziehungen**
Die systemische Familientherapie hebt die Wechselwirkung der Beziehungen hervor: Bei einem Paar ist ein Partner dominant und mächtig, der andere fordert dieses Verhalten heraus oder lässt es zu. So sind beide an der bestehenden Beziehungsstörung beteiligt und beide werden an der Veränderung mitwirken.

💡 **Fallbeispiel Familientherapie**
In der Sprechstunde eines Familientherapeuten ereignet sich folgendes Gespräch:

Mutter: „Unser Ältester ist nun 17 Jahre alt. Vater und ich waren noch nie alleine verreist; aber wir können die Kinder (15 und 17 Jahre) doch nicht alleine lassen, sie können sich nicht versorgen".

Therapeut zu den Kindern: „Eure Eltern machen sich Sorgen, dass ihr euch nicht alleine versorgen könntet. Und ihr? Habt ihr auch Sorgen, dass eure Eltern nicht ohne euch zurechtkommen?

Sohn: „Ja!"

An den therapeutischen Gesprächen nehmen möglichst alle beteiligten Familienmitglieder teil. Systemische Therapie ist aber auch mit einer Person oder einem Teil der Familie möglich. Entscheidend ist das systemische Denken in Vernetzungen der Personen untereinander und mit dem Umfeld.

▌ **Therapieziele**
Das Ziel der Therapie ist ein funktionierendes (Familien-)System, das die Bedürfnisse seiner Mitglieder nach Eigenständigkeit (Autonomie) und Unterstützung befriedigt. Gelingt es die dysfunktionalen Beziehungen, etwa eine krankmachende Art des Umgangs miteinander, in funktionale Beziehungen zu wandeln, verschwindet auch das Symptom.

Systemische Familientherapie ist effektiv (relativ kurze Behandlungsdauer bei lange anhaltender Wirkung). Sie hat sich bei Verhaltensstörungen, psychosomatischen und psychiatrischen Erkrankungen bewährt. Sie arbeitet zukunfts- und lösungsorientiert, macht Mut, Veränderungen auszuprobieren und schreibt den Erfolg der Kompetenz der Klienten und den Selbstheilungskräften des Familiensystems zu.

 Fallbeispiel Wechselwirkungen der Beziehungen

Aus einem familientherapeutischen Gespräch (Minuchin u. a., 1981):

Therapeut: „Deborah, ich habe so das Gefühl, dass die Männer in dieser Familie allen Raum für sich beanspruchen und dass die Frauen eher ruhig und zurückhaltend und nicht sehr gesprächig sind. Ihr seid die Zuhörer, und sie sind die Sprecher. Hast du denn Raum, um dich zu äußern?"

Tochter: „Sie sind…"

Sohn lacht: „… diktatorisch!".

Therapeut steht auf und geht gestikulierend auf ihn zu: „Hört euch das an! Hört euch das mal an!" Der Therapeut rückt eine ganz automatisch erfolgte Aussage ins Licht und macht damit die in dieser Familie üblichen Transaktionen sichtbar.

Tochter: „Mir ist der richtige Ausdruck eben nicht gleich eingefallen."

Therapeut: „Ja, und da ist Simon dir einfach in den Mund geschlüpft und hat das Wort ausgesprochen. Das ist ganz genau das gleiche, was deine Mutter nach deinem Bericht immer mit dir macht, Simon. Es ist auch genau das gleiche, was dein Vater deiner Mutter antut. Und jetzt machst du das gleiche mit Deborah."

Indem er darauf hinweist, dass dieses Manöver immer und immer wieder auftaucht, wendet sich der Therapeut von der individuellen zu der für die Familie insgesamt charakteristischen Dynamik.

Sohn: „Die ganze Familie macht es so."

Therapeut: „Ja. Seid doch so gut und lasst den anderen ein kleines bisschen Freiheit."

Tochter: „Sie alle haben meine Stimme. Ich habe keine."

Therapeut: „Sie haben deine Stimme, ja. Und was machst du, wenn du selbst etwas sagen möchtest? Wenn du etwas zu sagen hast?"

Der Therapeut schließt sich ihr an und fördert damit ihr autonomes Verhalten.

Tochter: „Dann sage ich es eben nicht."

Therapeut: „Ist deine Mutter genauso wie du?"

Tochter: „Meinem Vater gegenüber, ja."

Therapeut: „Das heißt, sie gehört auch zu den Stillen im Lande?"

Tochter: „Ja. Ja."

Therapeut: „Und deine ältere Schwester? War sie auch so wie ihr beiden?"

Tochter: „Mit mir hat sie immer geredet."

Therapeut: „Mit dir hat sie geredet. Hat sie eurem Vater denn geantwortet, hat sie gekämpft, hat sie eine andere Meinung vertreten als er?"

Tochter: „Hm, ja sehr."

Therapeut: „Aha, dann war sie also anders. Und du und deine Mutter, ihr seid die Stillen in der Familie?"

> Das Ziel der systemischen Therapie ist ein funktionierendes Familiensystem mit gesunden Interaktionsmustern, das die Bedürfnisse seiner Mitglieder nach Eigenständigkeit (Autonomie) und Unterstützung befriedigt.

19.2.5 Spieltherapie

Spieltherapie folgt einigen wichtigen Grundprinzipien. Vor allem muss der Therapeut eine warme, freundliche Beziehung aufnehmen, in der das Kind ganz so angenommen wird, wie es ist, auch in seinem Zorn, Ärger und Übermut. Der Therapeut lässt das Kind in der Äußerung seiner Gefühle so weit wie möglich gewähren, anerkennt und unterstützt sie, indem er sie sprachlich noch einmal wiederholt („Du hast Angst…"). Er setzt jedoch auch klare Grenzen.

 Fallbeispiel Spieltherapie

Eine kleine Szene, die sich noch vor dem Behandlungszimmer abspielt, spiegelt diese Haltung der Therapeutin wider (nach Axline, 1972):

Mutter: „Dies ist Oskar. Der Himmel mag wissen, was Sie mit ihm anfangen können. Hier haben Sie ihn!"

Therapeutin: „Hättest du Lust, mit mir ins Spielzimmer hinüberzugehen?"

Oskar: „NEIN! Halt den Mund!" Er schreit auf.

Mutter ebenfalls schreiend: „Jetzt benimm dich gefälligst höflich, keine Frechheiten, verstanden!"

Oskar lauter als zuvor: „NEIN, NEIN, NEIN!"

Mutter: „Du bist wohl nicht gescheit! Was glaubst du eigentlich, warum ich dich hierher gebracht habe, um mit dir spazieren zu fahren?"

Oskar jammert: „Ich will nicht!"

Therapeutin: „Du magst nicht mit mir kommen?"

Oskar: „NEIN!" Er schneidet eine Grimasse und ballt die Fäuste.

Mutter: „Wenn du nicht mit ihr gehst, lass ich dich für immer hier!"

Oskar hängt sich jammernd an die Mutter: „Verlass mich nicht, verlass mich nicht!" Er schluchzt hysterisch.

Therapeutin: „Oskar hat Angst, wenn die Mutter droht, ihn zu verlassen."

Mutter: „Du, ich hab noch was anderes zu tun, bei Gott, Oskar, wenn du nicht still bist und mit der Dame mitgehst, dann werde ich dich verlassen, oder ich gebe dich weg."

Oskar: „Wirst du auf mich warten, wirst du hier sein, wenn ich wiederkomme?"

Mutter: „Natürlich, wenn du dich manierlich benimmst."

Oskar greift nun, als ging's um Tod oder Leben, statt nach dem Rock der Mutter nach dem der Therapeutin: „Wartest du?"

Therapeutin: „Soll Mutti dir versprechen, dass sie auf dich warten wird?"

Oskar: „Versprichst du es mir?"

Mutter: „Ich verspreche es dir."

Die Therapeutin und Oskar gehen ins Spielzimmer, die Therapeutin will die Tür zumachen.

Oskar schreit: „Nicht die Tür zumachen, nicht die Tür zumachen!" Tränen laufen ihm über die Wangen.

Therapeutin: „Ich soll die Tür nicht zumachen? Du hast Angst, wenn du hier bei mir bist, und die Tür ist zu. Also werden wir die Tür so lange auflassen, bis du sie zumachen willst."

Damit wird Oskar die Verantwortung zugeschoben, die Wahl liegt bei ihm. Oskar sieht sich im Spielzimmer um.

Nicht-direktive Haltung des Therapeuten. Dem kleinen Patienten wird die Verantwortung über das Türeschließen übergeben. Der Therapeut setzt dem Kind da Grenzen, wo es zu ernsthaften Zerstörungen oder Verletzungen kommen könnte. Er greift nicht beschleunigend oder verlangsamend in den Entwicklungsprozess im Laufe der Behandlung ein. Das Kind weist den Weg, der Therapeut begleitet es. Es bestimmt Schritt für Schritt das Tempo. Deshalb spricht man bei der Kinder-Spieltherapie wie auch bei der Gesprächstherapie von einer „nicht-direktiven" Haltung des Therapeuten.

Im Rahmen der Spieltherapie traut der Therapeut dem Kind zu, mit seinen Schwierigkeiten selbst fertig zu werden. Er gibt ihm Wahlmöglichkeiten, über sein Verhalten selbst zu entscheiden und unterstützt es beim Finden geeigneter Lösungsstrategien.

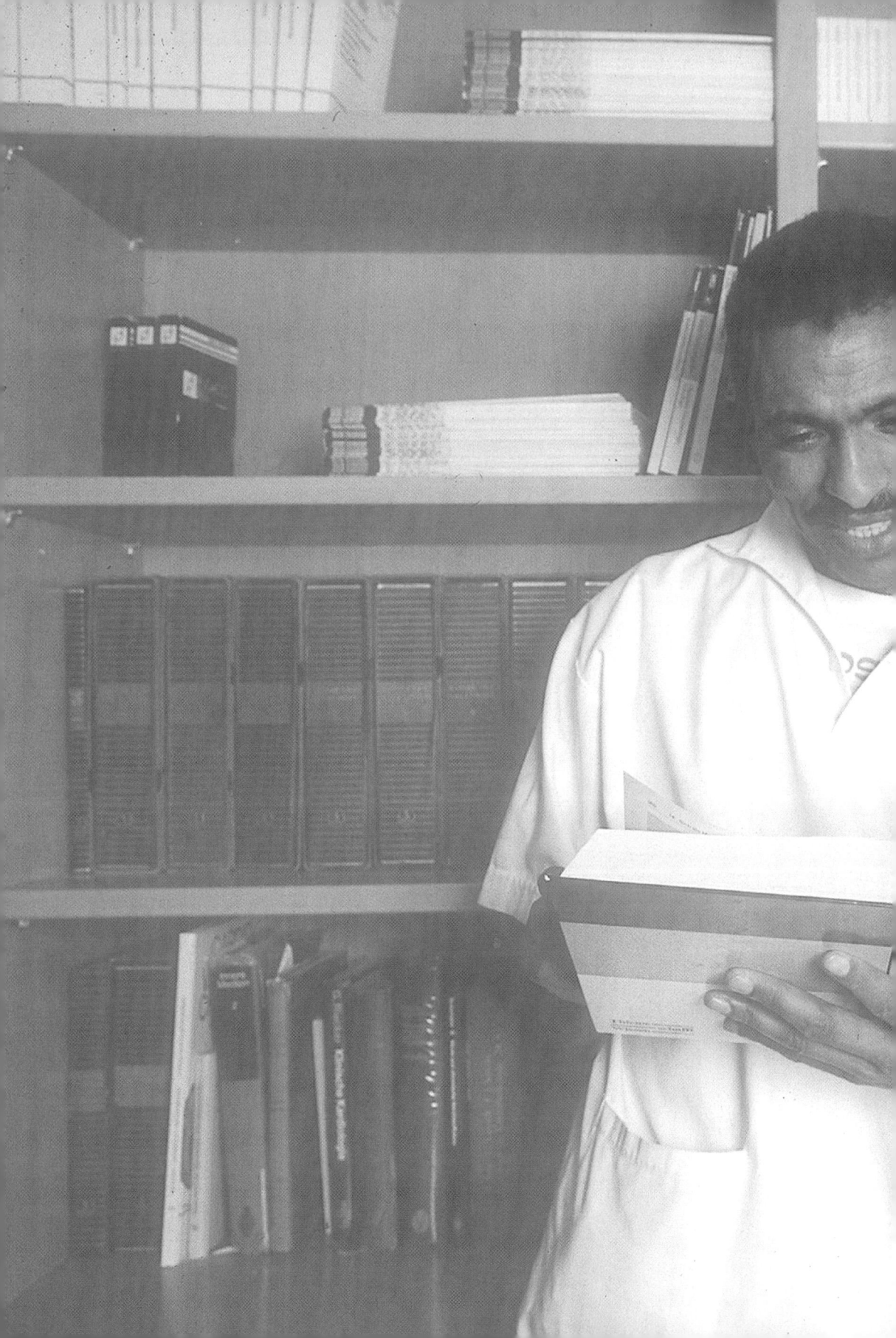

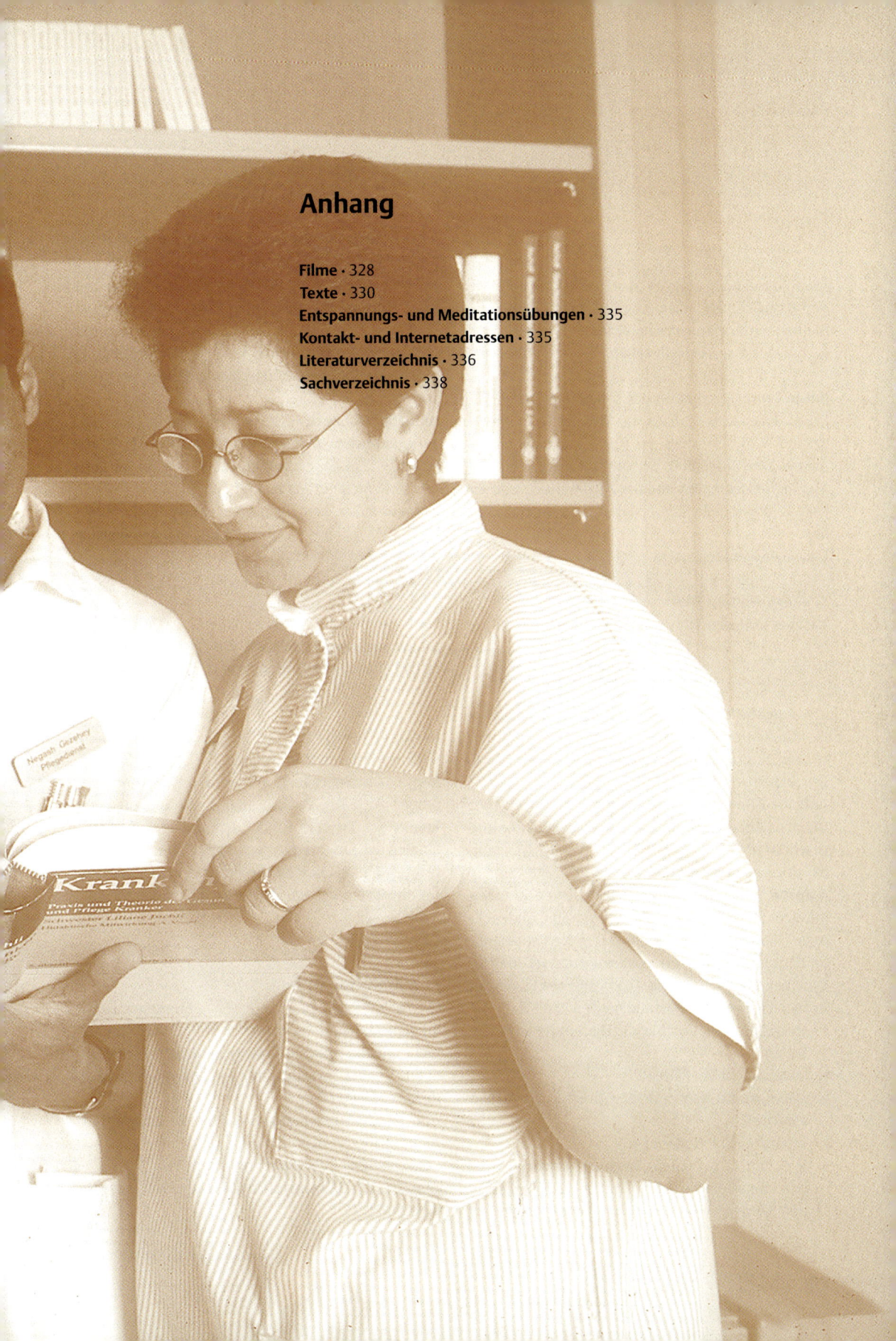

Anhang

Filme · 328

Texte · 330

Entspannungs- und Meditationsübungen · 335

Kontakt- und Internetadressen · 335

Literaturverzeichnis · 336

Sachverzeichnis · 338

Anhang

Filme

Wenn das Planen aufhört

Von Birgit Kienzle und Georg Felsberg, 1985/86, erhältlich in der Evangelischen Medienzentrale Stuttgart und anderen Verleihstellen.

Inhalt. Der Film schildert das Leben und Sterben im Paul-Lechler-Krankenhaus in Tübingen. In vielen Szenen wird die Arbeit des Klinikpersonals festgehalten. Der Zuschauer bekommt Gelegenheit, die Vielfalt der Patienten und der Angehörigen und die jeweils individuelle Sterbebegleitung kennen zu lernen.
Dauer: 45 Minuten

▌ Aufgaben zum Film

Nachdem Sie den Film einmal ganz angeschaut haben, können Sie im Unterricht wie folgt mit ihm arbeiten.

Aufgabe 1 Geben Sie den Menschen, die als Patienten gezeigt werden zunächst einen Namen, so dass Sie sich im weiteren Verlauf besser verständigen können.

Aufgabe 2 Spielen Sie noch einmal die Hauptszenen mit den Patienten ein, so dass Sie diese nun zweimal gesehen haben, und fragen Sie sich dabei: „Wen würde ich gerne betreuen und wen nicht?"

Aufgabe 3 Entscheiden Sie sich für einen Kranken, mit dem Sie ein Gespräch führen werden. Bilden Sie in der Klasse kleine Gruppen, deren Mitglieder sich für den gleichen Patienten interessieren, schauen Sie eventuell noch einmal die Abschnitte des Filmes an, in denen sie vorkommen und besprechen Sie.

- Wie könnte ein Gespräch in diesem Zimmer verlaufen?
- Was braucht der Patient?
- Was kann ich wahrnehmen (Sprache und Körpersprache)?
- Wo kann ich ihn „abholen?"
- Was könnte bei einem Gespräch schwierig werden? Sammeln Sie in der Gruppe Ideen und erfinden Sie den Verlauf einer möglichen Begegnung

zwischen dem Kranken und Ihnen. (Machen Sie sich Notizen oder probieren Sie die Gesprächsführung im Rollenspiel).

Aufgabe 4 Spielen Sie die Szene oder die Szenen mit dem von Ihnen ausgesuchten Patienten im Plenum noch einmal ein, teilen Sie Ihre Beobachtungen mit und stellen Sie Ihren Entwurf für einen angemessenen Umgang und ein mögliches helfendes Gespräch vor.

Aufgabe 5 Schauen Sie die Patienten an, die Sie nicht gerne besuchen wollten. Welche Gründe gibt es, bestimmte Situationen zu meiden? Versuchen Sie auch hier eine Annäherung zu finden.

Aufgabe 6 Gibt es in der großen Gruppe weitere Ideen und Vorschläge, Fragen oder Bedenken? Tauschen Sie Ihre Gedanken aus!

Aranka

Nach dem Buch „Ich lerne leben, weil du sterben musst" von Cordula Zickgraf, 1984 gedreht, erhältlich in der Evangelische. Medienzentrale Stuttgart oder anderen Verleihstellen.

Inhalt. Er basiert auf Tagebuchnotizen der Autorin und handelt von Erfahrungen, die sie im Krankenhaus in der Begegnung und Freundschaft mit einer jungen Patientin, Aranka, macht, die unheilbar erkrankt ist. Der Film führt durch die verschiedenen Stadien der Auseinandersetzung mit dem Sterben. Er bringt dem Betrachter die große Herausforderung für die Beziehung der beiden Mädchen überzeugend nahe.
Dauer: 67 Minuten

▌ Aufgaben zum Film

Wer sich darauf einlässt, sterbende Menschen zu begleiten, kann dabei sehr merkwürdige Gespräche erleben, die ihn selbst noch lange zum Nachdenken anregen. In dem Spielfilm „Aranka" kommt der folgende kurze Dialog vor:

Aranka: „Die Schmerzen, weißt du, das ist das Allerschlimmste! Kannst du dir das vorstellen?"
Conny (rasch): „Eben nur vorstellen!"
Aranka: „Wo sind eigentlich die Schmerzen, wenn sie weg sind?"

Conny: „Du machst wieder Witze; wo sollen sie denn sein?"

Aranka: „Aber irgendwo müssen sie doch sein, wenn man sie nicht spürt. Sie sind in der Nähe. Sie kommen wieder!"

Conny (nach einer Pause): „Vielleicht hast du Recht. Wir können Freundinnen sein, wenn du willst."

Aranka: „Darf ich dich umarmen?" Sie weint. Dann fassen sich beide an den Händen und tanzen um einen Laternenpfahl.

Äußerungen, die einen aufhorchen und nachdenken lassen, aber zugleich ein oberflächliches Übergehen anbieten, sind charakteristisch für Gespräche mit sterbenden Menschen. Hier zum Beispiel Arankas Frage „Wo sind eigentlich die Schmerzen, wenn sie weg sind?"

Aufgabe 1 Versuchen Sie herauszufinden, worüber Aranka sprechen möchte. Sie können zu zweit als Conny und Aranka ausprobieren, wie das Gespräch an dieser Stelle fortgeführt werden könnte, so dass dem eigentlichen Thema zu Sprache verholfen wird.

Aufgabe 2 Schärfen Sie Ihre Wahrnehmung für die Pausen. Sie sind ein wichtiger Bestandteil eines Gespräches. Wenn Sie Gelegenheit haben, schauen Sie diese kurze Szene des Films mehrmals an und beachten Sie die Pausen in dem kleinen Dialog. Die merkwürdige Wende im Gespräch, „Vielleicht hast du recht", kommt ja nach einer Pause zustande. Raten und vermuten Sie ein wenig, was wohl in den Pausen passiert. Welche Bedeutung kommt ihnen zu?

Die unwürdige Greisin
Nach einer Kalendergeschichte von Bertold Brecht. Erhältlich im Verleih oder bei Kreisbildstellen.

Inhalt. Eine alte Frau verändert nach dem Tod ihres Mannes radikal ihren Lebensstil. Sie tut, was sie für richtig hält und was ihr Freude macht. Die Reaktionen der Verwandten darauf werden geschildert. Sie haben ihre festen Erwartungen an die Rolle einer alten Witwe.
Dauer: 57 Minuten

▮ Aufgabe zum Film
Schauen Sie den Film ganz an, um die Personen und den Verlauf der Handlung kennen zu lernen. Beim zweiten Betrachten können Sie die verschiedenen Rollenerwartungen an eine alte Witwe herausarbeiten.

Aufgabe 1 Die Verwandten haben ganz feste Vorstellungen, wie Madame Berthé sich als Witwe zu verhalten habe. Zum Beispiel sollte sie bescheiden und zurückgezogen leben, wie bisher. Sie hat kein Recht auf ein eigenes Leben. Sie sollte die Familie bedienen. Finden Sie weitere Erwartungen an die Rolle der alte Witwe heraus.

Aufgabe 2 Welche Erwartungen haben die Freunde in bezug auf die Lebensweise von Madame Berthé?

Aufgabe 3 Wie sind die eigenen Erwartungen von Madame Berthé?

Aufgabe 4 Welche Art von Rollenkonflikt liegt hier vor?

Aufgabe 5 Wie wird der Rollenkonflikt gelöst?

Noch 16 Tage
Erhältlich in der Evangelischen Medienzentrale Stuttgart oder in anderem Verleih.

Inhalt. Dieser Film ist ein historisches Dokument. Er wurde im St. Christopher's hospice in London 1971 gedreht. Er zeigt die Arbeit in der weltweit bekannten Sterbeklinik wenige Jahre nach ihrer Gründung durch Cicely Saunders. Die Grundgedanken der Hospizbewegung werden hier verwirklicht. Der Titel nimmt auf die damals durchschnittliche Verweildauer der Kranken, 16 Tage, Bezug.
Dauer: 30 Minuten

▮ Aufgaben zum Film
Aufgabe 1 Welche Szenen im Film zeigen die individuelle, patientenorientierte Betreuung in der alltäglichen Arbeit im Hospiz St. Christopher?

Aufgabe 2 Was können Sie über die Schmerzbehandlung in der Hospizarbeit erfahren?

Aufgabe 3 Aus welchen verschiedenen Berufsgruppen setzt sich das gesamte Hospizteam zusammen?

Aufgabe 4 Wiederholen Sie anhand von Beispielen aus dem Film die Grundgedanken der Hospizbewegung.

Harold und Maude
Von Collin Higgins, 1971, erhältlich in Videotheken.

Inhalt. Harold ist 20, Maude 79 Jahre alt. Beide sind anders als die Menschen ihrer Altersgruppen. Beide erfüllen nicht die üblichen Erwartungen an einen 20-jährigen jungen Mann beziehungsweise an eine ältere Dame. Die beiden finden sich über ihre Interessen, Einstellungen und Gedanken über die Welt und das Leben. Sie sind fasziniert von einander und erleben Glück in dieser seltenen Beziehung. Die Welt um sie herum nimmt Anstoß.

Dauer: 88 Minuten

▌ Aufgaben zum Film

Im Kapitel „Miteinander leben und arbeiten", werden die sozialpsychologischen Themen Rolle und Normen behandelt. Im Film finden Sie dazu reichliches Anschauungsmaterial. Gehen Sie den folgenden Fragen nach.

Aufgabe 1 Welche Erwartungen stellen Personen im Film an die Rolle eines jungen Mannes und einer alten Dame?

Aufgabe 2 Nach welchen Normen handeln Harolds Mutter, Onkel Victor bzw. der Polizist? Welche Normenverstöße erlauben sich Harold und Maude?

Aufgabe 3 Welche Werte gelten für Harold und Maude?

Gespräche mit Sterbenden

Vincentz Verlag, 1994, erhältlich beim Vincentz Verlag, Hannover, Postfach 6247.

Inhalt. Beim Umgang mit Sterbenden wird immer wieder die Frage laut: „Was sage ich, wenn der Patient mich auf das Sterben anspricht?" Dieser Film zeigt ausgewählte Szenen, die als schwierig empfunden werden. Er geht besonders auf die Sprache der Sterbenden mit ihren verschiedenen Botschaften ein. Wer mehr über Gesprächsführung mit sterbenden Patienten erfahren will, kann seine Wahrnehmung schulen und findet Anregungen, den eigenen Gesprächsbeitrag zu gestalten.

Dauer: 31 Minuten

▌ Aufgaben zum Film

Nachdem Sie den Film einmal gesehen haben, können Sie verschiedene Aspekte vertiefen.

Aufgabe 1 Lassen Sie die Szenen der Dialoge zwischen Pflegenden und Kranken ohne Ton laufen. Beobachten Sie die nonverbalen Signale der Gesprächsbereitschaft bei den Pflegepersonen.

Aufgabe 2 Betrachten Sie die gleichen Szenen mit Ton und sammeln Sie Beispiele für Aktives Zuhören. Setzen Sie sich in Gedanken an das Krankenbett eines der Patienten. Geben Sie wieder, was Sie von ihm auf der emotionalen Ebene verstanden haben.

Aufgabe 3 Schulen Sie Ihre Wahrnehmung für die Symbolsprache von Sterbenden. Im Rollenspiel finden Sie Gelegenheit, den Umgang mit ihr zu üben: Wählen Sie die Rolle des Pflegenden oder die des Kranken für sich. Führen Sie miteinander, die Pflegemaßnahmen begleitend ein Gespräch, in dessen Verlauf der Patient ein Symbol (Reise, aufgeräumter Schreibtisch, fliegender Vogel oder anderes) verwendet.

Erfragen und erschließen Sie zuerst, was das erwähnte Bild für den Kranken bedeutet.

Statt „Sie meinen in Wirklichkeit…" versuchen Sie es mit: „Ist da sonst noch etwas, das Ihnen Sorgen bereitet?" Gelingt eine Annäherung an das, worüber der Schwerstkranke jetzt sprechen möchte? Geben Sie sich darüber Rückmeldung.

Texte

Die Bremer Stadtmusikanten

Es hatte ein Mann einen Esel, der schon lange Jahre die Säcke unverdrossen zur Mühle getragen hatte, dessen Kräfte aber nun zu Ende gingen, so dass er zur Arbeit immer untauglicher ward. Da dachte der Herr daran, ihn aus dem Futter zu schaffen; aber der Esel merkte, dass kein guter Wind wehte, lief fort und machte sich auf den Weg nach Bremen: dort, meinte er, könnte er ja Stadtmusikant werden.

Als er ein Weilchen fortgegangen war, fand er einen Jagdhund auf dem Wege liegen, der jappte wie einer, der sich müde gelaufen hat. „Nun, was jappst du so, Packan?" fragte der Esel. „Ach", sagte der Hund, „weil ich alt bin und jeden Tag schwächer werde, auch auf der Jagd nicht mehr fort kann, hat mich mein Herr wollen totschlagen, da hab ich Reißaus genommen; aber womit soll ich nun mein Brot verdienen?"

„Weißt du was", sprach der Esel, „ich gehe nach Bremen und werde dort Stadtmusikant, geh mit und lass dich auch bei der Musik annehmen. Ich spiele die Laute, und du schlägst die Pauken." Der Hund war's zufrieden, und sie gingen weiter.

Es dauerte nicht lange, so saß da eine Katze auf dem Weg und machte ein Gesicht wie drei Tage Regenwetter. „Nun, was ist dir in die Quere gekommen, alter Bartputzer?" sprach der Esel. „Wer kann da lustig sein, wenn's einem an den Kragen geht", antwortete die Katze, „weil ich nun zu Jahren komme, meine

Zähne stumpf werden und ich lieber hinter dem Ofen sitze und spinne, als nach Mäusen herumjage, hat mich meine Frau ersäufen wollen; ich habe mich zwar noch fortgemacht; aber nun ist guter Rat teuer: wo soll ich hin?"

„Geh mit uns nach Bremen, du verstehst dich doch auf die Nachtmusik, da kannst du ein Stadtmusikant werden." Die Katze hielt das für gut und ging mit.

Darauf kamen die drei Landesflüchtigen an einem Hof vorbei, da saß auf dem Tor der Haushahn und schrie aus Leibeskräften. „Du schreist einem durch Mark und Bein", sprach der Esel, „was hast du vor?" „Da hab ich gut Wetter prophezeit", sprach der Hahn, „weil unserer lieben Frauen Tag ist, wo sie dem Christkindlein die Hemdchen gewaschen hat und sie trocknen will; aber weil morgen zum Sonntag Gäste kommen, so hat die Hausfrau doch kein Erbarmen und hat der Köchin gesagt, sie wollte mich morgen in der Suppe essen, und da soll ich mir heut Abend den Kopf abschneiden lassen. Nun schrei ich aus vollem Hals, solange ich noch kann."

„Ei was, du Rotkopf", sagte der Esel, „zieh lieber mit uns fort, wir gehen nach Bremen, etwas Besseres als den Tod findest du überall; du hast eine gute Stimme, und wenn wir zusammen musizieren, so muss es eine Art haben." Der Hahn ließ sich den Vorschlag gefallen, und sie gingen alle viere zusammen fort.

Sie konnten aber die Stadt Bremen in einem Tag nicht erreichen und kamen abends in einen Wald, wo sie übernachten wollten. Der Esel und der Hund legten sich unter einen großen Baum, die Katze und der Hahn machten sich in die Äste, der Hahn flog bis in die Spitze, wo es am sichersten für ihn war. Ehe er einschlief, sah er sich noch einmal nach allen vier Winden um, da dachte er, er sähe in der Ferne ein Fünkchen brennen, und rief seinen Gesellen zu, es müsste nicht gar weit ein Haus sein, denn es scheine ein Licht.

Sprach der Esel: „So müssen wir uns aufmachen und noch hingehen, denn hier ist die Herberge schlecht." Der Hund meinte, ein paar Knochen und etwas Fleisch dran täten ihm auch gut. Also machten sie sich auf den Weg nach der Gegend, wo das Licht war, und sahen es bald heller schimmern, und es ward immer größer, bis sie vor ein hell erleuchtetes Räuberhaus kamen.

Der Esel, als der größte, näherte sich dem Fenster und schaute hinein. „Was siehst du, Grauschimmel?"

fragte der Hahn. „Was ich sehe?" antwortete der Esel, „einen gedeckten Tisch mit schönem Essen und Trinken, und Räuber sitzen daran und lassen' s sich wohl sein.

„Das wäre was für uns", sprach der Hahn.

„Ja, ja, ach, wären wir da!" sagte der Esel.

Da ratschlagten die Tiere, wie sie es anfangen müssten, um die Räuber hinauszujagen, und fanden endlich ein Mittel. Der Esel musste sich mit den Vorderfüßen auf das Fenster stellen, der Hund auf des Esels Rücken springen, die Katze auf den Hund klettern, und endlich flog der Hahn hinauf und setzte sich der Katze auf den Kopf. Wie das geschehen war, fingen sie auf ein Zeichen insgesamt an, ihre Musik zu machen: der Esel schrie, der Hund bellte, die Katze miaute und der Hahn krähte; dann stürzten sie durch das Fenster in die Stube hinein, dass die Scheiben klirrten. Die Räuber fuhren bei dem entsetzlichen Schrei in die Höhe, meinten nichts anders, als ein Gespenst käme herein, und flohen in größter Furcht in den Wald hinaus. Nun setzten sich die vier Gesellen an den Tisch, nahmen mit dem vorlieb, was übriggeblieben war, und aßen, als wenn sie vier Wochen hungern sollten.

Wie die vier Spielleute fertig waren, löschten sie das Licht aus und suchten sich eine Schlafstätte, jeder nach seiner Natur und Bequemlichkeit. Der Esel legte sich auf den Mist, der Hund hinter die Türe, die Katze auf den Herd bei der warmen Asche, und der Hahn setzte sich auf den Hahnenbalken: und weil sie müde waren von ihrem langen Weg, schliefen sie auch bald ein.

Als Mitternacht vorbei war und die Räuber von weitem sahen, dass kein Licht mehr im Haus brannte, auch alles ruhig schien, sprach der Hauptmann: „Wir hätten uns doch nicht sollen ins Bockshorn jagen lassen", und hieß einen hingehn und das Haus untersuchen. Der Abgeschickte fand alles still, ging in die Küche, ein Licht anzuzünden, und weil er die glühenden, feurigen Augen der Katze für lebendige Kohlen ansah, hielt er ein Schwefelhölzchen daran, dass es Feuer fangen sollte. Aber die Katze verstand keinen Spaß, sprang ihm ins Gesicht, spie und kratzte. Da erschrak er gewaltig, lief und wollte zur Hintertüre hinaus; aber der Hund, der da lag, sprang auf und biss ihn ins Bein: und als er über den Hof an dem Miste vorbeirannte, gab ihm der Esel noch einen tüchtigen Schlag mit dem Hinterfuß; der Hahn aber, der vom Lärmen aus dem Schlaf geweckt und munter geworden war, rief vom Balken herab: „Kikeriki!" Da lief der Räuber, was er konnte, zu seinem Hauptmann zurück und sprach: „Ach, in dem Haus sitzt eine greuliche Hexe, die hat mich angehaucht und mit ihren langen Fingern mir das Gesicht zerkratzt: und vor der Türe steht ein Mann mit einem Messer, der hat mich ins Bein gestochen: und auf dem Hof liegt ein schwarzes Ungetüm, das hat mit einer Holzkeule auf mich losgeschlagen: und oben auf dem Dache, da sitzt der Richter, der rief, bringt mir den Schelm her. Da machte ich, dass ich fortkam." Von nun an getrauten sich die Räuber nicht weiter in das Haus, den vier Bremer Musikanten gefiel's aber so wohl darin, dass sie nicht wieder heraus wollten. Und der das zuletzt erzählt hat, dem ist der Mund noch warm.

Der Hase und der Igel

Es war an einem Sonntagmorgen im Herbst, gerade als der Buchweizen blühte; die Sonne war am Himmel aufgegangen, und der Wind strich warm über die Stoppeln, die Lerchen sangen hoch in der Luft, und die Bienen summten im Buchweizen. Die Leute gingen in ihrem Sonntagsstaat zur Kirche, und alle Geschöpfe waren vergnügt, auch der Igel.

Er stand vor seiner Tür, hatte die Arme verschränkt, er guckte in den Morgenwind hinaus und trällerte ein kleines Liedchen vor sich hin, so gut und so schlecht wie am Sonntagmorgen ein Igel eben zu singen pflegt. Während er nun so vor sich hinsang, fiel ihm plötzlich ein, er könnte doch, während seine Frau die Kinder wusch und ankleidete, ein bisschen im Feld spazieren gehen und nachsehen, wie die Steckrüben standen. Die Steckrüben waren ganz nah bei seinem Haus, und er pflegte sie mit seiner Familie zu essen, darum sah er sie auch als die seinigen an.

Gedacht, getan. Er schloss die Haustür hinter sich und schlug den Weg zum Feld ein. Er war noch nicht sehr weit und wollte gerade um den Schlehenbusch herum, der vor dem Feld stand, als er den Hasen erblickte, der in ähnlichen Geschäften ausgegangen war, nämlich um seinen Kohl zu besehen. Als der Igel den Hasen sah, wünschte er ihm freundlich einen guten Morgen. Der Hase aber, der auf seine Weise ein vornehmer Herr war und grausam hochfahrend noch dazu, antwortete gar nicht auf des Igels Gruß, sondern sagte mit höhnischer Miene: "Wie kommt es, dass du hier schon so am frühen Morgen im Feld herumläufst?"

„Ich gehe spazieren", sagte der Igel.

„Spazieren?" lachte der Hase. „Du könntest deine Beine schon zu besseren Dingen gebrauchen."

Diese Antwort verdross den Igel sehr. Alles kann er vertragen, aber auf seine Beine lässt er nichts kommen, gerade weil sie von Natur aus krumm sind.

„Du bildest dir wohl ein, du könntest mit deinen Beinen mehr ausrichten?" sagte er.

„Das will ich meinen", sagte der Hase.

„Nun, das kommt auf einen Versuch an", meinte der Igel. „Ich wette, wenn wir um die Wette laufen, ich lauf schneller als du."

„Du – mit deinen krummen Beinen?" sagte der Hase. „Das ist ja zum Lachen. Aber wenn du so große Lust hast – was gilt die Wette?"

„Einen Golddukaten und eine Flasche Branntwein", sagte der Igel.

„Angenommen", sagte der Hase, „schlag ein, und dann kann es gleich losgehen."

„Nein, so große Eile hat es nicht", meinte der Igel, „ich hab' noch gar nichts gegessen; erst will ich nach Hause gehen und ein bisschen was frühstücken. In einer Stunde bin ich wieder hier."

Damit ging er, und der Hase war es zufrieden. Unterwegs aber dachte der Igel bei sich: „Der Hase verlässt sich auf seine langen Beine, aber ich will ihn schon kriegen. Er ist zwar ein vornehmer Herr, aber doch ein dummer Kerl, und das soll er bezahlen."

Als er nun nach Hause kam, sagte er zu seiner Frau: „Frau, zieh dich rasch an, du musst mit mir ins Feld hinaus."

„Was gibt es denn?" fragte die Frau.

„Ich habe mit dem Hasen um einen Golddukaten und eine Flasche Branntwein gewettet, dass ich mit ihm um die Wette laufen will. Und da sollst du dabei sein."

„O mein Gott, Mann", begann die Frau loszuschreien, „hast du denn ganz den Verstand verloren? Wie willst du mit dem Hasen um die Wette laufen?"

„Halt das Maul, Weib", sagte der Igel, „das ist meine Sache. Misch dich nicht in Männergeschäfte! Marsch, zieh dich an und komm mit!" Was sollte also die Frau des Igels tun? Sie musste gehorchen, ob sie wollte oder nicht.

Als sie miteinander unterwegs waren, sprach der Igel zu seiner Frau: „Nun pass auf, was ich dir sage. Dort auf dem langen Acker will ich unseren Wettlauf machen. Der Hase läuft in einer Furche, und ich in der anderen, und dort oben fangen wir an. Du hast nun weiter nichts zu tun, als dass du dich hier unten in die Furche stellst, und wenn der Hase in seiner Furche daherkommt, so rufst du ihm entgegen: „Ich bin schon da!"

So kamen sie zu dem Acker, der Igel wies seiner Frau ihren Platz an und ging den Acker hinauf. Als er oben ankam, war der Hase schon da. „Kann es losgehen?" fragte er.

„Jawohl", erwiderte der Igel.

„Dann nur zu." Damit stellte sich jeder in seine Furche. Der Hase zählte: „Eins, zwei, drei", und los ging er wie ein Sturmwind den Acker hinunter. Der Igel aber lief nur etwa drei Schritte, dann duckte er sich in die Furche hinein und blieb ruhig sitzen. Und als der Hase im vollen Lauf am Ziel unten am Acker ankam, rief ihm die Frau des Igels entgegen: „Ich bin schon da!"

Der Hase war nicht wenig erstaunt, glaubte er doch nichts anderes, als dass er den Igel selbst vor sich hatte. Bekanntlich sieht die Frau Igel genauso aus wie ihr Mann. „Das geht nicht mit rechten Dingen zu", rief er. „Noch einmal gelaufen, in die andere Richtung!" Und fort ging es wieder wie der Sturmwind, dass ihm die Ohren am Kopf flogen. Die Frau des Igels aber blieb ruhig an ihrem Platz sitzen, und als der Hase oben ankam, rief ihm der Herr Igel entgegen: „Ich bin schon da!"

Der Hase war ganz außer sich vor Ärger und schrie: „Noch einmal laufen, noch einmal herum!"

„Meinetwegen", gab der Igel zurück. „Sooft du Lust hast."

So lief der Hase dreiundsiebzigmal, und der Igel hielt immer mit. Und jedes Mal, wenn der Hase oben oder unten am Ziel ankam, sagten der Igel oder seine Frau: „Ich bin schon da."

Beim vierundsiebzigsten Male aber kam der Hase nicht mehr ans Ziel. Mitten auf dem Acker fiel er zu Boden, und er blieb tot liegen. Der Igel aber nahm seinen gewonnenen Golddukaten und die Flasche Branntwein, rief seine Frau von ihrem Platz am Ende der Furche, und vergnügt gingen beide nach Hause. Und wenn sie nicht gestorben sind, leben sie heute noch.

(nach Erzählungen der Gebrüder Grimm)

„Cicely Saunders und das St. Christopher's" (nach Du Boulay, 1987)

Am 22. Juni 1918 wurde Cicely Saunders geboren. Sie durchlief mit einigen Hindernissen eine Ausbildung zur Krankenschwester. Wegen Krankheit musste sie Pausen einlegen, so dass sie erst 1947 endlich ihre erste Stelle am St. Thomas Hospital in London antrat. Zu dieser Zeit wurde sie Christin. Sie wurde ausgebildete Krankenschwester und Sozialarbeiterin, was

damals Fürsorgerin hieß. In den nächsten Jahren hat sie eine Nebentätigkeit am St. Luke Heim für bedürftige Sterbende. Hier war sie zum ersten Mal Zeuge, wie die seelischen und körperlichen Leiden so weit gelindert wurden, dass die Kranken sich bis zu ihrem Ende wohl fühlten und ansprechbar blieben. Hier wurden Schmerzmittel in regelmäßigen Abständen verabreicht. Das war der Ausgangspunkt für ihre eigene Schmerzbehandlung. Ein Arzt, Dr. Barrett, rät ihr: „Studieren Sie Medizin!"

1958 bekommt sie einen Forschungsauftrag für Schmerztherapie am St. Joseph Hospital. Sie schreibt einen Artikel in der Pflegezeitschrift „Nursing mirror": Ständige Schmerzen bedürfen ständiger Kontrolle. Wenn ein Kranker seine persönliche Dosierung an Betäubungsmitteln routinemäßig erhält, fühlt er sich weniger abhängig und zwar vom Personal wie vom Mittel selbst. Wenn wir die optimale Dosierung gefunden haben, bleibt der Patient geistig rege und ansprechbar. Außer bei Schluckbeschwerden und Erbrechen wird die orale Gabe bevorzugt. Beobachtungen ergaben:

Die Patienten sind schmerzfrei, dabei nicht schläfrig. Sie wirken lebhaft und friedlich. Es herrscht eine Atmosphäre, als sei der Tod nichts Schlimmes, eher eine Art „Heimkommen". Patienten, Personal und Besucher sind alle gleich wichtig. Gefühle sind in diesem Hause selbstverständlich und erwünscht. Auf dem religiösen Gebiet lebt man Offenheit und Toleranz. Für Frau Dr. Saunders spielt der christliche Glaube an den Gott, der möchte, dass allen Menschen geholfen werde, eine zentrale Rolle.

Mehr und mehr wächst der Gedanke an die Gründung eines eigenen Hauses für Sterbende. Sie bespricht mit jedem, der dazu bereit ist, ihre Vorstellungen. Ein Patient, David Tasma, den sie besonders lieb gewonnen hat, schenkt ihr 500 Pfund: „Damit werde ich ein Fenster in deinem Haus!"

Am 24. Juni liest sie die Tageslosung: „Befiehl dem Herrn deine Wege und vertrau ihm, er wird es fügen." In dem Augenblick war sie sich sicher: die Zeit der vorbereitenden Überlegungen war zu Ende, die Zeit zu handeln war da. „Die Worte schienen mir wie auf die Schulter zu klopfen und zu sagen: auf, mach endlich voran!" Sie nimmt sich noch einige Tage der Besinnung in einem Kloster.

Dann entsteht mit viel Fantasie bei der Planung der Einzelheiten ein Entwurf für ein 100-Betten-Haus. Das Ziel ist: Wohlbefinden der Kranken, vor allem Schmerztherapie und Minderung der Nebenwirkungen.

Im März 1965 ist der erste Spatenstich für St. Christopher. 1967 im Juni kommen die ersten Patienten. Das Haus füllt sich. Die Mitarbeiter sind bemüht, den Charakter einer dörflichen Gemeinschaft zu erhalten. Die Küche backt Geburtstagskuchen, bereitet Essen für die Verwandten. Sich um Sterbende kümmern ist Gemeinschaftstat. Schwestern, Ärzte, Physiotherapeuten, Seelsorger, Beschäftigungstherapeuten bestärken die Kranken in dem Gefühl, ein aktiver Teil der Gesellschaft zu sein. Zeit ist das größte Geschenk an die Sterbenden. Cicely Saunders betont: „Zeit ist kein Begriff der Länge, sondern vielmehr der Tiefe." Überall schlägt sich ihre Liebe zum und durch das Detail nieder: sie trägt bei der Visite Perlenketten statt eines Stethoskops.

Bei der Auswahl geeigneter Helfer im Hospiz nimmt man nicht die mit den schnellen Antworten auf alles, eher die, die sich allen Fragen auf der Suche nach der Wahrheit mutig stellen. Man arbeitet mit höchstem Pflegestandard, auf den die Schwestern stolz sind.

Cicely Saunders schreibt intensiv Tagebuch, so sind viele Begebenheiten erhalten geblieben.

Einmal stellt ihr Patient und Freund Antoni, den sie liebte, die Frage: „Muss ich sterben?" Sie antwortet: „Ja". „Bald?" fragt er. „Ja." Dann sagt er nach einer Pause: „War es schwer, mir das zu sagen?" „Ja, das war es schon." Er bedankt sich: „Es ist schwer, wenn man es zu hören bekommt, aber sicher auch nicht leicht, es mitzuteilen. Danke."

Ab 1969 wird ein mobiler Heimpflegedienst eingerichtet, der sehr schnell erfolgreich arbeitet. Die Hospizidee breitet sich weiter aus. St Christopher ist Ausbildungsort für Viele. 1982 findet der erste Internationale Kongress für Hospizpflege statt.

Cicely Saunders schreibt noch zahlreiche Bücher und Artikel in Fachzeitschriften. Spät im Leben begegnet sie ihrer großen Liebe, Marian Bohusz, mit dem sie verheiratet ist und in Liebe und Glück zusammen lebt.

Textstellen zu den Anforderungen an Pflegende im 19. und beginnenden 20. Jahrhundert

„*Selbstlosigkeit, Ordnungs- und Wahrheitsliebe, Beobachtungsgabe, Taktgefühl, Reinlichkeit*" gehören zu den Aufgaben und Eigenschaften einer Pflegekraft.

„*Die Pflegeperson soll körperlich nicht abstoßend sein. Sie ist unentbehrliche und geschätzte Hilfskraft des behandelnden Arztes. Er muss von seiner Pflegerin verlangen, dass sie seine Verfügungen kritiklos und un-* bedenklich durchführt. Für die Pflegerin ist die ärztliche Visite das Hauptereignis des Tages. Nichts schädigt den schweren aber schönen Pflegeberuf intensiver als die Anmaßung ärztlicher Tätigkeit durch die Pflegeperson*" (Blum, A.: Handbuch der Krankenpflege von A. Blum, 1917).

„*Die Schwester soll eine persönliche unmittelbare Beziehung des Vertrauens und der sorgenden Liebe aufbauen, immer auch Anteil nehmen und sich selbst in der so knapp bemessenen Freizeit noch in Gedanken mit der Arbeit beschäftigen.*

Ärzten und Vorgesetzten gegenüber hat sie sich eines bedingungslosen Gehorsams zu befleißigen und trotzdem sollte sie eine intelligente Hilfskraft sein.

Vollkommene Selbstbeherrschung sowie die bedingungslose Unterordnung wurde verlangt" (Feßler, J.: Taschenbuch der Krankenpflege, 1925).

Die Grundrechte

▍ Artikel 1

Die Würde des Menschen ist unantastbar. Sie zu achten und zu schützen ist Verpflichtung aller staatlichen Gewalt. Das deutsche Volk bekennt sich darum zu unverletzlichen und unveräußerlichen Menschenrechten als Grundlage jeder menschlichen Gemeinschaft, des Friedens und der Gerechtigkeit in der Welt. Die nachfolgenden Grundrechte binden Gesetzgebung, vollziehende Gewalt und Rechtsprechung als unmittelbar geltendes Recht.

▍ Artikel 2

Jeder hat das Recht auf die freie Entfaltung seiner Persönlichkeit, soweit er nicht die Rechte anderer verletzt und nicht gegen die verfassungsmäßige Ordnung oder das Sittengesetz verstößt. Jeder hat das Recht auf Leben und körperliche Unversehrtheit. Die Freiheit der Person ist unverletzlich. In diese Rechte darf nur auf Grund eines Gesetzes eingegriffen werden.

▍ Artikel 3

Alle Menschen sind vor dem Gesetz gleich. Männer und Frauen sind gleichberechtigt. Niemand darf wegen seines Geschlechtes, seiner Abstammung, seiner Rasse, seiner Sprache, seiner Heimat und Herkunft, seines Glaubens, seiner religiösen oder politischen Anschauungen benachteiligt oder bevorzugt werden.

Entspannungs- und Meditionsübungen (nach Simonton u. a., 1984)

Entspannungsübung I

1. Ziehe dich in ein stilles Zimmer mit gedämpftem Licht zurück. Schließe die Tür. Mach es dir auf einem Stuhl oder in einem Sessel bequem. Achte darauf, dass beide Fußsohlen ganz den Boden berühren. Schließe die Augen.
2. Rufe dir ins Bewusstsein, dass du atmest.
3. Atme ein paar Mal tief ein, und jedes mal, wenn du ausatmest, sprich im Stillen das Wort „Entspanne".
4. Konzentriere dich auf dein Gesicht und spüre die Spannung im Gesicht und um die Augen. Stelle dir diese Spannung bildlich vor – als Seil mit einem Knoten oder als geballte Faust –, und dann stelle dir weiter bildlich vor, wie sie lockerer und lockerer wird, bis sie einem schlaffen Gummiband oder einem leeren Handschuh gleicht.
5. Fühle, wie sich dein Gesicht und deine Augen entspannen. Fühle, wie die Entspannung sich wie eine Welle über deinen Körper ausbreitet.
6. Presse die Augenlider fest aufeinander und spanne dabei deine Gesichtsmuskeln. Nun entspanne sie wieder. Jetzt spüre, wie sich die Entspannung deinem ganzen Körper mitteilt.
7. Nun gleite langsam Stück für Stück deinen Körper entlang – Kiefer, Hals, Schultern, Rücken, Ober- und Unterarme, Hände, Brust, Bauch, Unterleib, Oberschenkel, Waden, Füße – bis jeder Körperteil völlig entspannt ist. Stelle dir jedes mal die Spannung bildlich vor. Und stelle dir vor, wie sie sich langsam löst. Nun bist du entspannt.
8. Wenn jeder einzelne Teil deines Körpers entspannt ist, ruhe dich zwei bis fünf Minuten lang in diesem wohligen Zustand aus.
9. Dann lockere die Augenlider. Bereite dich darauf vor, die Augen zu öffnen. Nun wirst du dir wieder bewusst, dass du dich in deinem Zimmer befindest.
10. Öffne die Augen. Jetzt bist du wieder bereit, deinen gewohnten Tätigkeiten nachzugehen.

Entspannungsübung II

Setze dich bequem.

Versuche, die Augen zu schließen. Wenn du dich unsicher fühlst, öffne sie und schließe sie dann wieder.

Balle die Fäuste hinter dem Kopf und drücke die Ellbogen, so weit wie möglich nach hinten.

Presse die Lippen und Zähne fest aufeinander.

Strecke die Beine vor und drücke die Fußspitzen nach unten. Spanne dabei alle Muskeln am ganzen Körper an.

Atme ein. Halte die Spannung, während du in Gedanken bis 5 zählst.

Atme langsam wieder aus, lockere dich dabei sorgfältig am ganzen Körper.

Wiederhole die Übung dreimal.

Verweile dann ein paar Minuten in der Entspannung.

Sprich in Gedanken die Formel: 4, 3, 2, 1 – ich fühle mich wohl, wach und ruhig.

Stehe auf und schüttele deine Glieder aus.

Nach einigen Anwendungen der Entspannungsübung lässt sie sich verkürzen:

- Bequem sitzen.
- Augen zu.
- Fäuste hinter den Kopf, Ellenbogen zurück.
- Gesicht anspannen.
- Beine vor, Fußspitzen nach unten, strecken.
- Anspannen, Spannung halten (1, 2, 3, 4,5).
- Langsam ausatmen, lockern.
- Drei mal.
- Entspannung genießen 4, 3, 2, 1 – ich fühle mich wohl, wach und ruhig.
- Aufstehen, ausschütteln.

Kontakt- und Internetadressen

Internationale Gesellschaft für Sterbebegleitung und Lebensbeistand e. V. (IGSL)
Stefan-George-Straße 28 a
55411 Bingen
Telefon: 0 67 21/1 03 18 oder 0 67 21/92 11 61
Fax: 0 67 21/1 03 81
Internet: www.igsl-hospiz.de
Email: IGSL-Hospiz@t-online.de

Hier sind die Patienten- und Ärztebroschüren „In Geborgenheit sterben und leben" erhältlich.

Deutsche Hospiz Stiftung
Im Defdahl 5 – 10
44141 Dortmund
Telefon: 02 31/7 38 07 30
Fax: 02 31/7 38 07 31
Internet: www.hospize.de

Deutsche Gesellschaft für Systemische Therapie und Familientherapie (DGSF)
Pohlmanstraße 13
50735 Köln
Telefon: + 49 (0) 2 21/61 31 33
Telefax: + 49 (0) 2 21/9 77 21 94
E-Mail: info@dgsf.org
Internet: www.dgsf.org und www.dgsf.info

Ifs Institut für Familientherapie, Systemische Supervision und Organisationsentwicklung
Rodberger Straße 102
45257 Essen
Tel.: 02 01/84 865 60
Fax.:02 01/8 48 65 70
Internet: www.ifs-essen.de
email.: info@ifs-essen.de

www.mobbing-web.de
Anschrift: Gotthardstr. 16
13407 Berlin
Tel: 0 30/49 87 57 54
Fax & Voicebox: 0 12 12/5/5 78 – 14 – 0 13
Internet: www.mobbing-web.de/

www.schueler-mobbing.de

www.mobbing-am-arbeitsplatz.de

Literaturverzeichnis

Abermeth, H.-D.: Gespräche auf der Krankenstation, Göttingen 1982

Albrecht, E., et al.: Hospizpraxis, Freiburg 1995

Albom, M.: Dienstags bei Morrie, München 1998

Antonovsky, A. (hrs. v. Alexa Franke): Salutogenese. Zur Entmystifizierung der Gesundheit. DGTV-Verlag, Tübingen 1997

Axline, V. M.: Kinderspieltherapie, München, Basel 1972

Becker, J.: Afw-Arbeitshilfe Demenz, Die Wegwerfwindel auf der Wäscheleine, Darmstadt 1995

Becker, J.: Afw-Arbeitshilfe Demenz II, „Gell, heut geht's wieder auf die Rennbahn", Darmstadt 1999

Berghoff, C. et al.: Gerontologie für die Altenpflegeausbildung Band 1 und 2, Neusäß 1999

Berthold, B.: Kalendergeschichten, Hamburg 1999

Butollo, W. et al.: Kreativität und Destruktion posttraumatischer Bewältigung, Stuttgart 1999

Caplan, S., Lang, G.: Grief's courages journey, Oakland 1995

Cumming und Henry, Growing Old: The process of disengagement, New York 1961

Dobroschek, M.: Ein ganz besonderer Tag auf Station, Stuttgart 2001

Du Boulay, S. : Cicely Saunders, Ein Leben für Sterbende, Wien 1987

Ehlers, A.: Posttraumatische Belastungsstörung, Göttingen 1999

Flammer, A.: Entwicklungstheorien – Psychologische Theorien der menschlichen Entwicklung, 2. Aufl. Huber, Bern 1996

Fotokiste, Zur Biografiearbeit mit dementen Menschen. Vincentz Verlag, Hannover 2002

Funkkolleg Altern, Deutsches Institut für Fernstudienforschung an der Universität Tübingen 1996

Gage, N.L., D.C. Berliner: Pädagogische Psychologie, 4. Aufl. Beltz Psychologie Verlags Union, Weinheim 1986

Georg, J., M. Frowein (Hrsg.): Pflege Lexikon; Ullstein Medical, Bern 1999

Giudice,L.: Ohne meinen Mann, Stuttgart 1970

Grond, E.: Praxis der psychischen Altenpflege, München 1999

Grüneberg, L.: Hauser, P., Gerontologie für Altenpflegeberufe, Köln 1997

Haupt, W. F. u.a.: Neurologie und Psychiatrie für Pflegeberufe. Thieme, Stuttgart 2002

Hermann, U.: Das deutsche Wörterbuch, Nördlingen 1985

Hirsch, A. M.: Psychologie für Altenpfleger, Berlin/München 1994

Hirsch, R.: Sexualität im Alter: Zwischen Lust und Tabu in: Herzog, G., Tergeist, G. (Hrsg.): Störfall Sexualität, Bonn 1996

Holzbecher, M., Meschkutat, B.: Mobbing am Arbeitsplatz, Dortmund/Berlin 2002

Hospiz Stuttgart: Einblicke, 5 Jahre Stationäres Hospiz, Jahresbericht 1998, Stuttgart 1999

Janosch: „Janosch erzählt Grimm's Märchen", Beltz & Gelberg, Weinheim-Basel 2001

Jasper, B. M.: Lehrbuch Altenpflege Gerontologie, Hannover 2002

Kast, V.: Trauern, Stuttgart 1999

Kellnhauser, E. u.a. (Hrsg.): Thiemes Pflege, Thieme, Stuttgart 2004

Kerkhoff, B., Halbach, A.: Biografisches Arbeiten, Hannover 2002

Kirchner, H.: Mobbing im Pflegeteam, Stuttgart 2000

Klemm, M. et al. (Hrsg.): Tränen im Regenbogen, Tübingen 1991

Knill, Marcus: Was ist Erfolgsintelligenz? In: www.rhetorik.ch/Intelligenz/Erfolgsintelligenz.html (Stand 6.07.04)

Kolodej, C.: Mobbing, Wien 1999

Koblinger, D.: Soziologie für die Altenpflege, Köln 2000

Krech, D. u.a.: Grundlagen der Psychologie. Beltz, Weinheim 1992

Kübler-Ross, E.: Interviews mit Sterbenden, Stuttgart/Berlin 1974

Kübler-Ross, E.: Kinder und Tod, Zürich 1984

Küng, H.: Erkämpfte Freiheit. Erinnerungen, Tübingen 2002

Lasogga, F., Gasch, B.: Notfallpsychologie, Edewecht/Wien 2002

Leymann, H. (Hrsg.): Der neue Mobbing Bericht, Reinbek 1995

Lewin, K.: Feldtheorie in den Sozialwissenschaften. Ausgewählte theoretische Schriften. Huber, Bern 1963

Lindgren, Astrid: Pippi Langstrumpf. Verlag Friedrich Oetinger, Hamburg 1969

Lück, E., Miller, R. (Hrsg.): Illustrierte Geschichte der Psychologie, Weinheim 1999

Mayer-Scheu, J., Kautzky, R. (Hrsg.): Vom Behandeln zum Heilen, Göttingen 1982

Minuchin, S. et al.: Psychosomatische Krankheiten in der Familie, Stuttgart 1981

Mitchell, J.T., Everly, G. S.: Stressbearbeitung nach belastenden Ereignissen, Edewecht 1998

Möller, H.-J. u. a.: Psychiatrie und Psychotherapie, 2. Aufl. Thieme, Stuttgart 2001

Müller-Lange, J. (Hrsg.): Handbuch Notfallseelsorge, Edewecht/Wien 2001

Niven, N., Robinson, J.: Psychologie für Pflegende, Bern 2001

Nüchtern, M.: Jahresringe (nach Ernst Jochum), KU-Praxis, 21, Gütersloh 1986

Oerter, R., Montada, L. (Hrsg.): Entwicklungspsychologie, Weinheim 1998

Paulsen, S.: Die Kunst des Erinnerns, in: Geo 12 (2001) 50

Payk, T.: Psychiatrie und Psychotherapie. Thieme, Stuttgart 1998

Pöldinger, W.: Suizidprophylaxe bei depressiven Syndromen, Neuropsychiatr Clin 1 (1982) 87

Rest, F.: Den Sterbenden beistehen, Heidelberg 1981

Rest, F.: Sterbebeistand, Sterbebegleitung, Sterbegeleit, Stuttgart 1992

Sachweh, S.: „Noch ein Löffelchen?", Bern 2002

Schmidtke, A., Weinacker, B.: Epidemiologie von Suiziden und Suizidversuchen in Deutschland. Suizidprophylaxe, Sonderheft (1998) 37

Schmitke, A. et al.: Epidemiologie der Suizidalität im 20. Jahrhundert. in: Wolfersdorf, M., Franke, C.: Suizidforschung und Prävention am Ende des 20. Jahrhunderts, Regensburg 2000

Schmitt, E.-E.: Oskar und die Dame in Rosa. Amman-Verlag, Zürich 2003

Simonton, C. u. a.: Wieder gesund werden. Reinbek 1984

Specovius, E.: Sexualität in der Gerontopsychiatrie: Ein Tabu? http://www.js-pnet.de/p-2/edsp(medi/sex-01.htm)

Schönpflug, W.: Geschichte und Systematik der Psychologie, Weinheim 2000

Statistisches Bundesamt Deutschland: www.destatis.de (08/2004)

Schulz von Thun, F.: Miteinander reden, Reinbek 1991

Scholich, Angelika et al.: Die Fotokiste, Hannover 2002

Sodian, B.: Theorie der kognitiven Entwicklung. In Keller, H. (Hrsg.): Lehrbuch Entwicklungspsychologie. Huber, Bern 1998

Stanjek, K. (Hrsg.): Altenpflege Konkret, Sozialwissenschaften, München/Jena 1998

Stoddard, S.: Die Hospiz-Bewegung, Freiburg 1987

Stroebe, W. et al. (Hrsg.): Sozialpsychologie, Berlin 2002

Sowinski, Ch.: Mit gemischten Gefühlen, in: Pflegen ambulant 2 (2000) 17

Tölle, R., Windgassen, K.: Psychiatrie, Berlin/Heidelberg 2003

Van den Brouck, J.: Handbuch für Kinder mit schwierigen Eltern, Stuttgart 1981

Vieten, M., Schramm, A. (Hrsg.): Pflege Konkret, Neurologie, Psychiatrie, München/Jena 2001

Watzlawick, P., Weakland, J.: Interaktion, Bern 1980

Wettstein, A. u. a.: Geriatrie, Checkliste. Thieme, Stuttgart 1997

Willig, W. et al.: Psychologie, Soziologie, Gesprächsführung in der Altenpflege, Balingen 1996

Wirsing, K.: Psychologisches Grundwissen für Altenpflegeberufe, Weinheim 2000

Zimbardo P. G., Gerrig, R. J.: Psychologie, Berlin 1999

Sachverzeichnis

A

Abhängigkeit
- physische 251
- psychische 251
- stoffgebundene 251 ff
Ablenkung 182, 212
Abnutzungstheorie 88
Abschied 282
Abwehrmechanismus 162 ff
Abwertung 112
Adoleszenz 33 f, 60, 63 f
Affektive Störung 248 f
Aggression 169 ff
- Prävention 171
Aggressionstheorie 170
Akkommodation 29, 93 f
Aktivierung 83 f
Aktivitätstheorie 83 f
Akzeptanz 208
Alarmbereitschaft 314
Alkoholabhängigkeit 251 f
Alkoholmissbrauch 254
Alltagsgespräch 212
Alpha-Trinker 252
Alter 33 f, 79 ff
- frühes 66, 89 ff
- Gedächtnisentwicklung 143 f
- hohes 66, 93 ff
- Intelligenzleistung 135 f
- Krankheit 256 ff
- Lernfähigkeit 86
- Medikamentenabhängigkeit 254
- mittleres 66, 93 ff
- Modellernen 92
- Pflege 257 ff
- Produktivität 92 f
- Psychohygiene 99
- Sexualität 182 ff
- Veränderung
-- körperliche 94 f
-- psychische 96 f
-- soziale 95 f
Altersbild 80, 99
Altersnorm 190
Altersrollensequenz 191
Alterstheorie
- biologische 87 f
-- Abnutzungstheorie 88
-- Erblichkeitstheorie 87 f
-- Mutationshypothese 88

- soziologische 80 ff
-- Aktivitätstheorie 83 f
-- Defizitmodell 81 f
-- Disengagement-Theorie 82 f
-- Kompetenzmodell 86 f
-- Kontinuitätstheorie 84 f
-- Persönlichkeitstheorie, kognitive 85 f
Altersversorgung 90
Amnesie 146
- anterograde 147
- psychogene 147
- retrograde 147
Amnestisches Syndrom 252
Amphetamine 252
Analgetika 252
Anerkennung 154 f, 160, 306
Angehörige
- Begleitung 275 f
- Verhaltenstendenz, aggressive 171
Angehörigengespräch 274
Angriff 293 f
Angst 121, 172 f
- Entstehung 162, 172
- Hilfestellung 229
- Krankheit 228 f
- Zeichen 167, 172, 228
Ängstlichkeit 172
Angststörung 184
Anreiz 157, 159 f
Ansehen, soziales 293 f
Anspannung 234
Antrieb, reduzierter 249
Apathie 118, 307 f
Apraxie 260
Äquilibrationsprinzip 29
Arbeits- und Organisationspsychologie 7
Arbeitszeit 305
Ärger 163
Arteriosklerose 94
Artikulationsgeschwindigkeit 140
Assimilation 28 f, 93 f
Assoziationslernen 128 f
Ästhetik 154 f
Atemskala 108
Atmung 235
Attraktivität 68
Attribution 158
Aufgabenschwierigkeit 157 f

Aufmerksamkeit 106, 213
Auge 104
Augenmuskel 41
Ausdrucksdeutung 110
Ausdrucksform, paraverbale 180, 203
Autoaggression 169, 269
Autogenes Training 173
Autonomie 33, 36

B

Bebachtung, pflegerische 107 ff
Bedürfnis 153 ff, 160
- existenzielles 155
- soziales 154 f
- Sterbender 277 f
Bedürfnishierarchie 155
Bedürfnispyramide nach A. Maslow 154 f
Beeinträchtigungswahn 255
Befinden, subjektives 220
Befragung 16 f
Behandlung 222
Belästigung, sexuelle 298
Belastung, emotionale 303 f, 309
Belastungsreaktion, akute 314
Belastungsstörung 248
Belohnung 126
Beobachtung 12 ff
- Definition 107
- Lernen 121
- Objektivität 15
- pflegerische 103
Beobachtungsbogen 108
Berentung 90 f
Beruf, helfender 299
Berufsrollenverständnis 300 ff
Berufstätigkeit 90 f
Berufswahl 67
Berührungssinn 41 f
Bestrafung 124 ff
Beta-Trinker 252
Bettschüssel 176
Beurteilungsfehler 109 f
Bewältigungsstrategie 265 f
Bewegung 25
Bewegungsablauf 140
Bewegungsempfindung 235

Bewegungsmangel 118
Bewusste 160
Beziehung
- tragfähige 270, 272
- Wechselwirkung 322
Beziehungsart 281
Beziehungsbotschaft 205, 207
Beziehungsebene 123
Beziehungspflege 68 ff
Beziehungsstörung 68
Beziehungswahn 255
Bilanzsuizid 269
Biografiearbeit 148 ff
- Funktion 151 f
Blackout 142
Blickkontakt 43, 213 f
Blutdruck, erhöhter 167
Braille-Schrift 116
Burnout 299 ff
- Belastung, emotionale 303 f
- Bewältigungsstrategie 308 ff
- Faktor, organisatorischer 305, 309
- Konflikt, zwischenmenschlicher 304
- Persönlichkeitsstruktur 305 f, 309
- Selbstpflegekonzept 310 f
- Symptom 306 f
- Verlauf 307 f

C

Clique 64
Compliance 215, 222
Coping-Strategie 224 f, 298

D

Debriefing 313, 315 f
Dehumanisierung 300, 307
Defizitmodell 81 f
Delirium 252
Delta-Trinker 252
Demenz 259 f
Denkblockade 172
Denken 58
- abstraktes 58, 60
- bei Depression 249
- Flexibilität 132

– fokussierendes 264
– formales 168
– inhaltliches 168
– logisches 31 f, 58, 132
– negativ verzerrtes 250
Depression 96, 142, 249 ff
– agitierte 250
– endogene 250
– larvierte 250
– neurotische 250
– organisch bedingte 250
– psychogene 250
– reaktive 250
– saisonale 250
– Sexualität 184
– Sterbender 275 f
– Suizidgefahr 251
– Wahn 254
Depressive Störung s.
  Depression
Dermatozoenwahn 255
Desensibilisierung, syste-
  matische 319
Desorientierung 259
Determinationszeit 91
Differenzierung 24 f
Disengagement-Theorie 82 f
Dispositionszeit 91
Doppelblindversuch 11
Drogenabhängigkeit 252
Drogenkonsum 40, 254
Drogentote 267
Durchgangssyndrom 147,
  274

E

Echtheit 208, 320
Egozentrizität 31
Ehekonflikt 40
Eheschließung 68
Ehrlichkeit 289
Eifersuchtswahn 255
Eigenaktivität 28 f, 35
Eindruck, erster 109
Einschulung 54 f
Einstellung 107, 111 f, 121
– Veränderung 195, 197
Ejakulation 61
Ekel 174 f
Eltern 238 ff
– Ablösung vom Kind 74
– anleiten 246
– problematische 244 f
Eltern-Kind-Beziehung 240 f
Elternrolle 71
Elternschaft 34
Emotion (s. auch Gefühl)
  165 ff
– aufbrechende 283
– Gedächtnisprozess 142

– und kognitiver Prozess
  168
– Reaktion, körperliche
  167 f
Emotionalität 96
Empathie 208, 320
Empfindungsstörung 106
Empty nest 75
Entgiftung 253
Enthemmung 247
Entspannungsverfahren
  173, 182, 319 f
Entspannungsübung 334 f
Entwicklung 258
– im Alter 79 ff
– Äquilibrationsprinzip 29
– Definition 24
– intellektuelle 243 f
– Kindheit, frühe 40 ff
– kognitive 29 ff, 60 f
– körperliche 61 f
– motorische 27
– pränatale 39 f
– psychosexuelle 62
– psychosoziale nach Erik-
  son 32 ff
– soziale 42 ff, 56 f
– suizidale 269 f
Entwicklungsaufgabe 35 ff
– Adoleszenz 63 f
– Alter
– – frühes 89 f
– – mittleres 93 ff
– – Erwachsenenalter
– – frühes 66
– – mittleres 75 f
Entwicklungsfaktor 25 ff, 35
Entwicklungsphase 33
Entwicklungspsychologie
  5 f, 22 ff
Entwicklungsrückstand 44,
  241
Entwicklungsstörung 248
Entwicklungsstufe 33
Entwicklungsverlauf 24 ff,
  46 ff
Entwicklungsverzögerung
  40
Entzug 254
Entzugsdelirium 253
Entzugssyndrom 252
Epsilon-Trinker 252
Erblichkeitstheorie 87
Erfahrung 106
– negative 124
– positive 124
Erfolgsorientierung 158
Erfolgswahrscheinlichkeit
  157
Erinnern, freies 145 1
Erinnerung 138, 148
– aufdrängende 314

Erinnerungsentstellung 147
Erinnerungsgegenstand 150
Erkenntnisleistung 29
Erkrankung, psychische
  246 ff
Erleben 5, 13 f
Ermüdbarkeit 94
Erregungsschwankung 168
Erschöpfung, emotionale
  306
Erschöpfungszustand 300
Erwachsenenalter 33 f
– frühes 34, 66 ff
– mittleres 66, 74 ff
Erwartung 192, 300
Erzählen, freies 150
Erziehungskonzept 73
Es 161 f, 320 f
Eselsbrücke 145
Experiment 15 f
Extraversion 77 f

F

Fähigkeit
– intellektuelle 60 f
– soziale 61
Familie 71 f
Familienentwicklung 71 ff
Familiengründung 67
Familientherapie 322 f, 335
Feedback 206 f, 258
Feinmotorik 44 f
Feldexperiment 16
Fellunterlage 237
Film 328 ff
Flashback 314
Forschung 6
Forschungsmethode 12 ff
– Voraussetzung 10 ff
Fortbildung 303
Fötus 39 f
Fragebogen 17
Freizeitverhalten 67
Fremdbeobachtung 12, 14 f
Fremdeln 44, 242
Fremdgefährdung 253
Freude 48
Frühgeborene 233 ff
– beatmetes 237
– Entlassung 240
– Entspannung 238
– erkranktes 239
– Handling 236
– Lagerung 237 f
– Pflegeintervall 237
– Stressabbau 238
– Verlegung 240
Frühgeborenenretinopathie
  235
Frustration 171 f

Frustrations-Aggressions-
  theorie 170
Frustrationstoleranz 171
Führungsstil 198 ff
– autokratischer 199 f, 297
– demokratischer 199 f, 297

G

Gamma-Trinker 252
Gedächtnis 137 ff
– aktivieren 152
– bewusstes 140
– Definition 138
– deklaratives 140, 143
– und Emotion 142
– episodisches 140
– Physiologie 141 f
– prozedurales 140, 143
– semantisches 140
– sensorisches 138 f
– Spurentheorie, biochemi-
  sche 142
– unbewusstes 140
Gedächtnisentwicklung
  143 f
Gedächtnisforschung 142
Gedächtniskapazität 140
Gedächtnisleistung 132
– Diagnostik 147 f
– Steigerung 142, 144 ff
– veränderte 144
Gedächtnismodell 138 ff
Gedächtnisstörung 146 ff
– Alkoholiker 252
– qualitative 147
– quantitative 147
Gedächtnissystem 140 f
Gedächtnistraining 136, 146
Gefühl (s. auch Emotion) 25,
  281
Gefühlsarmut 249
Gefühlsausbruch 283
Gefühlsäußerung 166
Gefühlslage, Reflexion 113
Gefühlsschwankung 247
Gegenkonditionierung 129
Gehen 23
Generationengrenze 73
Generativität 34, 37
Genetische Anlage 26, 28 f,
  35
Geruchsempfindung 117 f
Geruchssinn 41
Geschlechterrolle 53 f
Geschlechtsleben 182
Geschlechtsmerkmal,
  sekundäres 61
Geschlechtsreife 60
Geschlechtsrolle 95
Geschmackssinn 41, 117 f
Geschwister 73 f

Geschwisterbeziehung 72
Gespräch 69, 272
– persönliches 207 ff
– mit Sterbenden 278 f
– Stressbearbeitung 315 f
– unbefriedigendes 203 f
Gesprächsform 207 ff
Gesprächsführung 203 ff
– non-direktive 320
Gesprächstherapie 208
– klientenzentrierte 320
Gesprächsverhalten, part-
nerschaftliches 69
Geste 46
Gesundheit 219
– Angriff 294
– Kohärenzsinn 230 f
Gesundheitsförderung 229
Gesundheitspsychologie
220
Gesundheitsvorsorge 310
Gewalt
– institutionelle 169 f
– personelle 169
Gewaltempfindung 169
Gewissen 161
Gewissenhaftigkeit 77 f
Gleichgewicht 29
Gleichgewichtssinn 41 f
Gliederungsfähigkeit, opti-
sche 55
Greifverhalten 44 f
Größenwahn 255
Grundbedürfnis 154
Grundhaltung 111
Grundrecht 334
Grundstimmung 135
Gruppe, soziale 197 ff
Gruppenatmosphäre 198
Gruppennorm 189
Gruppenphänomen 197 f
Gruppenstruktur 198

H

Halluzination 252
Haltung
– abwertend zynische 300,
307
– nicht-direktive 324
Handlung 31
Handlungskompetenz 131
Hautfarbe 234
Heim
– Hospitalismus 118
– Krise 266
– Verweildauer 97
Heimbewohner 151, 158 f
Heimeintritt 97 ff
Heimleitung 305
Helfersyndrom 305 f
Herzfrequenz 167 f, 172, 235

Hilfe 299
Hilflosigkeit 151, 172, 292,
313 f
Hilfsmittel 115 f
Hirnschädigung 146 f
Hof-Effekt 109 f
Hoffnungslosigkeit 249
Hör-Screening 114
Hörsinn 41, 114 ff
Hospitalismus 118, 241
Hospiz 285 f, 335
Huntington'sche Krankheit
169
Hyperaktivität 313 f
Hypnotika 252

I

Ich 161 f, 320 f
Ich-Integrität 33 f, 37
Ideal 302
Ideal-Selbst 76
Identifikation 162 f
Identität 34, 36, 284
– diffuse 63
– erarbeitete 63
– übernommene 63
Identitätsentwicklung 63
Identitätsfindung, berufli-
che 302
Imagination 181
Impotenz 184
Information
– Organisation 145
– Visualisierung 145
Informationsabruf 144 ff
Informationsaufnahme 144,
258
Informationsgespräch 211 f,
214 f
Informationsleitung 141 f
Informationsspeicherung
139 f, 144 f
Informationsübermittlung
107
Informationsverarbeitung
132
Initiative 33, 36
Instanzenmodell 161 f, 320 f
Intelligenz 131 ff
– fluide 132, 135
– Geschlechterunterschied
135
– kristalline 132, 135
Intelligenzentwicklung 135 f
Intelligenzfaktor 133 f
Intelligenzmessung 132 ff
– Prozentrang 134 f
– Testprofil 134 f
Intelligenzminderung 134,
248

Intelligenzmodell der 7 Pri-
märfaktoren 132
Intelligenzquotient 6, 134
Intelligenztest 11, 81, 132 ff
Intelligenztraining 136
Intensivstation, neonatolo-
gische 233 ff
– – Lärmpegel 235
– – Stressreduzierung
235 ff
Internetadresse 335 f
Interrollenkonflikt 193 f
Interview
– standardisiertes, struktu-
riertes 16
– teilstrukturiertes 16
Intimität 34, 36
Intimpflege 177
Intoxikation 252
Intrarollenkonflikt 192 ff
Isolation 34, 94

J

Jugendalter 59 ff

K

Känguruen 240
Kinästhesie 235
Kind
– beatmetes 237
– Betreuung, psychologi-
sche 246
– Entwicklung, intellektu-
elle 243 f
– Entwicklungsstand 242 f
– erstes 71 f
– Erwartung 72
– Förderung, soziale 44
– Integration 289 f
– Kommunikation 213 ff
– Krankenhausaufenthalt
74, 240 ff
– Leistungsmotivation 159
– Persönlichkeit 245
– Pflege 246
– Raumerleben 243 f
– sterbendes 287 ff
– Verhalten, soziales 56 f
– Verhaltensstörung 248
– Verständnis für Tod 287
– Vorerfahrung 244
– Zeiterleben 243, 287
– zweites 72
Kindheit 33, 38 ff
– frühe 33, 40 ff, 46 ff
– Gedächtnisentwicklung
143
– Leistungsmotivation 57
– Persönlichkeitsentwick-
lung 52 ff

Kindstod, plötzlicher 237
Kognitive
– Entwicklung 29 ff, 60 f
– Landkarte 145
Kohärenzsinn 230 f
Kommunikation 27, 201 ff
– Beziehungsbotschaft
205 ff
– Definition 202
– Feedback 206 f
– freie 297
– Grundregeln 202 f
– mit Kindern 213 ff
– nonverbale 203
– Sachinhalt 205 f
– mit schwerhörigen
Patienten 116 f
– Selbstoffenbarung 205 ff
– Vier-Ohren-Modell 205 f
Kommunikationsstörung
205 f
Kompensation 90
Kompetenz 34, 36
Kompetenzmodell 86 f
Konditionierung, klassische
128 f
Konflikt 7, 32
– Bewältigung 309
– familiärer 245
– Pflegende 304
Konfliktbewältigungsstrate-
gie 298
Konfliktfähigkeit 296 f
Konfliktgespräch 196
Konfliktlösung 32, 296 f
– destruktive 295
Konflikttrinker 252
Konsequenz 124
– primäre 125
– sekundäre 125
– stellvertretende 122
– Wirksamkeit 126
Kontakt, sozialer 152
Kontaktadresse 335 f
Kontaktaufnahme 167
Kontaktverweigerung 293
Kontinuität
– äußere 84
– innere 84
Kontinuitätstheorie 84 f
Kontrastfehler 110
Kontrollverlust 172
Konversion 162 f
Konzentration 144
Koordination, visuomotori-
sche 133
Kopffüßler 28
Kopfverhalten 43
Körperhaltung 202
Körperpflege 114
Körperselbstbild 62
Körpersprache 110, 203

– beim Kind 213
Krankenhaus 232 ff, 245
Krankenhausaufnahme 258
Krankheit
– Akzeptanzphase 225
– im Alter 256 ff
– Anfangsphase 224
– chronische 221
– Coping-Strategie 224 f
– Definition 219 f
– Diagnostik- und Thera-
  piephase 225
– Häufigkeit 257
– Patientenverhalten 225 ff
– Rekonvaleszenzphase 225
– und Sprache 222 f
– tödliche 279
Krankheitseinsicht 247, 255
Krankheitserleben 220 ff,
  246
Krankheitsgewinn 223, 257
Krankheitssymptom 224
Krankheitsverlauf 223 ff
Krise 32 f, 261 ff
– Akzeptanz 317
– Bewertung 266
– entwicklungsbedingte
  262
– im Krankenhaus 266
– Suizid 268 f
– unvorhersehbare 262
Krisenbewältigung 264 ff
Krisenintervention 270 ff,
  316 f
Krisenmanagement, psy-
  chologisches 313
Krisenmerkmal 263 f
Kritik 112
Kurzschlusssuizid 268
Kurzzeitgedächtnis 139, 142
– Diagnostik 148
– Speicherkapazität 144
– Störung 146

L

Labilität, affektive 96
Laborexperiment 15 f
Lächeln 43
Lagerungshilfsmittel 237 f
Längsschnittuntersuchung
  12
Langzeitgedächtnis 139 f,
  142
– Diagnostik 148
– Störung 146
Lebenserwartung 87 f
Lebensgeschichte 148 ff, 152
Lebenshilfe 275
Lebenszufriedenheit 96
Leistungsabfall 177
Leistungsfähigkeit, geistige
  81

Leistungsmotivation 57,
  156 ff
– Pflegende 159 f
Lernen 57 f, 119 ff
– instrumentelles 122 ff,
  170
– kognitives 130
Lernform 121 ff
Lichtbelastung 235
Liebeswahn 255
Limbisches System 142
Löschung 129
Lösung vom Elternhaus 66 f
Lubrikation 184
Lügendetektor 168
Lustprinzip 161

M

Mandelkern 142
Manische Störung 254
Märchen 264 f, 330 ff
Medikamentenabhängigkeit
  252, 254
Medikamentennebenwir-
  kung 254
Mehr-Speicher-Modell
  138 ff
Menschenbild 286
Merkfähigkeit 133, 146
Merktechnik 145
Metakognition 60
Midlife-Crisis 75 f
Minderwertigkeit 34
Minimal Handling 237
Mini-Mental-Scale-Exami-
  nation 147
Misserfolg 158
Misstrauen 256
Missverständnis 205 f
Mitarbeiterführung 160
Mobbing 291 ff
– Definition 292
– Kontaktadresse 335
– Maßnahme 298 f
– Persönlichkeitsstruktur
  297 f
– Prävention 298
– Ursache 296 ff
– Verlauf 295 f
– durch Vorgesetzte 295
– Vorkommen 295
Mobbing-Berater 298 f
Mobbing-Handlung 293 f
Mobbingverhalten 293 ff
Modelllernen 121 ff, 170
Moralitätsprinzip 161 f
Moro-Reflex 42
Motiv, unbewusstes 160 ff
Motivation 153 f, 156 ff
– Attribution 158
– extrinsische 157, 159 f

– intrinsische 157, 159
– optimale 157
Motivationspsychologie 164
Motorik 25, 44 ff
Müdigkeit 249
Multimorbidität 256 f
Multiple Choice Frage 17
Muskelentspannung, pro-
  gressive 173
Muskeltonus, erhöhter
  167 f, 172
Mutation 88
Mutationshypothese 88
Mutter-Kind-Beziehung 39,
  241

N

Nahrungsaufnahme 115
Nahrungsverweigerung 118
Neonatologie 233 ff
Nervensystem, zentrales 94
Nervenzelle 141
– Neubildung 142
Netzwerk, neuronales 141 f
Neugeborene 40 ff
– erkranktes 239
– Känguruen 240
– Minimal Handling 237
– Reiz, taktiler 236
– Schlaf-Wach-Rhythmus
  236 f
– Stresszustand 234 f
Neurogenese 142
Neurotische Störung 248
Neurotizismus 77
Neurotransmitter 141
NIDCAP (Neonatal Indivi-
  dualized Developmental
  Care and Assessment Pro-
  gram) 234
Nikotinkonsum 40
Norm 189 f
Normabweichung 176
Normierung 10 f
Notfallpsychologie 312 ff

O

Objektivität 10
Offenheit 77 f
Operation
– formale 31 f
– konkrete 31
– logische 31
Operationalisierung 107
Opfersuizid 269
Optimierung 90
Orientierung 105
Orientierungslosigkeit 264
Osteoporose 94

P

Paarbeziehung 71, 74, 91
Paartherapie 68
Paramnesie 147
Partnerkontakt 62
Partnerschaft 68 ff
Partnerwahl 36, 67 f
Patchwork-Familie 71
Patient
– dementer 259 f
– depressiver 250 f
– Konflikt, zwischen-
  menschlicher 304
– Leistungsmotivation 158 f
– psychisch kranker 246 ff
– süchtiger 251 ff, 268
Patientenverhalten 225 ff
Peer-Gruppe 64
Peers 56
Pensionierung 37
Personenwahrnehmung
  109 ff
Persönlichkeit 77 f
– autonome, sozial inter-
  grierte 32
– Veränderung im Alter 96
Persönlichkeitseigenschaft
  77 f
Persönlichkeitsentwicklung
  52 ff
– bei Geschwistern 73 f
Persönlichkeitsmerkmal 26
Persönlichkeitsmodell 161
Persönlichkeitsprofil 77
Persönlichkeitsstörung 147,
  248
Persönlichkeitstheorie,
  kognitive 85 f
Pflege
– Aggression 171 f
– aktivierende 83 f
– alter Menschen 257 ff
– Biografiearbeit 148 ff
– Intensivstation, neonato-
  logische 233 ff
– Mit Kindern reden 213 ff
– Patient, dementer 259 f
– Schmerzpatient 181 f
– bei Schwerhörigkeit 115 ff
– bei Sehschwäche 114 f
– Sinnesbeeinträchtigung
  117 f
– Wahrnehmung 103, 107 ff
Pflegedokumentation 107
Pflegeheim s. Heim
Pflegende
– Belastung, emotionale
  303 f, 309
– Erwartung 300
– Grundhaltung 247
– Identitätsfindung 302

Pflegende Kompetenz 302 f
– Konflikt, zwischen-
  menschlicher 304, 309
– Motivation 159 f
– Rollenverschiebung 274
– Rollenverständnis 300 ff
– Schamgefühl 177
– Verhaltenstendenz,
  aggressive 171
Pflegeplan, individualisier-
  ter 233 f
Pflegeversicherung 305
Pflegeverständnis 81 f, 84 f,
  87
Placeboeffekt 130
Polytoxikomanie 252
Posttraumatische Belas-
  tungsstörung 313 ff
Pränatale Zeit 39 f
Primärgruppe 198
Priming 140 f
Problembewältigung 49
Produktivität 92 f
Projektion 162 f
Prophezeiung, sich selbst
  erfüllende 110 f
Pseudologia phantastica 147
Pseudosuizid 268
Psychische Störung 247 f,
  318
Psychoanalyse 320 f
Psychohygiene 99, 310
Psychologe 7
Psychologie
– allgemeine 7
– Definition 5
– experimentelle 6
– Geschichte 4
– klinische 7
– Methoden 9 ff
Psychose 184, 268
Psychotherapie 317 ff, 336
Pubertät 60

Q
Quartaltrinker 252
Querschnittuntersuchung
  12
Querulantenwahn 255

R
Rangrollensequenz 191
Rationalisierung 162 f
Raumerleben 243 f
Reaktion
– erlernte, ungünstige 129
– gefühlsbetonte 264
– konditionierte 127, 129
– unkonditionierte 127

Reaktionsgeschwindigkeit
  94
Realitätsprinzip 161
Rechenfertigkeit 132
Reflex 30
Reflexion 112 f
Refraktärzeit 144
Regression 162 f, 227
Reife
– geistige 32
– sexuelle 61 f
Reifeentwicklung, biologi-
  sche 61 f
Reifungsprozess 27
Reiz
– konditionierter 127
– taktiler 236
Reizarmut 118
Reizleitung 103
Reizüberflutung 104, 139
Rekonvaleszenz 225
Reliabilität 10 f
Repräsentation 30
Ressourcen 75
Risikofreude 135
Ritualisierung 195 f
Rolle, soziologische 191 f
Rollenambiguität 194 f
Rollenattribut 191
Rollendiffusion 34
Rollendistanz 195
Rollenerwartung 191 f, 195 f
Rollenfremdbild 192
Rollenkonflikt 192 ff, 302
– Umgang 195 ff
Rollenkonformität 196
Rollenprofil 67
Rollenselbstbild 191 f
Rollenset 191
Rollenspiel 48
Rollentoleranz 196
Rollentransfer 194
Rollentrennung 196
Rollenunsicherheit 61, 194 f
Rollenverhalten 191
Rollenverständnis 300 ff
Rooming-in 242
Rosenthaleffekt 10 f
Rückzug 270, 281
Rückzugstheorie 82
Ruhestand 90 f, 99

S
SAFE-R-Modell 316 f
Salutogenese 229 ff
Säugling 40
Säuglingsalter 33
SBE (Stressbearbeitung
  nach belastenden Ereig-
  nissen) 315
Schädigungsabsicht 169

Scham 175 ff, 259
– Umgang 178
Scheidung 68
Schizophrenie 26 f, 147, 248,
  254
Schlafstörung 314
Schlaf-Wach-Rhythmus
  236 f
Schlaganfall 117
Schmerz 178 ff
– Ausdrucksform 179 f
– Befragung 180
– psychologische Aspekte
  181 f
Schmerzskala 180
Schmerztagebuch 180
Schmerztherapie 270, 277
– nach Cicely Saunders 285
– Hospizpflege 286
Schmerzwahrnehmung 181
– Beeinträchtigung 117
Schmerzzustand, Erkennen
  234 f
Schulalter 34
Schulbereitschaft 55 f
Schuldgefühl 33
Schuldwahn 255
Schulfähigkeit 54 f
Schulleistung 132
Schwangerschaft 39 f, 238 f
Schwerhörigkeit 94, 115 ff
Schwitzen 167 f, 172
Seele, Topografisches
  Modell 160 f
Sehabstand 41
Sehen 235
Sehfähigkeit 94
Sehhilfe 115 f
Sehsinn 41
– Einschränkung 114 f
Sekundärgruppe 198
Selbstaufopferung 34
Selbstbeobachtung 12 ff
Selbstbezug 284
Selbsteinschätzung 53, 158
Selbstkonzept 52 ff, 76
Selbstoffenbarung 205 ff
Selbstpflegekonzept 310 f,
  316
Selbstreflexion 32, 103, 112 f
Selbstständigkeit 33
Selbstvertrauen 36
Selbstverwirklichung 154 f
Selbstwahrnehmung 76,
  103, 113
– Verbesserung 207
Selbstwertgefühl 77, 230
Selektion 90, 103 f
Setting 208, 318
Sexualhormon 183
Sexualität 62
– im Alter 94 f, 182 ff

– bei psychischer Erkran-
  kung 184
Sexualkontakt, erster 67
Sicherheitsbedürfnis 154
Signallernen 127 ff
Signalsprache 279
Sinnenzellen 144
Sinnesempfindung 117 f
Sinnesleistung 144
Sinnesorgan 94, 103
– Beeinträchtigung 114 ff,
  135, 254
Small talk 212
SOK-Modell 90
Somatoforme Störung 248
Sozialpsychologie 188 ff
Spannung, psychosoziale 32
Spielen 47 ff
– Bedeutung 50
Spieltherapie 323 f
Sprache
– Gedächtniskapazität 140
– geeignete 214
– und Krankheit 222 f
– verwaschene 254
Sprachentwicklung 24, 35,
  46 f
Sprachgebrauch, symboli-
  scher 31
Sprachsymbolik 288 f
Stabilität, emotionale 77 f
Stagnation 34
Stationsleitung 305
Sterbebegleitung 274 ff, 335
Sterbende
– Gespräch 278 f
– Grundbedürfnis 277 f
Sterbeprozess 275 ff
Stimmungslage 144
Stimmwechsel 61
Stimulansverminderung
  317
Störungsbegriff 219
Stress 106 f
– Blackout 142
– Soforthilfe, psychologi-
  sche 315 f
– Umgang 308 ff
Stressbewältigung 298
Stressreaktion 77
Stressreduzierung 235 ff
Stresszustand, Erkennen
  234 f
Studie, wissenschaftliche
– – Gütekriterium 10 ff
– – Untersuchungsdesign
  11 f
Stumpfheit, emotionale 314
Sublimierung 162 f
Substanz, psychotrope 248
Suchtkranke 251 ff
– Suizid 268

– Umgang 253 f
Suizid 266 ff
– Angehörigengespräch 274
– Ankündigung 270
– Entwicklung 269 f
– Krise 264
– Risikogruppe 268
– Zeitpunkt 267
Suizidalität
– Anzeichen 270
– Fragebogen 270 f
– Prävention 270
Suizidform 268 f
Suizidgefahr 251, 253
Suizidmethode 267
Suizidnachsorgeinstitution 273
Suizidrate 266 f
Suizidversuch 267 f
– Fallbeispiel 273 f
– Krisenintervention 270 ff
– Nachsorge 270 ff
– Vorbeugen 272 f
Supervision 266
Symbolsprache 279
Sympathiefehler 109
Symptomträger 322
Synapse 103, 141
Systemtheorie 7, 321

T

Tagesstruktur 260
Telefongespräch 212 f
Temperaturempfindung 117
Testergebnis 17
Testverfahren 11, 17 f
Theorie 80
– des Werkzeugverlustes 171
Therapeut, Haltung, nicht-direktive 324
Therapie, systemische 321 ff, 335
Therapieverlaufskontrolle 12
Tod 122, 279, 281, 287 ff, 313
Todestrieb 170
Token-Programm 319
Topografisches Modell 160 f
Tranquilizer 252
Transmitter 103
Trauer 107, 279 ff
– Dauer 282
– Heilungsprozess 280
– Qualität 282
Trauerphase 282 ff
Trauerverhalten 281
Trauma
– Krisenintervention 316 f

– Prävention 313
– Soforthilfe, psychologische 315 f
Traumabewältigung 313
Traumatherapie 313
Traurigkeit 249
Trennung 74, 244, 262
Trennungsangst 44
Trieb 161
Triebtheorie 170
Trost 210 f
Trotzverhalten 50 ff, 163, 227

U

Üben, negatives 319
Überforderung 157 f, 295, 303
Über-Ich 161 f, 320 f
Übertragung 321
Ultrakurzzeitgedächtnis 138 f, 144
– Störung 146
Ultraschalluntersuchung 39
Umgebung 105 f
Umwelt, familiäre 244 f
Umweltfaktor 26, 28 f, 35
Unbewusste 7, 160, 321
Unruhe 107, 247
Unselbstständigkeit 227
Unterforderung 295
Urvertrauen 33

V

Validität 10 f
Verarmungswahn 255
Verdrängung 162, 283
Verfolgungswahn 255
Vergangenheit 259
Vergessen 139
Vergesslichkeit 264
Verhalten 4 f
– aggressives 169 ff, 295, 228
– ängstliches 228 f
– Bedingung, aufrechterhaltende 127
– Beobachtung 13 ff
– Emotion 167
– erlerntes 125
– ichbezogenes 227
– Lernerfahrung 120 f
– Modelllernen 122 f
– Motivation 154, 156, 167
– neues 121
– regressives 227
– soziales 56 f
– verleugnendes 226 f

Verhaltensanalyse 127, 155 f
Verhaltensänderung 130, 319
Verhaltensauffälligkeit 247 f, 322
Verhaltensbeeinflussung 15, 189
Verhaltensmerkmal, Disposition 27
Verhaltensregel 189
Verhaltensregulierung 78
Verhaltensstörung 248
– kindliche 40
– Psychotherapie 317
Verhaltenstherapie 318 ff
Verhaltenstradition 26
Verhaltenstraining 319
Verhaltensverstärkung 124
Verleugnung 275 f
Vermeidungsverhalten 43, 180
Verschiebung 162 f
Verstärker
– Bedeutung, individuelle 126
– positiver 319
Verstärkung
– negative 124
– positive 124
Verstimmung, depressive 96, 179
Versuchsergebnis 11
Versuchsleitereffekt 10 f
Verträglichkeit 77 f
Vertrauen 33, 36, 259
Verwaltung 305
Verweigerung 227
Verwirrtheitszustand 98
Vier-Ohren-Modell 205 f
Vorbewusstes 160
Vorbild 122
Vorgesetzte 295, 297
Vorstellungsvermögen, räumliches 132 f
Vorurteil 112

W

Wachsamkeit 314
Wachstum 61
Wahn 249, 254 ff
– nihilistischer 255
Wahnerkrankung 254 ff
Wahrnehmung 25, 30
– auditive 41
– Beobachtung, pflegerische 107 ff
– Beeinträchtigung 114 ff, 172, 264
– Definition 103

– und Einstellung 111 f
– Ergänzung 103, 105
– Gestaltgesetz 103 ff
– gustatorische 41
– haptisch-taktile 41
– kinästhetische 117 1
– olfaktorische 41
– von Personen 109 ff
– Prozess 103
– Selektion 103 f
– Subjektivität 105 ff
– teilinhaltliche 55
– Tendenz zum Kontrast 103, 105
– Verzerrung 106
– vestibuläre 41
– visuelle 41, 133
Wahrnehmungsfehler 109 f
Wahrnehmungsgeschwindigkeit 132
Wahrnehmungskonstanz 103, 105
Wahrnehmungspsychologie 103 ff
Wärme, emotionale 208, 320
Weglauftendenz 260
Wernicke-Enzephalopathie 252
Werte 190
Wertehierarchie 190
Wertschätzung 208
Wesensveränderung, demenzbedingte 184
Widerstand 158, 321
Wiedererkennung 145 f
Wille 28, 50 ff
Wissen 131, 154 f
– bereichsspezifisches 145
Wissenssystem 140 f
Wohlbefinden 83, 86, 96, 219
Wortflüssigkeit 132
Wortschatz 47
Wortverständnis 46, 132
Wut 167

Z

Zeit 258 f
Zeiterleben 243, 258, 287
Zellentwicklung 24
Zittern 254
Zuhören 215
– aktives 204, 213
Zukunftsperspektive 264
Zuwendung 44, 118, 125

Beispielhafte Abfolge der Überschriften

6 Entwicklung im Erwachsenenalter

6.1 Frühes Erwachsenenalter (ca. 18 – 29 Jahre)

6.1.7 Partnerschaft

▍ Beziehungspflege

▍ Miteinander reden und zuhören

Sachliche Informationen. Einerseits darf nicht gespart werden, sachliche Informationen weiterzugeben. Gerade über die Zeiten, die Partner getrennt (…)